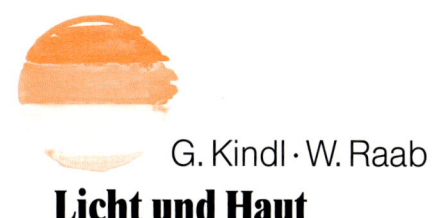

G. Kindl · W. Raab
Licht und Haut

Gerd Kindl · Wolfgang Raab

Licht und Haut

Bräunung · Lichtschutz · Pflege

Ein Leitfaden
für die Beratung
in der Praxis

3., neubearbeitete Auflage

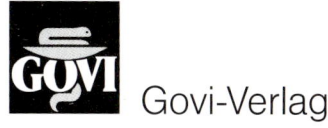 Govi-Verlag

Die Deutsche Bibliothek – CIP-Einheitsaufnahme

Kindl, Gerd:
Licht und Haut : Bräunung, Lichtschutz, Pflege ; ein Leitfaden für die Beratung in der Praxis / von Gerd Kindl ; Wolfgang Raab. – 3., neubearb. Aufl. – Frankfurt am Main [i.e. Eschborn]
: Govi-Verl., 1993
   ISBN 3-7741-0348-8
NE: Raab, Wolfgang:

3., neubearbeitete Auflage 1993

ISBN 3-7741-0348-8

© 1983 Govi-Verlag Pharmazeutischer Verlag GmbH, Frankfurt am Main

Alle Rechte, insbesondere das Recht der Vervielfältigung und Verbreitung sowie der Übersetzung, vorbehalten. Kein Teil des Werkes darf in irgendeiner Form (durch Fotokopie, Mikrofilm oder ein anderes Verfahren) ohne schriftliche Genehmigung des Verlages reproduziert oder unter Verwendung elektronischer Systeme verarbeitet, vervielfältigt oder verbreitet werden, soweit nicht im Urheberrechtsgesetz etwas anderes bestimmt ist.

Die Wiedergabe von Gebrauchsnamen, Handelsnamen, Warenbezeichnungen usw. in diesem Buch berechtigt auch ohne besondere Kennzeichnung nicht zu der Annahme, daß solche Namen im Sinne der Warenzeichen- und Warenschutzgesetzgebung als frei zu betrachten wären und daher von jedermann benutzt werden dürften.

Umschlaggestaltung: Nik Rothfuchs
Gesamtherstellung: Lengericher Handelsdruckerei Jürgen Bossemeyer GmbH+Co KG, Lengerich/Westfalen

Printed in Germany

Geleitwort von Prof. Dr. H. Ippen

Vor nunmehr 28 Jahren begann ich, mich mit den Lichtwirkungen auf die menschliche Haut zu beschäftigen. Die bereits damals bekannten Schäden der keinesfalls nur segensreichen Sonnenstrahlen legten die Beschäftigung mit den schon in dieser Zeit, allerdings nach heutigen Vorstellungen noch sehr schwachen Lichtschutzmitteln nahe. Die ebenfalls bekannte, von *Rudolf Schulze* vorgeschlagene Bestimmung des »Lichtschutzfaktors« konnte im Zuge dieser Arbeiten zu einer leistungsfähigen Bewertungsmethode ausgebaut und schließlich durch Unterstützung aufgeschlossener Hersteller dieser Produkte, die den praktischen und vor allem auch den Werbewert dieses Faktors erkannten, »gesellschaftsfähig« gemacht werden.

Als Folge ergab sich, daß die Prüfung Tausender von Versuchs- und Handelspräparaten durch Bestimmung des Schutzfaktors am Menschen und die Angabe dieser Zahl auf den Packungen sich zu einem Wettlauf um immer höhere Werte entwickelte, so daß die Schutzwirkung der Lichtschutzmittel innerhalb dieses Zeitraumes im Durchschnitt um das Drei- bis Fünffache anstig. Diese aus der Sicht des Fabrikanten in erster Linie werbewirksame Steigerung der prophylaktischen Wirkung der Lichtschutzmittel wird von allen Dermatologen als ausgesprochen segensreich empfunden. Denn die weiterhin wachsende Sonnenexposition des modernen Menschen mit seiner Reiselust und den noch zunehmenden Möglichkeiten, große Teile der Freizeit nicht nur in unseren Breiten, sondern auch in wesentlich sonnenreicheren Urlaubsgebieten in der Sonne zu verbringen, läßt schon jetzt eindeutig erkennbar die Spätschäden der übermäßigen Lichtwirkung in der Haut, von der vorzeitigen Hautalterung bis zu den lichtbedingten oder leichtbeeinflußten bösartigen Geschwülsten, rapide zunehmen. Deshalb kann die intensive Propagierung dieser Hautschutzpräparate als wichtige Hautkrebsprophylaxe vom ärztlichen Standpunkt nur unterstützt werden.

Darüber hinaus ist aber auch eine intensive fachliche Aufklärung der Verbraucher notwendig, bei der Ärzte, Apotheker und Drogisten eine entscheidende Rolle spielen. Hierfür reichen jedoch die Aussagen der Produzenten keinesfalls aus, so daß dieses aus der Zusammenarbeit zwischen einem Dermatologen und einem Apotheker entstandene Buch von uns Ärzten zweifellos wärmstens zu begrüßen ist.

Weil es zwar in erster Linie für Ärzte und Apotheker, aber auch für Kosmetikerinnen und sogar für interessierte Laien bestimmt ist, haben sich die beiden Verfasser in einer schwierigen Gratwanderung zwischen wissenschaftlicher Exaktheit und allgemeinverständlicher Darstellung bemüht, sowohl die dermatologischen als auch die pharmazeutischen Gegebenheiten, die für die Herstellung und Wirksamkeit der Lichtschutzmittel entscheidend sind, weitgehend vollständig darzustellen. Auch das umfangreiche Literaturverzeichnis wurde in erster Linie unter diesen Gesichtspunkten zusammengestellt. Doch bin ich überzeugt, daß nicht nur Apotheker, Fachhändler und interessierte Laien, sondern vor allem auch Hautärzte und Kosmetik-Chemiker viele interessante Gesichtspunkte und Anregungen in dieser Monographie finden werden.

Geleitwort

Klare Vorstellungen über die Lichtwirkungen in der Haut und über die Lichtschäden und ihre Verhütung sind Voraussetzung für eine wirksame Laienaufklärung, so daß dieses Buch als wichtiger Beitrag für eine aktive Gesundheitsvorsorge anzusehen ist.

Dafür gebührt den Autoren Dank, verbunden mit dem Wunsch einer möglichst großen Verbreitung ihres Werkes.

Göttingen, im April 1983　　　　　　　　　　　　　　　　*Prof. Dr. med. Hellmut Ippen*
　　　　　　　　　　　　　　　　　　　　　　　　　Universitätshautklinik Göttingen

Geleitwort von Prof. Dr. B. C. Lippold

In der täglichen Praxis wird der Apotheker in zunehmendem Maß mit kosmetischen Problemstellungen konfrontiert. Besonders bei dem in unserer Zeit weit verbreiteten Trend, eine möglichst braune Haut zur Schau zu tragen, ist der aufklärende und fachkundige Rat des Apothekers über Möglichkeiten und Risiken der verschiedenen Bräunungsmethoden gefragt. Voraussetzung für eine fundierte Information von Arzt und Patient sind jedoch genaue Kenntnisse über die Wirkung natürlicher oder künstlich erzeugter Strahlen auf die Haut, über Maßnahmen zur Verhinderung von Strahlenschäden sowie über Aufbau, Auswahl und Wirkung von Lichtschutzmitteln. In dieser Hinsicht bietet die vorliegende Monographie dem Apotheker eine Fülle nützlicher Informationen und Antworten auf eine Reihe von Fragen, die seine Kunden oder der Arzt zu diesem Thema stellen.

Da für die Beurteilung der Qualität kosmetischer Mittel das Wissen über Struktur und Eigenschaften der verwendeten Wirk-, Grund- und Hilfsstoffe von großer Bedeutung ist, nimmt die Besprechung der Zusammensetzung der Lichtschutzmittel und Hautpflegepräparate einen breiten Raum ein. So erfolgt bei den Lichtschutzmitteln nicht nur eine Darstellung der entsprechenden Substanzen, sondern auch eine Erörterung der verschiedenen Applikationsformen, angefangen bei alkoholischen Lösungen über Präparate auf der Basis von Ölen, Fetten, Wachsen und Kohlenwasserstoffen bis hin zu den Lotionen und Gelees. Make-up-Präparate, Puder, wasserfeste Zubereitungen und Lippenschutzpräparate ergänzen diese Übersicht. Dabei wird deutlich, daß sowohl die Eigenschaften der verwendeten Grund- und Hilfsstoffe als auch ihre Verarbeitung zu spezifischen Applikationsformen und darüber hinaus die Applikationsart für die Schutzwirkung von Bedeutung sein kann.

Für die Beratungsfunktion des Apothekers von besonderer Bedeutung sind Ausführungen über die Wechselwirkung ultravioletter Strahlen mit photodynamisch wirksamen Substanzen in Kosmetika und Arzneimitteln. Dies gilt auch für die Methoden der künstlichen Bräunung, über deren Vor- und Nachteile der Apotheker den ratsuchenden Verbraucher informieren sollte.

Abschließend bleibt festzuhalten, daß sich die Idee, das Thema Licht und Haut gleichzeitig von einem Apotheker und einem Dermatologen bearbeiten zu lassen, in jedem Fall bewährt hat. So ist aus dieser umfassenden Darstellung der Wirkungen von Sonnenstrahlen auf die Haut, der künstlichen Bräunung und den Möglichkeiten einer sinnvollen Hautpflege kein trockenes Lehrbuch entstanden, sondern ein übersichtliches und nützliches Handbuch, das die Fragen und Probleme der täglichen Praxis nie aus den Augen verliert.

Düsseldorf, im April 1988

Professor Dr. B. C. Lippold
Direktor des Instituts
für Pharmazeutische Technologie
der Universität Düsseldorf

Die Autoren danken folgenden Verlagen für die Genehmigung zur auszugsweisen Wiedergabe einzelner Kapitel aus bereits erschienenen Veröffentlichungen bzw. Buchmonographien:

G. Braun Verlag, Fachzeitschrift: Ärztliche Kosmetologie bzw. TW Dermatologie, 7500 Karlsruhe 1.
Derma-Med-Verlag, hautnah, 2000 Hamburg.
MEDI-A-DERM Verlagsgesellschaft mbH, Heidenkampsweg 74, 2000 Hamburg 1
G. Fischer Verlag, Monographien: W. Raab, »Hautfibel«, »Dermatologie«, »Lichtfibel«, Wollgrasweg 49, 7000 Stuttgart 70.
Grosse Verlag, Zeitschrift für Haut- u. Geschlechtskrankheiten, 1000 Berlin.
O. Hoffmanns Verlag GmbH, Fachzeitschrift: Apotheker-Journal, 8000 München 2.

Unser Dank gilt auch Herrn Professor Dr. *F. M. Mutzhas* (Mutzhas Firmengruppe, München) und Herrn Professor Dr. *H. Rupprecht* (Lehrstuhl für Pharmazeutische Technologie am Institut für Pharmazie der Universität Regensburg) für zahlreiche Diskussionshinweise sowie besonders Herrn Professor Dr. *H. Ippen* (Universitätshautklinik, Göttingen) für wertvolle Anregungen, Diskussionen und kritische Durchsicht einzelner Kapitel.

Vorwort zur 2. Auflage

Licht und Haut umfassen einen Problemkreis, der von mehreren forschenden und praktizierenden Disziplinen bearbeitet wird. An erster Stelle stehen die *Dermatologen*, die ihre Patienten beratend informieren müssen, um Schäden zu vermeiden oder eingetretene, meist durch mangelndes Wissen bedingte Störungen zu beseitigen oder wenigstens zu mindern. Der *Apotheker* wird auch in seiner Funktion als Arzneimittelfachmann immer mehr mit kosmetischen Fragestellungen konfrontiert. Dazu gehört neben der Beratung bei der Auswahl und Anwendung kosmetischer Zubereitungen auch die Beurteilung der Verträglichkeit der verwendeten Grund- und Hilfsstoffe. Probleme der Sonneneinwirkung und Pigmentierung fallen ebenso in seinen Verantwortungsbereich wie die Aufklärung über Substanzen, die in kosmetischen Mitteln und Medikamenten als Photosensibilisatoren wirken können. *Kosmetik-Chemiker* sind dem modernen Trend folgend mehr als bisher gezwungen, sich mit den Möglichkeiten des Hautschutzes gegen Ultraviolett und der Hautpflege nach Bestrahlung zu beschäftigen.

Physiker, Lichtbiologen und *Umweltschützer* haben erkannt, welche Bedeutung die Sonneneinwirkung für den Menschen hat, sowohl als Faktor der umweltbedingten Belastung als auch als Faktor des Wohlbefindens und des ästhetischen Erscheinungsbildes. *Kosmetiker,* insbesondere solche, die auch Bräunungsstudios führen, müssen über die verschiedenen Bestrahlungsqualitäten und Bestrahlungsfolgen bzw. deren Verhinderung genau Bescheid wissen, um ihre Kunden optimal beraten und bräunen zu können.

Auch beim *Verbraucher*, besonders den Urlaubern und Freizeitgenießern, nimmt das Interesse an den Auswirkungen der Sonnenstrahlen auf die Haut weiter zu. Immer mehr setzt sich auch beim Laien die Erkenntnis durch, daß der Trend, eine möglichst gebräunte Haut zur Schau zu tragen, auch mit entsprechenden Risiken verbunden ist. Die Möglichkeit, im Zeitalter der Düsenjets innerhalb Stunden auch weit entfernte »Sonnenländer« zu erreichen und die steigende Freizeit bedingen auch eine zunehmende Sonnenexposition: Die damit verbundenen möglichen Folgezustände lassen die Betroffenen Information und Beratung suchen – in Apotheken und in den ärztlichen Praxen. Für alle, die mit dem Problemkreis Sonne und Haut beruflich zu tun haben – seien es Ärzte, Apotheker oder Kosmetiker –, ergibt sich hieraus die Notwendigkeit, den rasch wachsenden Markt der Lichtschutzmittel zu überschauen, die jeweiligen Gegebenheiten richtig zu erfassen und das adäquate Lichtschutzmittel zu empfehlen. In der vorliegenden Neuauflage wurde deshalb das Kapitel Lichtschutzmittel wesentlich erweitert. Einen breiten Raum nehmen Ausführungen über Aufbau, Wirkung und Einsatzgebiet der Sonnenschutzpräparate ein. Ein Schwerpunkt liegt darüber hinaus auf den Kriterien, nach denen ein Sonnenschutzprodukt für einen ratsuchenden Verbraucher ausgewählt werden soll. Auch die allergischen Hautreaktionen wurden in bezug auf Ursachen und Behandlungsmöglichkeiten intensiver abgehandelt, eine wichtige Voraussetzung, um die immer mehr zunehmenden überschießenden Lichtreaktionen richtig einzuschätzen und durch die Empfehlung entsprechender Schutzmaßnahmen zu verhindern. Neu und für die Praxis nützlich ist eine

Vorwort zur zweiten Auflage

tabellarische Zusammenfassung über die Zusammensetzung der Sonnenschutzpräparate. Allerdings hätte es den Rahmen dieses Buches gesprengt, alle auf dem Markt in den verschiedenen Vertriebskanälen angebotenen Sonnenprodukte aufzuführen. Die Tabelle beschränkt sich deshalb auf solche Präparate, die in der Apotheke eine Rolle spielen.

Auch die Methoden der künstlichen Bräunung erfuhren in den letzten Jahren eine veränderte Positionierung. Canthaxanthin mußte vom Markt genommen werden. Das zweite Karotinoid, nämlich β-Karotin, hat nach wie vor seine Bedeutung in der kosmetischen Anwendung und vor allem in der medizinischen Photoprotektion. In diesem Zusammenhang hat es auch nicht an Versuchen gefehlt, die Wirkung der Sonnenschutzmittel durch verschiedene Substanzen zu erhöhen. Diese sogenannten Bräunungsbeschleuniger werden einer kritischen Analyse unterworfen. Der Informationsstand für jeden, der auf dem Gebiet Bräunung beraten möchte, muß auch in diesem Punkt auf dem aktuellen Stand gehalten werden.

Das Kapitel kosmetische Mittel zur Hautpflege wurde erweitert, wobei ein Schwerpunkt auf der Ursache und der Behandlung der Hautunreinheiten liegt. Auch neuere Erkenntnisse der Behandlung der lichtbedingten Altershaut wurden berücksichtigt.

In den letzten Jahren hat sich eine Expertenkommission darüber beraten, wie das gesundheitliche Strahlenrisiko bei der Anwendung von Solarien begrenzt werden kann, ohne die gewünschte kosmetische Wirkung zu verhindern. Über die Ergebnisse und die Empfehlungen an den Verbraucher wird in dieser Neuauflage berichtet.

Aufgrund des sich ständig verändernden Kenntnisstandes auf dem Gebiet der Lichtwirkung auf die Haut ergab sich für uns beide – den Apotheker und den Dermatologen – die Notwendigkeit, unsere Monographie gründlich zu überarbeiten, in wesentlichen Punkten zu erweitern und zu aktualisieren. Dabei war es unser Anliegen, das eine oder andere Kapitel noch mehr auf die Beratungstätigkeit in der Praxis zuzuschneiden. Der Umfang des Buches stieg durch die gründliche Überarbeitung beträchtlich. Kaum ein Leser wird nunmehr diese Monographie in ihrer Gesamtheit durcharbeiten, sondern zunächst einmal die ihn interessierenden Kapitel aufschlagen. Aus diesem Grund haben wir uns entschlossen, nicht nur vermehrt Querverweise zu anderen Kapiteln anzugeben, sondern den Vorwurf der Informationswiederholung in Kauf nehmend – wichtige Gedanken, die schon an anderer Stelle erörtert worden waren, trotzdem wieder anzuführen. Solcherart sollte ohne die Notwendigkeit eines ständigen Hin- und Herblätterns ein Fragenkomplex in seiner Gesamtheit dargelegt werden. Wir hoffen, daß allen, die mit dem Problemkreis Licht und Haut befaßt sind, dieses Buch die Basisinformation für eine sachkundige Beratung auf diesem komplexen Interessengebiet vermittelt.

April 1988 *Dr. Gerd Kindl*, München
Univ.-Prof. Dr. Wolfgang Raab, Wien

Vorwort zur 3. Auflage 1993

In den letzten Jahren erfolgte eine zunehmende Aktualisierung des Themas »Licht und Haut«. Die Diskussionen über die Folgen einer permanent abnehmenden Ozonschicht auf Haut, Augen und Immunsystem des Menschen machten viele Bürger nachdenklich und vorsichtiger im Umgang mit der Sonne. Auch die Zahl der Personen stieg erheblich, die als Folge eines unvernünftigen Sonnenverhaltens nicht nur akute Schäden, sondern sogar bedrohliche Symptome an der Haut wahrnehmen. Die Menschen wollen zwar nach wie vor auf ihren Sonnenurlaub nicht verzichten, aber sie haben ihr Verhalten gegenüber der Sonne geändert und ihr Informationsbedürfnis ist deutlich gestiegen. Beim Kauf von Sonnenschutzmittel wird sachkundige Beratung über die richtige Auswahl eines Sonnenschutzmittels und dessen Handhabung mehr als früher verlangt. Bräune um jeden Preis ist nicht mehr gefragt, Sicherheit vor Hautschäden steht im Vordergrund. Die Tendenz zu zuverlässigen Schutzprodukten mit hohen Lichtschutzfaktoren ist auffallend.

Übertriebener Sonnenschutz bedeutet aber auch eine verminderte Calciferol-Synthese. Nur sind die hier vorliegenden quantitativen Relationen zu wenig bekannt. Höchstens beim sehr alten Menschen, der entweder als ausschließlicher »Stubenhocker« sein Dasein fristet oder aus medizinischen Gründen jegliche UVB-Einstrahlung auf seine Haut vermeidet, ist dieser Gesichtspunkt relevant.

Genetische Alterung beruht zumindest zum Teil auf den durch Radikale verursachten molekularen Traumen der DNA im Zellkern. Auch durch UV-Strahlen kommt es in lebenden Oberhautzellen zur Entstehung derartiger Radikale, was die Ähnlichkeit einiger Symptome des chronischen Lichtschadens und der genetischen Hautalterung erklärt. Die Ärzteschaft war in den letzten Jahren in zunehmendem Maße gezwungen, sich mit den Folgen der genetischen Alterung der Haut im Vergleich zum Lichtschaden auseinanderzusetzen. Einige Symptome des chronischen Lichtschadens ähneln den Folgen der genetischen Alterung was zu den irreführenden Bezeichnungen »Lichtalterung«, »UV-bedingte, vorzeitige Hautalterung« und »Photoaging« geführt hat. Dem Betroffenen zu erklären, daß hier ein durch sein unvernünftiges, zumeist auf Fehlinformationen basierendes Sonnenverhalten verursachtes Bild vorliegt, das mit der eigentlichen Hautalterung nichts zu tun hat, ist oft sehr schwierig. Inwieweit UVA-Strahlen bei der Entstehung chronischer Lichtschäden eine Rolle spielen, wird ausführlich diskutiert.

Die meisten Sonnenanbeter glauben nach wie vor, daß es mit der Vermeidung eines Sonnenbrandes getan sei und daß dies bereits ein gesundheitsbewußtes Bräunungsverhalten dokumentiere. Als Folge der im letzten Jahrzehnt eindeutig gestiegenen UVB-Intensität wird das Problem der chronischen Lichtschädigung immer vordringlicher. Bei der Auswahl eines geeigneten Sonnenschutzmittels ist deshalb eine fundierte Beratung wichtiger denn je, ebenso eine intensive Aufklärung der Bevölkerung über Ursache und Vermeidung von Strahlenschäden sowie einen vernünftigen Umgang mit der Sonne. Aus all diesen Gründen mußte deshalb die 2. Auflage von »Licht und Haut« aus dem Jahre 1988 gründlich überarbeitet und auf den neusten Stand der Kenntnisse gebracht werden. Besonders das Kapitel »Lichtschutzmittel« wurde völlig neu gestaltet und den Erfordernissen einer praxisbezogenen Beratung angepaßt. Über Neuentwicklungen oder neue Kennzeichnungen bei den Sonnenschutzmitteln wird ebenso berichtet wie über die unterschiedlichen Eigenschaften der eingesetzten Filtersubstanzen. Eine neue Aufmachung soll den umfangreichen Stoff übersichtlich anbieten und das Lesen erleichtern. Um die Beratungstätigkeit zu unterstützen, haben wir uns bemüht, Leitlinien herauszuarbeiten. »Licht und Haut« soll kein Lehrbuch sein, sondern ein für die Praxis nützlicher Leitfaden. Dies ist auch der Grund, warum wir dazu übergegangen sind, Sekundärliteratur anzugeben, die dem in der Praxis stehenden Berater leicht zugänglich ist, um sein Wissen zu vertiefen.

Da kaum ein Leser diese Monographie in ihrer Gesamtheit bearbeiten, sondern zunächst die ihn interessierenden Kapitel aufschlagen wird, sind wir bei unserem Prinzip geblieben, das jeweilige Thema möglichst in sich geschlossen abzuhandeln. Dadurch kommt es zwar zu Wiederholungen, die aber aus Gründen des besseren Verständnisses vertretbar erscheinen.

Wir hoffen, daß unsere Erfahrungen aus den beiden ersten Auflagen und unsere zahlreichen Vorträge und Seminare zu einem Buch geführt haben, das die komplexe Materie von Licht und Haut umfassend und in verständlicher Weise behandelt und allen Fachdisziplinen, die von diesem Problemkreis berührt werden, ein nützlicher Ratgeber ist.

Februar 1993 *Dr. Gerd Kindl,* München
  Univ.-Prof. Dr. Wolfgang Raab, Wien

Inhaltsverzeichnis

Geleitwort von Prof. Dr. H. Ippen 5

Geleitwort von Prof. Dr. B. C. Lippold 7

Vorwort zur 2. Auflage 9

Vorwort zur 3. Auflage 1993 11

1.	**Einleitung**	25
2.	**Sonnenschutzberatung in der Apotheke**	27
2.1	*Tendenzen*	27
2.2	*Zielsetzung*	29
2.3	*Aufgaben*	30
3.	**Die Haut**	33
3.1	*Aufbau*	33
	Hautoberfläche	33
	Oberhaut	35
	Lederhaut	37
	Unterhaut	39
3.2	*Funktionen der Haut*	39
	Allgemeines	39
	Schutz vor mechanischen Einwirkungen	39
	Schutz vor chemischen Einwirkungen	40
	Schutz vor physikalischen Einwirkungen	40
	Die Haut als Organ der Wärmeregulation	40
	Die Haut als Sinnesorgan	40
	Die Haut als Ausscheidungsorgan	42

	Die Haut als Aufnahmeorgan	42
	Die Haut als Organ der inneren Sekretion	42
3.3	*Die Hautdrüsen*	42
	Die Schweißdrüsen	42
	Die Duftdrüsen	43
	Die Talgdrüsen	43
3.4	*Das Erscheinungsbild der Haut*	44
3.5	*Der aktuelle Hautzustand*	45
	Normale Haut	46
	Fett/feuchte Haut	46
	Trocken/fettarme Haut	46
	Empfindliche Haut	47
3.6	*Altershaut*	47
	Klinisches Bild	48
	Hautoberfläche	48
	Epidermis im Alter	49
	Dermis im Alter	49
	Subkutis im Alter	50
	Hautdrüsen im Alter	50
	Hautanhangsgebilde	50
	Funktionelle Störungen der Altershaut	50
4.	**Die Wirkungen der Sonnenstrahlen**	51
4.1	*Allgemeines*	51
4.2	*Strahlenbereiche*	51
4.3	*Eindringvermögen in die Haut*	58
4.4	*Wechselwirkung der UV-Strahlen mit biologischer Materie*	61
	Physikalische Grundlagen	61
	Umwandlungen der Strahlenenergie	62
	Veränderungen an Nukleoproteiden	63
	Veränderungen an Lipiden	63
	Veränderungen an Aminosäuren	64
	Veränderungen an Eiweißkörpern	65
4.5	*Erwünschte Wirkungen*	67
	Wirkungen auf den Stoffwechsel	67
	Wirkungen bei Hautkrankheiten	67

	Calciferol-(»Vitamin D«)Synthese	68
	Zusammenfassung	69
4.6	*Auswirkungen der Hitze auf den Organismus*	70
	Hitzekrämpfe	70
	Hitzekollaps	71
	Hitzschlag	71
4.7	*Akute Lichtschäden*	72
	Sonnenstich	72
	Strahleneinwirkungen auf die Augen	73
	Strahlenwirkung auf die Haut	74
	Freisetzung von Gewebshormonen	74
	Histamin	74
	Kinine	75
	Prostaglandine	75
	Das Erythem	76
	Einflußfaktoren auf die Strahlenwirkung	80
	Individuelle Empfindlichkeit	80
	Intensität der Bestrahlung	82
	Dauer der Bestrahlung	83
	Dauer und Folgen des Erythems	83
4.8	*Chronische Lichtschäden*	83
	Hautalterung	83
	Organveränderungen	83
	Wirkungen ultravioletter Strahlen	85
	Hautkarzinome	86
	Verbreitung, Häufigkeit der Hautkarzinome	86
	Entstehung von Hautkarzinomen	88
	Formen	88
	Basaliome	89
	Spinaliome	89
	Melanome	89
	UVB-induzierte Immunsuppression	91
4.9	*Schutzmechanismen der Haut*	91
	Allgemeines	91
	Pigmentbildung	92
	Melaninsynthese	92
	Indirekte Pigmentierung	96
	Direkte Pigmentierung	96
	Spontanpigmentierung	96
	Hautfarbe	97
	Funktion des Melanins	98
	Verdickung der Hornschicht	98
	Repairmechanismen	100
	Zellschäden durch ultraviolette Strahlen	100

Exzisionsreparatur (Dunkelreparatur = dark Repair) ... 102
Photoreaktivierung ... 104
Urocaninsäure ... 104

4.10 *Pathologische Lichtreaktionen* ... 105
Lichtüberempfindlichkeit ... 106
Die persistierende Lichtreaktion ... 106
Das aktinische Retikuloid ... 106
Lichtinduzierte Hautkrankheiten ... 107
Fieberblasen (Herpes simplex solaris) ... 108
Schmetterlingsflechte (LE) ... 108
Akne rosacea ... 108
Pellagra und Pellagroid ... 108

4.11 *Photodermatosen* ... 109
Xeroderma pigmentosum ... 109
Porphyrien ... 111
Porphyria erythropoetica (Morbus Günther) ... 111
Protoporphyrie (erythropoetische Protoporphyrie, EPP) ... 112
Porphyria cutanea tarda ... 113
Porphyria variegata (kombinierte Porphyrie) ... 114
Hereditäre Koproporphyrie ... 114
Polymorphe Lichtdermatosen ... 114
Hydroa vacciniformia ... 114
Dermatitis vernalis aurium ... 115
Lichturtikaria ... 115
Mallorca-Akne ... 115

4.12 *Nicotinamid und Folsäure oral zur Vorbeugung von Sonnenallergie und Sonnenbrand* . 117

4.13 *Haarveränderungen durch Sonneneinwirkung* ... 119

4.14 *Eigenschaften ultravioletter Strahlung (Zusammenfassung)* ... 121

5. Lichtschutz ... 123

5.1 *Marktübersicht* ... 123

5.2 *Zielsetzung und Aufgabe der Sonnenschutzmittel* ... 123
Natürlicher Lichtschutz ... 124
Künstlicher Lichtschutz ... 124

5.3 *Wirkungsweise der Sonnenschutzmittel* ... 128
Reflexion bzw. Streuung durch Decksubstanzen ... 128
Absorption ... 130
Filtersubstanzen ... 130

	Absorptionsspektren	135
	Aufnahme der Spektren	135
	Beispiele	136
	Bedeutung, Aussagewert	139
	Kosmetikverordnung	140
	Anforderungen an Lichtschutzsubstanzen	141
	Sonstige Lichtschutzsubstanzen	145
	UVA-Schutz – wann nötig?	146
	Schlußfolgerung	147
5.4	*Kennzeichnung von Sonnenschutzmitteln*	147
	Der Lichtschutzfaktor	147
	Bestimmung	147
	Aussagewert und Bedeutung für die Praxis	152
	Schutz vor Infrarotstrahlen (IR-Schutz)	153
	Zeitangabe, Schutzgruppen	154
	Alterungsschutzfaktor (ASF)	154
	UVA-Schutzfaktor	155
	Bräunungsfaktor	155
	Wasserfestigkeit	156
5.5	*Sonnenschutzmittel – wie auswählen?*	158
	Individuelle Empfindlichkeit	158
	UVB-Intensität am Ort der Bestrahlung	159
	Leitfaden einer Beratung	160
	Beratung in der Praxis	165
	Hilfsmittel zur Ermittlung der Bestrahlungszeit und des Lichtschutzfaktors	166
5.6	*Experimentelle Prüfung von Sonnenschutzmitteln*	167
5.7	*Einflußfaktoren auf die Wirkung der Sonnenschutzmitteln*	168
	Applikationsart	168
	Applikationsformen	170
	Alkoholische Lösungen	170
	Fette, Öle	171
	Wachse	173
	Paraffin, Vaseline	174
	Emulsionen	176
	Gele	180
	Make-up	181
	Liposome	182
	Hautzustand	183
5.8	*Spezielle Gesichtspunkte bei der Auswahl eines Sonnenschutzmittels*	183
	Pathologische Lichtreaktionen	184
	Blockerpräparate	186
	Lippenschutz	187
	Besonderheiten der Lippen	187
	Lippenstift	187

	Aufbau der Lippenschutzprodukte	189
	Kleinkinder	189
	Sport und Sonne	190
	Hautunreinheiten	193
	Ursachen	193
	Hautbild	194
	Behandlung	194
	Behandlung einer Akne	195
	Akne und Sonnenschutz	196
5.9	*Spezielle Zusätze in Sonnenschutzpräparate*	197
	Duftstoffe	198
	Repellentien	198
	Selbstbräunende Verbindungen	199
	Gerbstoffe	199
	Entzündungshemmer	199
	Feuchthaltesubstanzen	200
	Vitamine	201
	Bräunungsbeschleuniger	202
	Vorbräuner auf der Basis von Aminosäurederivaten	203
	Psoralene als Bräunungsbeschleuniger	204
	Klinische Wirkung	205
	Hyperpigmentierung	206
	Akute, phototoxische Reaktionen	206
	Chronischer Lichtschaden und Kanzerogenität	207
	Die Konzentration von 5-Methoxypsoralen in Sonnenschutzmitteln	207
	Diskussion der Bräunungsbeschleuniger	208
	Sonstige Substanzen	209
5.10	*Physikalischer Lichtschutz*	210
	Textilien, Gläser	210
	Kunststoffolien	210
5.11	*Hinweise zur richtigen Anwendung von Sonnenschutzmitteln*	211
5.12	*Allgemeine Richtlinien für das Sonnenbaden*	212
5.13	*Vitamin-D-Mangel durch medizinisch induzierten Sonnenschutz*	212
	Rachitisprophylaxe und Rachitisbehandlung	213
	Photobiologie von Vitamin D_3	213
	Sonnenlicht reguliert Bildung von Prävitamin D_3 und Vitamin D_3	214
	Beeinflussung der Vitamin-D_3-Bildung in der Haut	215
	Vitamin-D-Status in Abhängigkeit von Sonnenexposition	216
	Vitamin-D-Status des alten Menschen	216
	Vitamin D und Sonnenschutz	217
	Schlußfolgerungen	218

6.	**Photoprotektion mit Karotinoiden**	221
6.1	*Vorbemerkungen*	221
6.2	*Karotinoide – Vorkommen, Bedeutung und chemische Struktur*	222
	β-Karotin	223
	Canthaxanthin	223
6.3	*Pharmakologie von β-Karotin und Canthaxanthin*	225
	Wirkungen in vitro	225
	Photoprotektion von Lysosomen	225
	Photoprotektion von Fibroblasten	225
	Photoprotektion von humanen Erythrozyten	225
	Photoprotektion des dermalen Kollagens	225
	Wirkungen in vivo	226
	Photoprotektion von Pflanzen	226
	Photoprotektion von Mikroben	226
	Photoprotektion im Tierversuch	227
	Lichtschutzwirkung der Karotinoide im klinischen Experiment	227
	Pharmakokinetik von β-Karotin und Canthaxanthin	228
	Einführung	228
	Plasmaspiegel nach einmaliger Gabe (Eindosenkinetik)	230
	Plasmaspiegel nach mehrmaliger Gabe (Mehrdosenkinetik)	230
	Hautspiegel an Karotinoiden	231
	Anti-Tumor-Wirkung von β-Karotin und Canthaxanthin	231
	Im Tierversuch	231
	Beim Menschen	231
	Toxikologie von β-Karotin	232
6.4	*Zustandekommen der photoprotektiven Wirkung der Karotinoide*	232
6.5	*Anwendungsmöglichkeiten für Karotinoide beim Menschen*	233
6.6	*Die orale Gabe von Karotinoiden bei Photodermatosen*	234
	Einführung	234
	Protoporphyrie	234
	Erythropoetische Porphyrien	235
	Hepatische Porphyrien	235
	Polymorphe Lichtdermatosen	235
	Lichturtikaria	235
	Lupus erythematodes	235
	Xeroderma pigmentosum	236
6.7	*Allgemeine Prophylaxe mit Karotinoiden bei Strahlengefährdung*	236
	Anwendung von Karotinoiden bei Sonnenempfindlichkeit	236
	Karotinoide bei Gabe phototoxischer Pharmaka	236
	Karotinoide bei strahlengefährdeter Haut	237

7.	**Kosmetische Mittel zur Hautpflege**	239
7.1	*Täglicher Pflegeablauf*	239
	Reinigen	241
	Bedeutung, Zweck	241
	Waschaktive Substanzen (Tenside)	242
	Alkaliseifen	243
	Syndets	244
	Reinigungspräparate	246
	Emulsionen	246
	Hydrophile Öle	247
	Adsorptive Reinigungsmittel	247
	Tonisieren	248
	Pflegen	248
	Tagescremes	248
	Nachtcremes	249
	Allzweckcremes	250
	Gesichtspackungen	250
8.	**Hautbehandlung nach Sonnenbestrahlung**	253
8.1	*Allgemeine Hautpflege nach dem Sonnenbad*	253
	Feuchtigkeitsspendende Zubereitungen	253
	Après-Sun-Präparate	254
8.2	*Die Behandlung des Sonnenbrandes*	255
	Vorbemerkungen	255
	Systemische Behandlung	255
	Sofortphase	255
	Frühphase	256
	Spätphase	257
	Lokale Behandlung	257
	Feuchte Umschläge	257
	Entzündungshemmende Wirkstoffe in Externa	257
	Puder	258
	Schälbehandlung	259
	Sonstige lokale Maßnahmen	259
	Schwere Verbrennung	259
8.3	*Die Behandlung der Strahlen-induzierten vorzeitigen Hautalterung (Chronischer Lichtschaden)*	260
	Vorbemerkungen	260
	Die Altershaut als Zielorgan der Kosmetik	261
	Die Wirkung der Retinsäure bei vorzeitig gealterter Haut	262
	Ergebnisse der Anwendung von Tretinoin auf lichtgeschädigter Haut	263
	Histologie	267

Epidermis 267
Dermis 267
Penetration und Durchblutung 267
Wertung von Tretinoin bei lichtgeschädigter Haut 267

9. Pigmentstörungen 269

9.1 Depigmentierungen 269
Vitiligo 269
    Erscheinungsbild 269
    Entstehung 269
    Behandlung 270
Albinismus 271
Weitere Depigmentierungen 272

9.2 Melanin-bedingte Hautbräunung 272
Dunkle Hautverfärbungen 272
Angeborene Störungen 273
Hormonale Störungen 273
Stoffwechselstörungen 274
Medikamente 275
Vergiftungen 276
Hautblutungen 276
Hautentzündungen 276
Pigmentierte Hautgeschwülste 276
Sommersprossen und Chloasmen 277
Linsenflecken (Lentigines, Leberflecken) 277
Altersflecken 277
Behandlung der Hyperpigmentierungen (Bleichmittel) 277
    Allgemeines 277
    Hydrochinon 278
    All-trans-Retinsäure (Vitamin-A-Säure, Tretinoin) 278
    Glucocorticoide 279
Andere Methoden der Hautbleichung 279

10. Künstliche Bräunung der Haut 281

10.1 Physikalische Anfärbung (Schminken, Make-up) 282
Allgemeines 282
Pigmente, Farbstoffe 282
    Eigenschaften 283
    Camouflage 283

10.2 Anfärbung durch chemische Reaktionen (Selbstbräunende Zubereitungen) 284
Chemie, Wirkungsweise 284

	Anwendung selbstbräunender Präparate	285
	Beurteilung der Selbstbräuner	287
10.3	*Orale Anwendung von Karotinoiden*	287
	Kontrastausgleich bei Pigmentstörungen	287
	Anwendung bei unerwünschten Hautbleichungen	287
	Anwendung bei Hyperpigmentierungen	288
	Anwendung zur Deckung dermaler Störungen	288
	Anwendung zur kosmetischen Bräunung	288
10.4	*Künstliche Bestrahlung (Solarien)*	289
	Allgemeines	289
	Künstliche Lichtquellen	290
	Niederdrucklampen	290
	UVA-Leuchtstofflampen	291
	Geräte und emittierte Strahlung	291
	Beurteilung	293
	Hochdruckstrahler	295
	Heimsonnen	295
	Hochleistungsstrahler – Geräte und emittierte Strahlung	296
	Beurteilung der Hochleistungsstrahler	297
	Benutzung künstlicher Besonnungsanlagen	299
	Voraussetzungen	299
	Empfehlungen zur Begrenzung gesundheitlicher Strahlenrisiken	301
	Schutzhinweise für den Benutzer	302
	Wichtige Regeln und Hinweise für Benutzer und Anwender	302
	Nutzen und Risiko künstlicher Bestrahlungen	304
	Therapeutische Anwendung künstlicher Strahler	307
	Die SUP-Phototherapie	307
	Photochemotherapie (PUVA)	307
	Prinzip	309
	Verwendungszweck	310
	Beurteilung	310
	Hautpflege bei Photochemotherapie	312
	Photodynamische Therapie von Hauttumoren	312
11.	**Photosensibilisatoren**	313
11.1	*Vorbemerkungen*	313
11.2	*Phototoxische Reaktionen*	313
11.3	*Photallergische Reaktionen*	315
11.4	*Unterscheidung phototoxischer und photoallergischer Reaktionen*	317

11.5	*Pharmaka mit photodynamischer Wirkung*	317
	Allgemeines	317
	In-vitro-Methoden zum Screening photodynamischer Wirkungen	317
	In-vivo-Methoden zum Screening photodynamischer Wirkungen	317
	Veränderungen im Zellgeschehen	318
	Systemisch wirksame photodynamische Medikamente	318
	Lokal angewendete Substanzen	319
11.6	*Praktische Bedeutung der photodynamischen Arzneimittelwirkungen*	323
12.	**Anhang**	325
12.1	*Urlaubsvorbereitung bei Sonnenlichtempfindlichkeit (sog. »Sonnenlichtallergie«)*	325
12.2	*Zehn goldene Regeln für das Sonnenbad*	325
12.3	*Möglichkeiten zur Erhaltung der Urlaubsbräune*	326
	Bräunung aus der Tube	326
	Bräunung aus der Steckdose	327
	Bräunung aus der Pillenschachtel	327
13.	**Literaturverzeichnis**	329
14.	**Stichwortverzeichnis**	341

1. Einleitung

Das Bestreben, eine möglichst intensiv gebräunte Gesichts- und Körperhaut zur Schau zu tragen, war nicht immer so ausgeprägt wie in der heutigen Zeit. Noch die Generation unserer Väter erachtete eine ungebräunte Haut als attraktiv und elegant. Man wollte sich von den gewöhnlichen Leuten abheben, die ihren Lebensunterhalt durch Arbeit im Freien verdienen mußten und deshalb durch die Wirkung der Sonne entsprechend »gezeichnet« waren. Auf allen Abbildungen aus jener Zeit sieht man die Damen der gehobenen Schicht mit Sonnenschirmen zum Schutz gegen die »vulgäre Sonnenbräune«. Aber schon in der Generation unserer Väter erfuhr das Ideal einer ungebräunten Haut einen allmählichen Wandel. Zweifellos waren die neueren medizinischen Beobachtungen des hohen physiologischen und therapeutischen Wertes der Sonnenbestrahlung, z. B. bei der Rachitisprophylaxe oder bei Hauttuberkulose, an dieser Änderung der Bewertung beteiligt.

Für den heutigen modernen Menschen ist die gebräunte Haut ein seiner Meinung nach unentbehrliches Attribut von Vitalität, Fitneß, Sportlichkeit und Gesundheit. Einen derartigen Eindruck auf die Umwelt zu machen, ist für viele Menschen äußerst erstrebenswert: Mit zunehmender Bräune erhöht sich die physische Attraktivität, und die positive, bewundernde und zum Teil neidvolle Reaktion der Umwelt hebt das Selbstbewußtsein. Eine ausgedehnte Studie hat sich intensiv mit der Frage beschäftigt, welche Auswirkungen das Sonnenlicht auf das physische und physiologische Leistungsverhalten des Menschen hat [92]. Wohlbefinden, Entspannung und Gesundheit spielen hier eine wichtige Rolle. Das Hauptmotiv der Sonnenanbeter ist aber die Erzielung einer Bräunung. In den Ferienmonaten brechen deshalb ganze Kolonnen von Urlaubern in die Sonnenländer im Süden Europas auf oder reisen per Jet sogar in weit entfernte Ziele, wie die Karibik oder Florida.

Dabei ist gegen das Braunsein im Grunde überhaupt nichts einzuwenden, da die Bräunung nicht nur den gewünschten, modisch bedingten kosmetischen Zweck mit all den geschilderten positiven Auswirkungen auf die Umwelt erfüllt, sondern auch einen wichtigen Schutz unseres Organismus gegen die schädigenden Wirkungen der Sonnenstrahlen darstellt. Leider sind aber oft unsinnige, medizinisch bedenkliche Sonnenbäder das Mittel, um dem derzeit herrschenden Modetrend schnell nachzukommen. Psychologische Studien ergaben, daß insbesondere bei der germanischen Rasse die Bewertung »erfreulich« für das Sonnenbad so stark ist, daß die Assoziation zur Bewertung »ungesund« verdrängt wird [92]. Die warnenden Stimmen, die auf die Folgen einer übermäßigen, unvernünftig langen Sonnenexposition hinweisen, werden immer lauter. Mehrwöchiges »Braten« in der Urlaubssonne belastet nicht nur den gesamten Organismus, sondern ist auch für unser Schutzschild, die Haut, äußerst schädlich. Dabei sind die akuten Zeichen einer übertriebenen Exposition, nämlich Verbrennungsreaktionen in Form eines Sonnenbrandes, zwar schmerzhafte, aber noch harmlose Symptome im Vergleich zu den möglichen Spätschäden, wie chronischer Lichtschaden (»frühzeitige Hautalterung«) oder sogar Hautkrebs. Hinzu kommt, daß die sonnenarmen Monate in unserer Region durch regelmäßigen Besuch eines Sonnenstudios überbrückt werden können: Der Haut bleibt also durch die fast ganzjährige Strahlenbelastung wenig Zeit, sich zu erholen.

Untersuchungen mit modernen, künstlichen Lichtquellen lassen die Schlußfolgerung zu, daß für die Erzielung der »gesunden Bräune« andere Ultraviolett-Qualitäten eingesetzt werden können, als für die Entstehung von Karzinomen verantwortlich sind. Diese Erkenntnisse hatten weitreichende Folgen für den Bau künstlicher Lichtquellen, die ausschließlich zum Zweck der kosmetischen Bräunung eingesetzt werden. Das emittierte Strahlenspektrum ist im Hinblick auf Strahlenschäden günstiger und unbedenklicher, als dies bei den früheren Geräten der Fall war. Selbst im Vergleich zur Sonne schneiden die heutigen, modernen Bestrahlungsgeräte wesentlich besser ab.

Viele Dermatologen stehen dem derzeitigen Solarienboom skeptisch gegenüber. Sie befürchten, daß die negativen Auswirkungen erst Jahrzehnte später hervortreten werden. Ärztlicherseits würde man es lieber sehen, wenn die Menschen dem Bräunungstrend mit harmlosen Mitteln, wie Schminken oder selbstbräunenden Cremes nachkämen. Hingegen gewinnt β-Karotin in der Dermatologie zunehmend an Bedeutung als Lichtschutzmittel bei verschiedenen Lichtdermatosen. Seitdem aus medizinischen Gründen Canthaxanthin aus dem Handel gezogen wurde, steht für die »Bräunung aus der Pillenschachtel« nur β-Karotin zur Verfügung. Die kosmetischen Ergebnisse sind meist unbefriedigend.

Der Mensch hat also die Möglichkeit, sich die gewünschte Bräune durch künstliche oder natürliche Methoden anzueignen. Auf die Vor- und Nachteile der verschiedenen Pigmentierungsformen und ihre Auswirkungen auf Haut und Organismus wird im Rahmen dieses Buches eingegangen. Dabei liegt ein Schwerpunkt der Ausführungen auf den Lichtschutzpräparaten, ihrer Zusammensetzung, ihrer Anwendung und ihrem sinnvollen Einsatz zur Verhütung von Schäden.

Aber auch die Methoden einer vernünftigen Hautpflege werden ausführlich abgehandelt. Für eine sachkundige Beratung und richtige Auswahl der geeigneten kosmetischen Mittel sind Kenntnisse über Aufbau und Funktion der Haut sowie das Wissen über chemischen Aufbau, Eigenschaften und Wirkungen kosmetischer Grund- und Hilfsstoffe eine wichtige Voraussetzung. Nach der natürlichen oder künstlichen Bestrahlung erfordert die strapazierte Haut Maßnahmen, die über die kosmetische Pflege hinausgehen und somit schon zur medizinischen Therapie gerechnet werden müssen.

Bei der Diskussion über die Auswirkungen künstlicher und natürlicher Strahlen dürfen selbstverständlich die Verhältnisse nicht außer acht gelassen werden, die dann vorliegen, wenn sich zum Zeitpunkt der Bestrahlung Substanzen in oder auf der Haut befinden, die mit den Photonen eine Wechselwirkung eingehen und den Bestrahlungseffekt auf die Haut verändern. Zu solchen »photodynamischen Substanzen« gehört eine Reihe von Medikamenten und Parfüms, also Bestandteile solcher kosmetischer Mittel, die vorwiegend dekorativen Zwecken dienen.

2. Sonnenschutzberatung in der Apotheke

2.1 Tendenzen

Das nächste Jahrzehnt wird von den Bedürfnissen einer zunehmend freizeitorientierten Gesellschaft geprägt sein. Die Reiselust in Ferienländer mit garantiertem Sonnenschein nimmt zu. Dabei sind Sonne, Baden und Braunwerden zwar nach wie vor die wichtigsten Kriterien, nach denen die Bundesbürger ihren Urlaub ausrichten, aber der Verbraucher ist im Umgang mit der Sonne vorsichtiger geworden. Seine Einstellung zum Sonnenbaden hat sich geändert: »Braunsein um jeden Preis ist out – gesunde Bräune ist in.«

Zunehmend aufgeklärt über die Risiken eines übertriebenen Sonnenkultes und alarmiert über die negativen Folgen einer Abnahme der Ozonschicht, wird in Zukunft noch mehr der Wunsch nach Sicherheit, nach Schutz vor Sonnenbrand und bleibenden Hautschäden bei der Wahl eines Sonnenschutzmittels ausschlaggebend sein. Schon jetzt ist zu beobachten, daß die Verkaufszahlen solcher Sonnenschutzprodukte im Ansteigen sind, bei denen die Zielsetzung »Schutz vor Hautschäden« im Vordergrund steht und die aufgrund ihrer Zusammensetzung eine Schutzwirkung über einen breiten Strahlenbereich entfalten. Auffallend sind folgende Entwicklungen:

Breitbandschutz nimmt zu

Die Schutzwirkung über den gesamten ultravioletten Bereich wird durch den Einsatz von UVB- und UVA-Filtern (chemischer Lichtschutz) oder die zusätzliche Einarbeitung von Pulversubstanzen (=Decksubstanzen, Pigmente) wie Zinkoxid, Talcum, Bentonit, Eisenoxid oder Titandioxid erreicht (physikalischer Lichtschutz). Sonnenschutzprodukte, die neben UVB-Filtern auch UVA-Filter enthalten, haben in den letzten Jahren erheblich zugenommen: 1988: 45%, 1989/90: 58%, 1991: 65%. Eine ähnliche Entwicklung ist bei den Sonnenschutzprodukten mit physikalischem Lichtschutz zu beobachten: Während 1988 nur 9% aller Sonnenschutzmittel auf diesem Prinzip aufgebaut waren, sind dies 1991 immerhin schon 20% (Zahlen nach S. Schauder, Göttinger Liste 1991/1992). Eine Zunahme ist zu erwarten, denn der physikalische Lichtschutz gewinnt an Bedeutung. Bei Anwendung von Absorbern entstehen auf der Haut hochreaktive Zwischenprodukte, deren mögliche toxische Wirkungen noch unklar sind. Ein großer Fortschritt im Hinblick auf eine verbesserte kosmetische Akzeptanz sind die ultrafeinen Titandioxide mit Teilchengrößen zwischen 20 und 50 nm (siehe Kap. 5.3). Diese Mikropigmente sind unsichtbar und leichter verstreichbar, außerdem werden sie nicht in die Haut resorbiert, zeigen keine photoallergischen Reaktionen und keine Stabilitätsprobleme unter der UV-Einwirkung. Je nach Konzentration der eingesetzten Pulversubstanzen können aus dem Sonnenspektrum nicht nur die UVB-Strahlen, die UVA-Strahlen und sichtbares Licht, sondern auch die Infrarot-Strahlen abgeschwächt oder sogar von der Haut ferngehalten werden (Blockerpräparate).

Höhere Lichtschutzfaktoren nehmen zu

Sonnenschutzmittel werden mit Lichtschutzfaktoren zwischen 2 und 30 angeboten. Nach wie vor am häufigsten werden die Faktoren 4 und 6 verlangt. Ein grundsätzlicher Trend ist jedoch, daß die niederen Faktoren 1991 gegenüber den Vorjahren abnahmen, während die höheren Faktoren wie 8, 10, 12 und 15 einen Anstieg zu verzeichnen hatten. Präparate mit Faktor 20 spielen erst in den letzten Jahren eine Rolle und sind im Steigen begriffen. Bei den Faktoren ist streng auf die Art der Bestimmung zu achten: DIN oder FDA! (siehe Kap. 5.4).

Änderung der Werbeaussagen

Früher wurden Sonnenschutzmittel mit Werbeslogans angepriesen wie »bräunt ideal«, obwohl solche Aussagen genaugenommen Unsinn sind, denn nicht das Sonnenschutzmittel bräunt die Haut (es sei denn, es enthält Selbstbräunungssubstanzen), sondern die Melaninbildung wird ausschließlich durch die Wirkung der ultravioletten Strahlen hervorgerufen. Heute stellt die Werbung mehr den Schutz vor Hautschäden (»verhindert Sonnenbrand«, »gegen Hautalterung«) heraus.

Trend geht in Richtung Apotheke

Das steigende Sicherheitsbedürfnis sowie die zunehmende Anzahl krankhafter Reaktionen der Haut auf Sonnenbestrahlung veranlassen immer mehr Verbraucher, sich an den Apotheker zu wenden, um sich über den für sie günstigsten Sonnenschutz beraten zu lassen. Die rasante Entwicklung des Sonnenschutzmittelmarktes zeigt, daß der Verbraucher dem Apotheker zunehmend mehr Beratungskompetenz in Sachen Sonnenschutz einräumt. Marktanalysen über den Verkauf von Sonnenschutzmitteln in den verschiedenen Vertriebskanälen erscheinen immer häufiger in den Schlagzeilen »Apotheken auf der Sonnenseite« oder »Apotheken mit hohem Plus«. 1980 betrug das Umsatzvolumen an Sonnenschutzmitteln in der Apotheke ca. 8 Mill. DM (Verkaufspreis). 12 Jahre später beträgt der Markt fast 65 Mill. DM, nach 49 Mill. DM im Vorjahr. Im Vergleich: Lebensmittel-Einzelhandel (64,1 Mill. DM), Drogerie-Märkte (67 Mill. DM), Drogerien (45,3 Mill. DM) (Zahlen nach Nielsen, siehe Kap. 5.1). Die Beweggründe des Verbrauchers, in der Apotheke Sonnenschutzmittel zu kaufen, sind anders als die des typischen »Parfümerie-Kunden«. Beim Gang in die Apotheke dürfte mehr der Wunsch nach »Schutz vor Hautschäden« im Vordergrund stehen. Die bereits erwähnte Tendenz zu Kombinationsprodukten aus UVA- und UVB-Filtern sowie zu physikalischen Lichtschutzpräparaten ist in der Apotheke noch stärker ausgeprägt. Auffallend ist der starke Zuwachs im Verkauf von Hydrogel-Produkten, die in den anderen Vertriebskanälen kaum eine Rolle spielen. Da Hydrogele primär gegen die Mallorca-Akne eingesetzt werden, läßt dies den Rückschluß zu, daß Patienten mit Problemhaut und gehäuftem Auftreten von sog. Sonnenallergie bevorzugt die Apotheke aufsuchen (siehe Kap. 4.11 bzw. 5.8).

Steigende Anzahl apothekenexklusiver Sonnenschutzprodukte

Auch die Hersteller setzen offensichtlich vermehrt auf die Fachkompetenz des Apothekers. Während es vor ca. 10 Jahren nur wenige Sonnenschutzprodukte gab, die apothekenexklusiv vertrieben wurden, werden heute 20 Marken mit ca. 130 verschiedenen Produkten angeboten. Durch ein breites Sortiment mit qualitativ hochwertigen Präparaten decken die Hersteller dabei jeden Bedarf des Verbrauchers ab. Natürlich wird die eine oder andere Apotheke je nach Lage und Umfeld auf bestimmte Marktführer, die auch in anderen Vertriebskanälen wie Drogerien, Parfümerien oder Kaufhäusern angeboten werden, nicht verzichten können, da der hohe Bekanntheitsgrad und der erhebliche Werbeaufwand auch in den Apotheken einen Nachfragesog erzeugen. Für den forcierten Einsatz und den aktiven Verkauf apothekenexklusiver Marken spricht jedoch in erster Linie, daß sich die Apotheke auf keinen Preiskampf mit anderen Geschäften einlassen muß. Nicht zu vergessen die erhöhte Kundenbindung und der damit verbundene Nachkauf. Die Entscheidung, welche Sonnenserie von welcher Firma in der Apotheke geführt werden soll, kann von verschiedenen Gesichtspunkten beeinflußt werden (siehe Tab. 1). Optimal ist sicherlich, wenn der beratende Apotheker über eigene Erfahrungen mit den von ihm empfohlenen Produkten verfügt.

Tabelle 1: Gesichtspunkte zur Produktauswahl »Sonnenschutzmittel«

1. **Apothekenexklusivität**
2. **Überschaubares Sortiment**
   – Beschränkung auf wenige, wichtige Lichtschutzfaktoren
   – Auswahl in verschiedenen Applikationsformen (Cremes, Lotionen, Gele, Öle, Stifte)
   – Abdecken spezieller Zielsetzungen (wasserfest, Blockerpräparate, Breitband, Lippenschutz)
3. **Günstige Einkaufskonditionen**
4. **Verkaufspreis nicht zu hoch, Konkurrenzfähigkeit mit anderen Geschäften**
5. **Attraktive Aufmachung, verbraucherfreundliche Handhabung**
6. **Verkaufshilfen**
   – Kundenbroschüren
   – Schaufensterdekorationen
   – Verkaufsständer
   – Proben zum Testen der Verträglichkeit
7. **Wissenschaftliche Information**
   – genaue Produktinformation (Aufbau, Art der Filter, Zusätze, Hilfsstoffe)
   – Art der Faktorbestimmung (DIN-Norm?)
   – Schulung des Apothekenpersonals
8. **Werbung in Fach- und Laienpresse**

2.2 Zielsetzung

Eine Beratung über Sonnenschutzmittel darf sich nicht nur auf das bloße Empfehlen einer bestimmten Marke und eines bestimmten Lichtschutzfaktors beschränken. Sonnenschutzmittel sind mehr als kosmetische Mittel zur Pflege der Haut: Sonnenschutzmittel sollen vor akuten Lichtschäden wie Sonnenbrand und chronischen Lichtschäden wie Hautkrebs und beschleunigter Hautalterung schützen. Sonnenschutzmittel müssen deshalb richtig ausgewählt und richtig angewendet werden. Sonnenschutzprodukte werden unter Bedingungen angewendet, die durch Aufnahme energiereicher Strahlung eine extreme Belastung für Produkt und Haut darstellen und Hautreaktionen zur Folge haben können. Dem Verbraucher muß klargemacht werden, daß es das ideale Sonnenschutzmittel nicht geben kann: Totaler Schutz und Bräunung schließen sich aus. Die Anwendung eines Sonnenschutzmittels ist immer ein Kompromiß zwischen dem Wunsch nach Bräunung und dem Schutz vor Hautschäden. Das Risiko liegt also beim Verbraucher, der das Sonnenschutzmittel unter Umständen falsch auswählt, nicht richtig anwendet oder der seine erlaubte Besonnungszeit nicht einhält. Eine umfassende Aufklärung und Information des Kunden ist deshalb dringend notwendig. Aufgrund seiner breitangelegten naturwissenschaftlichen Ausbildung bringt der Apotheker die besten Voraussetzungen für eine sachkundige Sonnenschutzberatung mit. Eine ausgezeichnete Ausbildung in Galenik vermittelt ihm fundierte Kenntnisse über Grundlagen und Hilfsstoffe, wie sie zur Herstellung arzneilich wirksamer Dermatika verwendet werden. Dabei handelt es sich vielfach um die gleichen Substanzen, wie sie auch für kosmetische Mittel eingesetzt werden. Auch Probleme der Verträglichkeit sind durchaus übertragbar. Das Wissen um Aufbau und Struktur der verwendeten Substanzen ermöglicht ein Abklären der Ursachen allergischer Reaktionen und ein Auswählen geeigneter, für die Haut verträglicher Produkte. Durch den intensiven Umgang mit der pharmazeutischen Chemie sind dem Apotheker die chemischen Bezeichnungen der Inhaltsstoffe vertraut. Nach Meinung des Verbrauchers müßte deshalb der Apotheker über genügend Wissen verfügen, um über die Vermeidung von Sonnenbrand und chronischen Lichtschäden beraten zu können. Das Ansehen, das der Apotheker beim Verbraucher genießt, verleiht seinem Rat Gewicht. Aufgabe des Apothekers ist deshalb auch, daß er den Verbraucher zu einem vernünftigen Sonnenverhalten motiviert. Besorgt betrachtet nämlich die Ärzteschaft die ständig zunehmende Zahl der Lichtschäden zunächst als erscheinungsmedizinische Störungen (Falten, Schuppen, extreme Hauttrockenheit, Keratosen, Pigmentflecken), die aber später in bösartige Neubildungen an der Haut übergehend. Eine Tendenz, die durch die Abnahme der Ozonschicht immer deutlicher wird. Die Gefahr, durch Sonne Schäden zu erleiden, kann nur durch Aufklärung der Bevölkerung und konsequente Anwendung von Lichtschutzmitteln verringert werden. So ist z. B. beim Verbraucher noch wenig die Tatsache bekannt, daß schon bei ca. 60 % der Sonnenbrandschwelle bleibende Hautschäden in bezug auf eine beschleunigte Hautalterung und vermehrtem Auftreten von Präkanzerosen induziert werden (siehe Kap. 4.9). Eine wichtige Botschaft wäre also, dem Verbraucher klarzumachen, daß der Endpunkt des Sonnenbades nicht die Sonnenbrandschwelle ist, sondern die Schwellendosis für irreparable Nukleinsäureschädigungen. Da der Arzt meist erst bei offenkundigen Hautschäden aufgesucht wird, ist die Apotheke in vielen Fällen die erste Anlaufstelle für ratsuchende Kunden in Sachen »Sonnenschutz« oder »Sonnenallergie«.

In den USA gelten Sonnenschutzmittel im OTC-Bereich als Arzneimittel. Eine Einstufung, über die man sich früher oder später auch in Deutschland Gedanken machen sollte. Schließlich gibt es auch eine Reihe medizinischer Indikationen, die eine Anwendung wirksamer Lichtschutzmittel nötig macht. Der Arzt hätte dann die Möglichkeit, Sonnenschutzmittel auch auf Kassenrezept zu verordnen.

Richtige Sonnenschutzberatung ist ein komplexes Gebiet und erfordert fundierte Sachkenntnis. Arzt, Apotheker oder Kosmetikerin können aber nur dann fundiert beraten, wenn sie vom Hersteller unterstützt werden. Deshalb ist zu fordern:

- Deklaration aller Inhaltsstoffe (Filter, Konservierungsmittel, Duftstoffe, Emulgatoren usw.) nach einer einheitlichen Nomenklatur, z. B. CTFA.
- Angabe der Filtersubstanzen, sofern diese auch in normalen kosmetischen Pflegeprodukten wie Tagescremes enthalten sind.
- Angaben der Methode zur Lichtschutzfaktorbestimmung.
  Für die Zukunft ist zu wünschen, daß man sich auf eine einheitliche internationale Bestimmungsnorm einigt.
- Angabe des Haltbarkeitsdatums auf der Verpackung der Sonnenschutzprodukte.
- Permanente Information über Änderung der Produktzusammensetzung bzw. Neueinführungen.

2.3 Aufgaben

Auswahl des richtigen Lichtschutzfaktors

Die Bedeutung des Lichtschutzfaktors ist inzwischen auch dem Verbraucher klar. Er weiß, daß er entsprechend dem Lichtschutzfaktor seine Sonnenbadezeiten verlängern kann. Beraten werden muß er über die Kriterien, nach denen der Lichtschutzfaktor ausgewählt werden sollte. Im Gespräch sind die individuelle Empfindlichkeit (Erfahrungen im Umgang mit der Sonne, Hautkolorit) und der beabsichtigte Bestrahlungsort (UVB-Intensität nach Breitengrad, Jahreszeit) abzuklären (siehe Kap. 5.5).

Empfehlung einer geeigneten Anwendungsform

Sonnenschutzmittel gibt es in den unterschiedlichsten Anwendungsformen: Cremes werden primär für das Gesicht, Lotionen für den Körper verwendet. W/O-Cremes für trockene Haut, Hydrogele bei Mallorca-Akne, behaarten Hautstellen und Akne. Gleiches gilt für die alkoholisch-wäßrigen Lösungen. Öle sind schwache Lichtschutzmittel, deshalb nur für vorgebräunte Haut. Lipogele bei trockener Haut, Stifte für die Lippen oder kleinere Flächen. Eine Neuentwicklung sind die Hydrodispersionsgele (siehe Kap. 5.7).

Hinweise zur richtigen Anwendung der Sonnenschutzmittel

Zuerst Reinigung der Haut, 30–40 Minuten vor der Sonnenexposition gleichmäßige Verteilung der Produkte. Nach Wasserkontakt erneute Applikation. Wichtig: Bestrahlungszeit verlängert sich durch erneutes Auftragen nicht (siehe Kap. 5.7).

Beratung bei Spezialfällen

Einer eingehenden Beratung bedürfen Sonderfälle: Wintersport (keine Hydrogele, keine wäßrigen Lotionen, hohe Faktoren), Wassersport (wasserfeste Produkte), Mallorca-Akne (Hydrogele), Lippenschutz, Kleinkinder, Après-Sun-Produkte, Selbstbräuner (siehe Kap. 5.8).

Abklärung der Ursache krankhafter Lichtreaktionen der Haut

Als Ursache für lichtabhängige Hautveränderungen kommen zahlreiche Möglichkeiten in Frage, die unter Umständen in Absprache mit einem Dermatologen geklärt werden sollten: Mangelnde Ausbildung des natürlichen Lichtschutzes, polymorphe Lichtdermatosen, Mallorca-Akne, Unverträglichkeit von Lichtschutzmitteln und filterhaltigen Kosmetika, falsche Präparate-Auswahl, Lichtreaktionen auf Medikamente und Kosmetika. Die Besprechung geeigneter Maßnahmen zur Prophylaxe (Einnahme von Antihistaminika wie Terfenadin oder Astemizol, β-Karotin, Nicotinsäureamid) oder die Empfehlung hochwirksamer Sonnenschutzmittel ist in solchen Fällen besonders wichtig (siehe Kap. 5.8).

Aber oft überschätzen die Sonnenanbeter ihre Toleranz und es liegt gar keine pathologische Lichtreaktion im eigentlichen Sinne vor.

Empfehlung von Ausweichprodukten

Es kommt immer häufiger vor, daß Kunden einen Allergiepaß vorlegen, in dem bestimmte Substanzen zur Anwendung an der Haut ausgeschlossen werden. Aufgrund seiner Kenntnisse über Struktur und Wirkung der verschiedenen Inhaltsstoffe kann der Apotheker dann auf ein anderes Produkt ausweichen.

Aufklärung über photoallergische bzw. phototoxische Reaktionen

Es gibt zahlreiche Arzneistoffe, die, innerlich oder äußerlich angewendet, die Lichtempfindlichkeit der Haut beträchtlich steigern (siehe Kap. 11.). Zu solchen Photosensibilisatoren, die die eingestrahlte Energie aufnehmen und durch Übertragung auf die Hautzellen zu toxischen Reaktionen Anlaß geben, gehören in erster Linie Tetracycline, Antirheumatika und verschiedene Sulfonamide. Die Möglichkeiten für photodynamische Reaktionen sind zahlreich, und deshalb müssen besonders Urlauber bei der Zusammenstellung ihrer Reiseapotheke entsprechend beraten werden. Lokal kann es vor allem nach dem Kontakt mit bestimmten Pflanzen, die Psoralene enthalten, an lichtexponierten Stellen zu Hautreaktionen kommen. Auch äußerlich angewendete Antimykotika sind zu erwähnen. Nicht zu vergessen die Bestandteile (Farbstoffe) der dekorativen kosmetischen Mittel, die zu Wechselwirkungen mit UV-Strahlen führen können.

Erläuterung der Deklaration und neuer Kennzeichnungen bei Sonnenschutzmitteln

Wichtiges Auswahlkriterium für Sonnenschutzprodukte ist der Lichtschutzfaktor. Die auf den Packungen angegebenen Zahlen sind jedoch nicht immer miteinander vergleichbar, da es unterschiedliche Methoden der Lichtschutzfaktorbestimmung gibt und diese bisher nicht vereinheitlicht sind (siehe Kap. 5.4). Man kann davon ausgehen, daß Faktoren über 20 nach der USA-Methode bestimmt sind, die im Vergleich zur DIN-Norm zum Teil bis zu doppelt so hohe Faktoren ergibt. Lichtschutzfaktoren sind nur dann vergleichbar, wenn die Methodik, z. B. die DIN-Norm, angegeben ist. Obwohl die Deklaration der Inhaltsstoffe bisher gesetzlich nicht vorgeschrieben ist, gehen erfreulicherweise immer mehr Hersteller – allen voran die apothekenexklusiven Firmen – freiwillig dazu über, die Bestandteile auf der Verpackung anzugeben. Leider ist die Deklaration bisher nicht einheitlich, so daß für ein und dieselbe Substanz verschiedene Beschreibungen verwendet werden. Dies gilt sowohl für die Filtersubstanzen als auch für Zusätze wie Konservierungsmittel oder Antioxidanzien. So werden z. B. die als Konservierungsmittel eingesetzten Parahydroxibenzoesäureester sowohl mit ihrem chemischen Namen als Parabene oder als Nipagin/Nipasol aufgeführt. Eine einheitliche Deklaration, z. B. nach CTFA-Nomenklatur (Cosmetics, Toiletry, Fragrance Association), wäre wünschenswert und ist nach Einführung des EG-Binnenmarktes auch zu erwarten.

Bei den Filtern werden oft nur die Handelsnamen angegeben, die keine Rückschlüsse erlauben, ob es sich um UVA- oder UVB-Filter handelt. So ist z. B. Eusolex 8020 ein UVA-Filter und Eusolex 6300 ein UVB-Filter (siehe Kap. 5.3). Produkte mit einer Schutzwirkung auch im UVA-Bereich kennzeichnen die Firmen oft schon aus werbewirksamen Gründen mit dem Hinweis »mit UVA-Filter« oder »mit UVA-Schutz«. Fehlt dieser Hinweis, kann der Apotheker über die Deklaration herausfinden, ob ein UVA-Filter enthalten ist: Als UVA-Filter werden überwiegend Dibenzoylmethan-Derivate verwendet.

Die Benzophenon-Derivate werden zwar als Breitbandfilter bezeichnet, weil sie sowohl im UVB- als auch im UVA-Bereich absorbieren. Ihre Schutzwirkung vor den UVA-Strahlen ist jedoch nicht so ausgeprägt wie die der reinen UVA-Filter (siehe Kap. 5.3). In letzter Zeit tauchen neue Kennzeichnungen oder Charakterisierungen bei Sonnenschutzmitteln auf: Alterungsschutzfaktor, UVA-Faktor, IR-Schutz, Repair, Rapid, Plus, Selftanning, PABA-free, um nur einige zu nennen. Begriffe, die den Verbraucher verwirren und über deren Bedeutung er Auskunft verlangen wird (siehe Kap. 5.4).

Aufklärung über die Bedeutung bestimmter Zusätze

Sonnenschutzmitteln werden Substanzen zugesetzt, wie Bräunungsbeschleuniger (Bergamotte-Öl, Tyrosin-Derivate), Selbstbräunungsmittel (Dihydroxacetron), Vitamin E, Gerbstoffe oder Insektenabwehrmittel. Solche Zusätze werden vom Hersteller schon aus Marketinggründen auf der Verpackung hervorgehoben. Über Sinn und Unsinn solcher Zusätze in Sonnenschutzmitteln sollte der Verbraucher informiert werden (siehe Kap. 5.9).

Hautpflege nach dem Sonnen

Zur Beratung gehören auch Hinweise und Tips, wie man die Haut nach dem Sonnen behandelt. Unter der Bestrahlung kommt es zur Austrocknung der Haut infolge einer verstärkten Schweißbildung, Verlust von Feuchthaltefaktoren, Fettverlust durch Abnahme der Talgdrüsenaktivität.

Die Haut muß nach dem Sonnenbad schonend gereinigt werden. Creme bzw. Lotion soll der Haut Lipide bzw. Feuchtigkeit zuführen. Die Après-Sun-Produkte enthalten entzündungshemmende Zusätze wie Aloe vera, Dexpanthenol oder verschiedene Pflanzenauszüge (siehe Kap. 8.1).

3. Die Haut

3.1 Aufbau

Die menschliche Haut entwickelt sich aus zwei Keimblättern:

– dem äußeren Keimblatt (= Ektoderm)
– dem mittleren Keimblatt (= Mesoderm)

Unter den drei Keimblättern (inneres, mittleres und äußeres Keimblatt) versteht man die sich beim Embryo um den Urdarm herum entwickelnden Zellgruppen, die sich zu verschiedenen Organen ausbilden (Darm/Eingeweide/Drüsen, Stützgewebe/Bindegewebe; Oberhaut/Nervensystem). Aus dem äußeren Keimblatt entstehen die Oberhaut (= Epidermis) und ihre Anhangsgebilde (Haare, Nägel, Drüsen). Aus dem mittleren Keimblatt entwickeln sich die Lederhaut (= Corium oder Dermis) und das Unterhautzellgewebe (= Subcutis). An der Grenze zwischen Oberhaut und Lederhaut liegt die »Nahtstelle« der beiden die Haut aufbauenden Keimblätter. Mechanische oder physikalische Schädigungen können an dieser Stelle vergleichsweise leicht zu einer Spaltung führen, die Spalten füllen sich rasch mit Gewebswasser (Verbrennungsblase, Druckblase) oder nach stärkerer Krafteinwirkung mit Blut (Blutblase). Aus dem äußeren Keimblatt entwickelt sich außer der Oberhaut noch das gesamte Nervensystem.

Das Gesamtorgan Haut weist drei histologisch abgrenzbare Schichten auf.

– Oberhaut (Epidermis);
– Lederhaut (Cutis, Corium, Dermis);
– Unterhaut (Subcutis).

Abbildung 1 zeigt den Aufbau der menschlichen Haut und ihrer Anhangsgebilde.

Hautoberfläche

Die Oberfläche der Haut besteht aus feinen Schuppen, die durch Schweiß und geringe die Oberhaut durchdringende Wassermengen angefeuchtet sind. In den sich trichterförmig öffnenden Folikeln stehen Ölseen aus Lipiden, die vorwiegend Sekretionsprodukte der Talgdrüsen sind. Mechanisch z. B. durch Reiben der Kleider oder durch Berühren mit der Hand, wird dieses Fett über die Oberfläche verwischt.

Die die Hautoberfläche überziehende Emulsion aus Schweiß und Lipiden der Talgdrüsen wird als *Hydrolipid-Emulsion* bezeichnet. Ist reichlich Hydrolipid-Emulsion vorhanden, spricht man von einem *fett-feuchten Hautzustand*, bei Mangelzuständen wie z. B. bei der Altershaut liegt ein *trocken-fettarmer Hautzustand* vor. Diese Klassifizierung hat Konsequenzen für die anzuwendenden Hautpflegemittel und auch für die günstigsten Lichtschutzpräparationen.

An der Hautoberfläche liegt eine saure Reaktion vor. Man spricht von einem *Säuremantel* (Tab. 2).

An allen Gebieten der menschlichen Hautoberfläche, in denen Verdunstung gewährleistet ist, liegt in der Regel ein pH-Wert zwischen 5 und 6 vor. In Hautbezirken, in denen die Verdunstung behindert ist, also in intertriginösen Gebieten (Achsel, Nabel, unter den Brüsten usw.), liegen die pH-Werte meist über denjenigen der anderen Regionen der Hautoberflächen. Die saure Reaktion ist im wesentlichen

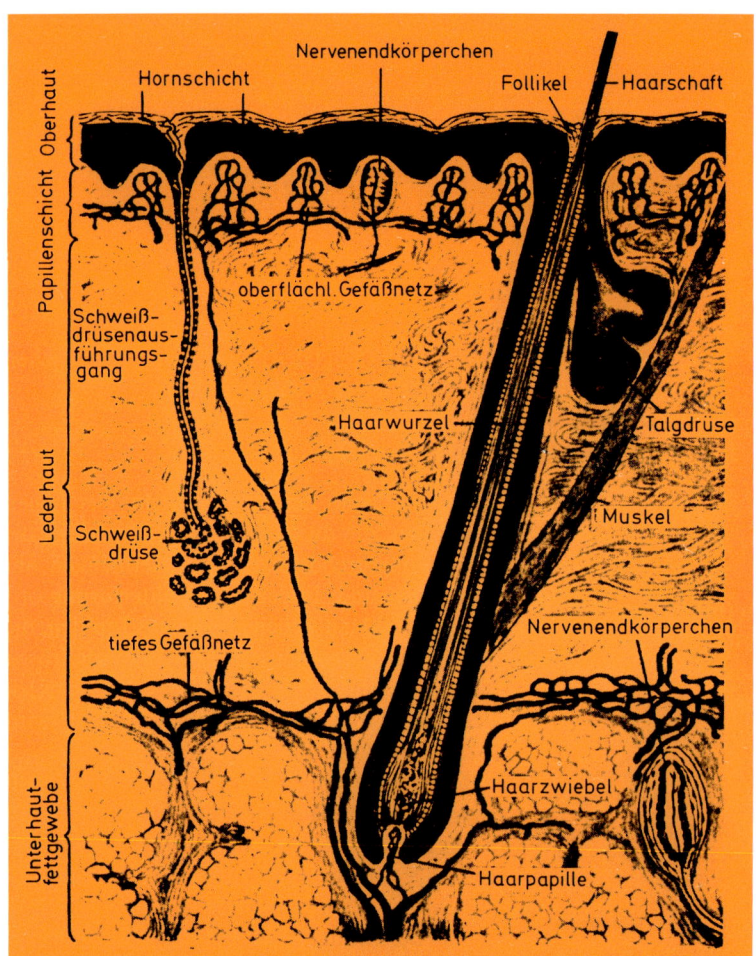

*Abb. 1:
Aufbau der
menschlichen Haut*

bedingt durch organische Säuren (Milchsäure, Pyrrolidoncarbonsäure usw.). Die Aminosäuren tragen dabei wesentlich zur *Pufferkapazität* der Haut bei [126]. Darunter ist die Fähigkeit der Haut zu verstehen, von außen einwirkende alkalische oder saure Lösungen ohne wesentliche Änderung des pH-Wertes aufzunehmen. Diese *Neutralisationsfähigkeit,* die mittels physikalisch-chemischer Methoden exakt bestimmt werden kann, weist von Individuum zu Individuum beträchtliche Unterschiede auf. So ist die gesunde Haut durchaus in der Lage, schädigende Einflüsse, z. B. Waschungen mit Alkaliseifen, die den pH-Wert der Haut erhöhen (alkalische Reaktion), rasch auszugleichen und den Säuremantel binnen einer Stunde wieder herzustellen (siehe Kap. 7.1).

Von Bedeutung ist der *Hautoberflächenfilm,* der einige wichtige Schutzfunktionen übernimmt. Substanzmäßig vereinigen sich in der Hautoberfläche neben Keratin und direkten Ausscheidungsprodukten der Hornschicht die von den Talgdrüsen und Schweißdrüsen abgegebenen Stoffe. In Abhängigkeit von dem jeweiligen Überschuß der Hautoberfläche an Schweiß oder Lipiden kann sich der Fettfilm der Haut als Öl-in-Wasser- oder als Wasser-in-Öl-Emulsion darstellen. Emulgatoren stammen aus dem Verhornungsprozeß [282]. Einem intakten Wasser-Lipid-Film an der Hautoberfläche können folgende Funktionen zugeschrieben werden [126]:

- *Verhinderung einer Austrocknung*
  Der Emulsionsfilm an der Hautoberfläche bindet verfügbares Wasser in Abhängigkeit von dem Feuchtigkeitsgehalt der Atmosphäre. Das durch hygroskopische Substanzen (z. B. Pyrrolidoncarbonsäure, Harnstoff oder Milchsäure) verursachte Festhalten des Wassers in der wäßrigen Phase des Oberflächenfilms einerseits und der Fettphase andererseits stellen einen wichtigen Schutz gegen Austrocknung dar. Dieser Film trägt erheblich zur Geschmeidigkeit der Hautoberfläche bei.

- *Schutz durch niedrigen pH-Wert*
  Exogene, schädigende Einflüsse, wie sie in täglichen Gebrauchsobjekten, in Putzmitteln oder Seifen enthalten sind, oder wie sie durch Zersetzung auf der Haut selbst – insbesondere unter bakterieller Einwirkung entstehen können, führen dank des sauren Puffersystems bei gesunder Haut zu keiner ernsthaften Schädigung (siehe oben).

- *Antimikrobielle Wirkung*
  Dem Säuremantel der Haut kommt auch eine antimikrobielle Wirkung zu. Diese richtet sich insbesondere gegen eine Anzahl von potentiell pathogenen Pilzen und Bakterien.

- *Enzymhülle*
  Auf der Hautoberfläche finden sich esterspaltende (und aufbauende) Enzyme (»Esterase-Mantel«).

An der Hautoberfläche siedeln zahlreiche Keime (bei reinlichen Menschen bis zu 10 Billionen an der Zahl), denen der biologische Raum »Hautoberfläche« mit seiner Feuchtigkeit, seinen Mineralstoffen und seinen organischen Verbindungen (Endprodukte der Zellreifung, Produkte der Hautdrüsen) ausgezeichnete Lebensbedingungen bietet. Bei diesen Mikroorganismen handelt es sich in erster Linie um Bakterien, die keinerlei Störungen (Entzündungen) an der Hautoberfläche verursachen. Im Gegenteil, diese zur gesunden Hautoberfläche gehörenden Schmarotzerkeime (Saprophyten) verhindern die Besiedelung mit Krankheitserregern (Parasiten). In Laboratoriumsuntersuchungen konnte nachgewiesen werden, daß normale Hautoberflächenkeime Stoffe produzieren, die das Wachstum von Krankheitserregern beeinträchtigen. Die Hautoberfläche besitzt in ihren Saprophyten gewissermaßen eine eigene Antibiotika-Produktion. Entwickelt sich an der Hautoberfläche eine Entzündung, so verschwinden die Schmarotzerkeime, und nun kann eine Besiedelung mit Krankheitserregern eintreten. Nach Abklingen der ursprünglichen, schädigenden Wirkungen werden aber diese Krankheitserreger die Abheilung der Hautentzündung verhindern. In solchen Fällen spricht man von einer Infektion *als Folge einer Entzündung;* diese Art der Infektion ist aufgrund ihrer Entstehung und auch aufgrund der einzuschlagenden Behandlung von der *echten Hautinfektion* streng zu unterscheiden. Bei der Sekundärinfektion genügt es, die Entzündung zum Abklingen zu bringen, dann kehren die normalen Schmarotzerkeime zurück und verdrängen ihrerseits die Krankheitserreger. Bei echten Hautinfektionen muß eine direkte Bekämpfung der Keime erfolgen.

Die Oberhaut

Die Oberhaut ist die eigentliche Grenzschicht des Körpers gegen die Umwelt. Um den sich

Tabelle 2: Wichtige Komponenten des Säuremantels der Haut und ihre Herkunft

Substanz	Herkunft		
	Schweiß	Talg	Verhornung
Milchsäure	+++		
Fettsäuren		++	
Aminosäuren	+		+
Pyrrolidoncarbonsäure			++
Harnsäure	+		

hieraus ergebenden Schutzfunktionen gerecht zu werden, reifen die Oberhautzellen zu Schutzelementen aus. Nur in den untersten Zellagen der Basalzellschicht erfolgen die Zellteilungen, die Oberhautzellen wandern kontinuierlich zur Oberfläche hin. Im Verlauf dieser Wanderung nach oben kommt es zur Reifung: Innerhalb der Zellen treten als erstes Zeichen der Verhornung harte Körner auf. Die interzellulären Fäden verhärten ebenfalls, die Zellkerne gehen zugrunde, und schließlich liegt das Bild der eigentlichen Deckschicht (Hornschicht, Stratum corneum) vor. Die Deckschicht ist aus zahlreichen dicht gepackten Hornzellen und Hornzellschichten aufgebaut, gegen die Oberfläche zu tritt immer mehr Luft zwischen diese Strukturen. Schließlich werden die obersten Anteile der Deckschicht kontinuierlich als feine Schüppchen abgestoßen. Dieser normale Prozeß der Abschuppung verläuft unmerklich, d. h. daß dem Menschen die ständige Zellabstoßung nicht bewußt wird. Eine merkbare (kosmetisch störende) Abschuppung kann nicht als normal angesehen werden, eine mit freiem Auge sichtbare Schuppe muß aus mindestens 500 Zellen bestehen.

Die *Dicke* der Oberhaut ist an verschiedenen Körperstellen unterschiedlich und schwankt zwischen 0,03 und 0,25 mm. An Stellen mechanischer Beanspruchung, wie z. B. an den Fußsohlen, ist die *Hornschicht* zwanzigmal dicker als in Zonen geringer mechanischer Belastung.

Die *Hautoberfläche* des Erwachsenen beträgt eineinhalb bis zwei Quadratmeter. Die *Unterseite* der Oberhaut mißt jedoch ein Vielfaches hiervon, da Zapfen in die Lederhaut hinunterreichen. Die große Kontaktfläche ermöglicht einen regen Stoffaustausch zwischen Oberhaut und Lederhaut, vom Hautbindegewebe her muß die Oberhaut mit Bausteinen, mit energieliefernden Verbindungen und mit Sauerstoff versorgt werden. Ferner verstärken die in die Tiefe reichenden Zapfen der Oberhaut den Zusammenhalt zwischen Oberhaut und Lederhaut. Das Relief der Hautoberfläche ist verschieden gestaltet. An manchen Stellen liegen besonders deutliche Furchenbildungen vor, so wie z. B. an den Fingerbeeren, wo die Schleifenmuster ein wichtiges Identitätsmerkmal des Menschen darstellen (Fingerabdrücke). Furchungen vergrößern die Hautoberfläche und begünstigen den Tastsinn und die Temperaturempfindung.

Nach den ihnen zukommenden Funktionen lassen sich in der Oberhaut drei Schichten unterscheiden (siehe Abb. 2):

- die an der Oberfläche gelegene *Hornschicht*, bestehend aus dem lockeren, ständig abschilfernden *Stratum disjunctum* und dem fest haftenden *Stratum compactum;*
- die darunter anschließende *Verhornungszone*, bestehend aus dem *Stratum lucidum* (Glanzschicht) und dem *Stratum granulosum* (Körnerschicht);
- die *Keimschicht* (Stratum germinativum) oder das *Rete Malpighi*, bestehend aus dem *Stratum spinosum* (Stachel- oder Spindelzellenschicht) und dem *Stratum basale* (Basalzellschicht), welches direkt dem Corium aufsitzt.

Von der Basalzellschicht geht die Zellerneuerung aus, außerdem befinden sich hier die Melanozyten, Zellen, in denen das Hautpigment Melanin gebildet wird (siehe Kap. 4.9).

Die einzelnen Schichten der Epidermis sind jedoch nicht ganz scharf voneinander zu trennen. Durch die Dynamik der Regeneration (Nachrücken aus der Tiefe, kontinuierliches Eintreten in den Prozeß der Verhornung und Abstoßung) ergeben sich fließende Übergänge, die oft eine exakte Zuordnung einer bestimmten Zelle zu dieser oder jener Schicht unmöglich machen.

Diese Überlegungen gelten besonders für die sogenannte *Barrierezone,* die zwischen der Hornschicht und der Verhornungszone, also zwischen den verhornten »toten« Zellen und den in Verhornung begriffenen »lebenden« Zellen liegt.

Die Barriere hat zwei Aufgaben: Schutz des Körperinneren vor Feuchtigkeitsverlust und

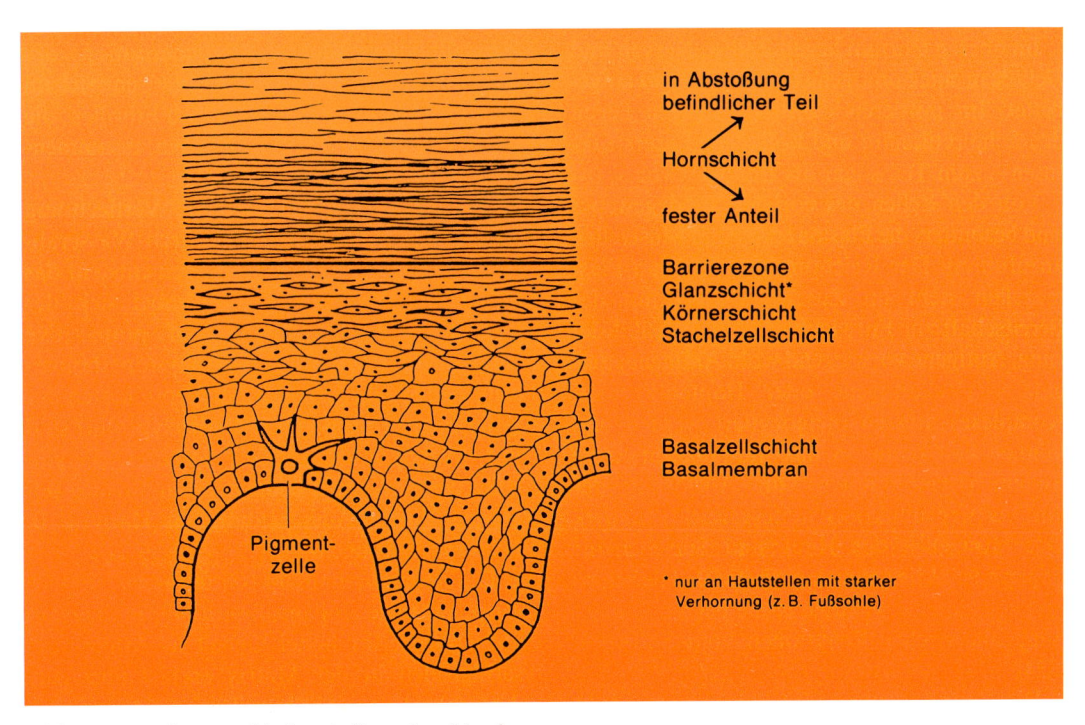

Abb. 2: Der feingewebliche Aufbau der Oberhaut

Schutz des Organismus gegen das Eindringen von Fremdsubstanzen. Viele Arzneistoffe bleiben bei lokaler Anwendung ohne Wirkung, da sie die Barriere nicht zu durchdringen vermögen. Man darf sich die Barriere nicht als eine einzige, starre Schutzschicht vorstellen; die Barriere besteht aus einer Vielzahl von Schichten, deren Zellen gerade einen bestimmten Entwicklungsgrad erreicht haben. Von unten treten ständig neue Schichten hinzu, und gegen die Oberfläche zu werden ständig Schichten abgestoßen und in die Hornschicht einbezogen.

Die *Erneuerung* der Oberhaut erfolgt unter Normalbedingungen mit großer Regelmäßigkeit. Es dauert vier Wochen, bis eine in der untersten Schicht (Basalzellschicht) gebildete Zelle alle Schichten und Reifungsprozesse durchlaufen hat und an der Oberfläche abgestoßen wird. Trotz der vergleichsweise großen Körperoberfläche bleibt der Eiweißverlust des Organismus bei normaler Hauterneuerungsrate gering. Bestimmte Hautkrankheiten (z. B. die Schuppenflechte) gehen mit einer hochgradig gesteigerten Hauterneuerungsrate einher. Hier kann der Eiweißverlust (neben dem Flüssigkeits- und Mineralstoffverlust) unter Umständen bedrohliche Formen annehmen, wenn die Erkrankung weite Teile der Körperoberfläche ergreift.

Die Lederhaut

Als Lederhaut, Corium oder Dermis bezeichnet man das mesodermale Bindegewebe, welches an der Unterseite der Epidermis anschließt und dessen Hauptfunktion in der Versorgung der Epidermis besteht. Die obersten Anteile, die als Papillen hoch zwischen die Retezapfen hinaufreichen, bezeichnet man als *Stratum papillare;* darunter befindet sich das *Stratum texticulare* (reticulare) und daran anschließend das *Stratum glandulovasculare,* welches bereits zur Subkutis überleitet. Aus dem Corium tierischer Häute wird das Leder hergestellt, hieraus erklärt sich der Name »Lederhaut«.

Im oberen Corium liegen Zellen, Nerven und Gefäße in eine homogene Grundsubstanz eingebettet. Im mittleren Corium hingegen liegen deutliche retikuläre und kollagene Faserstrukturen – zum Teil sogar als Bündel – vor.

Von den Zellen des corialen Bindegewebes sind besonders die Plasmazellen und Mastzellen anzuführen. Der Reichtum der Haut an Plasmazellen steht im Zusammenhang mit der Bereitschaft zur Entwicklung einer Sensibilisierung, Antigene vorwiegend wohl Antigenaggregate – (Vollantigene oder Hapten-Protein-Komplexe) müssen phagozytiert werden und können erst dann an das immunkompetente System (Lymphknoten) zur Auslösung der Antikörperproduktion weitergereicht werden. Die Mastzellen der Haut sind Speicher für biologisch aktive Substanzen (z. B. Histamin) und spielen eine wichtige Rolle bei der Entstehung allergischer Reaktionen vom Soforttyp [224].

Die Grundsubstanz, das Sekretionsprodukt der Bindegewebszellen im engeren Sinne, enthält zahlreiche Mukopolysaccharide (z. B. Hyaluronsäure, Chondroitinsulfat B und C).

Im corialen Bindegewebe finden sich drei Arten von Fasern: *elastische, kollagene* und *retikuläre* Fasern. Die sichelähnlich gekrümmten elastischen Fasern liegen einzeln und zeigen auf Grund ihrer besonderen polaren Struktur eine charakteristische Anfärbbarkeit (z. B. mit Orcin).

Die *elastischen Fasern* enthalten zu etwa 2 % Hydroxyprolin und sind entweder aus reinen Peptidketten oder aus Proteinen mit Mukopolysacchariden aufgebaut. Elastische Fasern weisen keine Elastizität im eigentlichen Sinne auf, sondern bewirken nur durch eine gewisse Starrheit die Rückführung der Bindegewebsstrukturen in ihre ursprüngliche Lage. Bei Überdehnung reißen die elastischen Fasern. Eine Neubildung elastischer Fasern ist nach dem Fötalleben nicht mehr möglich, jegliche Zerstörung ist deshalb irreversibel (Schwangerschaftsstreifen).

Kollagene Fasern, die etwa 98 % des Bindegewebes ausmachen, entstehen in den Sekretionsprodukten der Fibroblasten nach Art einer Kristallbildung. Durch Polymerisation des Grundkörpers »Tropokollagen« entwickeln sich Protofibrillen und schließlich Fibrillen, die sich zu Fasern und Faserbündeln zusammenschließen.

Welliger Verlauf und wellige Verflechtung ermöglichen eine Dehnung. Durch Wasserabgabe älterer kollagener Strukturen entsteht das sog. »unlösliche« Kollagen, wobei sich der Ausdruck »unlöslich« nur auf präparative Eigenheiten bezieht und keine physiopathologische Bedeutung hat. Die Polypeptidketten der kollagenen Fasern (14 % Hydroxyprolin) sind mit Mukopolysacchariden verkittet. Zerstörung des Kollagens bedingt einen Anstieg der Hydroxyprolin-Ausscheidung im Harn (z. B. bei Verbrennungen).

Die *retikulären Fasern* (Gitterfasern) sind als junge, einzelne Kollagenfasern (»Präkollagen«) aufzufassen. Ihr hoher Gehalt an Mukopolysacchariden in der Matrix erklärt ihre gute Anfärbbarkeit mit Silbersalzen, die Argyrophilie (»argyrophile Fasern«). Die retikulären Fasern sind im oberen Corium besonders zahlreich und nehmen am Aufbau des subepidermalen Grenzstreifens teil. Dem subepidermalen Grenzstreifen ist weder eine Filtrationswirkung noch eine Funktion als Permeabilitätsschranke zuzuschreiben. Viele Dermatosen führen zu charakteristischen morphologischen Veränderungen im Bereich der Epidermis-Corium-Grenze, so daß diesem Gebiet von seiten des Histopathologen besondere Aufmerksamkeit geschenkt wird.

Die Lederhaut vermag in wechselndem Ausmaß Wasser aufzunehmen und trägt zum gesunden jugendlichen Aussehen wesentlich bei. Besonders deutlich ist dies an den Unterlidern, wo der wechselnde Gehalt an Wasser (und anderen löslichen Stoffen) sogar die aus den tieferen Anteilen durchschimmernde Farbe beeinflußt (»Ringe unter den Augen«). Alterungsprozesse betreffen das Hautbindegewebe genauso wie die Oberhaut (z. B. Verlust der Elastizität bei Zugrundegehen der elastischen Fasern, Klaffen der Poren, Blutungsneigung, verminderte Wasserbindung).

Die *Blutgefäße* der Haut sind in zwei Netzen angeordnet (oberflächliches Netzwerk, tiefes Netzwerk). *Arterien* bringen Baustoffe, energiereiche Verbindungen und Sauerstoff ins Hautbindegewebe, von wo dann der Saftstrom den Weitertransport in die Oberhaut hinauf übernimmt. Der Abtransport von Stoffwechselprodukten verläuft über die Venennetze und über die *Lymphgefäße*. Das Lymphgefäßsystem ist ein eigenes »Röhren«-System zur Ableitung von Gewebswasser.

Im Hautbindegewebe liegen zahlreiche *Nerven*, die zu den Nervenendkörperchen führen oder frei enden (Schmerzempfindung). Das Nervensystem der Haut vermittelt Empfindungen wie Berührung, Druck, Hitze, Kälte, Schmerz und Juckreiz. Beim Juckreiz dürfte es sich um eine unterschwellige Schmerzempfindung handeln.

Die *Muskeln* des Hautbindegewebes gehören zwei verschiedenen Systemen an: Quergestreifte Muskeln, die willkürlich zusammengezogen werden können, und glatte Muskeln. Quergestreifte Hautmuskeln gibt es beim Menschen nur im Gesichts- und Halsbereich: Diese *mimische Muskulatur* ermöglicht das Mienenspiel, da das Zusammenziehen der Muskeln zu Verziehungen der Haut führt. Glatte Muskeln finden sich in allen Hautregionen und gehören dem Haar-Talgdrüsen-Apparat an. Das Zusammenziehen der glatten Hautmuskeln z. B. bei einem Kältereiz führt zur Aufrichtung der Haare und zum Anheben der Follikelöffnungen (Follikel = haarenthaltende Poren). Dadurch entsteht das Bild der *Gänsehaut*.

Unterhaut

Das Unterhautzellgewebe besteht aus lockerem Bindegewebe mit mehr oder weniger zahlreich eingelagerten Fettzellen. Die Dicke des Unterhautzellgewebes hängt in erster Linie von der Ernährung, bzw. Überernährung ab. Aber auch anlagebedingte Faktoren spielen dabei eine Rolle. Zu beachten ist, daß Überernährung in der Kindheit zu einer überreichlichen Anlage fettspeichernder Zellen führt und damit für das gesamte weitere Leben die Fettablagerung in den unteren Hautschichten begünstigt.

Das Unterhautzellgewebe dient als Wärmeschutz, als mechanische Polsterung sowie als Speicher für Nährstoffe und Wasser. Durch Kältereize wird die Ausbildung des Fettpolsters in den unteren Hautschichten gefördert. So kann das Tragen von Miniröcken bei tieferen Außentemperaturen allmählich eine unliebsame Verdickung der Oberschenkel hervorrufen (»Cellulitis«).

3.2 Die Funktionen der Haut

Allgemeines

Die Haut verhindert den Verlust von Wasser, Mineralstoffen und anderen wichtigen Substanzen sowie – beim Menschen in relativ bescheidenem Maße – von Wärme. Ferner schützt die Haut den Körper gegen mechanische, chemische, physikalische und mikrobielle Einwirkungen von außen. Daneben besitzt die Haut noch einige andere, weniger ins Auge springende Funktionen. – Besondere Bedeutung kommt der *Funktion der äußeren Erscheinung* zu.

Schutz vor mechanischen Einwirkungen

Mechanischen Schutz bietet die Haut durch ihre Festigkeit (Hornschicht, Lederhaut), ihre Elastizität und ihre Fettpolster. An Stellen höherer mechanischer Beanspruchung bildet die Haut eine dickere Hornschicht aus, so z. B. an den Fußsohlen oder an den Handtellern bei manuellen Arbeiten (Schwielen).

Oberhaut und Lederhaut sind dehnbar und elastisch. Bei Störungen der elastischen Fasern wird die Oberhaut in Mitleidenschaft gezogen (Überdehnung, Verdünnung). Hieraus resultiert das jedem Laien bekannte Bild der Hautdehnungsstreifen *(Striae)*. Zunächst sind solche Streifen weißlich bis bläulich verfärbt und glatt; danach tritt eine Fältelung ein und der Gesamtstreifen erscheint gegenüber der Umgebung eingesunken. Das bekannteste Beispiel für derartige Hautdehnungsstreifen sind die

Schwangerschaftsstreifen. Aber auch Gewichtszunahme in jugendlichem Alter kann zu derartigen Streifen führen, ebenso wie bestimmte Hormonkuren. Voraussetzung für die Entstehung der Hautdehnungsstreifen ist nicht nur die Volumenzunahme in der Tiefe (Leibesfrucht, Fett- und Wasserablagerung), sondern auch das Vorliegen einer hormonalen Veränderung, die die funktionelle Beeinträchtigung (Zerstörung) der elastischen Fasern begünstigt. Hautdehnungsstreifen können nicht mehr zum Verschwinden gebracht werden. In der Schwangerschaft sind deshalb regelmäßige Massagen mit fetthaltigen Salben, insbesondere nach dem Bad, angezeigt. Wenn auch eine derartige Lokalbehandlung die Entstehung von Schwangerschaftsstreifen mitunter nicht völlig verhindern kann, so läßt sich das Ausmaß derselben jedoch gering halten.

Schutz vor chemischen Einwirkungen

Die Haut bietet guten Schutz gegen die Einwirkung von Säuren, jedoch nur geringen Schutz gegen Laugen. Der Schutz gegen *Säuren* beruht auf chemischen Eigenschaften der Hornschicht; die Eiweißkörper verfestigen sich unter Säureeinwirkung und hindern dadurch ein tieferes Eindringen der Säure. In *Laugen* lösen sich jedoch die Eiweißkörper auf, weshalb Laugenverätzungen meist viel schwerer sind und tiefer reichen als Säureverätzungen. Nach Kontakt mit alkalischen Stoffen wie Seifen und Waschmitteln vermag die Haut meist sehr rasch ihren für die Gesunderhaltung ungemein wichtigen Säuremantel wiederherzustellen. Man spricht hier von der *Alkalineutralisationsfähigkeit* der Haut. Diese Alkalineutralisationsfähigkeit ist bei verschiedenen Menschen verschieden gut ausgebildet, ohne daß im einzelnen die Gründe hierfür bekannt wären. Personen mit verringertem Neutralisationsvermögen der Haut sollten vor dem Ergreifen bestimmter Berufe wie Friseur oder Photolaborant, bei denen häufiger Kontakt mit alkalischen Lösungen gegeben ist, gewarnt werden. Durch den verminderten Schutz bei Kontakt mit alkalischen Lösungen treten immer wieder Hautreizungen auf. In arbeitsdermatologischer Hinsicht gehört die Untersuchung der Alkalineutralisationsfähigkeit zu den wichtigsten Hauttestungen. Bei vermindertem Alkalineutralisationsvermögen und bei erniedrigter *Widerstandsfähigkeit* gegen alkalische Lösungen – ebenfalls durch eine einfache Hautprobe nachweisbar – ist in bestimmten Berufen eine erhöhte Gefährdung in bezug auf die Entwicklung von toxischen und allergischen Ekzemen gegeben (»verminderte *Alkaliresistenz*«).

Schutz vor physikalischen Einwirkungen

Gegen Ultraviolettlicht schützt die stark strahlenaufnehmende Hornschicht und das Hautpigment (siehe Kap. 4.9). Gegen Wärme und Kälte vermag die Haut nur geringen Schutz zu bieten (geringe Behaarung im Vergleich zu vielen Tieren, meist nur geringe Fettpolster im Unterhautgewebe). Damit Hand in Hand geht der nur geringe Schutz gegenüber Wärme*verlusten* nach *außen*.

Die Haut als Organ der Wärmeregulation

Die Haut ist eines der wichtigsten Organe der Wärmeregulation. Durch rasche Änderung der Durchblutung und durch die nervös genau steuerbare Menge an abgegebener Verdunstungswärme (merkbares und unmerkbares Schwitzen) trägt die Haut ganz wesentlich zur Konstanterhaltung der Körpertemperatur bei. Bei luftdichter Abdeckung größerer Hautareale kommt es zur Wärmestauung (z. B. durch ungeeignete Kleidung oder Wäsche). Es tritt Übelkeit, Beklemmung und starkes Schwitzen auf. Wärmestauung kann zum Tode führen, wie z. B. bei den mit Goldlack bestrichenen Sklaven in den römischen Triumphzügen.

Die Haut als Sinnesorgan

In der Haut liegen zahlreiche Sinneskörperchen (z. B. Tastkörperchen), die Informationen von höchstem Realitätswert vermitteln. Durch Betastung der Gegenstände lernt das Neugeborene, daß die Dinge nicht – so wie es der Gesichtssinn ins Gehirn vermittelt – auf dem Kopf stehen. Temperatur- und Schmerzempfindung gehören zu den wichtigsten Schutzmechanismen des Körpers. Über unbewußte, bzw. erst später bewußtwerdende Reflexe wird die gefährdete Hautstelle sofort aus der Gefahrenzone zurückgezogen. Wenn diese Sinnesfunktionen fehlen, z. B. als Folge einer Nervenentzündung und -zerstörung, treten schwere Verletzungen ein. In klassischer Weise finden sich Verstümmelungen als Folge fehlender Schutzreflexe bei Lepra.

Tabelle 3 bringt einen Überblick über die wichtigsten Funktionen der Haut.

Tabelle 3: Die wichtigsten Funktionen der Haut

Funktion	vorwiegend erfüllt durch
Schutzfunktion	
Schutz gegen mechanische Einwirkungen	Oberhaut, Lederhaut, Unterhaut, Hautsinnreflexe, Säuremantel, Hornmaterial
Schutz gegen chemische Einflüsse	
Schutz gegen physikalische Einflüsse	
Energie ganz allgemein	alle Schichten
Infrarot (Wärme)	Unterhautzellgewebe
Ultraviolett	Pigment (Melanin)
	Lichtschwiele (Keratin)
Ionisierende Strahlen	nur geringer Schutz (je nach Wellenlänge)
Schutz gegen Austrocknung	Barrierezone, Keratin, dicht gepackte Hornschichte, NMF in der Hydrolipid-Emulsion
Schutz gegen Mikroben	Mikroben der Oberfläche
	Enzyme der Oberfläche
	Trockenheit der Oberfläche
	Säuremantel
Regulationsfunktion	
Schutz vor Unterkühlung	Gefäßregulation
	Fettpolster
Schutz vor Überwärmung	Abdampfen von Schweiß
	Gefäßregulation
Hämodynamische Reserve	Gefäßregulation
Sinnesfunktion (über Reflexe Schutz vor Verbrennungen und mechanischen Läsionen)	Tastsinn, Schmerzsinn, Temperatursinn
Ausscheidungsfunktion (bedeutend nur bei Niereninsuffizienz)	Erscheinen harnpflichtiger Substanzen im Schweiß Regulation des Wasserhaushaltes durch Schweißsekretion
Funktion der inneren Sekretion	Abgabe der unter UVB gebildeten Calciferole (»Vitamin D«) Initiative zur Bildung von Antikörpern
Funktion der äußeren Erscheinung	Pigmentierung, Relief, Durchblutung, Eigenfarbe, Spannung (Turgor)

Die Haut als Ausscheidungsorgan

Unter Normalbedingungen kommt der Ausscheidungsfunktion der Haut nur geringe Bedeutung zu. So beträgt z. B. die tägliche Wasserabgabe durch die Haut (unmerkbares Schwitzen) etwa einen halben Liter. Beim Schwitzen steigt die Wasserabgabe auf etwa zwei Liter pro Tag an.

Bei feuchter Wärme, womöglich noch bei Arbeitsleistung unter derartigen extremen Klimabedingungen, kann das Schwitzen so stark werden, daß der Wasser- und Mineralstoffverlust lebensbedrohliche Ausmaße annimmt. Trockene Hitze wird viel besser vertragen als feuchte Wärme, in trockener Umgebung bringt die Schweißsekretion eine Abkühlung (Entzug von Verdunstungswärme); bei feuchter Umgebung erfolgt keine Verdunstung und es kann daher auch keine Verdunstungswärme entzogen werden. Befällt eine Hauterkrankung weite Anteile der Körperdecke (Rötung und Schuppung der gesamten Hautoberfläche = *Erythrodermie*) so steigt nicht nur der Wasser- und Mineralstoffverlust auf hohe Werte an, die täglich neu produzierten großen Schuppenmengen verursachen einen Eiweißverlust.

Man spricht hier – da Eiweiß im Gegensatz zu den Kohlenhydraten und Fetten reichlich Stickstoff enthält – von einem *Negativwerden der Stickstoffbilanz*. Auf diese Tatsache ist bei Erstellung des Behandlungsplanes Rücksicht zu nehmen.

Die Haut als Aufnahmeorgan

Von Natur aus obliegt der Haut eine Schutzfunktion gegen das Eindringen von Substanzen aus der Umwelt. Demnach kann von einer Aufnahmefunktion im eigentlichen Sinne nicht gesprochen werden.

Andererseits treten aber von praktisch allen Stoffen, die auf die Haut aufgebracht werden, zumindest Spuren durch die Haut hindurch in den Organismus über. Meistens erfolgt jedoch beim Durchtritt bereits eine Verarbeitung (Entgiftung). Vergiftungen als Folge einer Aufnahme von Substanzen durch die Haut wurden wiederholt beschrieben: Von Salicylsäure (bei ausgedehnter medizinischer Anwendung in Salben), von Borsäure (besonders bei Kindern), sowie von verschiedenen Desinfektionsmitteln, Pflanzenschutzmitteln und Insektenpulver. Versehentlich zu hoch konzentrierte Hexachlorophenpuder führten schon zum Tod kleiner Kinder. Quecksilberhaltige Bleichsalben (Behandlung von Sommersprossen) werden heute nicht mehr verwendet, da bei zu langem Gebrauch eine Quecksilbervergiftung eintreten kann. Auch Borsäure wird nicht mehr eingesetzt.

Die Haut als Organ der inneren Sekretion

Vorstufen der Calciferole erfahren unter der Einwirkung von Ultraviolett B in der Haut eine wichtige Umwandlung; das entstehende Reaktionsprodukt wird an den Stoffwechsel abgegeben (näheres siehe Kap. 4.5).

Bereits erwähnt wurde die Aufnahme potentieller Allergene durch die Haut. Nach Weitergabe an das immunkompetente System kann eine Antikörper-(Immunzell-) Bildung einsetzen, womit der Zustand der Sensibilisierung des Organismus gegeben ist. Jeder weitere Kontakt mit dem Antigen wird zur Auslösung einer allergischen Erfolgsreaktion führen: urtikarielle Reaktionen bei Vorliegen von humoralen Antikörpern (Beispiel: Quaddeln nach Abschlecken durch eine Katze) oder allergische Kontaktekzeme bei Vorliegen von Immunzellen (Beispiel: Ekzem nach Tragen von nickelhaltigem Schmuck).

3.3 Die Hautdrüsen

Die Schweißdrüsen

Die Schweißdrüsen entstehen in der Oberhaut aus eigenen Anlagen, die in die Tiefe sprossen. Die eigentliche Drüse liegt in der Lederhaut, der Ausführungsgang mündet frei an der Oberfläche (eigene Hautpore).

Frisch produzierter Schweiß ist geruchlos und farblos. Schweiß besteht aus Wasser mit wenigen Mineralstoffen und wenigen organischen Substanzen (Milchsäure, Harnstoff, Ammoniak, Glucose, Aminosäuren). Erst durch Zersetzung, meist bakteriell bedingt, entsteht der unangenehme Geruch.

Als Beispiel, wie vorsichtig man bei der Deutung von Untersuchungsbefunden sein muß, sei die Tatsache angeführt, daß der Aminosäuregehalt an der Hautoberfläche von Patienten mit immer wiederkehrenden mikrobiellen Infektionen, insbesondere Hefepilzinfektionen, erhöht ist. Nun darf man aber daraus keineswegs schließen, daß die Aminosäuren die Lebensbedingungen für die Keime verbessern und daß deshalb immer wieder Infektionen auftreten. Vielmehr begünstigt eine vermehrte Schweißsekretion das Angehen von Infektionen; bei vermehrtem Schwitzen liegt aber auch ein erhöhter Aminosäuregehalt an der Hautoberfläche vor.

Unmerkbares Schwitzen erfolgt ständig. Die Haut ist immer mit Wasser gesättigt, zumindest unter Normalbedingungen. Die Hornschicht kann Wasser aufnehmen, gibt es aber rasch wieder ab, wenn dieses Wasser nicht durch Darüberlegen eines dünnen Fettfilms eingeschlossen oder durch Feuchthaltefaktoren zurückgehalten wird. Dies ist bei der Pflege von trockener Haut (überlasteter Haut, Altershaut) zu berücksichtigen.

Merkbares Schwitzen wird ausgelöst durch Impulse der wärmeregulierenden Nervenzentren (das Schwitzen schlechthin), durch direkte lokale Hitzeeinwirkung auf die Schweißdrüsen und durch Aufregungen (emotionales, »nervöses« Schwitzen).

Das *emotionale Schwitzen* tritt besonders stark an den Handtellern auf und erreicht oft ein Ausmaß, das den Patienten veranlaßt, einen Arzt aufzusuchen. Meist läßt sich durch psychotherapeutische Maßnahmen, durch gezielte Beeinflussung des vegetativen Nervensystems und durch Beruhigungsmittel (Tranquilizer) ein zufriedenstellender Behandlungserfolg erzielen.

Operative Eingriffe am vegetativen Nervensystem sind nur selten notwendig.

Eine Objektivierung der Feuchtigkeitsabgabe durch die Haut ist technisch möglich (elektronische Meßkapseln, Feuchtigkeitsfühler, Änderung der elektrischen Leitfähigkeit und Resonanz).

Die Duftdrüsen

Ebenso wie die Talgdrüsen entwickeln sich die Duftdrüsen der menschlichen Haut aus den gleichen Keimen der Oberhaut wie die Haare. Die Drüsenausführungsgänge münden nicht frei – wie bei den Schweißdrüsen – sondern in die oberen Anteile der Follikel. Besonders zahlreich finden sich Duftdrüsen im Bereich der Achselhöhlen, um die Brustwarzen, um die Geschlechtsorgane und in der Aftergegend. Das Sekret der Duftdrüsen ist weißlich-grau oder zartgelb gefärbt. Der charakteristische Geruch entsteht erst bei Einwirkung der Schmarotzerbakterien der Hautoberfläche (Zersetzung). Die menschliche Haut weist weit weniger Duftdrüsen als Schweißdrüsen auf. Es bestehen jedoch rassische Unterschiede, so findet sich bei Negern die dreifache Zahl an Duftdrüsen wie bei Angehörigen der weißen Rasse.

Die Talgdrüsen

Die Talgdrüsen entwickeln sich aus den gleichen Sprossen der Oberhaut wie die Haare. Mit wenigen Ausnahmen ist das Vorhandensein von Talgdrüsen an die Haarfollikel gebunden. Die Zahl der Talgdrüsen hängt von der Hautstelle ab; die meisten Talgdrüsen finden sich im Gesicht und am behaarten Kopf. Die Größe der Talgdrüsen weist ebenfalls große Unterschiede auf, allerdings konnte noch keine Beziehung zwischen Menge an gebildetem Talg und Talgdrüsengröße sichergestellt werden.

Frisch produzierter Talg ist bei Hauttemperatur ein flüssiges Fett (siehe Tab. 4). Der Talg steht in den Follikelöffnungen als Ölseen; je größer die trichterförmige Follikelöffnung ist, um so größer ist auch der Ölsee. Die Verteilung des Talges an der Hautoberfläche geschieht ausschließlich mechanisch von außen durch Verwischen. Die *Fettung der Haare* erfolgt durch Anlegen an den Haarboden, also über Talgdrüsen benachbarter Haare und nicht durch Aufziehen (»Hinaufkriechen«) des Talges der eigenen Drüse vom Follikel auf das Haar.

Die Steuerung der Talgproduktion ist ein komplexer, in seinen Einzelkomponenten noch nicht genau bekannter Prozeß. Neben dispositionellen Momenten (Erbanlage) beeinflussen nervöse Faktoren, allgemeine Faktoren (Botenstoffe = Hormone) und lokale Faktoren (Reinigungsgewohnheiten, Größe der Follikelöffnungen) die sekretorische Aktivität der Talgdrüsen.

Tabelle 4: Durchschnittliche Zusammensetzung des Hauttalgs

Fettsäuren	28 %
Triglyceride	32 %
Wachse	14 %
Cholesterol und Cholesterolester	4 %
Squalen	5 %
andere Kohlenwasserstoffe	8 %
Dihydrocholesterol und andere Steroide	9 %

3.4 Das Erscheinungsbild der Haut

Das Gesamtbild der Hauterscheinung setzt sich aus verschiedenen Komponenten zusammen: Struktur der Hautoberfläche (Gleichmäßigkeit in Glanz und Reflexbild, keine Schüppchen, kleine Poren), Spannung der tieferen Schichten (Turgor im Corium), Menge und Verteilung des Hydrolipid-Films (gleichmäßig verteilt, nicht zu viel und nicht zu wenig) und Färbung. Die Hautfarbe resultiert aus der Eigenfarbe des Keratins, der Menge und Verteilung des durchfließenden Blutes und der Menge, Verteilung und Schollengröße des Hauptpigmentes Melanin.

Die Struktur der Hautoberfläche, das Hautrelief, hängt einerseits von der Oberflächenbelastung (mechanische Belastung, physikalische Belastung) und andererseits vom Zustand der tieferen Hautschichten ab (Wassergehalt, Fettpolster).

Auf ständig wiederholten mechanischen Druck reagiert die Oberhaut mit Ausbildung einer dickeren Hornschicht. Die Druckbelastung muß dabei gar nicht so stark sein wie bei manuellen Arbeiten, wo Schwielen an den Handtellern auftreten. Schon der Druck einer Geige genügt, um bei Geigern am Kinn eine Verdickung der Hornschicht zu verursachen. An druckbelasteten Stellen entwickelt sich oft auch eine verstärkte Pigmentierung.

Dem ästhetischen Idealbild nach soll die Haut möglichst glatt sein. Anhaftende Schüppchen wie bei trockener Haut oder Altershaut wirken störend. Die *Pfirsichhaut,* das Idealbild der Gesichtshaut junger Frauen, ist gut durchblutet, kaum pigmentiert, glatt und zeigt zarte Verhornungen um die Hautporen. – Starke Hornkegel an Follikelöffnungen finden sich mitunter in typischer Weise an den Oberarmen und stellen die Folge einer bestimmten Erbanlage dar (Übergang zur Fischschuppenkrankheit).

Wiederholte Entzündungen und/oder Infektionen der Gesichtshaut, wie sie in typischer Weise bei Seborrhoe und Akne vorkommen, führen zu einem Klaffen der Hautporen, bzw. zur Entstehung trichterförmiger Narben. Hier handelt es sich um ein Zugrundegehen der um die Hautporen ringförmig angeordneten elastischen Fasern, bzw. um narbige Ausheilungen in tieferen Anteilen der Hautporen. Kosmetische Maßnahmen bleiben in diesen Fällen wirkungslos. Hautschleifungen bringen oft ausgezeichnete Erfolge.

Die Hautalterung ist mit einem Verlust der glatten Oberfläche verbunden. Die fleckige Oberfläche geht auf unregelmäßige Verhornung, auf warzige Auflagerungen, auf umschriebene Schädigungen des Bindegewebes und auf Rückbildungsprozesse in allen Hautschichten zurück, damit verbunden ist auch die fleckige Pigmentierung. Eine bestimmte Art von Falten gehört zur normalen Oberflächenstruktur der Haut (Falten über den Gelenken). Die

Falten im Gesichtsbereich entwickeln sich als Folgen bestimmter mimischer Ausdrucksweisen, wenn die elastischen Fasern im Hautbindegewebe erschlaffen (»Lachfalten«, »Denkerfalten«). Runzeln (Fältchen in zigarettenpapierartig wirkender Haut) gehen auf Hautalterung zurück und entwickeln sich verstärkt an Stellen hoher Ultraviolettbelastung (siehe Kap. 4.8).

Ein gut »gemästetes« Unterhautzellgewebe wird die Entstehung von Falten und Fältchen weit weniger begünstigen als das Vorliegen von nur geringen Fettmengen unter der Haut. Bei stärkeren Abmagerungskuren können nicht einmal die besten kosmetischen Maßnahmen eine scheinbare Alterung der Gesichtshaut verhindern. Die allgemeine Tatsache, daß übergewichtige Personen eine jünger wirkende Gesichtshaut aufweisen als magere Menschen, hat zur Aufstellung der Maxime geführt, eine Frau über 40 müsse sich für ihr Gesicht oder für ihre Figur entscheiden. Dieser Satz gilt nur dann nicht, wenn von Jugend an die Entwicklung einer Übergewichtigkeit – selbst einer nur kurzfristigen Übergewichtigkeit! – verhindert wird.

Behaarungstypus, Haarzustand und Nagelzustand tragen wesentlich zur äußeren Erscheinung bei. Das gleiche gilt für die Feuchte der Hautoberfläche und für den Fettfilm. Das ästhetische Bild einer glatten Haut erfährt eine z. B. wesentliche Beeinträchtigung durch spiegelartigen Fettglanz. Gerade bei der Pflege und Gesunderhaltung der Hautanhangsgebilde ist ein Zusammenwirken verschiedener Disziplinen notwendig (kosmetische Chemie, Pflege- und Reinigungskosmetik, Erscheinungs- und Stoffwechselmedizin).

3.5 Der aktuelle Hautzustand

Vor Besprechung des Hautzustandes muß noch einmal wiederholt werden, daß man üblicherweise nach dem Funktionszustand der Hautdrüsen »trockene« und »fette« Haut unterscheidet. Der Gegensatz »fett« gegen »trocken« ist aber nicht richtig. Man spricht besser von fett und feucht bzw. von fettarm und trocken als den beiden häufigsten Hautzuständen. Fettarm/feucht und fett/trocken sind sehr seltene Hautzustände, die sich nur unter äußeren Einflüssen ausbilden.

Generell ist noch vorauszuschicken, daß bei den meisten Menschen ein *Normaltyp* vorliegt, der sich je nach Klima, Umweltbelastung, Hormonzustand, allgemeinem Gesundheitszustand, Jahreszeit und sogar Tageszeit geringfügig ändert in Richtung »Fett/feucht« oder »Trocken/fettarm«. Anliegen der Hautpflege ist es, die jeweils richtige Präparation anzuwenden. Dazu ist aber verschiedentlich ein Wechsel der Präparation notwendig.

Der allgemein eingebürgerten Klassifizierung nach unterscheidet man drei Hautzustände

Tabelle 5: Die verschiedenen aktuellen Hautzustände

Haut-zustand	Merkmale
Normal	feinporig, weich, geschmeidig, glatt, ohne Fettglanz
Trocken/fettarm	matt bis rauh, dünn und durchscheinend, unregelmäßig, gespannt bis gefältelt, unterschiedliche Färbung benachbarter Areale als Folge ständiger Empfindlichkeitsreaktionen, ohne Fettglanz, trockene feine Schuppen, sehr empfindlich, oft gerötet, Neigung zu Hautrissen und zur Frühalterung
Fett/feucht	grobporig, starker Fettglanz, Ölfilm, Mitesser, Erscheinungsbild dick und derb, Lipidfilm als O/W-Emulsion, starke Schuppenbildung, Hauttalg von fester, wachsartiger Konsistenz
»Misch-haut«	nebeneinander wenig ausgeprägter Merkmale der trockenen und fettigen Haut. Wechsel abhängig von endogenen und exogenen Faktoren (Hormone, Umwelteinflüsse); vegetative Störungen. Stirn und Nase häufiger fettig (»T-Stellen«), Wangen fettärmer und trocken

(»fette«, »empfindliche, trockene« und »normale« Haut, siehe Tab. 5).

– *Normale Haut*

Die normale, gesunde Haut des Menschen wird als seidenweich samtig, straff, rosig, gut durchblutet, kleinporig, nicht zu fett und nicht zu trocken beschrieben.

– *Fett/feuchte Haut*

Fette Haut wird als dick, grobporig, kräftig, stark glänzend und von Mitessern besetzt beschrieben. Mitesser sind verlegte, über das Hautniveau vorragende Hautporen. An der Kuppe weisen die Mitesser meist eine dunklere Färbung auf (Hautteilchen mit Schmutz, Hautpigment, Umsetzung des Mitesserinhalts). Fette Haut bleibt meist länger straff als normale Haut und erweist sich als vergleichsweise wenig empfindlich gegenüber schädigenden Einflüssen.

– *Trocken/fettarme Haut*

Trockene Haut ist rauh durch zahlreiche Schuppen und Schüppchen an der Oberfläche. Trockene Haut neigt zu Entzündungen und Einrissen. Mitesser sind extrem selten. Trockene Haut entwickelt sich meist erst im dritten Lebensjahrzehnt als erstes Zeichen einer Alterung (Frühalterung) bei Personen mit »normaler« Haut. Trockene, empfindliche Haut neigt zu Faltenbildung, besonders um die Augen herum (»Krähenfüße«). Früh schon entstehen Runzeln und Fältchen über den mimischen Muskeln des Gesichtes durch Fehlen der Entspannung nach Zusammenziehen der willkürlichen Hautmuskeln. Daneben neigt die Haut zum Dünnerwerden. Liegt bereits in der Jugend eine trockene Haut vor, so besteht die Gefahr der Frühalterung bei stärkeren Hautbelastungen in besonderem Maße.

Mit dem Hauttyp mitunter in engem Zusammenhang steht das Auftreten geringer Störungen (Abweichungen vom Normalzustand, siehe Tab. 6), ohne daß von einer eigentlichen Dermatose gesprochen werden könnte. Diese Störungen sind jedoch die Basis, auf der sich Hautkrankheiten entwickeln (Austrocknungsekzem, Kratzekzeme, Infektionen). Bei der Prophylaxe solcher Störungen, bzw. bei der Bekämpfung bereits aufgetretener Störungen grenzen die Fachgebiete Kosmetik (Pflege, Reinigung, Schutz) und Dermatologie (medizinische Therapie) mit fließenden Übergängen aneinander.

Tabelle 6: Ursachen für Abweichungen des Hautzustandes vom Normaltyp (z. T. nach 26)

Art der Abweichung	Ursachen
Feuchtigkeitsmangel	Störung des Säuremantels der Haut, Auslaugung der Feuchthaltefaktoren als Folge äußerer Einwirkungen (überlange oder zu häufige Wassereinwirkung, Seifen, Detergentien, Energieeinstrahlung – Hitze, Ultraviolettstrahlung, Sonne) hormonale Störungen (Schilddrüse), Medikamente
Überfeuchtung	vegetative Störungen, hormonale Störungen
Ermüdete, vorzeitig gealterte Haut	ständige Überlastung, psychische Störungen, Stoffwechsel- oder Kreislaufstörungen, insuffiziente Ernährung, Alkoholmißbrauch, falsche oder ungenügende Hautpflege bei äußerlicher Überbeanspruchung (Wind und Wetter, Sonne), Nikotinabusus
Nicht entzündliche und entzündliche Hautunreinheiten	Mitesser; Seborrhoe; Empfindlichkeitsreaktionen im Follikel bei Talgstauung oder Reizung durch den Talg (Medikamente, halogene); entzündliche Knötchen (Akne), Sekundärinfektionen mitunter bei Abwehrschwäche hormonale Störungen, Obstipation, Gastritis falsche Hautpflege, »billige« Kosmetika, falsche Ernährung

Die »empfindliche« Haut

Viele 30- bis 45jährige Frauen geben auf Befragen an, sie hätten eine empfindliche Haut. Meist meinen sie einen Hautzustand, der momentan besonders sensibel auf äußere Einflüsse reagiert. Auch sind es Personen, die kosmetische Mittel schlecht vertragen und auf jegliche Änderung der kosmetischen Präparation reagieren. Die Reaktionen äußern sich in Spannen, Kribbeln, Brennen, Jucken oder Rötung der Haut (»Stinging«). Weitere Reaktionen aus der Sicht der Verbraucherin sind allergische Reaktionen, wobei unter Allergie alles verstanden wird, von einer Hautirritation bis zur echten Allergie. Auch eine erhöhte Sonnenempfindlichkeit wird der empfindlichen Haut zugeschrieben. Somit faßt der Laie zumindest drei Reaktionsweisen zusammen, die aus dermatologischer Sicht klar getrennt werden müßten [273]:

- verstärkte Reaktion auf Sonnenlicht;
- spezifische Überempfindlichkeit auf einen Stoff im Sinne einer Allergie
- die unspezifisch verstärkte Reaktion auf einen oder mehrere Stoffe mit hautirritierenden Eigenschaften.

Eine allgemein gültige Definition für die empfindliche Haut gibt es bisher nicht, generell wird darunter eine Haut verstanden, die eine verminderte Reizschwelle für irritierende Stoffe aufweist.

Als Ursache für eine empfindliche Haut sind folgende Parameter zu nennen:

- Abweichungen vom Normalzustand der Haut, z. B. sehr trockene Haut durch überhitzte Räume oder sehr fette Haut;
- überlastete Haut z. B. durch Berufsnoxen, Umwelteinflüsse;
- Verwendung falscher kosmetischer Pflegemittel, z. B. lipidreiche Zubereitungen für fette Haut oder austrocknende Zubereitungen für trockene Haut;
- minderwertige Kosmetik;
- »seelische« Belastungen und psychische Erkrankungen;
- verminderte Barrierefunktion der Hornschicht;
- allergische Reaktionen.

3.6 Altershaut

Die »reife Haut« weist weitgehend die Charakteristika des trocken-fettarmen Hautzustandes auf. Durch die verminderte Aktivität der zahlenmäßig unveränderten Hautdrüsen ergibt sich ein Defizit an Hydrolipidemulsion.

Dazu kommen noch Zeichen ungleichmäßiger Verhornung, Altersmitesser und Alterswärzchen. Durch die Verminderung des Hautbindegewebes und das fehlende Wasserbindevermögen in der Lederhaut entstehen tiefe Falten, die nicht mehr verschwinden (Zugrundegehen der elastischen Fasern).

Die Neigung zu blasigen Abhebungen der Oberhaut ist erhöht, da die Kontaktfläche zwischen Oberhaut und Lederhaut durch Verstreichen der obenerwähnten Zapfen verkleinert ist. Das Bild der Altershaut entwickelt sich beim genetischen Altern ähnlich wie bei chronischer Umweltschädigung, also bei der »vorzeitigen Hautalterung« als Folge von Überlastungen (Ultraviolett-B-Expositionen, ständige Trockenheit, chemische Einwirkungen). Vom Ultraviolett-A wird eine Beteiligung beim Zustandekommen der Störungen des Hautbindegewebes angenommen, die Oberhaut erfährt durch UVA keine Veränderungen.

Auch die drei Schichten der Haut, die Epidermis, die Dermis und die Subkutis unterliegen dem *Zeitaltern*, genauso wie alle anderen Organe des menschlichen Körpers. Worauf das Zeitaltern letztlich zurückzuführen ist, wurde noch nicht genau geklärt. Diskutiert wird das Vorliegen einer »inneren Uhr«, vielleicht mit hormonaler Steuerung.

Zweifellos wird die Geschwindigkeit des Zeitalterns von genetischen und rassischen Faktoren mitbestimmt. Als weiterer Faktor spielen die im Laufe des Lebens zunehmenden Zahlen molekularer Traumen eine bedeutende Rolle; solche molekulare Traumen verfälschen die Weitergabe der Erbinformation bei den Zellteilungen und verändern so Strukturen und Reaktivität. Als wichtigste Ursache molekularer Traumen ist die Einwirkung sog. »freier Radikale« anzuführen. Freie Radikale sind chemische Verbindungen mit ungepaarten Elektronen und weisen eine hohe Reaktivität auf. Die möglichen, zum Zeitaltern beitragenden oder vielleicht überhaupt das Zeitaltern verursachenden Schadwirkungen freier Radikale sind in Tabelle 7 zusammengestellt. Als wichtigste Beispiele für freie Radikale seien der Singulett-Sauerstoff ($^1O_2$), das Hydroxyl-Radikal ($HO^\bullet$) und das Superoxid-Anion (O_2^-) angeführt. Die Bildung freier Radikale erfolgt einerseits im Rahmen normaler Stoffwechselprozesse, z. B. durch Enzymreaktionen in der Atmungskette; andererseits entstehen freie Radikale im Organismus als Folge von außen einwirkender Noxen wie bestimmte Nahrungs- und Arzneimittel oder Umweltgifte wie Smog, Smoke und Ozon. Als Spezifikum der Haut muß das *Umweltaltern* erwähnt werden: Durch Ultraviolett-B-Strahlung gebildete freie Radikale rufen Störungen in den Epidermiszellen hervor. Die über Jahrzehnte erfolgende Summation dieser Noxen führt allmählich zum Bild des chronischen Lichtschadens (Photodamage). Für den Laien ähneln die Symptome der »normalen« Hautalterung, weshalb von »vorzeitiger Hautalterung« (Photoageing) gesprochen wird; diese Bezeichnung ist nicht richtig. Auch andere Umweltbelastungen wie z. B. chronische Wärmeeinwirkung können zu ähnlichen Symptomen führen wie Ultraviolett-B-Überlastung (thermische Keratosen, thermische Elastose).

Klinisches Bild

Altershaut erscheint stumpf, schlecht durchblutet, blaß, schlaff, schuppig und dünn wie Zigarrettenpapier. Die Oberfläche weist zahlreiche feine Einziehungen auf (Runzeln). Das Faltenbild ist vergröbert, die Faltenzahl erhöht, was im Gesicht meist sehr ausgeprägt ist. Fehlender Turgor und fehlende Elastizität machen die Rückkehr zum Zustand der weitgehend faltenfreien Oberfläche unmöglich. Häufig sieht man kleine Angiome, an exponierten Arealen (Gesicht, insbesondere Nase) liegen erweiterte, gelähmte Gefäße in Form unschöner blauroter Zeichnungen vor. Ansonsten weist die Altershaut benigne Tumore auf, wie Papillome, seborrhoische Warzen (Verrucae seniles), Fibrome und im Vergleich zum Erwachsenenalter vergrößerte Naevi. Die Pigmentierung der Altershaut ist schwach, aber gleichmäßig. »Altersflecken« sind genau genommen »Lichtschadensflecken«!

Die dünne Altershaut ist leicht verletzlich und leistet mechanischen und chemischen Einwirkungen nur wenig Widerstand. Subjektiv besteht bei Altershaut häufig Juckreiz, der zu einer richtigen Hautpflege veranlassen sollte.

Das Gesamtbild einer Altershaut – als Folge ausschließlichen Zeitalterns – ist vom Betroffenen meist ohne weiteres zu akzeptieren. Die im vorgerückten Lebensalter auftretenden erscheinungsmedizinischen Probleme beruhen zu 90 % auf einem chronischen Lichtschaden.

Die Hautoberfläche

Bei Altershaut ist die Oberfläche schuppig und trocken. Die Schuppen beruhen auf den Hyper- und Parakeratosen in der Hornschicht. Die Trockenheit ergibt sich durch die nur mehr in

Tabelle 7: Die Schadwirkungen reaktiver »freier Radiakle«

1. Schädigung der Desoxyribonukleinsäuren mit Beeinträchtigung der Funktion, des Metabolismus und der Mitose der Zelle (z. B. Epidermiszelle; Fibroblast)
2. Zerstörung der Nukleotid-haltigen Coenzyme und Hemmung Sulfhydrilgruppen-abhängiger Enzyme
3. Covalente Bindung wichtiger Metaboliten und Ionen
4. Lipidperoxidation und damit verbundene Membranschädigung; Einströmen von Calcium in die Zellen; Entstehung von Toxinen

geringem Maß produzierte Hydrolipidemulsion. Der Mangel an natürlichen Feuchthaltefaktoren erklärt die verminderte Bindung von Wasser.

Die natürlichen Feuchthaltefaktoren der menschlichen Haut stammen aus dem Schweiß (Harnstoff, organische Säuren, Ionen), aus dem Talg (organische Säuren) und aus dem Verhornungsprozeß (Pyrrolidoncarbonsäure und andere Aminosäuren). In der Altershaut sind Schweiß- und Talgproduktion verringert, die Verhornung verlangsamt. Daraus resultiert das Defizit an natürlichen Feuchthaltefaktoren.

Zahlreiche tiefreichende und z. T. gefältete Runzeln vergrößern die Hautoberfläche und erleichtern den Feuchtigkeitsverlust.

Der pH-Wert der Hautoberfläche erfährt im Alter keine Verschiebung. Die Komponenten des Säuremantels – Milchsäure und Aminosäuren aus dem Schweiß, Fettsäuren aus dem Talg und Aminosäuren aus dem Verhornungsprozeß – finden sich auch bei Altershaut, jedoch nur mehr in verminderten Mengen. Dies bedingt eine Herabsetzung des Alkalineutralisationsvermögens, was bei Seifenwaschungen zu einer langdauernden Veränderung des normalen pH-Wertes und damit zu Begünstigung verschiedenster Störungen führt.

Die mit dem Wasserverlust verbundene Abnahme der Plastizität der Hornschicht bedingt immer wieder die Entstehung kleiner, tiefreichender Dehiszenzen, nachzuweisen mit dem Nitrazingelb-Test.

Gegen Traumen und chemische Einwirkungen ist Altershaut sehr empfindlich. Gegen physikalische Noxen wie zum Beispiel Ultraviolett-B-Expositionen besteht – sofern kein Lichtschaden vorliegt – keine gesteigerte Sensitivität.

Die Epidermis im Alter

Im Gegensatz zur äußeren Oberfläche ist die »innere Oberfläche« der Epidermis durch die verstrichenen Retezapfen verkleinert. Damit verbunden ist eine verminderte Möglichkeit zur Anlieferung von Wasser, Sauerstoff, Metaboliten usw. Ferner findet sich bei Altershaut in der Dermis eine Rarefizierung der Kapillaren, wodurch die Versorgung noch weiter verschlechtert wird. Außerdem ist die Stoffwechsellage in einem alten Organismus nicht so selten den verschiedensten Störungen unterworfen.

Die Folge der Minderversorgung zeigt sich in der Hornschicht und im Rete Malpighi als Atrophie: Die Anzahl der Zellen und Zellschichten ist vermindert, die regelmäßige Aufeinanderfolge der einzelnen Schichten geht verloren und den verkleinerten Zellen fehlen die Zeichen metabolischer Aktivität. Die Mitosezahl sinkt deutlich. Zellatypien und Zelldysplasien gehören aber *nicht* zum Bild der Altershaut. Die Zahl der Melanozyten nimmt ab, ebenso die Zahl der Langerhans-Zellen.

Da die Retezapfen verstrichen sind, finden sich auch die dermalen Papillen nur noch angedeutet. Die Verzahnung zwischen Epidermis und Dermis ist geschwächt (Atrophie der Strukturen im Bereich der Basalmembran), wodurch sich der Zusammenhalt vermindert. Die Entstehung subepidermaler Blasen wird erleichtert (Traumen, bullöses Pemphigoid).

Die Epidermis der Altershaut enthält nur etwa 25 % der Menge an 7-Dehydrocholesterol (Provitamin D), was bei Verordnung eines exakten Lichtschutzes bedacht werden muß. (Zu empfehlen ist in solchen Fällen die orale Substitution von Vitamin D, um eine Hypovitaminose zu vermeiden.)

Die Dermis im Alter

Der Eindruck »alte Haut« beruht zum größten Teil auf den in der Dermis einsetzenden Veränderungen, die zur Entstehung der tiefen Falten und Runzeln führen. Die Atrophie der Bindegewebszellen reduziert die Quantität und Qualität der gebildeten kollagenen, elastischen und retikulären Fasern. Das Kollagen »verhärtet«, das Wasserbindevermögen geht verloren. Energiebelastungen z. B. durch UVA-Strahlung oder Wärme steigern diese degenerativen Prozesse; schließlich sieht man anstatt des Bindegewebes amorphe Massen, die sich mit Elastikafarbstoffen anfärben: »Elastose«. In der normalen Altershaut findet sich in der Dermis nur noch wenig Bindegewebe, und dies von verminderter funktioneller Qualität, und einzelne, metabolisch und mitotisch kaum aktive Zellen. Die Zahl der Kapillaren ist reduziert. Die tiefen Gefäße sind deutlich zu sehen.

Die Subkutis im Alter

Vergleichsweise wenig deutlich sind die Altersveränderungen in der Subkutis. Reichliches Vorhandensein von Fettzellen täuscht eine jugendliche Spannung vor, die Atrophie des dermalen Bindegewebes wird in ihrem negativen Eindruck etwas kompensiert. Wohlgenährte Menschen wirken deshalb meist jünger als magere – oder Menschen, die in letzter Zeit wesentlich an Gewicht verloren haben.

Die Hautdrüsen im Alter

Die Talgdrüsen sind im Alter an Zahl und Größe unverändert. Die Produktion von Talg zeigt sich jedoch deutlich vermindert. Die Schweißdrüsen nehmen im Alter an Zahl und funktioneller Aktivität ab.

Die Hautanhangsgebilde

Die Haare werden im Alter brüchig und durch Lufteintritt grau. Außerdem nimmt die Zahl der Haare ab, die einzelnen Haare werden dünner.

An den Nägeln zeigen sich kaum altersbedingte Veränderungen. Nur bei den verschiedenen Mangelkrankheiten und den Durchblutungsstörungen, wie sie im Alter leider nur allzu häufig sind, werden die Nägel, insbesondere die Zehennägel, in Mitleidenschaft gezogen. Die nur mehr ganz langsam wachsenden Hornplatten sind brüchig und meist bräunlich-gelblich verfärbt. Die minderwertige Nagelsubstanz neigt – besonders an den Zehen – zu Pilzinfektionen.

Funktionelle Störungen der Altershaut

Im folgenden seien die wichtigsten funktionellen Störungen der Altershaut angeführt:

– eingeschränkte Funktion der Langerhans-Zellen und damit im Zusammenhang stehend eine verminderte immunologische Reaktivität und Immunosurveillance;
– verminderte Barrierefunktion;
– verminderte Clearance intradermal eingebrachter Substanzen;
– verminderte Reaktion auf intrakutan injiziertes Histamin;
– verringerte Schutzfunktion gegen Traumen, gegen Alkalien und gegen pH-Verschiebungen;
– verlangsamte Heilung von Verletzungen (experimentell mit NH_4OH gesetzte Blasen heilen erst nach fünf anstatt nach drei Wochen);
– verminderte Zahl an Saprophyten auf der Hautoberfläche, bedingt durch die Trockenheit, damit verbunden verminderter Infektabwehr (ausführliche Literatur dazu in 249).

4. Die Wirkungen der Sonnenstrahlen

4.1 Allgemeines

Die natürliche Bräunung durch die Wirkung der Sonnenstrahlen ist zwar die gefährlichste, aber die mit Abstand am häufigsten und beliebteste Methode zur Erzielung einer erwünschten Pigmentierung. Die Sonne kann man praktisch überall genießen und ausnützen: Beim Badeurlaub an den Sonnenküsten unserer Erde, beim Skifahren, beim Bergwandern, beim Freizeitsport oder auch nur beim kurzen »Sonnen« während der Mittagspause bei schönem Wetter. Ein Sonnenbad wirkt – in Maßen genossen angenehm entspannend, beruhigend und erholsam. Die Stimmungslage verbessert sich, man ist gut gelaunt. Nicht zu vergessen sind die positiven Auswirkungen auf den gesamten Organismus über die Anregung der verschiedensten Stoffwechselvorgänge.

Daneben entwickeln die Strahlen der Sonne aber auch eine Reihe nachteiliger Wirkungen, von denen besonders unser Schutzschild, die Haut betroffen ist. Welche Auswirkungen der Sonne – ob positiv oder schädlich – letztlich überwiegen, hängt weitgehend von der Vernunft des »Sonnenanbeters« ab.

4.2 Strahlenbereiche

Mit einem Durchmesser von 1,4 Millionen km und einer Masse, die rund das 300 000fache der Erde ausmacht, bildet die Sonne das Zentrum unseres Planetensystems. Im Inneren des fast 150 Millionen km entfernten Fixsterns finden fortwährend Kernreaktionen statt, die unvorstellbar große Energiemengen in Form elektromagnetischer Strahlungen freisetzen. Unterteilt wird dieses Spektrum entsprechend der Wellenlänge, die in nm angegeben wird (1 nm = 10^{-9} m = 10 Å, 1 µm = 10^{-6} m, siehe Tab. 8).

Tabelle 8: Elektromagnetisches Spektrum [173]

Bereich	Wellenlänge
Gammastrahlung	10^{-4} – 10^{-1} nm
Röntgenstrahlung	10^{-2} – 10 nm
Vakuum Ultraviolett	10 – 100 nm
Ultraviolett	100 – 380 nm
sichtbares Licht	380 – 780 nm
Infrarot	0,78 – 1000 µm
Mikrowellen	1 mm – 1 m

Die Unterteilung der optischen Strahlung in einzelne Wellenlängenbereiche erfolgt üblicherweise nach den Angaben der Deutschen Normen (siehe Tab. 9).

Die ultravioletten Strahlen haben – wie alle elektromagnetischen Strahlungen eine Doppelnatur. Sie können als Welle oder als diskretes Energiepaket beschrieben werden. Die Energie wird von den Quanten bestimmt und ergibt sich aus dem Produkt einer Konstanten, dem sog. Planckschen Wirkungsquantum (h) und der Frequenz (λ).

$$E = h \cdot \nu$$

Die Frequenz ergibt sich aus dem Quotient der Lichtgeschwindigkeit (c) und der Wellenlänge (λ).

Tabelle 9: Benennung der Wellenlänge im optischen Bereich

Benennung	Wellenlängenbereich
Optische Strahlung	100 nm bis 1 mm

Ultraviolettstrahlung (UV)[1]
 UV-C
 UV-B
 UV-A
   UV-A_2
   UV-A_1
	100 nm bis 380 nm
	 100 nm bis 380 nm
	 280 nm bis unter 315 nm
	 315 nm bis unter 380 nm
	 315 nm bis 340 nm
	 340 nm bis 380 nm

Sichtbare Strahlung, Licht (VIS)[2]	380 nm bis 780 nm
Infrarotstrahlung (IR)[2] IR-A IR-B IR-C	780 nm bis 1 mm 780 nm bis unter 1,4 μm 1,4 μm bis unter 3,0 μm 3,0 μm bis 1 mm

1 Von der Internationalen Beleuchtungskommission (CIE) (Internationales Wörterbuch der Lichttechnik, CIE-Publikation No. 17 [E-1.1] 1970) ist als obere Grenze des Wellenlängenbereichs der Ultraviolettstrahlung 400 nm angegeben. Bei der Verwendung dieser Grenze ergibt sich eine Überlappung zwischen dem Wellenlängenbereich der Ultraviolettstrahlung (UV) und der sichtbaren Strahlung, Licht (VIS).
2 Strahlung in den benachbarten Bereichen der sichtbaren Strahlung kann bei hoher Strahldichte sichtbar sein. Für Farbmessungen sollte daher der Wellenlängenbereich 360 nm bis 830 nm berücksichtigt werden (siehe DIN 5033 Teil 2 – Farbmessung, Normvalenz-Systeme). Bei extrem hohen Strahldichten kann es außerdem notwendig sein, diesen Bereich ins UV-A oder IR-A zu erweitern.

Fachnormausschuß Lichttechnik · (FNL) im DIN Deutsches Institut für Normung e. V., Ausschuß für Einheiten und Formelgrößen (AEF) DIN 5031, Teil 7, Sept. 1976.

$$\nu = \frac{c}{\lambda}$$

Setzt man diese Beziehung in die Gleichung der Energie ein, so ergibt sich:

$$E = \frac{h \cdot c}{\lambda}$$

$h = 6{,}625 \cdot 10^{-34}$ Joule · sec
$c = 2{,}998 \cdot 10^{10}$ cm · sec^{-1}

Daraus folgt, daß bei gleicher Quantenzahl eine Strahlung um so energiereicher ist, je kürzer ihre Wellenlänge. Diese Erkenntnis hat für die Erklärung medizinischer Effekte der Strahlenwirkung auf die Haut entscheidende Bedeutung.

Glücklicherweise kommt die von der Sonne ausgehende Strahlung auf der Erdoberfläche nicht unverändert an, denn nach dem Eintritt in die Erdatmosphäre werden die Strahlen durch Absorption und Streuung stark geschwächt (Abb. 3).

Die kurzwellige Ultraviolettstrahlung unterhalb 175 nm wird bereits in großen Höhen vom Sauerstoff, die Ultraviolettstrahlung im Bereich von 175 bis 300 nm von der Ozonschicht, abgeblockt. Die kurzwellige Absorptionsgrenze schwankt jedoch wegen der wechselnden Dicke der Ozonschicht zwischen 287 und 305 nm [19]. Der Ozongürtel wird durch Abgase von Fahrzeugen, Raketen und vor allem durch die als Treibgase in den Sprays verwendeten fluorierten Chlorkohlenwasserstoffe zunehmend zer-

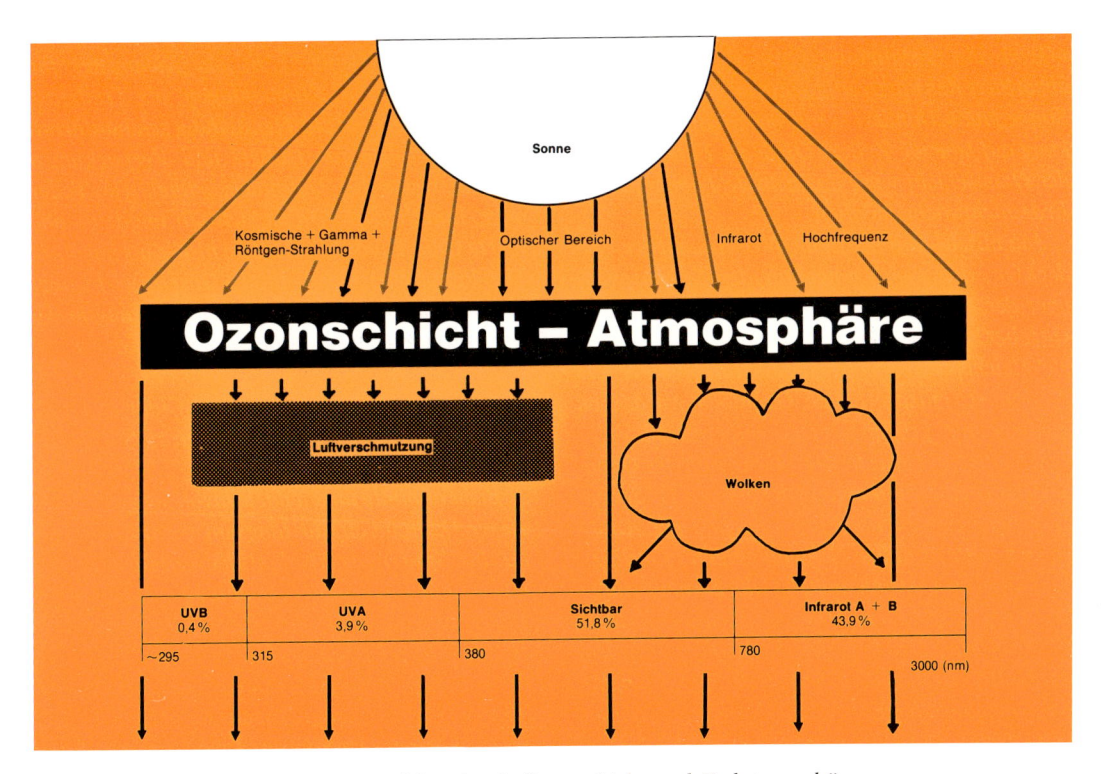

Abb. 3: Absorption der Sonnenstrahlen durch Ozonschicht und Erdatmosphäre

stört. Eine Verringerung der Dicke der Ozonschicht würde zu einer Durchlässigkeit für die UVC-Strahlen führen, die niedrige organische Substanzen abtöten. Tiefgreifende Veränderungen auf das gesamte biologische System der Erde wären die Folge.

Strahlung mit einer Wellenlänge unter 300 nm wird also durch die Ozonschicht in der *Stratosphäre* abgefiltert und gelangt nicht mehr auf die Erdoberfläche. Die Stratosphäre reicht von durchschnittlich 12 bis 80 km über der Erde; das UVC und Teile des UVB absorbierende Ozon (O_3) findet sich etwa 20 bis 25 km über der Erdoberfläche. In ihrer Gesamtheit ergäbe die Ozonschicht unter Normalbedingungen nur einen Schleier von 3 bis 5 mm Dicke. Gemessen wird der Ozongehalt der Stratosphäre in Dobson-Units; eine DU entspricht einer Schicht von 0,01 mm Dicke unter Normalbedingungen. In mittleren Breiten der nördlichen Halbkugel liegt eine Ozonschicht von 330 DU vor.

Der Ozongehalt der Atmosphäre ist deutlichen jahreszeitlichen Schwankungen unterworfen: Minimum im Herbst, Maximum im Spätwinter, Unterschied etwa 70 DU. Auch starke wetterbedingte Schwankungen sind bekannt. Darüber hinaus ergaben Messungen an verschiedenen Punkten der nördlichen Halbkugel ziemlich übereinstimmend eine Abnahme des stratosphärischen Ozons; in den letzten 10 Jahren erreichte diese Abnahme 2–5 %. Düsteren Hochrechnungen nach soll diese Abnahme im Jahre 2000 bereits 10 % betragen. Als Ursache für die Abnahme des Ozons in der Stratosphäre gilt Chlor, welches aus den FCKW in Treibgasen, Kühlschränken usw. stammt oder von Vulkaneruptionen in große Höhen geschleudert wird.

In der Presse häuften sich die Meldungen über eine bedrohliche Abnahme des Ozongürtels. So gibt zum Beispiel die Apothekerzeitung Nr. 8 vom 18. 2. 1987 folgende Darstellung der Problematik:

Die Wirkungen der Sonnenstrahlen

»Ozon, die dreiatomige Form des Sauerstoffs, absorbiert das kurzwellige ultraviolette Licht der Sonne und verhindert somit die zerstörende Wirkung auf lebende Zellen. Ohne die Filterwirkung der Ozonschicht wäre das heutige Leben auf der Erde nicht mehr möglich.

Japanische und britische Wissenschaftler entdeckten, daß der Ozongehalt der Stratosphäre über der Antarktis von 1979 bis 1985 jeweils im Oktober um insgesamt 50% sank. Dieses stets zur gleichen Jahreszeit, zwischen September und November, entsprechende Ozonloch wurde von Jahr zu Jahr größer.

Bereits 1975 wurde der jahreszeitliche Ozonschwund bemerkt, ihm jedoch keine große Bedeutung beigemessen, da der Ozongehalt der Atmosphäre naturgemäßen Schwankungen unterliegt. Seit 1979 trat das Ozonloch jedoch immer tiefer und ausgedehnter auf. Die Ausbreitung verläuft trichterförmig. Neben der Kernzone über dem antarktischen Festland überdeckt sein Randbereich beinahe die gesamte Südhalbkugel bis nahe zum Äquator.

Meßwerte von Oktober 1986 ergaben einen fast vollständigen Ozonverlust in den Höhenschichten zwischen 10 und 20 Kilometern über einem Gebiet von 10 Mio. Quadratkilometern, was etwa der Fläche der Vereinigten Staaten entspricht. Daß gerade in diesem unteren Bereich das Ozon abgebaut wird, gilt als bemerkenswert, ist doch gerade hier der Ozongehalt gewöhnlich am höchsten.

Neben verschiedenen Hypothesen, die das Ozonloch als naturbedingte Veränderung darlegen, stellen einige Wissenschaftler menschliches Verursachen in den Vordergrund. So der Wissenschaftler Professor Paul J. Crutzen vom Mainzer Max-Planck-Institut für Chemie, der zusammen mit Dr. Frank Arnold vom Heidelberger Max-Planck-Institut für Kernphysik eine Theorie aufgestellt hat, die sowohl das jahreszeitliche Auftreten des Ozonlochs erklärt als auch chemische Bedingungen für dessen Entstehung darlegt. Für beide Wissenschaftler stehen die Chlor-Fluor-Kohlenwasserstoffe (CFKs) als vermeintliche ›Übeltäter‹ im Vordergrund. Ein Verdacht, der schon früher geäußert wurde.

Die CFKs dienen z. B. als Kühlmittel für Kühlschränke und Klimaanlagen, als Treibgase in Spraydosen und zur Herstellung schaumförmiger Kunststoffe für Isolier- und Verpackungszwecke sowie für Gebrauchsartikel wie Teller oder Trinkbecher. Da es sich um ungiftige und inerte Gase handelt, galten sie bisher als harmlos. Die Reaktionsträgheit dieser Gase bewirkt aber gleichzeitig eine langfristige Anreicherung in der Stratosphäre. Dort werden die CFKs durch die Ultraviolett-Strahlung gespalten, es entstehen unter anderem Chloratome und Chlormonoxid, die ihrerseits das Ozon katalytisch zu Sauerstoff abbauen.

Bisher konnte man jedoch davon ausgehen, daß dieser Ozonabbau nur langsam vonstatten ging, da das Spurengas Methan den größten Teil an Chlor und Chlormonoxid abfängt, wobei Salzsäure entsteht, die keinen Einfluß auf den Ozongehalt hat. Crutzen und Arnold fanden jedoch heraus, daß diese ›Methan-Bremse‹ bei tiefen Temperaturen versagt. Im antarktischen Winter und Frühjahr herrschen Temperaturen unter −70 °C. Hierbei entsteht aus den Stickoxiden der Luft vermehrt Salpetersäure, die zusammen mit Wasserdampf zu einem feinen Dunst aus festen Partikeln, einem Aerosol, gefriert, wobei der Luft Stickoxide und Salpetersäure als gasförmige Bestandteile entzogen werden.

Die gasförmige Salpetersäure fängt jedoch die Hydroxyl-Radikale (OH), die ebenfalls als Spurengas in der Atmosphäre existieren, ab und hält somit deren Konzentration gering. Durch das Wegfrieren der Salpetersäure steigt nun die Konzentration des sehr reaktionsfreudigen Hydroxyl-Radikals OH an, das seinerseits die Salzsäure wieder zu reaktiven Chlorverbindungen abbaut, die das Ozon angreifen. Das fehlende Ozon bewirkt eine weitere Abkühlung, da die UV-Strahlung nicht mehr absorbiert werden kann. Ob Crutzen und Arnold mit ihrer Theorie richtig liegen, sollen demnächst Messungen von Nordschweden zeigen.

Da auch über der Nordhalbkugel ähnliche Prozesse abgelaufen sind, wollen die Wissenschaftler in diesem Zusammenhang klären, inwieweit sich auch dort ein Ozonloch abzeichnet.

Bestätigt sich die Theorie, so drohen dem irdischen Leben schwerwiegende Folgen. Ein erhöhter Einfall ultravioletten Lichts löst beim Menschen ein erhöhtes Risiko an Hautkrebs aus und schädigt die Netzhaut der Augen bis zur Erblindung. Bei höheren Pflanzen wird die Photosynthese, das Wachstum und die Produktion pflanzeneigner Substanzen gehemmt. Niedere Organismen und Pflanzen, wie das tierische Plankton der Ozeane, werden zerstört. Die höheren Pflanzen und das ozeanische Plankton stehen jedoch am Anfang aller Nahrungsketten und bilden die Grundlage für jegliches Leben auf der Erde und können damit nur im Schutz der Ozonschicht gedeihen.

Aufgrund langjähriger Verwendung der CFKs, ist die Atmosphäre mit diesen Substanzen stark angereichert. Selbst wenn die Herstellung und Verwendung sofort eingestellt würde, müßten zehn Jahre vergehen, bis die CFKs in der Stratosphäre oberhalb zehn Kilometer Höhe vorgedrungen und somit der Troposhäre, der untersten Schicht der Atmosphäre, entzogen wären.

Daß sich die Ozonschicht über rund 20 Kilometer Höhe erstreckt, vermittelt ein falsches Bild von ihrer tatsächlichen Dicke, da das gesamte Ozon der Atmosphäre, auf Normaldruck in Meereshöhe umgerechnet, eine höchstens fünf Millimeter dicke Schicht ergibt. Diesen dünnen Schleier droht der Mensch zu zerstören.«

Freizusprechen sind die Narkosegase Halothan, Enfluran und Isofluran, da sie spätestens nach 2 bzw. 6 bzw. 5 Jahren zu reaktionslosen Produkten abgebaut werden; insgesamt machen die genannten Inhalationsanästhetika nur 0,05 % aller chlorfreisetzender Substanzen aus.

In der Troposphäre (0–9 km an den Erdpolen, 0–17 km über dem Äquator) hingegen ist eine Zunahme des Ozongehaltes (»Sommersmog«) zu verzeichnen.

Eine Abnahme des stratosphärischen Ozons führt ganz zweifellos zu einer Zunahme des auf die Erde gelangenden UVB. Dieser Effekt kommt jedoch in Städten und Ballungszentren kaum zum Tragen, da hier Sommersmog und Smog eine starke Filterwirkung entfalten. In Gegenden mit reiner Luft liegt die Zunahme der UVB-Intensität der Sonnenstrahlung zwischen 5 und 10 %. Dies hat Konsequenzen für die Haut, die Augen und das Immunsystem des Menschen.

Nach einer anderen Theorie [193] ist Chlorgas aus den Vulkaneruptionen die Hauptursache für das Ozonloch. Dafür spricht, daß die massivsten Störungen in der Umgebung des hochaktiven Vulkans Pinatubo auftraten. Wenn auch darüber gestritten werden mag, welche Ursachen primär für den Abbau der Ozonschicht zutreffen, sicher ist, daß eine Zerstörung der schützenden Ozonhülle auf welchem Weg auch immer – drastische Folgen auf den menschlichen Organismus und das niedere biologische System haben dürfte. Der bereits eindeutig nachgewiesene Ozonabbau sollte die Menschen dazu bewegen, mit umweltzerstörenden Maßnahmen zurückhaltend zu sein. W. Ambach und M. Blumthaler berichten in zahlreichen Veröffentlichungen über die Abnahme des atmosphärischen Gesamtozons und die damit verbundenen Folgen [3]:

»UVB-Strahlung hat schädigenden Einfluß auf die Gesundheit im Bereich der Haut, der Augen und des Immunsystems.

Quantitative Abschätzungen über die Zunahme der schädigenden Wirkung als Folge einer Zunahme der UVB-Bestahlungsstärke können mit gewissen Einschränkungen für das Auftreten von Katarakten und von Hauttumoren gemacht werden. Im Falle der Immunschwächung sind nur qualitative Abschätzungen möglich.

Bestimmte Formen der Katarakte zeigten in epidemiologischen Studien einen eindeutigen Zusammenhang mit der kumulierten UVB-Bestrahlungsdosis. Daraus konnte berechnet werden, daß bei diesen Katarakten eine Ozonreduktion um ein Prozent zu einer Erhöhung der Inzidenzrate von 1,2 % führt (Taylor et al., 1988). Betrachtet man alle Kataraktformen gemeinsam, so beträgt bei einer 1prozentigen Ozonreduktion die Zunahme der Inzidenzrate 0,6 % bis 0,8 %.

Die erhöhte Inzidenzrate von Hauttumoren

infolge verstärkter UVB-Strahlung ist die am meisten untersuchte Konsequenz einer Ozonreduktion. Speziell bei den nichtmelanomen Hauttumoren ist eine eindeutige Dosis-Wirkungs-Funktion bezüglich der UVB-Bestrahlungsstärke nachgewiesen. Nach neueren Quellen muß bei einer Ozonabnahme von einem Prozent eine Zunahme der melanomen Hauttumoren von einem Prozent bis zwei Prozent der Basalzellkarzinome von 2,5% bis 3,5% und der Plattenepithelkarzinome von 5% bis 6% erwartet werden (Russel, 1987, 1989, Abb. 4). Allerdings ist eine solche Zunahme wegen der langen Latenzzeit der Tumorentstehung erst in mehreren Jahrzehnten wirksam. Für die derzeitige Zunahme von Hauttumoren ist das Verhalten der Bevölkerung bezüglich Sonnenexposition entscheidend. Beispielsweise erhöht ein jährlicher Urlaub am Mittelmeer von zwei Wochen für einen Nordeuropäer das Risiko, an einem nichtmelanomen Hauttumor zu erkranken, um das Fünffache, was einer Ozonreduktion von ca. 50% entspricht (Diffey, 1987). Somit kann durch vernünftiges Verhalten und durch entsprechenden Schutz das Risiko wesentlich reduziert werden.

In einer Studie, die auf Untersuchungen mit Mäusen basiert, wird, ausgehend von einem Aktivierungsspektrum für die Immunschwächung durch solare UVB-Bestrahlung, die Auswirkung einer Ozonreduktion berechnet (De Fabo et al., 1990).

Dabei wird bei einer 1prozentigen Ozonreduktion eine Zunahme der für die Immunschwächung effektiven UVB-Strahlung von 0,6% bis 1% angegeben.«

Gesundheitliche Folgen des Ozonlochs bzw. der dadurch bedingten Zunahme der UVB-Intensität

Direkte Konsequenzen AKUT
– Sonnenbrand
– Augenentzündung (Keratitis photopica)

Direkte Konsequenzen CHRONISCH
– chronischer Lichtschaden, Hautkrebs (Epitheliome, = Non-melanoma-skin-cancer)
– Linsentrübung (Katarakt)

Indirekte Konsequenzen durch IMMUNSUPPRESSION
– Zunahme der Hautinfektionen
– Zunahme der Fälle von Melanom

Beim Sonnenbaden auf der Erde werden wir nur mit Strahlen von etwa 300 nm bis ca. 3 000 nm Wellenlänge konfrontiert: Dazu gehören die Infrarotstrahlen, auf die die Wärmewirkung zurückgeht, der sichtbare Bereich und die beiden Anteile des ultravioletten Spektrums,

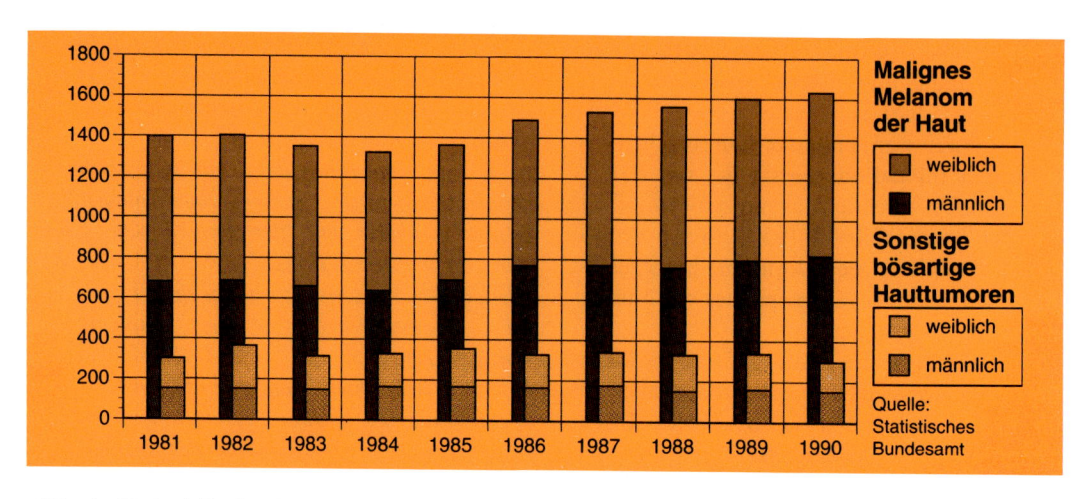

Abb. 4: Todesfälle durch Hautkrebs

nämlich UVA und UVB. Die Strahlung, welche auf die Erde auftrifft, ist aber nur teilweise – insbesondere im UV-Bereich – *direkte* Sonneneinstrahlung. Ein großer Teil der Strahlung gelangt nach Streuung in den Schichten der Erdatmosphäre indirekt auf die Erde. Dabei ist die Streuung des Lichtes an den Molekülen und Schwebeteilchen der Luft stark abhängig von der Wellenlänge: Je kürzer die Wellenlänge desto größer ist der Anteil an Streulicht. Bei niedrigem Sonnenstand und schwach dunstigem Wetter kann der Anteil der indirekten Sonnenstrahlung größer sein als der Anteil der direkten. Die Summe von direkter Sonnenstrahlung und Himmelsstrahlung (Streulicht der Atmosphäre) bezeichnet man als *Globalstrahlung*. Zur Berechnung ihrer Stärke wurden die auf der Erde höchstmöglichen Werte auf Meereshöhe zugrunde gelegt; dies sind 90° Sonnenstand, wolkenloser Himmel und klare Luft. Diese Idealwerte lassen sich z. B. im Hochsommer um 12 Uhr Ortszeit in der Karibik unter aerosolfreien Bedingungen mit einem Ozongehalt von 0,24 cm an STP (Standard, Temperature, Pressure) für eine ebene, horizontale Empfangsfläche definieren. Dabei beträgt die gesamte Bestrahlungsstärke 1120 W pro m² [185]. Tabelle 10 zeigt, wie sich unter solchen Idealbedingungen die Strahlenanteile zusammensetzen [25].

Das Verhältnis dieser Strahlenarten ist jedoch nicht konstant, sondern wird von folgenden Faktoren beeinflußt:

– Sonnenhöhe (abhängig von Ort, Jahres- und Tageszeit);
– geographische Höhenlage (Berg, Flachland, Meereshöhe);
– Ozongehalt;
– Ausmaß der Luftverschmutzung.

So sind z. B. die Intensitätsverluste um so größer, je weitere Wege die Strahlen durch die verschiedenen Luftschichten zurücklegen müssen. Eine schräg am Horizont stehende Sonne wird stärker abgeschwächt als eine senkrecht im Zenit stehende Sonne (Tab. 11). Dabei ist von Bedeutung, daß von dem gesamten Strahlenspektrum der Sonne, das die Atmosphäre durchdringt und auf die Erdoberfläche gelangt, die kürzerwelligen UVB-Strahlen durch Streuung weitaus stärkere Verluste erleiden als das längerwellige UVA.

Tabelle 11: Bestrahlungsstärken ($W \cdot m^{-2}$) in Abhängigkeit vom Einfallswinkel der Sonnenstrahlen (Referenz-Sonnentag nach DIN 5050)

Sonnenhöhe	10°	30°	60°	90°
E_{er}	0,0017	0,0033	0,180	0,280
E_{pi}	4,5	19	42	50

E_{er}: Erythemwirksame Bestrahlungsstärke
E_{pi}: Pigmentierungswirksame Bestrahlungsstärke

UVB-Strahlen reagieren deshalb auf die genannten Einflußfaktoren am empfindlichsten. So ist z. B. die UVB-Intensität bei klarer, reiner Luft – direkt über dem Meer – größer als in Städten mit großer Luftverschmutzung. Ähnliche Verhältnisse zeigt der Vergleich Hochge-

Tabelle 10: Strahlenbereiche beim Sonnenbaden

Art	Wellenlänge (DIN) nm	Anteil % der Gesamtenergie	Energie 1120 W/m²
UVB	300 – 315	0,4	4 W/m²
UVA	315 – 380	3,9	44 W/m²
Sichtbares Licht	380 – 780	51,8	580 W/m²
Infrarot A	780 – 1400	31,2	349 W/m²
Infrarot B	1400 – 3000	12,7	143 W/m²

birge und Flachland. Die Intensität der UVB-Strahlen im Hochgebirge ist deshalb größer als in den tiefgelegenen Ebenen, weil weniger Luftschichten durchstrahlt werden müssen. Pro 1000 Höhenmeter nimmt die UVB-Intensität um 15 bis 20% zu. Im UVA-Bereich macht sich der Höhenunterschied nicht so stark bemerkbar, weil die längerwelligen Strahlen durch Reflexion und Streuung nur eine geringere Abschwächung erleiden (siehe Tab. 12).

Tabelle 12: Intensitätszunahme der Ultraviolettstrahlung (Sonne im Zenit) [255]

Höhendifferenz	UVB	UVA
1000 m	20%	17%
2000 m	35%	27%
3000 m	50%	34%
5000 m	70%	44%

Zusammenfassend lassen sich also dem Problemkreis »Licht und Haut« entsprechend folgende Wirkungen der einzelnen Strahlenqualitäten des Sonnenspektrums feststellen:

- Infrarot: Erwärmung der Haut bis in die tiefsten Schichten, Wärme- bzw. Hitzeerythem, Auslösung einer thermoregulatorischen Gegenreaktion der Haut – Gefäßerweiterung und Schweißproduktion; chronische Wäremeeinwirkung – Thermophor bei Gallenleiden – bewirkt eine Hyperpigmentierung; chronische Hitzeexposition führt zu thermischen Keratosen und thermischer Elastose.
- Sichtbares Licht: leichte Erwärmung; in ganz seltenen Fällen Auslösung von Dermatosen oder phototoxischen Reaktionen.
- Ultraviolett-A_1: Nachdunkeln von Prämelaninen und feine Verteilung des Hautpigmentes – dadurch DIREKTE PIGMENTIERUNG. Auslösung photoallergischer, phototoxischer Reaktionen. Photodermatosen. Geringe Erythemwirkung, chronische Schädigung des Hautbindegewebes → *Elastose*.
- Ultraviolett-A_2: wie UVA_1, jedoch stärkere Schädigung des dermalen Bindegewebes, Denaturierung des Kollagens – damit Entstehung der aktinischen Elastose. Evtl. Auslösung geringer Veränderungen an den Kernsäuren. Beitrag zur Karzinomentstehung beim chronischen Lichtschaden.
- Ultraviolett-B: Sonnenbrand, chronischer Lichtschaden mit Epitheliomen, Melanome durch Immunsuppression. Photoallergische Reaktionen, Photodermatosen, Herpes solaris, Lupus Erythematodes, Licht-Köbner.

4.3 Eindringvermögen in die Haut

Einer der wichtigsten Faktoren für das Wirksamwerden der Lichtstrahlen an und in der Haut ist deren Eindringtiefe, die in engem Zusammenhang mit der Wellenlänge der auftreffenden Strahlung steht. Die Wellenlänge bestimmt nach dem bereits erwähnten Gesetz

$$E = \frac{h \cdot c}{\lambda}$$

diejenige Energie, welche für die Veränderungen an der Haut mitverantwortlich ist. Auf die Haut treffendes Licht wird zum Teil reflektiert, gestreut und absorbiert. Der Anteil des reflektierten Lichtes ist jedoch gering, er liegt bis zu einer Wellenlänge von 300 nm unter 5%, steigt dann bis 800 nm auf 60% an und fällt dann bis 1400 nm wieder stark ab, so daß die Werte für die Infrarotreflexion nur noch zwischen 2 und 5% liegen. Der nicht reflektierte Anteil der Strahlen durchdringt die Hautschichten und wird direkt oder nach Streuung absorbiert, wobei die Eindringtiefe entsprechend der Wellenlänge unterschiedlich groß ist [147] (siehe Abb. 5).

Unterhalb 200 nm, also im sehr kurzwelligen Bereich dringt das ultraviolette Licht kaum noch in die Epidermis ein, sondern wird fast quantitativ von der Hornschicht absorbiert. Mit steigender Wellenlänge nimmt der Prozentsatz der eindringenden Strahlen jedoch zu. Bei

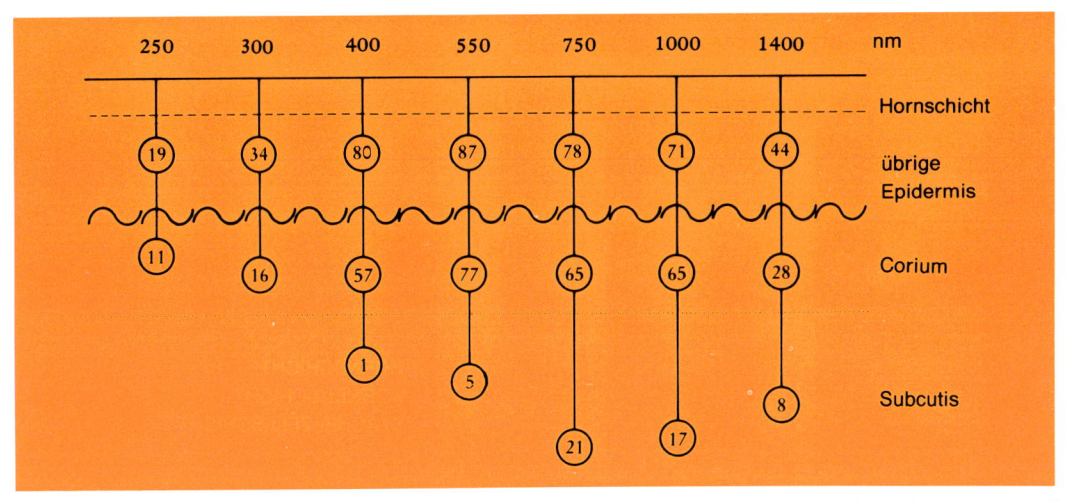

Abb. 5: Durchlässigkeit der Haut für Licht verschiedener Wellenlängen. Die Zahlen geben an, wieviel Prozent des auf die Haut einfallenden Lichtes die verschiedenen Hautschichten erreichen [189]

300 nm, also im UVB-Bereich, erreichen immerhin schon 10 % der Strahlen die Basalzellen, die die Grenze zwischen Epidermis und Corium bilden. Die UVA-Strahlen dringen noch tiefer bis ins Bindegewebe vor. Deshalb sind UVA-Strahlen für die Veränderungen der Dermis, die aktinische Elastose verantwortlich (siehe Abb. 6).

Außerdem erreicht das UVA hier die Blutgefäße, in denen unter Umständen photodynamisch wirksame Substanzen (endogene Porphyrine oder Pharmaka) zirkulieren. Man kann hieraus unschwer ableiten, daß UVA im Hinblick auf eine Auslösung photodynamischer, insbesondere phototoxischer Reaktionen weit gefährlicher ist als die nicht so tief eindringende UVB-Strahlung.

Zwischen 750 und 1000 nm – also im Infrarotbereich – zeigt die Haut ein Durchlässigkeitsmaximum (Abb. 5). Die tief eindringenden Infrarotstrahlen verstärken die Braunsche Molekularbewegung und erzeugen so bei ihrer Absorption Wärme; deshalb werden sie in der Medizin zur Behandlung tief liegender Krankheitsprozesse eingesetzt. Als Folge der Vasodilatation tritt eine Steigerung der Durchblutung der Haut und der darunterliegenden Gewebe ein. Lokal kommt es dadurch zu einer Erhöhung des Stoffwechsels, zu einer Verstärkung der Resorption und zu einem beschleunigten Abtransport entzündungserregender Substanzen.

Die Eindringtiefe der Infrarotstrahlen ist im längerwelligen Bereich begrenzt: Bei Wellenlängen über 1500 nm findet praktisch keine Durchdringung der Hornschicht mehr statt.

Unter Ultraviolettbestrahlung kommt es zu einer Selektionierung der Mikroorganismen auf die Haut [320]. Allerdings sind dazu längere Einwirkungszeiten nötig.

Bekanntlich ist zur Abtötung von Pilzen und Pilzsporen eine bis zu 100mal höhere Strahlendosis erforderlich als zur Abtötung von Bakterien.

Erwähnenswert ist in diesem Zusammenhang, daß ein Teil der durch Ultraviolett geschädigten Keime durch sichtbares Licht wieder reaktiviert wird. Das trifft z. B. für Staphylococcus epidermidis und Staphylococcus aureus zu [320].

Die Anwendung von UVC-Strahlung (aus künstlichen Strahlenquellen) zur Desinfektion wird später noch erörtert (siehe Kap. 10.4).

Die Wirkungen der Sonnenstrahlen

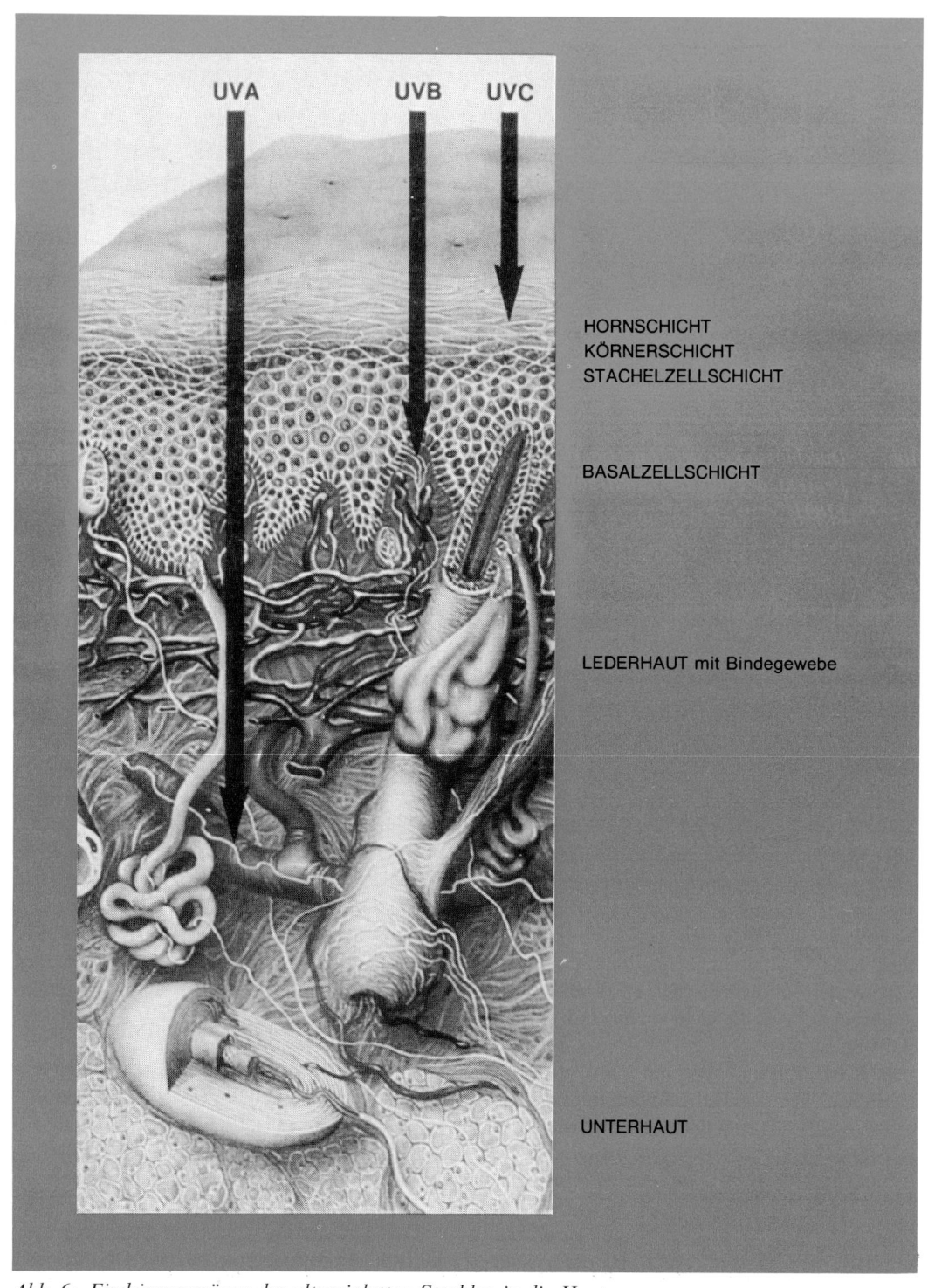

Abb. 6: Eindringvermögen der ultravioletten Strahlen in die Haut

4.4 Wechselwirkung der Strahlen mit biologischer Materie

Physikalische Grundlagen

Der überwiegende Teil der auf die Hautoberfläche auftreffenden ultravioletten Strahlung erreicht die lebende Basalzellschicht nicht. Daraus ist zu folgern, daß in der Hornschicht und im Rete Malpighi eine Photoabsorption stattgefunden hat. Infolge des hohen Energiegehaltes, der bei Strahlen geringer Wellenlänge größer ist als bei Strahlen mit größerer Wellenlänge, kann jedoch eine meßtechnisch nicht mehr faßbare Restmenge von Photonen in den tieferen Schichten noch immer eine enorme Anzahl von Molekülen photochemisch verändern.

Mit dem größeren Energiegehalt der UVC-Strahlen steht auch deren Schadwirkungen auf die oberen Hautschichten im Zusammenhang. Personen, die unter künstlich erzeugtem UVC-Licht, das z. B. zur Desinfektion von Räumen und Geräten eingesetzt wird, arbeiten, müssen sich deshalb wirksam schützen (siehe Kap. 10.4).

Grundlage jeder photochemischen Reaktion in der Haut ist die Wechselwirkung zwischen den Energieteilchen (Lichtquanten) und den Bestandteilen der biologischen Materie. Diese Materie ist aus Molekülen aufgebaut, die sich aus mehreren Atomen zusammensetzen, wobei ein Atom aus Atomkern und Atomhülle besteht. Diese Hülle wird aus Elektronen gebildet, die sich auf Bahnen (Orbitalen) um die Atomkerne bewegen. Auf diesen Bahnen kreisende Elektronen haben infolge ihrer Wechselwirkung mit dem Atomkern und den anderen Elektronen des Atoms ganz bestimmte Energieinhalte. Durch Wechselwirkung eines Lichtquants mit der Energie δ_E wird ein Elektron auf eine andere Umlaufbahn angehoben, das Elektron wird dadurch aus dem Energiezustand E_1 in einen höheren Energiezustand E_2 übergeführt, vorausgesetzt die Beziehung $\delta_E = E_2 - E_1$ ist genau erfüllt.

Mit anderen Worten heißt dies:
Eine Strahlenabsorption tritt immer und nur dann ein, wenn die Energie des eingestrahlten Lichtquants gleich ist der Energiedifferenz zwischen den unterschiedlichen Energiezuständen (»Schlüssel-Schloß« Prinzip).

Nun besitzen Moleküle mehrere stabile Elektronenzustände, die durch Energieabsorption angeregt werden können. Damit sind sie in der Lage, Photonen verschiedener Wellenlängen zu absorbieren. Dies ergibt dann mehrere Absorptionslinien. Atome schwingen in Molekülen zusätzlich um ihre Ruhelage und rotieren um eine Ruheachse. Die Energiedifferenzen zwischen den einzelnen Schwingungs- und Rotationsniveaus sind sehr viel kleiner als die Energiedifferenzen zwischen den Elektronenzuständen, können aber auch Strahlenenergie absorbieren. Die oben genannten Absorptionslinien verbreitern sich dadurch zu Absorptionsbanden bzw. zum Absorptionsspektrum.

Für alle Atome und Moleküle gibt es dabei eine charakteristische Grenzenergie, das sog. Ionisationspotential. Bei dieser Energie wird die absorbierte Energie größer als die Bindungsenergie eines einzelnen Elektrons, so daß es zur Ablösung des Elektrons, zur Ionisation kommt (Ionen: Atome oder Atomgruppen mit positiver oder negativer Überschußladung. Verlust eines Elektrons bedeutet eine positive Überschußladung → »Kation«). Betrachtet man die Energie der absorbierten Lichtteilchen im Verhältnis zu den molekularen Energiegrößen, so wird die Einteilung des Lichtes in den sichtbaren Bereich und die vier verschiedenen ultravioletten Bereiche, nämlich UVA, UVB, UVC, Vakuum-UV, verständlich. Im Vakuum-UV-Bereich sind die Energien der Lichtquanten wesentlich größer als 150 kcal/mol, wodurch das Ionisationspotential der meisten Moleküle und die Bindungsenergien der Sigma-Bindungsgerüste überschritten werden. UVC-Absorption führt damit zur Ionisation oder zur Fragmentierung des absorbierenden Moleküls. Im sichtbaren und ultravioletten Bereich liegen die Quantenenergien zwischen 40 und 150 kcal/mol und damit in der Größenordnung der innermolekularen Bindungsenergien. Hier können als Folge der Lichtabsorption chemische-physikalische Reaktionen auftreten (*Singulett-Zustand:* Ein Elektron wird auf eine Bahn mit höherer Energie angehoben; *Triplett*-Zustand: Veränderung eines ganzen Orbitals). Im längerwelligen Bereich sind die Quantenenergien zu gering, um derartige Effekte hervorzubringen. Die Energie der infraroten Strahlen ist so klein, daß in diesem Bereich lediglich eine Erwärmung der Materie durch Absorption eintritt [147].

Unter der Einwirkung von Photonen des UVB-Bereichs entstehen in der Haut reaktive Moleküle, sog. »Radikale«. Radikale sind Atome oder Atomgruppen mit unpaaren Elektronen. Als Beispiele seien der Singulett-Sauerstoff ($^1O_2$), das Superoxid-Anion (O_2^-), das Hydroxyl-Radikal (HO^*) und das Peroxi-Radikal (ROO^*) angeführt. Freie Radikale vermögen Zellmembranen (Lipide) und Nukleinsäuren (DNA der Zellkerne) zu schädigen. Das Vorhandensein von Oxidationsschutzstoffen *in der Zelle* kann gegen die Wirkungen der freien Radikale schützen; hierauf beruhen die Strahlenschutzeffekte von β-Karotin (siehe Kap. 6.7) und Tocopherol (siehe Kap. 5.9).

Durch die Wechselwirkung der Lichtteilchen mit der Materie werden also Moleküle in einen angeregten Zustand überführt. Dieser instabile Zustand kann durch direkte Abgabe der aufgenommenen Energie beendet werden oder es treten Umsetzungen im Molekül auf.

Umwandlung der Strahlenenergie

Bei Abgabe der Energie stehen drei Wege offen [226]:

- Abgabe der Energie in Form eines Lichtquants. Die Wellenlänge der austretenden Strahlung ist länger (energieärmer) als die Wellenlänge des ursprünglich absorbierten Lichtes, da bei den genannten Umsetzungen ein Energieverlust eintritt;
- Abgabe von Elektronen;
- Abgabe der Energie in Form von Wärme.

Erfolgt die Stabilisierung des angeregten Zustandes durch chemische Veränderungen und dies ist fast die Regel bei Betrachtung biologischer Systeme – so sind vier Möglichkeiten zu bedenken:

- Aufspaltung des Moleküls (Photolyse);
- Umlagerung in der Struktur des Moleküls (Photoisomerisation);
- Zusammentreten mehrerer Moleküle (Photopolymerisation);
- Bildung einfacher Moleküladditionen (Photoaddition).

Das Starten von Reaktionsketten ist eine weitere Möglichkeit für lichtinduzierte Prozesse im biologischen Material; die Zündung erfolgt hier durch absorbierte Lichtquanten.

Je mehr Lichtenergie absorbiert wird, um so stärker sind die auftretenden photochemischen Reaktionen. Für die Oberhaut bedeutet dies: Je weniger Lichtenergie in die Basalzellschicht gelangt, um so mehr Lichtenergie mußte im Stratum corneum und im Rete Malpighi absorbiert worden sein. Umgekehrt kann man also sagen: Je weniger Lichtquanten in die tieferen Schichten penetrieren, um so stärkere photochemische Reaktionen laufen an der *Oberhaut* ab. Die Schadwirkung von Strahlenqualitäten, die nur zu einem geringen Prozentsatz in die tieferen Hautschichten gelangen, ist demnach weit größer als die Schadenwirkung penetrierender Strahlen.

Die Absorption im toten Material, also in der Hornschicht, bleibt weitgehend ohne biologische Wirkung. Die absorbierte Lichtenergie wird in erster Linie in Form von Wärme freigesetzt. Aus diesem Grund ist die Lichtschwiele, die bei ständiger Ultraviolettstrahlenexposition eintretende Verdickung der Hornschicht, ein wertvoller Lichtschutz. Die nach einer Ultravioletteinwirkung auftretende Pigmentierung dient dem gleichen Zweck. Der dunkle Farbstoff Melanin absorbiert Lichtquanten und schützt – indem er meist kappenförmig die Zellkerne bedeckt – das lichtempfindliche Material, insbesondere die Desoxyribonukleinsäure in den Zellkernen (siehe Kap. 4.9). Ebenso wie in allen biologischen Geweben können in den verschiedenen Hautschichten als Folge der Absorption von Lichtquanten und den sich hieraus ergebenden photochemischen Reaktionen verschiedene biochemische Veränderungen eintreten.

Veränderungen an Nukleoproteiden

Nukleoproteide sind die Bausteine der Desoxyribonukleinsäuren und Ribonukleinsäuren, die für den Stoffwechsel, die Zellteilung und die Weitergabe der genetischen Information von größter Bedeutung sind. Als photochemische Zentren, also als Molekülteile für photochemische Reaktionen, wirken die Pyrimidinbasen Thymidin und Uracil, hier erfolgt unter dem Einfluß ultravioletter Strahlen (200–315 nm) eine Dimerisierung (siehe Kap. 4.9). Am Rande sei darauf verwiesen, daß auch die Photoaddition der Psoralene an diesen Stellen erfolgt, allerdings bei Einwirkung von langwelligerem UVA von 315–400 nm (siehe Kap. 5.4). Auch die Wasseranlagerung an Cytosin ist hier zu erwähnen. Photoaddition ebenso wie Photodimerisierung an den Pyrimidinbasen der Kernsäuren bedingen eine Störung der Synthesen in der Zelle und der Zellteilung. Über diesen Effekt kommt die Ultraviolettwirkung auf Mikroorganismen zustande [58]. Die ultraviolettbedingten Veränderungen an Nukleoproteiden sind jedoch reversibel: Bestimmte Enzymsysteme stellen den Normalzustand wieder her. Man spricht von *Repairmechanismen* (siehe Kap. 4.9).

Treten UVB-bedingte Schädigungen der Desoxyribonukleinsäuren ein, so erfolgt zumeist eine Reparatur, ist diese Reparatur eine vollständige, ergeben sich keinerlei Folgen für die Zelle, wird aber wegen Überlastung der Repairmechanismen, wegen Schwäche der Repairmechanismen oder wegen einer besonders starken, gerade noch nicht zum Zugrundegehen der Zelle führenden Schädigung die Reparatur nur unvollständig durchgeführt, so treten funktionelle Störungen auf, außerdem bedingt die fehlerhafte Weitergabe der Information das Auftreten von Mutationen, von Erscheinungen nach Art der Frühalterung, von Präkanzerosen und schließlich von Karzinomen. Setzt nach eingetretener Schädigung der Kernsäuren überhaupt keine Reparatur ein, so geht die Zelle meist zugrunde: Dies bleibt ohne Folgen für das Hautorgan, die toten Zellen werden abgestoßen, eine Zellteilung ist nicht mehr möglich. Unterbleibt die Reparatur und lebt die Zelle weiter, so stehen die gleichen Effekte zu erwarten wie bei unvollständiger Reparatur. – Hieraus ergibt sich, daß ein kräftiger Sonnenbrand weniger Risiko hinsichtlich der Entstehung chronischer Lichtschäden birgt als eine immer wieder erfolgende geringe Überbelastung der Haut mit UVB.

Von großer Bedeutung für die unterschiedliche biologische Wertigkeit der einzelnen Qualitäten von Ultraviolettstrahlen ist die Tatsache, daß Ultraviolett A keine Veränderung an den Nukleoproteiden bewirkt, wenn keine Photosensibilisatoren (8-Methoxypsoralen, 5-Methoxypsoralen oder Trimethylpsoralen) vorhanden sind. Als Indiz für eine eingetretene Schädigung der Nukleoproteide nach Strahlenexposition läßt sich die Aktivierung der Repairmechanismen werten. Wirkt auf Humanhaut in vitro Ultraviolettstrahlung B ein, so erfolgt regelmäßig eine in ihrem Ausmaß von der Strahlendosis abhängige Aktivierung der Repairmechanismen, bei Bestrahlung mit Ultraviolett A unterbleibt diese Aktivierung [8].

In diesem Zusammenhang ist der Befund anzuführen, daß die Auslösung einer erythematösen Reaktion an der Haut durch die gleichen Strahlen, also durch Ultraviolettstrahlung B und C erfolgt, wie die Auslösung der Nukleoproteidveränderungen. Durch Ultraviolett-A kommt es weder zu Veränderungen der Nukleoproteide noch zu typischen Strahlenerythemen.

Veränderungen an Lipiden

Die bekannteste ultraviolettbedingte Veränderung an Lipiden ist die Aktivierung von Ergosterin (Provitamin D_2) und 7-Dehydrocholesterol (Provitamin D_3) zu den entsprechenden Präcalciferolen durch Aufspaltung des B-Ringes im Steringerüst. Calciferole werden ausschließlich in der menschlichen Haut gebildet [107] (siehe Abb. 7). Der wirksame Wellenbereich liegt hier bei ca. 300 nm (siehe Kap. 4.5).

Der Prozeß der Isomerisierung von Provitaminen D zu den eigentlichen Vitaminen verläuft langsam und ist erst nach etwa drei Tagen abgeschlossen. Das bedeutet, daß eine UVB-Exposition von nur einer Viertelstunde den Körper für die nächsten drei Tage mit Vitamin D versorgt, vorausgesetzt, es liegt genügend Provitamin in der Haut vor. Beim alten Menschen sinkt jedoch der 7-Dehydrocholesterolgehalt in der Haut ab, so daß hier bei verminderter Sonnenexposition (Lebensgewohnheiten, medizinisch indizierter, konsequenter UVB-Schutz) ein Vitamin-D-Mangel auftreten kann [118]. Zur Kompensation bietet sich die orale Substitution an (10 µg = 400 I. U. pro Tag).

Wie oben erwähnt, erfolgt in der menschlichen Haut nur eine langsame Isomerisierung der Prävitamine D zu den eigentlichen Vitaminen. Solcherart wird eine Autointoxikation des Organismus mit Calciferolen verhindert. Prävitamin D_3 (Prächolecalciferol) ist eine photolabile Substanz und erfährt durch Sonnenbestrahlung eine Photolyse zu Lumisterol und Tachysterol, zwei biologisch völlig inerten Produkten. So reguliert also die Sonne selbst den biologisch optimalen Gehalt an Vitamin D in der Haut.

Weiter erfolgt durch Ultraviolettstrahlung B eine Oxidation von Membranlipiden, ein Effekt, der zelluläre und subzelluläre Grenzschichten beeinflußt. Pathogenetisch dürfte hier die Wirkung sog. Radikale im Vordergrund stehen. An den Zellmembranen ist z. B. die Bindung der Prostaglandine gestört, was eine Dysregulation im System der zyklischen Nukleotide bedingt [326]. Die Schädigung lysosomaler Membranen bewirkt eine Freisetzung von Hydrolasen; dies kann einen Zusammenbruch des Zellstoffwechsels und den Zelltod verursachen.

Veränderungen an Aminosäuren

Viele Aminosäuren erfahren Veränderungen ihres chemischen Aufbaus nach Einwirkung ultravioletter Strahlen, in erster Linie solcher aus dem Ultraviolett-B-Bereich. Als wichtigste Reaktion sind Decarboxylierung und Desaminierung anzuführen. Diese Prozesse können ebensogut über Enzymaktivierungen wie über direkte Energieeinwirkung zustandekommen. Als Beispiel ist in Abbildung 8 das Verhalten von Histidin dargestellt. Entweder erfolgt eine

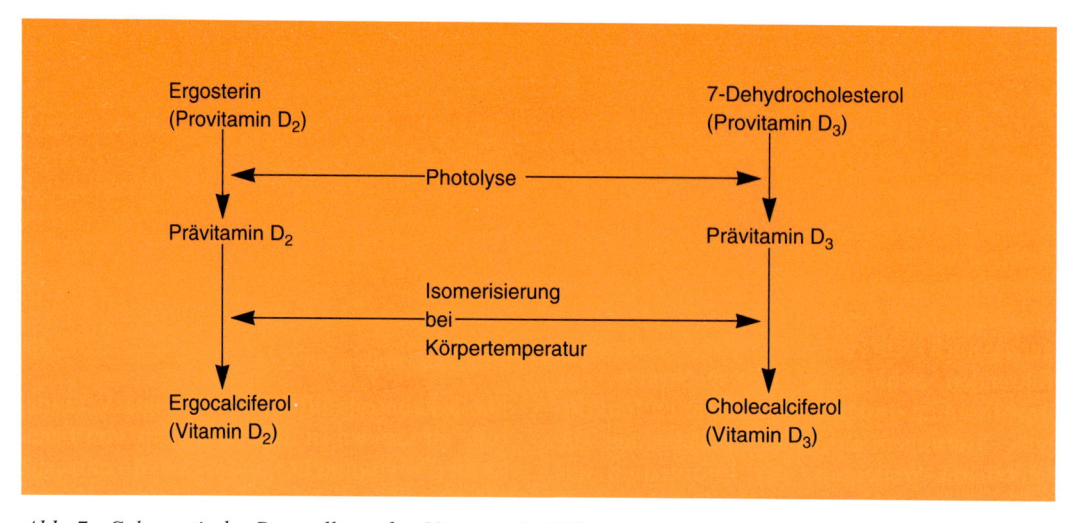

Abb. 7: Schematische Darstellung der Vitamin-D-Bildung

Decarboxylierung zum Histamin oder eine Desaminierung zur trans-Urocaninsäure mit weiterer energieaufnehmender Umlagerung zur cis-Urocaninsäure. Histamin wirkt zwar als Mediatorsubstanz entzündlicher Reaktionen, jedoch wurde seine Bedeutung als Mediator für das Ultraviolett-B-Erythem weit überschätzt (siehe Kap. 4.7). In photobiologischer Hinsicht wesentlich wichtiger als das Decarboxylierungsprodukt Histamin dürfte das Desaminierungsprodukt des Histidins, die Urocaninsäure, sein (siehe Kap. 4.9).

Aromatische Aminosäuren (Tryptophan, Tyrosin, Histidin u. ä.) absorbieren Ultraviolettstrahlung besonders gut, weshalb sie in Peptidketten (Proteinen) als photochemische Reaktionszentren wirken. Aus den Aminosäuren Tryptophan, Tyrosin und Phenylalanin entstehen bei Bestrahlung dunkel gefärbte Produkte, die jedoch keinerlei Beziehung zum Melanin aufweisen (siehe Kap. 5.9).

Die Einwirkung von Ultraviolettstrahlung auf Aminosäuren in Peptidketten, z. B. in der Wolle oder im Keratin des menschlichen Haares, führt oft zu Farbänderungen, die als Vergilben bezeichnet werden. Am menschlichen Haar steht aber in der Regel die Bleichung durch das unter Ultraviolettbestrahlungen entstehende Wasserstoffperoxid im Vordergrund.

Veränderungen an Eiweißkörpern

Veränderungen an Eiweißkörpern durch Ultraviolettbestrahlungen beruhen erstens auf den im voranstehenden Abschnitt diskutierten Veränderungen der Aminosäuren, zweitens treten photochemisch induzierte Veränderungen der Primär-, Sekundär- und Tertiärstruktur der Proteine ein. Nachzuweisen ist eine Spaltung von Peptidbrücken, eine Spaltung oder Neubildung von Disulfidbrücken und die photochemische Oxidation wichtiger Strukturträger. Derartige Veränderungen entstehen bevorzugt in der Nähe stark absorbierender aromatischer Aminosäuren. Am Kollagen der menschlichen Haut entwickelt sich durch zunehmende lichtinduzierte Vernetzung eine Verminderung des Wasserbindevermögens, die Hydroxylierung des peptidgebundenen Prolins steigt an, die Viskosität nimmt ab und die Elastizität verschwindet [227].

In ihrer grundliegenden Bedeutung zum Teil noch nicht genau erforscht sind die ultraviolettbedingten Veränderungen an Enzymproteinen. Ob beim einzelnen Enzym oder bei ganzen Enzymketten eine Aktivierung oder Inaktivierung erfolgt, hängt von den jeweiligen Bedingungen ab und läßt sich kaum voraussagen [76, 230]. Über Enzyme aus dem System der zyklischen Nukleotide beeinflussen Ultraviolettbestrahlungen die Syntheseleistung der Zelle und die mitotische Aktivität. Hier liegt also ein additiver Effekt mit den an Nukleoproteiden eintretenden Veränderungen vor. Hinsichtlich der Beeinflussung der zyklischen Nukleotid-Phosphodiesterasen fand sich in erster Linie eine Inaktivierung durch Ultraviolettstrahlung [230]. Exakte Differenzierungen der einzelnen Lichtqualitäten in ihren Einwirkungen stehen noch aus. Jedenfalls kommen über Enzymaktivierungen und Enzyminaktivierungen wichtige Effekte der Strahlenwirkung auf die Haut zustande (Aktivierung von Kininogenasen, Aktivierung der Prostaglandinsynthetasen, Aktivierung des Komplementsystems u. ä.). Eigene Versuche beschäftigen sich mit dem Verhalten verschiedener Enzymaktivitäten in Humanhauthomogenaten unter der Einwirkung von Ultraviolett-A und mittelwelliger Ultraviolettstrahlung. UVB führt in der Mehrzahl der Fälle zu signifikanten Aktivitätsverminderungen, während UVA einen Einfluß auf wichtige Enzyme, z. B. auf die zyklischen Nukleotid-Phosphodiesterasen vermissen läßt [227].

Noch immer offen ist die Frage, ob die therapeutischen Wirkungen mittelwelliger Ultraviolettstrahlen ausschließlich über ihre Effekte auf Nukleinsäuren zustande kommen oder ob nicht in Einzelfällen, z. B. bei der Psoriasis vulgaris, auch Beeinflussungen von Enzymaktivitäten von großer Bedeutung sind. Durch UVA kommen Enzymaktivitätsveränderungen nur in Anwesenheit von Photosensibilisatoren (Psoralenen) zustande.

Die Wirkungen der Sonnenstrahlen

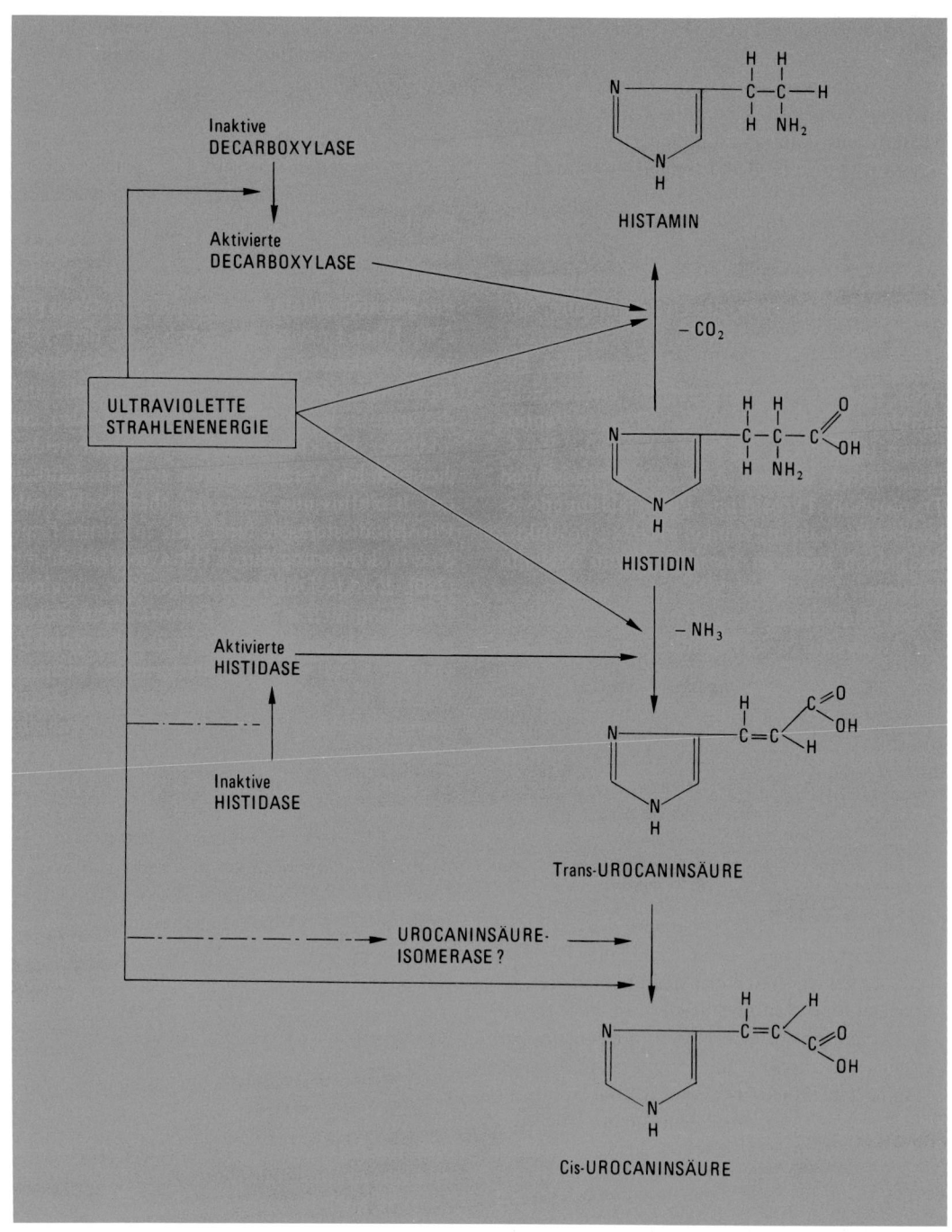

Abb. 8: Veränderungen der Aminosäure Histidin in biologischem Material (in der Haut) unter Ultraviolettbestrahlung

4.5 Erwünschte Wirkungen

Auf den Stoffwechsel

Die gesundheitsfördernde und heilende Wirkung des Sonnenlichtes war bereits in den ältesten Schulen der Medizin bekannt. Schon die Assyrer und Ägypter nahmen Sonnenbäder und legten ihre Kranken in den Sand unter die Sonne. Hippokrates wies in seinen Schriften bereits auf die Heilwirkung der Sonne hin.

Ein in Maßen genossenes Sonnenbad steigert unser Wohlbefinden, das »In-der-Sonne-Liegen« wird als entspannend, erholsam, lustvoll und leistungssteigernd geschildert. Man verspürt eine tonisierende, psychisch aufhellende Wirkung. Für viele ist deshalb die Sonne eine Quelle von Wohlbefinden und Gesundheit, von dem eingangs erwähnten Motiv der Bräunung ganz zu schweigen. Die Bestrahlung des menschlichen Körpers mit Sonnenlicht führt nach bisher vorliegenden Untersuchungen ganz eindeutig in Abhängigkeit von der Dosis zu allgemeinen Reaktionen von Stoffwechsel, Nervensystem und Kreislauf sowie zu Veränderungen der Blutzusammensetzung. Von Bedeutung ist auch die Beeinflussung der immunologischen Reaktivität und des Arbeitsstoffwechsels. Infektionskrankheiten, insbesondere grippalen Infekten wird vorgebeugt, die körperliche Leistungsfähigkeit wird ganz allgemein erhöht [325]. Man kann hier wohl von Effekten sprechen, wie sie auch bei einer Reizkörpertherapie auftreten. Dabei ist – wie bei anderen Verfahren der physikalischen Therapie – anzunehmen, daß die Strahlen nicht punktuell, sondern auf den gesamten Organismus wirken.

Als biopositive Effekte einer *einmaligen* UVB-Exposition für den menschlichen Organismus sind anzuführen:

– Bildung von Vitamin D;
– Erhöhung von Calcium und Phosphat im Serum, Erniedrigung von Plasmacortisol, T_3 und Katecholaminen;
– Verbesserung der physischen Leistungsparameter, z. T. sicher auch durch die verbesserte Sauerstoffabgabe aus den roten Blutkörperchen bedingt;
– Verbesserung psychischer Parameter, Erhöhung der mentalen Leistungsfähigkeit.

Auch biopositive Effekte *mehrmaliger* UVB-Bestrahlungen ließen sich in signifikanter Weise zeigen [23]:

– Verbesserung der unspezifischen Abwehr, Aktivierung der Interferonproduktion;
– Ökonomisierung des Kreislaufs, Verbesserung der Fließeigenschaften des Blutes.

Bei Hautkrankheiten

Gesichert ist heute der heilende Effekt der Sonnenstrahlen bei verschiedenen Hauterkran-

Tabelle 13: Dermatologische Indikationen zur Klimatherapie in Höhenkurorten [11]

Ekzemgruppe
– Kontaktekzem (im wesentlichen berufsbedingt)
– Neurodermitis constitutionalis (Dermatitis atopica, endogenes Ekzem mit/ohne Asthma bronchiale; mit/ohne Rhinitis)
– chronisches Ekzem
– seborrhoisches Ekzem
– dyshidrotisches Ekzem
– Neurodrmitis circumscripta (Lichen chronicus Vidal)

Keratosen (Verhornungsstörungen)
– Ichthyosis

Prurigo (Syndrome mit urtikariellen Knötchen)
Erythemato-squamöse Dermatosen
– Psoriasis vulgaris (Schuppenflechte) mit/ohne Arthropathie

　Parapsoriasis
　Pityriasis rubra pilaris
　Lichen ruber

Dishydrosis (Störungen der Schweißabgabe)
Erkrankung der Talgdrüsen
– Akne vulgaris und conglobata
– Rosacea

Lupus vulgaris (Hauttuberkulose)

kungen. Dies führte zum Einsatz von UVA und UVB in der Lokalbehandlung verschiedener Dermatosen. Hervorzuheben ist hier die UVA$_1$-Bestrahlung bei Neurodermitis [187a]. Aufgrund der Wirkungen der Sonnenstrahlen auf die Haut existieren auch eine Reihe von Sonnenkurorte in Höhenlagen. Durch intensive Untersuchungen konnten reproduzierbare Wirkungsweisen des Klimas auf den menschlichen Organismus dargestellt werden. Daneben gibt es statistisch gesicherte Vergleichsuntersuchungen, daß bei Allergien, Atopie und verschiedenen chronischen Dermatosen im Hochgebirgsklima wesentlich bessere Behandlungserfolge zu erzielen sind als in der Ebene.

In Tabelle 13 sind eine Reihe von dermatologischen Krankheitsbildern aufgeführt, die auf eine Klimatherapie fallweise gut ansprechen. Der günstige Einfluß des Höhenklimas zeigt sich besonders bei Patienten, die an Neurodermitis leiden. Bei rund 94% war das Absetzen einer Steroidmedikation möglich [11].

Zweifellos darf die Auflistung in Tabelle 13 nicht dazu verleiten, die Klimatherapie im Hochgebirge bei Dermatosen zu überwerten. Bei hartnäckigen oder unbeeinflußbaren Fällen bringt diese Behandlungsform jedoch oft erstaunliche Resultate.

Natürlich müssen beim Patienten für eine in großen Höhen durchgeführte Klimatherapie bestimmte Voraussetzungen gegeben sein (siehe Tab. 14).

Tabelle 14: Dermatologische und allgemeinmedizinische Kontraindikationen gegen eine Klimatherapie im Hochgebirge

Dermatologische Kontraindikationen:
sämtliche durch Licht ausgelöste bzw. sich verschlimmernde Dermatosen (z. B. Hautkrankheiten im akuten Schub, Herpes simplex, L. E.)

Allgemeine medizinische Kontraindikationen:
- Herz-Kreislauf-Erkrankungen (Herzinfarkt, schwere Angina pectoris, nicht kompensierte Herzmuskel-Insuffizienz, Cor pulmonale, Vitien, hyperkinetisches Herzsyndrom, fixierter Hochdruck, schwere Durchblutungsstörungen etc.)
- floride Infektionskrankheiten
- Karzinome
- schwere Nieren- und Lebererkrankungen
- schwere endokrinologische Störungen
- psychische Erkrankungen

Calciferol-(»Vitamin D«)-Synthese

Schon im vorigen Jahrhundert war Ärzten aufgefallen, daß sich Sonnenbestrahlung günstig auf das Knochenwachstum bei Kindern auswirkt. Die Erklärung der Zusammenhänge wurde erst aus Erkenntnissen der letzten Zeit gewonnen. Eine der wichtigsten Entdeckungen im Calcium- und Knochenstoffwechsel ist die Erkenntnis, daß die Calciumresorption ohne Calciferole (Vitamin D) nicht möglich ist. Calciferole gehören chemisch zur Gruppe der Steroide. Man unterscheidet als Hauptvertreter das Ergocalciferol (Vitamin D$_2$) und das Cholecalciferol (Vitamin D$_3$). Diese werden aus Provitaminen (2,2-Dehydroergosterin, bzw. 7-Dehydrocholesterol) unter Einwirkung der ultravioletten Strahlung in der Haut gebildet (siehe Kap. 4.5). Wirksam ist dabei der kurzwellige Anteil der Globalstrahlung im Bereich von 300–310 nm [325]. Beide Calciferole stellen jedoch noch nicht die biologisch aktive, den Calciumstoffwechsel regulierende Substanz dar. Sie werden zunächst in die Leber transportiert und dort am C$_{25}$-Atom zu 25-Hydroxy-Calciferolen hydroxyliert (Calcifediol = 25-Hydroxycholcalciferol). Erst in der Niere entsteht das eigentliche, metabolisch aktive Calcitriol (= 1,25-Dehydroxycholecalciferol) unter der Einwirkung des Parathormons.

Schlüsselfunktion für die *Hydroxylierung* Vitamin-D-aktiver Substanzen hat die *1α-Hydroxylase*, ein Enzymsystem in den Mitochondrien der Nierenzellen, dessen Aktivität primär vom Calciumphosphat-Spiegel im Blut und von endokrinen Einflüssen gesteuert wird. Hormone wie Calcitonin, Parathormon, Prolaktin oder auch Estrogene nehmen hier Einfluß.

Das *Parathormon = PTH* (Parathyrin), ein in den Nebenschilddrüsen (Epithelkörperchen) gebildetes Proteohormon, erfüllt zusammen mit Vitamin D im *Calcium-Phosphat-Stoffwechsel* im wesentlichen folgende Funktionen:

- als *Calcämie-Faktor* verbessert es die intestinale Calcium-Absorption, hält die Calcium-Ionen-Konzentration im Serum und in der extrazellulären Körperflüssigkeit konstant, fördert die Calcium-Mobilisierung aus dem Knochen, erhöht die renale Reabsorption von Calcium,
- als *Phosphat-Diurese-Faktor* stimuliert PTH die Phosphat-Ausscheidung durch die Niere,
- als Hormon bedingt es die Bildung von Calcitriol in der Niere. Calcitriol gelangt auf dem Blutweg zu seinen Haupterfolgsorganen, nämlich Darm und Skelettsystem, wo es über einem sehr komplexen Mechanismus den Calcium- und Phosphatstoffwechsel reguliert [43, 108, 109].

Vitamin D hat eine charakteristische *antirachitische* Wirkung und *stellt die Calcium- und Phosphor-Homöostase sicher,* doch beeinflußt es durch weitere pharmakologische Effekte zahlreiche biochemische Stoffwechselmechanismen. Die Angriffspunkte der Calciferole bzw. ihrer Metaboliten als Wirkformen (Hydroxy-Derivate wie Calcitriol) im Intermediär-Stoffwechsel sind derart multifaktoriell, daß diesen hochwirksamen Substanzen mit Vitamin-D-Aktivität vielfach bereits *Hormoncharakter* zugeschrieben wird.

Die *Hydroxyvitamine D* üben unter anderem eine Grundwirkung auf den *Energiestoffwechsel* aus, wirken auf zahlreiche Enzyme des Körpers ein (so z. B. auf die alkalische Phosphatase und die ATPase), beeinflussen auch mehrere körpereigene *Hormone* durch Interaktionen mit dem endokrinen System und greifen als Regulatoren in das *Immungeschehen* ein.

Die Feedback-Mechanismen werden hauptsächlich gesteuert in Abhängigkeit von den Konzentrationen an Calcium, Phosphat und dem 1,25-$(OH)_2$-Vitamin D im Blut. Mit diesen Regulationsmechanismen wird praktisch auch vermieden, daß hypervitaminotische bzw. hypercalcämische Zustände auftreten können [109].

Der UVB-Anteil des Sonnenlichtes spielt also in der Rachitisprophylaxe eine wichtige Rolle. Wenn nicht auf andere Weise für eine Zufuhr von Calciferolen gesorgt wird, kommt es durch UVB-Mangel bei Säuglingen und Kleinkindern zu Knochenwachstumsstörungen. Auch eine dentale Karies kann begünstigt werden. Umgekehrt lassen sich mit UVB-Bestrahlungen, die unter der Erythemschwelle liegen, Rachitis und die ihr verwandten Krankheiten wie Spasmophilie (Überregbarkeit des Nervensystems bei Kindern), Osteomalazie (Knochenerweichung als Vitamin-D-Mangelsymptom bei alten Menschen) und Tetanie (Muskelkrämpfe infolge Calciummangels) vorbeugend oder heilend beeinflussen.

In der Prophylaxe des gesamten Symptomenkomplexes der Rachitis haben deshalb die Wirkungen künstlich erzeugter und natürlich vorkommender UVB-Strahlen eine zentrale Bedeutung. Allerdings wird heutzutage die Sonnenprophylaxe mehr und mehr durch die Gabe Calciferol-haltiger Tabletten und Tropfen ersetzt.

Zusammenfassung

Die Strahlen der Sonne sind also für den Menschen nicht nur eine wichtige Energiequelle für die Synthese von Substanzen, die der Organismus dringend benötigt, sondern sie tragen auch ganz generell zur Gesundheit und zum Wohlbefinden bei.

Ein Sonnenbad liefert die gewünschte kosmetische Bräune, wirkt entspannend und angenehm. Voraussetzung für diese günstigen Auswirkungen der Sonnenstrahlen ist jedoch die Beschränkung der Exposition auf ein vernünftiges Maß. Gewarnt werden muß in jedem Fall vor übermäßigen, unvernünftig langen Sonnenbädern. In solchen Fällen riskiert man eine Reihe von unerwünschten Nebenwirkungen, die sich zum Teil akut äußern, z. T. auch erst nach Jahren manifest werden.

4.6 Auswirkungen der Hitze auf den Organismus

Ungewohnte klimatische Bedingungen wie intensive Sonneneinstrahlung, erhöhte Luftfeuchtigkeit, hohe Außentemperaturen, geringe Luftbewegung belasten den gesamten Organismus und führen bei falschem Verhalten sehr leicht zu Störungen im Wärmehaushalt.

Wer einen längeren Aufenthalt in einem Land mit wesentlich anderen klimatischen Verhältnissen plant oder wer vorhat, ein ausgedehntes Sonnenbad zu genießen, sollte erst einmal seine körperliche Konstitution und die Belastbarkeit seines Kreislauf bedenken. Kreislauflabile Personen, ältere Leute, stark übergewichtige Menschen sowie Patienten mit allgemein schwächenden oder chronischen Erkrankungen sollten eine übermäßige Sonneneinstrahlung und Anstrengungen (harte Arbeit, Sport u. ä.) bei hohen Temperaturen in jedem Fall vermeiden. Zusätzliche belastende Faktoren sind Übermüdung (wenig Schlaf, lange Reisedauer) und Alkoholkonsum. Tabelle 15 faßt eine Reihe von Faktoren zusammen, die bei Hitzeeinwirkungen eine Gefährdung bedeuten.

Dringendst vor Sonnenbädern zu warnen sind Patienten mit Malignomen, selbst nach chirurgischer Entfernung und Chemotherapie: hier besteht immer die – völlig unnötige – Gefahr, daß durch UV-bedingte Suppression der Immunabwehr irgendwelche, vereinzelte Tumorzellen in eine Vermehrungsphase eintreten.

Aber auch gesunde Menschen sollten um die Gefahren einer langdauernden übermäßigen Hitzeeinwirkung wissen. Als wichtigste akute Folgen einer äußerlich bedingten Übererwärmung des Körpers (exogene Hyperthermie) sind die Hitzekrämpfe, der Hitzekollaps und der Hitzschlag zu diskutieren.

Hitzekrämpfe

Hitzekrämpfe können auftreten, wenn es durch starkes Schwitzen zu Flüssigkeits- und Salzverlusten kommt. Betroffen sind vor allem Personen, die unter großer Hitzeeinwirkung anstrengende körperliche Tätigkeiten (Arbeiter, Sportler usw.) ausüben. Der Urlauber oder Sonnenanbeter sollte deshalb schweißtreibende Beschäftigungen (z. B. übertriebene sportliche Aktivität) bei ungewohnt großer Hitze und Sonneneinstrahlung unbedingt vermeiden. Bei körperlicher Arbeit in heißer Umgebung kann es zu extremen Schweißverlusten kommen (bis zu 4 l/Stunde, maximal 10 bis 12 l/Tag). Werden diese ausschließlich mit salzarmen oder salzfreien Flüssigkeiten gedeckt (Tee, Sprudel, Leitungswasser), ohne daß ausreichend Kochsalz aufgenommen wird, was in der Regel mit der Nahrung geschieht, kann es zur »Salzmangelhitzeerschöpfung« mit Krämpfen (»Hitzekrämpfe«) kommen.

Auslösende Ursache für die Hitzekrämpfe ist also vor allem der Natriumverlust über den Schweiß. Durch diese Elektrolytstörung wird der Mechanismus der Muskelkontraktionen

Tabelle 15: Faktoren, die bei Hitzewirkung eine erhöhte Gefährdung bedeuten (z. T. nach [269])

1. Fehlende Akklimatisierung
2. Einstellung des Organismus auf ein kühleres Klima
3. Wasserverluste
4. Verhinderte Abgabe der Eigenwärme (z. B. durch ungünstige Kleidung)
5. Übermüdung
6. Reichliche Mahlzeiten
7. Mangelnde körperliche Fitneß
8. Alkohol
9. Medikamente
10. Übergewicht
11. Hautveränderungen nach Sonnenbrand
12. Chronische Erkrankungen (Diabetes mellitus, Herzkreislaufstörungen, Arteriosklerose)
13. Störungen im Hypothalamus, Hirnstamm und Halsmark
14. Fieberhafte Erkrankungen
15. Reaktionen auf Immunisierung
16. Rekonvaleszenz nach Operationen
17. Hitzeerkrankungen in der Vorgeschichte
18. Spezielle Veranlagung
19. Vorausgegangene oder bösartige Geschwülste

bzw. die Muskelerregbarkeit beeinflußt. Zuerst treten Muskelzuckungen, dann Muskelkrämpfe auf. Zu einer Hitzestauung und damit zu einer wesentlichen Erhöhung der Körpertemperatur kommt es in der Regel nicht, da das Schwitzen und damit die Erzeugung von Verdunstungskälte nicht behindert ist.

Die wichtigste Maßnahme ist ein ausreichender Ersatz des durch Schwitzen bedingten Wasser- und Salzverlustes. Bei Hitzebelastung trinkt der Mensch häufig viel zu wenig und es kommt zu einer selbstverschuldeten Dehydratation, die die Entstehung von Muskelkrämpfen zusätzlich begünstigt. Oft besteht die Irrmeinung, durch weniger Trinken die für einen selbst und für die Umgebung unerfreuliche Schweißproduktion gefahrlos reduzieren zu können. Am günstigsten ist der Flüssigkeits- und Elektrolytersatz mit den auf dem Markt angebotenen Präparaten (»Mineraldrinks«), die als Granulate in Wasser aufgelöst wohlschmeckende Getränke ergeben [149]. Rasche Hilfe bringen gesüßter Tee, Limonaden oder Fruchtsäfte, denen 1 bis 2 Teelöffel Kochsalz pro Liter zugegeben werden. In schweren Fällen mit Schock und Bewußtseinstrübung müssen isotone Kochsalzlösung oder Ringerlaktatlösung vom Arzt infundiert werden [272].

Hitzekollaps

Beim Hitzekollaps steht das periphere Kreislaufversagen im Vordergrund: Der Körper setzt alles ein, um Wärme nach außen abzuführen und so eine Temperatursenkung einzuleiten. Bei hoher Luftfeuchtigkeit versagt der Mechanismus der Schweißverdunstung, also bleibt nur noch die Wärmeabgabe durch Abstrahlung und Konvektion. Aus diesem Grund wird die Durchblutung der Peripherie durch extreme Gefäßerweiterung bis zum Maximum gesteigert, das Blut versackt in den peripheren Gefäßen, ein Blutdruckabfall ist die Folge. Außerdem fließt zu wenig Blut zum Herzen zurück, wodurch das Gehirn nicht mehr ausreichend mit Sauerstoff versorgt wird. Wegen der noch funktionierenden Wärmeabgabe ist die Körpertemperatur nur gering erhöht. An subjektiven Beschwerden zeigen sich vor dem Kollaps, der dann meist im Stehen erfolgt, Schwindel, Sehstörungen, Ohrensausen, Puls- und Atembeschleunigung.

Als erste Maßnahme bei Hitzekollaps muß der Patient an einen kühlen Ort gebracht werden. Die Beine sollen hochgelagert und leicht massiert werden. Die Gabe von Medikamenten mit vorwiegend vasokonstriktorischer Wirkung (α-Sympathomimetika) ist sinnvoll.

Hitzschlag

Ursache des Hitzschlages ist das Unvermögen des Organismus, die aufgenommene Wärme nach außen abzugeben. Dies ist meist dann der Fall, wenn eine Umgebungstemperatur herrscht, die höher ist als die Körpertemperatur, und wenn bei 90- bis 100prozentiger Luftfeuchtigkeit und geringem Luftstrom eine Wärmeabgabe durch Verdunstung oder Konvektion kaum mehr möglich ist oder durch ungünstige Kleidung behindert wird. Wenn gleichzeitig noch schwere Muskelarbeit verrichtet wird, ist die Gefahr eines Hitzeschlages besonders groß. Vorboten sind Schwindel, Schwäche, Kopfschmerzen und sogar Erbrechen.

Durch die fehlende oder ungenügende Schweißsekretion kommt es zu einem Wärmestau mit einem Temperaturanstieg bis zu 42 °C. Die Haut ist gerötet, trocken und heiß, nach dem Kreislaufzusammenbruch eher grau. Bewußtlosigkeit droht bei Temperaturen um 42 °C. Krämpfe treten auf, der Puls ist schwach, schnell und unregelmäßig, schließlich stellt sich Atemlähmung ein. Bewußtlosigkeit und Krämpfe bei heißem feuchten Wetter sollten immer zuerst an einen Hitzschlag denken lassen.

Der Hitzschlag ist eine lebensbedrohliche Erkrankung. Die Therapie besteht in einem möglichst schnellen Abführen der Wärme. Vorrangige Maßnahme ist deshalb die sofortige Verbringung in eine kühlere Umgebung, Hochlagerung des Kopfes, Durchlüftung und Öffnen der Kleidung und Abkühlung des Patienten durch Auflegen kaltfeuchter Tücher (evtl. sogar Eispackungen) auf Kopf, Stirn, Nacken, Beine und Arme.

Die massive äußere Kühlung im Kaltwasserbad oder durch Eisabreibung der Körperoberfläche gilt als klassische Notfallmaßnahme, die auch von nichtärztlichen Ersthelfern ausgeführt werden soll. Vor ihren unerwünschten Wirkungen muß gewarnt werden. Die drastische Kühlung der Haut kann zur Vasokonstriktion mit Durchblutungsdrosselung der Körperdecke führen. Dadurch kann die Innentemperatur kurzzeitig weiter ansteigen (paradoxer Temperaturanstieg). Außerdem empfindet der Nicht-Bewußtlose diese Eiswasserbehandlung als sehr unangenehm.

Bei Körpertemperaturen, die das Leben des Patienten nicht unmittelbar bedrohen (bis 42 °C) ist ein langsames Abkühlen des Organismus vorzuziehen (Kühlmaßnahmen nur an den Extremitäten unter Aussparung des Rumpfes, kalte Umschläge, Eisabreibungen). Muß dem Körper schnell eine größere Wärmemenge entzogen werden (Temperatur zwischen 42 und 43,5 °C), hat sich eine modifizierte Oberflächenkühlung bewährt:

Die Körperoberfläche wird mit temperiertem Leitungswasser (15 °C) besprüht und gleichzeitig geföht (45 °C). Die Hauttemperatur bleibt bei diesen Maßnahmen zwischen 32 und 33 °C, so daß es zu keinem Ansprechen der Kälterezeptoren und auch zu keiner Vasokonstriktion kommt. Gleichwohl können große Wassermassen auf der Körperoberfläche verdunsten. Diese Art der äußeren Kühlung ist effektiv, bewirkt keine paradoxe Temperatursteigerung und wird von den Betroffenen nicht als unangenehm empfunden [272].

In schweren Fällen sind weitergehende Maßnahmen nötig, die selbstverständlich Fachkräften (Rettungsdienst, Ärzte) vorbehalten bleiben müssen.

Die Einnahme fiebersenkender Medikamente auf der Basis der Prostaglandinsynthesehemmer (Salicylate, Pyrazolone) bleibt beim Hitzschlag ohne Wirkung, da die auftretende Erhöhung der Körpertemperatur mit *echtem Fieber*

nichts zu tun hat. Fieber ist ein vom Organismus selbst aktiv erzeugter Zustand, in dem die Temperaturregulation auf einen höheren Wert eingestellt wird. Ursache ist das Vorhandensein sogenannter exogener Pyrogene (bakterielle Stoffe, Viren). Wahrscheinlich werden dadurch die Phagozyten zur Bildung körpereigener Pyrogene stimuliert, die dann über eine Erhöhung der Prostaglandinsynthese im Thermoregulationszentrum des Hypothalamus den Sollwert der Körpertemperatur nach oben stellen. In solchen Fällen sind Arzneisubstanzen, die die Synthese der Prostaglandine hemmen, als fiebersenkende Behandlung erfolgversprechend. Das »Fieber« beim Hitzschlag beruht aber auf einem Anstau exogener Wärme.

4.7 Akute Lichtschäden

Sonnenstich

Lang andauernde, direkte Sonneneinstrahlung auf den unbedeckten Kopf kann Beschwerden zur Folge haben, die denen einer Hirnhautentzündung ähnlich sind. Besonders gefährdet sind Personen mit spärlichem oder fehlendem Haarwuchs: Durch übermäßige Straßleneinwirkung kommt es nicht nur zu einer Verbrennungsreaktion an der Hautoberfläche (UVB), sondern es erfolgt auch eine Reizung der Hirnhäute direkt durch die tief eindringenden Infrarotstrahlen. Kopfschmerzen, Schwindel, Ohrensausen und Gleichgewichtsstörungen treten auf. Das Temperaturregulationszentrum ist gestört und stellt auf einen höheren Wert ein, was zu einer Steigerung der Körpertemperatur führt. Allerdings zeigen die Reaktionen eine zeitliche Verzögerung von Stunden, so daß Gegenmaßnahmen oft erst zu spät eingeleitet werden.

Die Therapie besteht in absoluter Bettruhe, Gaben von kreislaufstützenden Präparaten und von Antiemetika eignen sich als unterstützende Maßnahme. Jegliche weitere Sonneneinstrahlung und Hitzeeinwirkung sind selbstverständlich zu vermeiden. Die Einnahme fiebersenkender Medikamente vom Typ der Prostaglandinsynthesehemmer bleibt ohne nennenswerte Wirkung. Allerdings lindern derartige Medikamente die subjektiven Beschwerden wie Kopf- oder Gliederschmerzen. Kalt-feuchte Umschläge auf die heiße, durch einen Sonnenbrand oft entzündete Kopf- und Stirnhaut verschaffen Erleichterung. In schweren Fällen (Erbrechen, Bewußtseinstrübungen) sollte unbedingt ein Arzt zugezogen werden, der durch geeignete Maßnahmen (z. B. Corticoidgabe, am besten als Infusion) versuchen wird, die Entzündungserscheinungen zum Abklingen zu bringen und damit der Gefahr eines Gehirnödems zu begegnen [272].

Strahleneinwirkungen auf die Augen

Von dem gesamten Strahlenspektrum der Sonne, mit dem man beim Sonnenbaden konfrontiert wird – also Infrarotstrahlen, sichtbarer und ultravioletter Bereich – hat jede Strahlenart ihre charakteristischen Auswirkungen auf das menschliche Auge. Im Vordergrund der hier angestellten Betrachtungen stehen die ultravioletten Strahlen, die zu besonders schmerzhaften Schäden an der Augenoberfläche, aber auch zu Veränderungen im Augeninneren führen können [72].

Hornhaut und Bindehaut zeigen dabei gegen die verschiedenen Spektralbereiche – nämlich UVA-, UVB- und UVC-Strahlen – eine jeweils charakteristische Empfindlichkeit, die beim Menschen ein Maximum im Wellenbereich um 270 nm (UVC) hat. In diesem Bereich absorbieren die DNA-Moleküle der Epithelzellen der Hornhaut besonders stark. Beim Arbeiten unter künstlichen Strahlern, die UVC produzieren, sind deshalb die Augen durch eine gute Brille besonders zu schützen. Die schädigende Wirkung reicht aber noch bis in den Wellenbereich um ca. 320 nm, so daß auch die UVB-Strahlen der Sonne eine schmerzhafte Hornhautentzündung *(Photokeratitis)* verursachen können. Diese tritt mit einer typischen Verzögerung von mehreren Stunden ein, ist aber in der Regel reversibel.

Das Augeninnere wird von den ultravioletten Strahlen in unterschiedlichem Ausmaß erreicht. Unter 295 nm werden alle Strahlen von der Hornhaut abgefangen, bei 310 nm (UVB) beträgt die Durchlässigkeit aber schon ungefähr 35 %, während bei 360 nm (UVA) fast 70 % der Strahlen auf die Linsenvorderfläche fallen. Da in diesem Bereich des Auges auch DNA-haltige Strukturen liegen, und zwar in Form des Linsenepithels, entstehen hier die gleichen Strahlenschäden wie bei der Hornhaut.

Verfolgt man den weiteren Verlauf der Ultraviolettstrahlen, so fällt auf, daß der hinter der Linse gelegene Glaskörper erst von Strahlen ab 370 nm erreicht wird. Fast der gesamte UVA-Bereich von 325 bis 370 nm wird also durch die Linse absorbiert. Die absorbierten Photonen verursachen in der Linse des menschlichen Auges Trübungen. In-vitro-Experimente an extrahierten Linsen ergaben vor allem im Linsenkern das Auftreten gelbbrauner Verfärbungen, die vermutlich auf Abbauprodukte des Tryptophans zurückgehen, einer Aminosäure, die in den Eiweißkörpern der Linse enthalten ist. Bei Photochemotherapie steht die Reaktivität des Lysins als Ursache für Trübungen im Vordergrund. Die maximale spektrale Empfindlichkeit für diese Reaktion wurde bei 360 nm ermittelt [72].

Der geringe Anteil an ultravioletten Strahlen, die nicht von Hornhaut und Linse absorbiert wurden, durchdringt ungehindert die Glaskörperflüssigkeit und gelangt zur Netzhaut. Im Tierversuch (Mäuse) können durch lange und massive Bestrahlungen Schäden an der Netzhaut hervorgerufen werden, ähnliche Auswirkungen beim Menschen wurden bisher nicht bekannt. Allerdings besteht bei der Einnahme von Photosensibilisatoren, z. B. von 8-Methoxypsoralen, die Gefahr, daß die Schädigungsschwelle erheblich herabgesetzt wird. An Kaninchenaugen konnten allein durch die Sonne massive Netzhautdegenerationen festgestellt werden. Für zuverlässige Schlußfolgerungen auf die Verhältnisse am Menschen reichen die vorhandenen Untersuchungen jedoch nicht aus. Zu bemerken ist noch, daß es auf der langwelligen Seite durch Infrarotstrahlen, die in das Augeninnere eindringen, zu einer typischen

Linsentrübung kommen kann. Sie wurde nach dem am meisten betroffenen Personenkreis als *Glasbläserstar* bezeichnet.

Um unsere Sehorgane vor den beschriebenen schädigenden Wirkungen der Sonnenstrahlen zu bewahren, sollten die Augen beim Sonnenbaden geschlossen oder durch eine Brille mit einem zuverlässig ultraviolettabsorbierenden Glas geschützt werden. Besonders wichtig ist dies bei stark reflektierenden Flächen, z. B. den Schneefeldern in großen Höhen (Gletschertouren). Ein zusätzlicher Schutz sind Augentropfen, die UV-absorbierende Substanzen enthalten.

Als Folge chronischer UVB-Belastungen ist mit dem Auftreten einer Linsentrübung zu rechnen. So wie die senile Katarakt durch endogen gebildete Radikale entsteht, so tragen UVB-bedingte Radikale im Rahmen des chronischen Lichtschadens am Sehorgan zur Linsentrübung bei. In einigen Studien wurde eine Beziehung zwischen Kataraktentstehung und lebenslanger UVB-Belastung hergestellt.

Strahlenwirkung auf die Haut

UVB-bedingte Schäden an der Haut gehen im wesentlichen auf 3 Ursachen zurück:

- Freisetzung von Mediatoren (Sonnenbrand)
- Entstehung von freien, reaktionsfähigen Radikalen
- Schädigung der DNA-Strukturen in den Zellkernen (chronischer Lichtschaden – mit einigen Symptomen einer »vorzeitigen Hautalterung«, Hautkrebs)

Freisetzung von Gewebshormonen

Nach einer Sonnenlichtexposition erfolgen photochemische Umsetzungen innerhalb der Hautschichten die zur Entwicklung und Freisetzung von Mediatoren führt. Diese Mediatoren werden in der Haut und auch im Organismus wirksam. Dabei spielen drei Arten von Mediatoren, die etwa ab der zweiten Stunde nach der Strahleneinwirkung freigesetzt werden, eine Rolle: Histamin, Kinine und Prostaglandine.

Aus den Keratinozyten wird durch UVB Interleukin-1 freigesetzt, welches in den Organismus gelangt und zum Auftreten von Fieber führen könnte.

Histamin

Histamin wird vom Organismus durch Decarboxylierung von Histidin gebildet, experimentell ließ sich von der Histidindecarboxylase eine Aktivierung durch Strahlenenergie nachweisen, doch dürfte dieser Effekt ohne Bedeutung für die Entstehung von Histamin als Mediator des Strahlenerythems sein (vgl. hierzu Abb. 8, Seite 66).

Histamin befindet sich in den Mastzellen des Hautbindegewebes. In dieser Form ist es ohne biologische Aktivität. Erfolgt bei Schädigung der Mastzellen eine Freisetzung von Histamin, so treten die bekannten pharmakologischen Wirkungen dieses biogenen Amins auf. Gefäßerweiterung (direkt und über einen Axonreflex) und Permeabilitätsstörung (Austritt von Flüssigkeit und Eiweißkörpern aus den Gefäßen in die Gewebe). In der Haut bewirkt eine Histaminfreisetzung aus den Mastzellen die Entstehung einer Rötung *(Erythem)* und von Quaddeln *(Urtika,* mehrere Quaddeln bieten das Bild der *Urtikaria).*

Strahleneinwirkung verursacht eine Schädigung von Mastzellen mit darauf folgender Histaminfreisetzung. Diese Ergebnisse direkter Bestrahlungsversuche dürfen aber nicht zur Erklärung der Pathogenese des Strahlenerythems beim Menschen herangezogen werden. Die Mastzellen des Hautbindegewebes werden gegenüber Photonen nicht allzustark exponiert. Zweifellos ist Histamin einer der Mediatoren der akut entzündlichen Reaktion nach Bestrahlungen (Energieabsorption), aber seine Bedeutung darf nicht überschätzt werden. Die alte ELLINGERsche Theorie, die Histamin und seine pharmakologischen Wirkungen ins Zentrum der akuten Ultraviolettstrahlenreaktion setzt, ist heute verlassen (ausführliche Angaben hierzu in [217]).

Man nimmt an, daß Histamin in der Frühphase des akuten Sonnenbrandes in geringem Maß als Mediator beteiligt ist. (Deshalb ist der Einsatz von Antihistaminika zur Behandlung eines Sonnenbrandes nicht allzu erfolgversprechend.)

Kinine

Kinine sind biologisch aktive Peptide, deren wichtigste Vertreter aus 9 bis 11 Aminosäuren aufgebaut sind. Am bekanntesten ist das Dekapeptid Bradykinin. Die pharmakologischen Wirkungen der Kinine entsprechen weitgehend den pharmakologischen Effekten des Histamins.

Kinine entstehen aus ihren Vorstufen, den Kininogenen. Die Kininaktivierung erfolgt in erster Linie auf enzymatischem Wege (erste Phase: Aktivierung der Kallikreinogene zu Kallikreinen, z. B. durch physikalische Einwirkungen; zweite Phase: Aktivierung der Kininogene – beim Menschen gehören die Kininogene zu der Gruppe der α_2-Globuline – durch die Kallikreine). Nach Ultraviolettbestrahlungen der Haut ließen sich in der abfließenden Lymphe vermehrt Kinine nachweisen. Aber dieser Befund darf nicht überschätzt werden; Kinine sind am Zustandekommen des Strahlenerythems mitbeteiligt, nehmen aber in der Pathogenese keine zentrale Stellung ein.

Prostaglandine

Durch Strahlenenergie entstandene Radikale oxidieren langkettige Fettsäuren, die Bestandteile der die Zellmembranen aufbauenden Phospholipide sind. Solche gestörten Phospholipide werden durch Phospholipase A angreifbar; Phospholipase wird als Folge der Unordnung in den Membranlipiden, als Folge des Nebeneinander unveränderter und oxidierter Phospholipide aktiviert. Die Folge der phospholipaseinduzierten Zerlegung von Membranphospholipiden ist die Entstehung von Arachidonsäure, welche unter der Einwirkung der Zyklooxygenase (= Prostaglandinsynthetase) zur Vorstufe verschiedener Prostaglandine umgewandelt wird. Unter Prostaglandinen versteht man eine Reihe vasoaktiver, spasmogener Lipide, die aus Bestandteilen von Zellmembranen (Phospholipiden) entstehen. Chemisch handelt es sich bei den Prostaglandinen um zyklische, ungesättigte, Sauerstoff-enthaltende Fettsäuren mit 20 Kohlenstoffatomen, die das Skelett der Prostanoinsäure enthalten. Je nachdem, ob am Fünferring eine Hydroxylgruppe oder eine Oxogruppe sitzt, unterscheidet man Prostaglandine der F-Reihe und solche der E-Reihe. Zum Teil weisen die Substanzen der beiden Gruppen antagonistische Effekte auf.

Prostaglandin E_1 ist ein starker Mediator entzündlicher Reaktionen und übertrifft in seiner permeabilitätsstörenden und vasodilatatorischen Wirkung das Histamin. Prostaglandine steigern den Gehalt der Zellen an AMP, wodurch die Mitose gestoppt wird. Der Organismus verhindert über diesen Weg, daß sich Zellen mit UV-bedingten Schäden der DNA weiter teilen und die Schäden an Tochterzellen weitergeben (Mutationen). Eine Erschöpfung des Gewebes an Prostaglandinen ist praktisch nicht möglich, da reichlich Ausgangssubstanz vorliegt. Im Gegensatz dazu können die Histaminspeicher der Haut, die Mastzellen, rasch entleert werden; die Nachbildung braucht einige Tage (Erklärung von immunologischen Tachyphylaxiephänomenen). Ultraviolettbestrahlungen führen zu einer reichlichen Bildung von Prostaglandinen der E-Reihe in der Haut. Die lokale Einbringung von Prostaglandin-Synthetase-Hemmstoffen bedingt eine starke Abschwächung von Ultraviolettstrahlenerythemen. Nach dem derzeitigen Stand der Forschung sind die Prostaglandine E als die wichtigsten Mediatoren für die Pathogenese der Ultraviolettstrahlenreaktion beim Menschen anzusehen [217, 230]. Aber wie bei jeder entzündlichen Reaktion treten Wechselwirkungen aller wichtigen Mediatoren ein, so daß ein Nebeneinander von Histamin (in erster Linie energiebedingte, im Hinblick auf UV unspezifische Sofortreaktion), Kininen (in erster Linie Auslösung des Hautschmerzes) und Prostaglandinen (Unterhaltung einer länger dauernden entzündlichen Reaktion) vorliegt.

In diesem Zusammenhang sind auch die Zytotoxine zu erwähnen: Durch den Zerfall von Epidermiszellen und den Zerfall der in der Frühphase eingewanderten Leukozyten kommt es zur Freisetzung von entzündungserregenden Toxinen und Enzymen. Damit bedingt ist eine Freisetzung bzw. Bildung der bereits geschilderten Mediatoren wie Histamin oder Prostaglandinen.

Das Erythem

Geringe, bzw. kurzfristige Expositionen der Haut gegen ultraviolette Strahlen werden zunächst ohne spürbare und klinisch sichtbare Veränderungen toleriert. Erst wenn eine gewisse Schwelle – man spricht von der sog. *Erythemschwelle* (=minimale Erythemdosis, MED) – erreicht oder überschritten wird, kommt es nach einer Latenzzeit von ca. 2 bis 5 Stunden in den Hautschichten zu Reaktionen, die mit den typischen Zeichen einer Entzündung einhergehen. Aufgrund der zeitlichen Verzögerung der ersten spürbaren Anzeichen einer Lichtentzündung brechen die meisten Menschen ihr Sonnenbad viel zu spät ab. Wenn man die ersten Hautirritationen spürt, ist es für Schutzmaßnahmen schon zu spät.

Das Erythem ist scharf auf denjenigen Bereich der Haut begrenzt, der der Strahlung ausgesetzt war, und äußert sich in Form von Rötung, Schwellung, Schmerz und Juckreiz. Diese für ein Sonnerythem typischen Reaktionen sind im wesentlichen die Folge einer übermäßigen Einwirkung von UVB-Strahlen und von UVC-Strahlen (nur bei künstlichen Lichtquellen). UVA bewirkt kein typisches Strahlenerythem.

Die durch die UVB gesetzten Schäden manifestieren sich in verschiedenen Stadien und reichen von einer leichten Rötung bis zur Blasenbildung und im Extremfall sogar bis zur Nekrose (Tab. 16).

Die perivaskulären Ödeme zeigen sich ca. 6–12 Stunden nach der Bestrahlung. Zu diesem Zeitpunkt erreicht die Vasodilatation ihr Maximum, etwa 24 Stunden danach findet auch die zelluläre Reaktion ihre stärkste Ausprägung. Histologisch zeigt sich dabei eine auffallende Verbreiterung der interzellulären Räume in der Epidermis, sowohl in den basalen als auch in den oberflächlichen Schichten. Auch mikroskopisch nachweisbare Vakuolen im Cytoplasma treten auf [129]. Gleichzeitig sind epidermale Veränderungen zu sehen, die von leichten Kern- und Plasmaschäden bis zu blasigen Abhebungen reichen.

Besonders zu erwähnen ist die Nekrotisierung einzelner Keratinozyten. Die zerstörten Zellen werden Tage später abgestoßen ("sun burn cells"). Den zeitlichen Verlauf der Bildung solcher Sonnenbrandzellen konnte man in Schichtpräparaten in der Mäuseepidermis untersuchen. 6 Stunden nach der UVB-Bestrah-

Tabelle 16: Klinische Stadien der UVB-Entzündung [147]

Stadium	Farbe	weg-drück-bar	Pigmen-tierung	Follikel-schwel-lung	Juck-reiz, Schmerz	Blasen-bildung	spätere Abschil-ferung
I	rosa	ja	(+)	∅	∅	∅	∅
II	hochrot	ja	+	+	(+) → +	∅	(+)
III	blaurot	nein	+ +	+	+ +	∅	+
IV	dunkelrot	nein	+ + → ∅	+ +	+ +	+	+ +

∅ nicht feststellbar
+ vorhanden
+ + stark ausgeprägt

lung erschienen die ersten Sonnenbrandzellen und erreichten nach 24 Stunden ein Maximum [197].

> • *Klinik und biochemische Pharmakologie des Sonnenbrandes (Sonnenerythem durch UVB) lassen keineswegs die Interpretation zu, daß es sich hier um eine Warnreaktion des Organismus handelt. Dazu ist der Zeitraum zwischen eintretender Schädigung (UVB-Exposition) und klinisch manifester Reaktion zu lang. Der biologische Sinn des Sonnenbrandes ist vielmehr darin zu sehen, daß die Zellteilung arretiert wird. Solcherart kann verhindert werden, daß sich Zellen mit den hier massiv geschädigten Desoxyribonukleinsäuren teilen und die »Fehler« an die Tochterzellen weitergegeben werden. Die geschädigten Zellen sterben ab, womit Spätreaktionen (chronischer Lichtschaden) verhindert werden.*

Ursache für die verbrennungsartigen Erscheinungen der Haut durch die Wirkung der ultravioletten Sonnenstrahlen ist eine zu intensive Absorption von Lichtquanten des Bereiches von 290 bis 320 nm. Der Sonnenbrand geht ausschließlich auf die Wirkung der UVB-Strahlen zurück. Strahlen dieser Wellenlänge reagieren mit Zell- und Membranbestandteilen (Nukleinsäuren, Lipiden, Aminosäuren, Proteinen, Enzymen). Interessant ist in diesem Zusammenhang, daß die durch künstliche Lichtquellen erzeugten UVC-Eryteme schneller auftreten als die UVB-bedingten Eryteme und auch rascher abklingen [147]. UVC-Eryteme sind rein vaskuläre Eryteme, so wie die seltenen UVA-Eryteme rein kalorische Eryteme darstellen; beide Formen haben mit dem typischen Strahlenerythem nach UVB-Einwirkung nichts gemeinsam.

Das experimentell ermittelte Maximum der Erythemwirksamkeit der UVB-Strahlen liegt bei 297 nm [2]. Beim Sonnenbaden scheint sich die maximale Wirkung zu 308 nm hin zu verschieben [294, 302] (siehe Abb. 9).

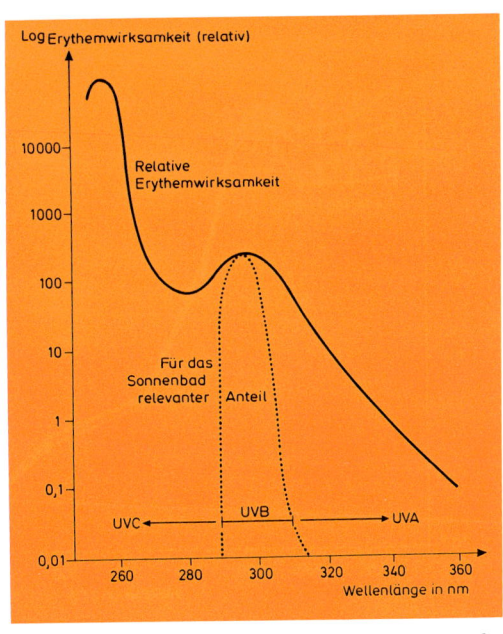

Abb. 9: Die relative Erythemwirksamkeit an der menschlichen Haut von Strahlen des Ultraviolettbereichs. Punktiert der für das Sonnenbad relevante Anteil, relevant bezüglich der vorhandenen Wellenlängen und ausreichender Intensität; UVC: nicht vorhanden; UVA: zu geringe Intensitäten

Der Verlauf der Erythemwirksamkeitskurve in linearer Auftragung zeigt eine scharfe Grenze bei 320 nm. Verfolgt man die Kurve bei einer logarithmischen Auftragung weiter, so ist eine leichte Abflachung bis in den UVA-Bereich hinein zu beobachten.

Die wichtigste biologische Dosis, nicht nur weil sie besonders gut visuell zu bestimmen ist, sondern auch im Hinblick auf ihre Lage zwischen normaler Lichtverträglichkeit und Übergang in die akute Lichtenzmündung, ist die minimale Erythemdosis, die für UVB bei 25 mJ/m^2 liegt (MED = Sonnenbrandschwellendosis).

Die spektrale Erythemwirksamkeitskurve (Abb. 10) zeigt, sieht man einmal vom UVC ab, das bekannte Maximum bei ca. 300 nm. Zum UVA hin fällt die Kurve steil ab, und zwar etwa auf ein 1000stel der Wirksamkeit.

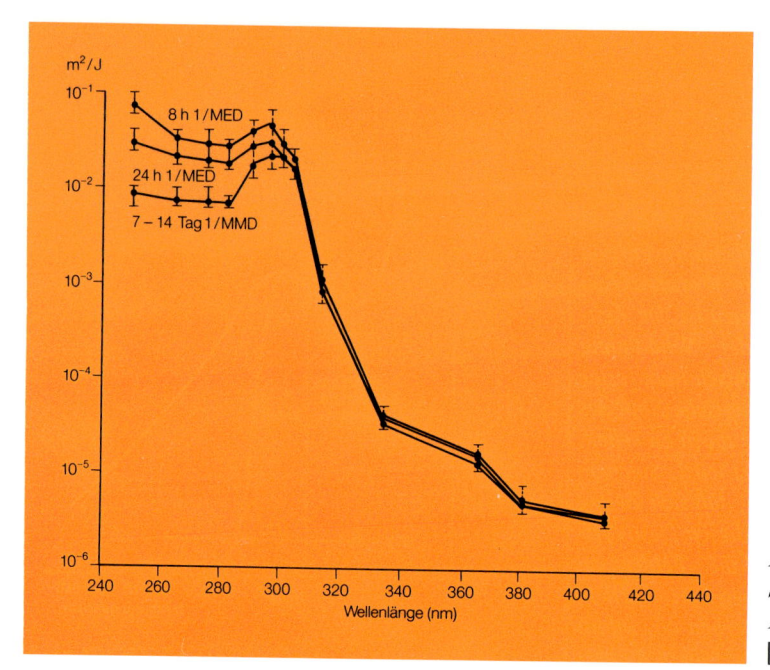

Abb. 10:
Spektrale Erythem- und Pigment-Wirksamkeitskurve
[307]

Im Bereich um 320 bis 340 nm ist theoretisch eine Erythemauslösung möglich, allerdings nur in so hohen Dosen, wie sie selbst bei intensivster Sonnenbestrahlung nicht erreicht werden dürften. Diese differenzierten Betrachtungen des Strahlenbereiches von 320 bis 340 nm sind also für die Erythemauslösung unbedeutend, spielen aber eine große Rolle bei der Diskussion über

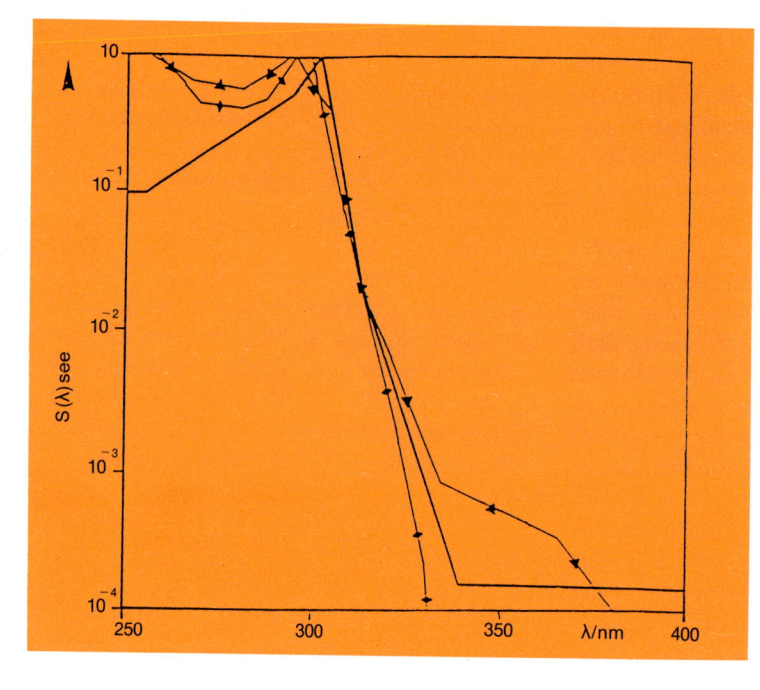

Abb. 11:
Relative spektrale Wirkungsfunktion für die Photokarzinogenese
— nach Slaper
♦ nach Cole et al.
(zum Vergleich UV-Erythem
▼ nach Parrish et al., 1982

die Spätschäden an der Haut, da im Bereich von 320 bis 340 nm noch Wechselwirkungen mit den DNA-Strukturen der Zellkerne erfolgen und somit Schadeffekte gesetzt werden können. Dies zeigt auch der Verlauf der Karzinomentstehungskurve, die sich weitgehend mit der Erythemkurve deckt (Abb. 11).

Dieses Hineinreichen der Erythemwirksamkeitskurve in das kurzwellige UVA ist häufig die Ursache, daß immer wieder eine Schädlichkeit auch der UVA-Strahlung angenommen wird. Bei der Diskussion um Schaden und Nutzen von UVA-Strahlen auf die Haut ist deshalb eine genaue Angabe darüber wichtig, bei welcher Wellenlänge die Grenze zwischen UVB- und UVA-Strahlung gezogen wird.

An menschlicher Haut hat man beobachtet, daß das UVB-Erythem stärker ausfällt, wenn kurz vor oder nach der UVB-Exposition mit Ultraviolett-A bestrahlt wurde. In manchen Modellen genügen schon ganz geringe Lichtquanten langwelliger Ultraviolettstrahlen, um den Effekt einer innerhalb von 6 Stunden einwirkenden UVB-Bestrahlung zu verstärken [143]. Dieses als *Photoaugmentation* bezeichnete Phänomen ist von entscheidender Bedeutung bei der Beurteilung der zum Zwecke der künstlichen Bräunung eingesetzten UVA-Lampen, die nicht nur hochdosiert UVA produzieren, sondern auch 0,3 bis 5% ihrer Energie im UVB-Bereich emittieren (siehe Kap. 10.4). In einer durch UVA bereits »vorbelasteten« Haut können ganz geringe Intensitäten von UVB bereits zu massiven Strahlenerythemen führen. Noch wichtiger ist das Phänomen der Photoaugmentation – gerade im Hinblick auf die Beurteilung von Nutzen und Risiko künstlicher Strahlenquellen – im bezug auf die Spätschäden; geringe Beimengungen von UVB zu einer UVA-Bestrahlung enthält ein gleichgroßes Risiko hinsichtlich chronischer Strahlenschäden mit allen ihren Folgen wie eine durchschnittliche UVB-Exposition. Im übrigen vermag auch Infrarot einen photoaugmentativen Effekt auf Ultraviolett zu nehmen, dies ist bei der Sonnenexposition am Strand zu berücksichtigen.

Außer dieser Photoaugmentation kennt man auch den gegenteiligen Effekt, die Photoprotektion. So vermögen bei der haarlosen Maus Bestrahlungen mit UVA-Licht die Wirkung einer vorher applizierten, sicher karzinogenen UVB-Dosis über die Aktivierung der Lightrepair (siehe Kap. 4.9) signifikant zu vermindern [226].

● *Radikale*

Unter Radikalen versteht man Atome oder Moleküle mit einem ungepaarten Elektron. Solche Verbindungen sind in der Regel sehr kurzlebig (10^{-9} bis 10^{-10} Sek.), äußerst reaktionsfähig und gehen sofort mit anderen Substraten eine Verbindung ein. Dabei werden oft wieder Radikale gebildet, die dann in einer Kettenreaktion weiterreagieren. Folgende Radikale können gebildet werden:

Vorstufen		
$^1O_2$	Singulett-Sauerstoff	hochreaktive Moleküle, die durch die Erzeugung von Freien Radialen Schäden verursachen
H_2O_2	Wasserstoffperoxid	
Freie Radikale		
O_2^-	Superoxid-Anion-Radikal	chemische Partikel mit mindestens einem ungepaarten Elektron
$HO^.$	Hydroxyl-Radikal	
$ROO^.$	Peroxi-Radikal	

Die Herkunft freier Radikale ist:

1. *Endogen*
   Atmungskette
   Oxidasen, z. B. Xanthinoxidase, Arachidonsäurekaskade
   Phagozytose, z. B. bei der Immunabwehr

2. *Exogen*
   Nahrungsmittel
   Arzneimittel (z. B. Paracetamol)
   Umweltgifte
   Zigarettenrauch
   Ultraviolettstrahlen

Freie Radikale spielen bei der Entwicklung vieler Krankheiten eine Rolle, vor allem sind sie an der Entstehung des chronischen Lichtschadens durch UVB-Einwirkung beteiligt und finden sich praktisch bei allen Gewebsentzündungen, z. B. Arthritis oder Rheuma.

Die Zelle verfügt mit Enzymen wie Superoxiddismutasen, Peroxidasen oder Glutathion über geeignete Schutzmechanismen, um sich vor den zellschädigenden Effekten der Radikale zu schützen [22].

Die wirksamsten freien Radikalen Killer sind:

Tocopherole E	löscht Singulett-Sauerstoff aus stabilisiert Hydroxyl-Radikale stabilisiert Superoxid-Anion-Radikale verhindert Lipid-Peroxidation
Ascorbinäsure	löscht Singulett-Sauerstoff aus stabilisiert Hydroxyl-Radikale stabilisiert Superoxid-Anion-Radikale
β-Karotin	löscht Singulett-Sauerstoff am wirkungsvollsten aus

Das von den Melanozyten gebildete Hauptpigment Melanin wirkt ebenfalls als Radikalfänger.

Der wirksamste Schutz vor der UVB-bedingten Radikalentstehung ist die konsequente Anwendung von Sonnenschutzmitteln.

Einflußfaktoren auf die Strahlenwirkung

Das Ausmaß der schädigenden Wirkung der Sonnenstrahlen hängt im wesentlichen von der individuellen Empfindlichkeit des Menschen sowie der Intensität, bzw. der Dauer der Bestrahlung ab.

Individuelle Empfindlichkeit

Die individuelle Empfindlichkeit wird maßgeblich bestimmt von der Dicke der Hornschicht und dem Pigmentgehalt der Haut. Die geringste Strahlendosis, die zur Ausbildung eines Erythems nötig ist, bezeichnet man als *minimale Erythemdosis* (MED). Diese kann experimentell mit der sog. Bestrahlungstreppe (steigende Bestrahlungszeiten mit einer künstlichen Lichtquelle mit möglichst der Sonne ähnlichem Emis-

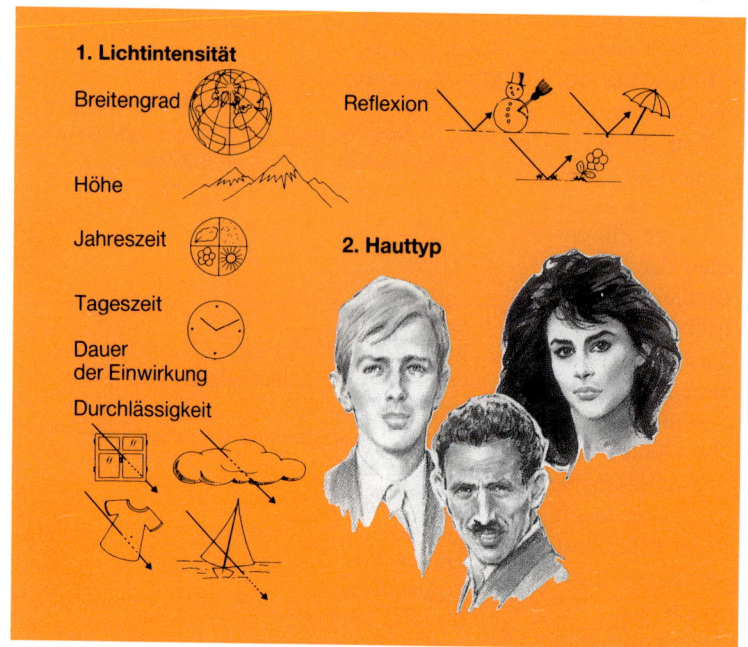

Abb. 12:
Bestimmende Faktoren für
Sonnenbrand
und Hautpigmentierung

sionsspektrum, z. B. einer Xenon-Hochdrucklampe) ermittelt werden. Hinsichtlich der individuellen Empfindlichkeit sind unter den Europäern 4 Gruppen (Pigmentierungstypen) zu unterscheiden (Tab. 17).

Manche Autoren [40] nehmen eine weitere Unterteilung vor:

Typ V: Mittelöstlicher oder südamerikanischer Typ
Tiefbraune Grundfarbe, sehr selten Sonnenbrand

Typ VI: Schwarze Rasse (Neger, Nubier)
Bei regelmäßiger Sonnenexposition nie Sonnenbrand.

Personen der Gruppe I und II ziehen sich schon nach kurzer Sonnenlichtexposition Erytheme zu. Die Schutzmechanismen der Haut sind wenig ausgeprägt, so daß das Entstehen von chronischen Lichtschäden und von Hautkarzinomen begünstigt ist. Solche Menschen neigen auch verstärkt zur Ausbildung von Melanomen. Wiederholte Sonneneinwirkung muß vermieden werden, bzw. durch wirksame Schutzmaßnahmen (Kleidung, reichliches Verwenden von Lichtschutzmitteln mit hohen Faktoren) abgeschwächt werden.

Stark pigmentierte Rassen reagieren auf UV-Bestrahlung wesentlich schwächer; das gilt insbesondere für die Neger, deren Pigmentgehalt bis in die Hornschicht hinaufreicht und wie ein dichter Sonnenschirm die tieferen Hautschichten schützt.

Eine vorübergehende gesteigerte Sonnenempfindlichkeit besteht – wenn man von medikamentösen Therapien absieht (siehe Photosensibilisatoren, Kap. 11) – an Stellen frischer Epithelisierung. Eine frische Epithelisierung liegt nach Wundheilung vor, findet sich aber auch nach abgelaufenen zweitgradigen Verbrennungen (auch nach zweitgradigem Sonnenbrand!). Jede Maßnahme, die die Hornschicht entfernt, verringert den physiologischen Lichtschutz. Besonders gefährdet sind Hautstellen nach einem Peeling, wie es aus erscheinungsmedizinischen Gründen z. B. bei stark runzeliger Gesichtshaut durchgeführt wird. Nach Dermabrasion, Schleifung mit Kristallen oder chemischem Peeling durch Ätzmittel können Sonnenbestrahlungen zu schwersten Verbrennungen führen. Die Haut ist nicht nur eines wichtigen Lichtschutzmechanismus beraubt, sondern befindet sich noch dazu in einer kritischen Heilungsphase mit abnorm hoher Empfindlichkeit gegen jede Form von Noxen.

Auch durch den Schäleffekt der all-trans-Retinsäure-Behandlung bei Akne und bei verschiedenen Keratosen wird die Sonnenlichtempfindlichkeit der Haut gesteigert. Nur selten entwickelt sich eine derartige Empfindlichkeit auch nach Anwendung von Benzoylperoxid zur Aknebehandlung. Dies wurde oft fälschlich als »phototoxische Wirkung von Benzoylperoxid« gedeutet.

Empfindlicher auf Sonnenstrahlen als normal reagiert eine Haut, deren Oberschicht z. B. nach einem langen Aufenthalt im Wasser gequollen ist. Um therapeutische Bestrahlungen optimal auszunützen, wird deshalb die Haut vorher gut durchfeuchtet [306]. Im Anschluß an einen langen Aufenthalt im Wasser sollte man sich erst nach dem Abtrocknen wieder der Sonne aussetzen. Nicht zu vergessen ist die Verstärkung der Strahlenwirkung durch den Brennglaseffekt der auf der Haut liegenden Wassertropfen. Beobachtet wurde, daß es auf einer mit Seife gewaschenen Haut eher zu Erythemreaktionen kommt als etwa nach Salzbädern [154]. Möglicherweise spielen hier phototoxische Effekte eine Rolle, die über Seifenrückstände oder evtl. zugesetzte antimikrobielle Substanzen ausgelöst werden. Aber in erster Linie ist wohl an das Herauslösen lichtschützender Komponenten aus der Hydrolipid-Emulsion der Hautoberfläche und an das Abmazerieren der Hornschicht zu denken.

Eine feuchte und ganz besonders eine leicht gequollene Hautoberfläche weist nur noch eine verminderte Lichtabwehr auf: Reflexion und Streuung nehmen unter diesen Bedingungen ab.

Zu berücksichtigen ist, daß von Körperstelle zu Körperstelle erhebliche Unterschiede in der

Sonnenempfindlichkeit bestehen. Die Innenseite der Arme und Beine sowie der Rücken reagieren eher mit einer Rötung als das Gesicht; Nasenrücken und vor allem Lippen, die überhaupt keine Schutzschicht haben, sind besonders gefährdet. Vorsicht ist beim Nacktbaden angebracht. Körperstellen, die normalerweise von Kleidung bedeckt sind, wie Gesäß oder Brüste, reagieren auf Sonne sehr schnell mit heftigen Entzündungen.

Hautstellen mit verringerter oder fehlender Pigmentierung (Vitiligo, partieller Albinismus, Narben) bedürfen eines exakten UV-Schutzes.

Über die Änderung der Lichtempfindlichkeit in Abhängigkeit vom Alter differieren die Angaben [147]: Besonders für Säuglinge wird sowohl eine höhere als auch eine geringere Empfindlichkeit im Vergleich zu Erwachsenen angegeben. Gesichert scheint die abgeschwächte Empfindlichkeit in der Pubertät und im höheren Alter. Prämenstruell und während der Schwangerschaft ist die Lichtempfindlichkeit der Haut erhöht, im Wochenbett normalisiert sie sich wieder. (Säuglinge gehören wegen der allgemeinen Energiebelastung überhaupt nicht gegen Sonnenstrahlen exponiert.)

Intensität der Bestrahlung

Die Zellschädigungen werden im wesentlichen von der Gesamtdosis der innerhalb einiger Stunden auf die Haut auftreffenden Strahlen geprägt. Grundlage dieser Aussage ist das Gesetz von Bunsen-Roscow, welches aussagt, daß die photochemische Wirkung der Intensität des eingestrahlten Lichtes proportional ist, d. h. mit steigender Lichtdosis wird die Reaktion an der Haut verstärkt. Damit werden entsprechen-

Tabelle 17: Anhaltspunkte für die Einteilung der Pigmentierungstypen (Europa)

Pigmentierungs-Typ	Beschreibung	Bezeichnung (Verteilung)	Reaktion auf die Sonne		Eigenschutz-zeit in der Sonne
			Sonnenbrand	Bräunung	
I	Haut: auffallend hell, blaß Sommersprossen: stark Haare: rötlich Augen: grün, blau, selten braun Brustwarzen: sehr hell	Keltischer Typ (2%)	Immer schwer, schmerzhaft	Keine Bräunung; nach 1–2 Tagen weiß, Haut schält sich	5–10 Minuten
II	Haut: etwas dunkler als I Sommersprossen: selten Haare: blond bis braun Augen: blau, grün, grau Brustwarzen: hell	Germanischer Typ Hellhäutiger Europäer (12%)	Meistens schwer, schmerzhaft	Kaum, Haut schält sich	10–20 Minuten
III	Haut: hell bis hellbraun Sommersprossen: keine Haare: dunkelblond, braun Augen: grau, braun Brustwarzen: dunkler	Dunkelhäutiger Europäer (78%)	Seltener, mäßig	Gut	20–30 Minuten
IV	Haut: braun, oliv Sommersprossen: keine Haare: dunkelbraun, schwarz Augen: dunkel Brustwarzen: dunkel	Mediterraner Typ (8%)	Kaum	Schnell und tief	40–45 Minuten

de sekundäre Veränderungen auch in tieferen Hautschichten erreicht. Die Intensität der Sonnenstrahlen ist im wesentlichen abhängig vom Einfallswinkel, der je nach Sonnenstand unterschiedlich flach ist. Zu berücksichtigen ist deshalb die geographische Lage (Mitteleuropa, Karibik, Äquator), die Höhe (Meereshöhe, Flachland, Berge) und die Jahres- und Tageszeit. Es ist einleuchtend, daß man sich um die Mittagszeit im Sommer in der Karibik eher und rascher einen Sonnenbrand holt als um die gleiche Tageszeit am Strand von Rimini.

Oft unterschätzt wird die Streustrahlung, die z. B. bei Gletschertouren oder beim Gletscherskifahren bei leicht nebligem Wetter zu massiven Lichtentzündungen beitragen kann. In diesem Zusammenhang sei auch die Außentemperatur erwähnt. Niedrige Temperaturen verringern, höhere steigern die Lichtempfindlichkeit (Hautquellung).

Dauer der Bestrahlung

Die meisten Erythemreaktionen gehen darauf zurück, daß man sich den Strahlen zu lange aussetzt. Bei vernünftigem Verhalten sind schmerzhafte Entzündungen an der Haut zu vermeiden. Der größte Fehler vieler Urlauber und Sonnenanbeter besteht darin, daß sie aus Ungeduld ihrer Haut nicht die nötige Anpassungsmöglichkeit und Eingewöhnungszeit einräumen und sich schon in den ersten Urlaubstagen regelrecht »braten« bzw. »verbraten« lassen, nur um möglichst schnell braun zu werden.

Dauer und Folgen des Erythems

Die Folgen einer zum Sonnebrand führenden UV-Exposition sind die Bildung von Pigmenten und die Verdickung der Hornschicht, beide Veränderungen sind als Schutzreaktion der Haut aufzufassen. Im späteren Verlauf erfolgt dann eine deutliche Abschuppung der verdickten oberen Hornschichten. Die perivaskulären Infiltrate verschwinden, und die Gewebsänderungen normalisieren sich innerhalb von drei bis vier Tagen, das Strahlenerythem klingt dann wieder ab. Der akute Lichtschaden im Sinne eines Sonnenbrandes ist deshalb in seinen klinisch sichtbaren Folgen zunächst einmal vorübergehender Natur, die Entzündungserscheinungen sind reversibel. Nicht zu unterschätzen ist die immunsuppressive Wirkung stärkerer UVB-Expositionen. Häufige Sonnenbrände in der Kindheit erhöhen die Gefahr für das Auftreten eines Melanoms: (Mutativ veränderte Melanozyten »entkommen« der – geschädigten – Immunosurveillance (Immunkontrolle).

4.8 Chronische Lichtschäden

Hautalterung

So wie nach Leonardo da Vinci das Auge der Spiegel der Seele ist, so wirkt die menschliche Haut vielfach als Spiegel des Stoffwechsels, des Gesundheitszustandes, der Leistungsfähigkeit und des Alters. Man unterscheidet zwei ganz wesentliche Arten von Alterungsvorgängen:

Das *Zeitaltern*, das genetisch bedingt und selbst durch beste Pflege und besten Schutz nicht zu verhindern ist.

Das sog. *Umweltaltern* (besser »Umweltschädigung«), das auf von außen einwirkende physikalische und chemische Belastungen (Sonne, Hitze, Smog – aber auch überreichliche, falsche Kosmetik!) zurückgeht und durch äußere Maßnahmen beeinflußbar ist.

Organveränderungen

Die Alterung der Haut manifestiert sich in der Epidermis und im Corium sowie an den Hautanhangsgebilden, den Haaren, Nägeln und Drüsen.

In der *Epidermis* liegt zwar eine gesteigerte Mitoserate vor (Verkürzung der G 1 Ruhephase), aber die Zahl der Zellagen im Rete Malpighi nimmt ab. Die Gleichförmigkeit der Zellen und Zellagen verschwindet, die Einzelzellen werden kleiner, und die Umwandlung zur Hornschicht verläuft unregelmäßig. Verhornungsstörungen bedingen das Erhaltenbleiben von Kernen auch im Stratum corneum (senile Parakeratose). Durch das Dünnerwerden der gesamten Epidermis wird der Aspekt durchscheinend, zigarettenpapierartige Fältelungen treten auf und bleiben fixiert. Die gesteigerte Mitosetätigkeit erhöht die Empfindlichkeit der Oberhaut für äußere Reize, z. B. physikalischer Natur. Die Grenzfläche zwischen Epidermis und Dermis nimmt im Alter deutlich ab, die in die Dermis hineinreichenden Retezapfen werden immer kürzer, die Epidermisunterfläche verliert an Größe, die Haftung an der Dermis wird lockerer. Die Oberfläche der senilen Epidermis ist durch Trockenheit, Fältelung, schuppige Auflagerungen und ständige Abschilferungen charakterisiert. Je nach Vorbelastung (z. B. reichliche oder wiederholte Ultraviolettexposition unter Würdigung von Pigmentierungstyp und allgemeiner genetisch determinierter Hautreaktivität) treten warzige keratotische Auflagerungen auf. Follikuläre Keratosen bedingen eine Entwicklung der sog. »senilen Komedonen« (Altersmitesser). Durch UVB-bedingte Konfluenz von Melanozyten entstehen kleine braune Flecken, die fälschlicherweise als Altersflecken bezeichnet werden (eigentlich »Lichtschadensflecke«). Nicht mehr zur Altershaut, sondern schon zu den spezifischen Zeichen der Strahlenschädigung zu zählen sind die *aktinischen Keratosen*, massive flächige Hyperkeratosen, die maligne entarten können.

Bei den Kosmetiktagen in Karlsruhe 1979 fiel auf einer Podiumsdiskussion von einem der anwesenden Dermatologen der Ausspruch: »*Die bronzefarbene Schönheit von heute ist die vertrocknete Pflaume von morgen*«. Hier wird das Problem der »vorzeitigen Hautalterung« durch die Einwirkung der Sonnenstrahlen angesprochen. Es besteht kein Zweifel, daß das Sonnenlicht einer der maßgeblichen Kausalfaktoren für das Umweltaltern der menschlichen Haut ist. Das kann man deutlich erkennen, wenn man unbedeckte Körperstellen mit solchen Hautregionen vergleicht, die von der Kleidung dauernd geschützt sind. Besonders an der Stirn, den Wangen, den Schläfen, dem Handrücken und im Nackenbereich wird die Haut schneller dünn, trocken, rauh und faltig. Jede Bestrahlung prägt die Haut, die Strahlendosis wird wie in einem Kontobuch addiert und führt schließlich zu Veränderungen, wie man sie deutlich an den Gesichtern solcher Personen sehen kann, die beruflich längere Zeit ihres Lebens der Sonnenstrahlung ausgesetzt sind (Skilehrer, Bergbauern, Seefahrer, Straßenarbeiter, um nur einige Beispiele zu nennen). Oft ist die Haut gekennzeichnet durch fleckige und unregelmäßige Pigmentierungen (Altersflecken). Hinzu kommt, daß als Folge einer altersmäßig bedingten Schwächung der Repairmechanismen die UV-Empfindlichkeit ansteigt.

Im *Bindegewebe* führt die Alterung der Zellen zur Produktion minderwertiger Grundsubstanz und zum Auftreten funktionell unbrauchbarer Faserstrukturen. Es kommt zur Rarefizierung des Bindegewebes und zur Atrophie der Zellen. Chronische UVB- oder Wärmeeinwirkung ruft ein ganz anderes Bild hervor: Amorphe Massen nehmen das obere Corium ein (*aktinische oder thermische Elastose*, genannt nach der Anfärbbarkeit dieses minderwertigen Gewebes mit Elastikafarbstoffen). Die Haut verliert ihre Elastizität, insbesondere an strahlenexponierten Stellen treten tiefe Furchen auf. Klinisch eindrucksvoll ist das Bild der Cutis rhomboidalis nuchae, bei der die Haut des Nackens eine tiefe rhombenförmige Zeichnung aufweist [7, 122].

Das Fehlen der Elastizität, die Reduktion des Wasserbindevermögens als Folge molekularer Umwandlungen im Kollagen und die Verminderung der Grundsubstanz führen zur Entstehung einer schlaffen Haut mit vielen Falten und Runzeln. Die Gefäße verlieren ihren Halt und klaffen (Teleangiektasien), die Gefäßwände werden brüchig. Blutungen treten häufig schon nach geringsten Traumen ein. Der verminderte Zusammenhalt zwischen Oberhaut und Corium bei gleichzeitiger hoher Gefäßfragilität begünstigt die Entstehung von Blutblasen. An Stellen stärker ausgeprägter Degenerationsherde entwickeln sich Pseudonarben. Faltige Veränderungen zeigen sich besonders um die Augen. Die Drüsen (Schweiß- und Talgdrüsen) weisen eine eingeschränkte Funktion auf.

Wirkungen ultravioletter Strahlen

Die Ursache für den chronischen Lichtschaden liegt in der Absorption von UVB-Lichtquanten im Bereich von 290 bis 320 nm, die zu Veränderungen der Nukleoproteiden im Zellkern und der Lipide in Zellmembranen führen. Während der UVB-Exposition treten erhebliche Störungen der DNA-Strukturen in den Zellkernen auf (siehe Kap. 4.) Bei einer Überlastung versagen die Repairmechanismen. Als Folge dieser DNA-Veränderungen werden falsche Informationen weitergegeben. Es kommt zu den schon erwähnten Veränderungen in der Oberhaut und in der Lederhaut. Das Ausmaß der Schädigungen ist dabei von der sich über Jahre summierenden Einwirkungsdauer und dem Pigmentgehalt (Schutz) der Haut abhängig. Aber auch Neger können trotz des hohen Melaningehaltes der Epidermis bei dauernder hochdosierter Sonneneinwirkung eine Elastose bekommen [7].

Die verstärkte »Alterung« der Oberhaut an UVB-exponierten Körperstellen läßt sich in vitro nachweisen: In Zellkulturen von Oberhautzellen aus bestrahlten Arealen bilden sich signifikant weniger Tochtergenerationen aus als in Kulturen von Oberhautzellen, die von nichtbestrahlten Arealen des gleichen Menschen stammen [73]. Überdies konnte in verschiedenen Untersuchungen gezeigt werden, daß das Kollagen der menschlichen Lederhaut unter UV-Wirkung strukturelle Umwandlungen erfährt: Es kommt zur Lösung der Tertiärstruktur, was sich in vitro als Abnahme der Viskosität manifestiert [227]. Durch die Einwirkung von Sonnenlicht werden die Polymerisation und Quervernetzung der kollagenen Fasern im Bindegewebe beschleunigt. Das Kollagen verliert seine Fähigkeit zur Quellung, wird resistent gegen den Einfluß von Enzymen und mehr und mehr unlöslich. Die Haut verliert die Fähigkeit, Wasser zu binden, sie wird trocken und schlaff, die Elastizität nimmt ab, und es entwickeln sich Runzeln. Die Gefäße verlieren ihren Halt, klaffen und werden brüchig. Pigmentstörungen treten vermehrt auf. Zahlreiche Publikationen belegen die Theorie, daß der durch freie Radikale induzierten Lipoperoxidation als ätiologischer Faktor des Hautalterungsprozesses (Zeitaltern, »Umweltaltern«) eine wesentliche Rolle zukommt [53]. Reine UVA-Strahlen bedingen dagegen nur geringfügige Veränderungen. Dabei hat man gerade UVA-Expositionen aufgrund der Tatsache, daß es bis ins dermale Bindegewebe und zu den kutanen Blutgefäßen vordringen kann, für die Elastose bei chronischen Lichtschäden im Sinne einer beschleunigten Hautalterung verantwortlich gemacht. Versuche, die zur Klärung dieser Frage an der sog. Göttinger Nacktmaus durchgeführt wurden, zeigten als Ergebnis, daß sowohl UVB als auch UVA im dermalen Bindegewebe zu ausgeprägten Elastosen führen [5]. Allerdings sind die Aussagekraft und die Übertragbarkeit dieser Versuche mit Nacktmäusen auf den Menschen sehr umstritten (siehe dazu Kap. 10.4).

Welche Rolle UVA beim Lichtschaden der Haut wirklich spielt, ist noch weitgehend unklar. Da reinem UVA_1 direkte Schadwirkungen auf Zellbestandteile, wie Nukleinsäuren und Eiweißkörper, oder auf wichtige Hautenzyme nicht zugeschrieben werden können (siehe Kap. 4.4), scheinen mögliche negative Effekte auf das Erscheinungsbild der Haut eher durch wärmebedingte Austrocknungseffekte in den tieferen Hautschichten (unspezifische Energiebelastung, Elastose) denkbar.

Zusammenfassend kann bezüglich des UVA festgehalten werden, daß akute Schäden in Form eines Strahlenerythems und chronische Schäden in Form eines Hautkrebses nicht befürchtet werden müssen. Reine UVA-Bestrahlungen, wie sie jedoch nur mit ganz bestimmten Geräten möglich sind (siehe Kap. 10.4), schaden der Epidermis sicherlich nicht. Die Auswirkungen auf das dermale Bindegewebe sind Veränderungen als Folge von Austrocknungseffekten, da – wie schon erwähnt – die Energie des eindringenden UVA in Wärme umgewandelt wird.

Als gesicherte Wirkungen von UVA in der normalen Haut können folgende Fakten angeführt werden [127]:

- Penetration in die lebende Epidermis und Cutis.
- Direkte Pigmentierung (IPD).
- Auslösung phototoxischer und photoallergischer Reaktionen in Anwesenheit entsprechender Substanzen.
- Auslösung eines sog. Wärmeerythems als Folge einen hoher Energieeinstrahlung.
- Bindegewebsschädigung bei chronischer Einwirkung (Elastose).

Beim Sonnenbaden liegt die Ursache der Schadwirkung nach Art einer beschleunigten Hautalterung sicher im Zusammenwirken aller Strahlenbereiche, nämlich UVA, UVB, sichtbares Licht und Infrarot. Lange, sich jährlich wiederholende Sonnenexpositionen sind deshalb unbedingt zu vermeiden. Die frühzeitige »Hautalterung« durch Schädigung der Oberhaut und des Bindegewebes infolge chronischer Lichteinwirkung ist nur im Frühstadium ein rein kosmetisches Problem. Im weiteren Verlauf können jedoch auf Basis der bereits geschilderten Veränderungen medizinisch bedenkliche Bilder entstehen, z. B. maligne Epitheliome (Basaliome und Spinaliome). So sind allen Patienten mit einem chronischen Lichtschaden regelmäßige Kontrollen beim Dermatologen zu empfehlen. Wenn auch »Hautkrebs« insofern gutartig ist, als Fernabsiedelungen praktisch nie vorkommen, so sollte doch das Heranwachsen auf der Haut, in die Haut und möglicherweise in die unter der Haut liegenden Strukturen durch rechtzeitige Exzision des noch kleinen Knötchens verhindert werden. Bei bestimmten senilen Hautveränderungen (Lentigo maligna) besteht auch die Gefahr der Entwicklung eines Melanoms, des wohl bösartigsten Tumors beim Menschen.

(Über die Behandlung der UVB-induzierten »Hautalterung« siehe Kap. 8.3).

Hautkarzinome

Verbreitung, Häufigkeit der Hautkarzinome

Die Inzidenz der Epitheliome beträgt bei Angehörigen der weißen Rasse in Europa etwa 300 pro 100 000 Einwohner. In Australien liegt die Inzidenz fünfmal höher.

Es besteht heute kein Zweifel mehr, daß chronische Sonneneinwirkung kanzerogen wirkt. In den USA sind nach Schätzungen der American Cancer Society jährlich 300 000 Fälle von Hautkarzinomen durch Sonneneinstrahlung bedingt.

Vier Tatsachen beweisen die kausale Rolle der Lichtstrahlen bei der Entstehung von Hautkarzinomen (Basaliomen, Spinaliomen) [226]:

- Etwa 95 % aller Karzinome treten an sonnenlichtexponierten Körperpartien auf. Gesicht, Hals, Nacken und Handrücken sind die bevorzugten Lokalisationen.
- Unter den Angehörigen der weißen Rasse findet sich das Hautkarzinom in deutlicher Abhängigkeit von der Sonnenexposition. Menschen, die sich viel im Freien bewegen, wie Bauern, Straßenarbeiter usw., leiden signifikant häufiger an Hautkarzinomen als Büroangestellte.
- In Gegenden mit reichlicher Sonneneinstrahlung, wie in Australien oder Südafrika, entwickeln sich bei Angehörigen der weißen Rasse auffallend häufiger Hautkarzinome als in Gegenden mit weniger Sonneneinstrahlung wie in Mitteleuropa oder Kanada (Abb. 13).
- Angehörige dunkler Rassen weisen seltener Hautkarzinome auf als Angehörige der weißen Rasse. Dies geht auf den besseren Schutz, der durch den genetisch bedingten Reichtum an absorptiv wirksamem Melanin bedingt ist, zurück. Schon die primäre Schädigung, das UV-Erythem, läß sich bei Negern nur schwer auslösen. Die Verteilung der Hautkarzinome bei Negern weist keine Bevorzugung lichtexponierter Körperstellen auf. Die rassisch verschiedene Pigmentbildung bei den Europäern schlägt sich auch in einer unterschiedlichen Häufigkeit der Karzinome nieder. Angehörige der nordischen Rasse sind häufiger betroffen als Angehörige der romanischen Rasse.

Hautkarzinome sind die schwerste Folge intensiver chronischer Sonneneinstrahlung. Je nach

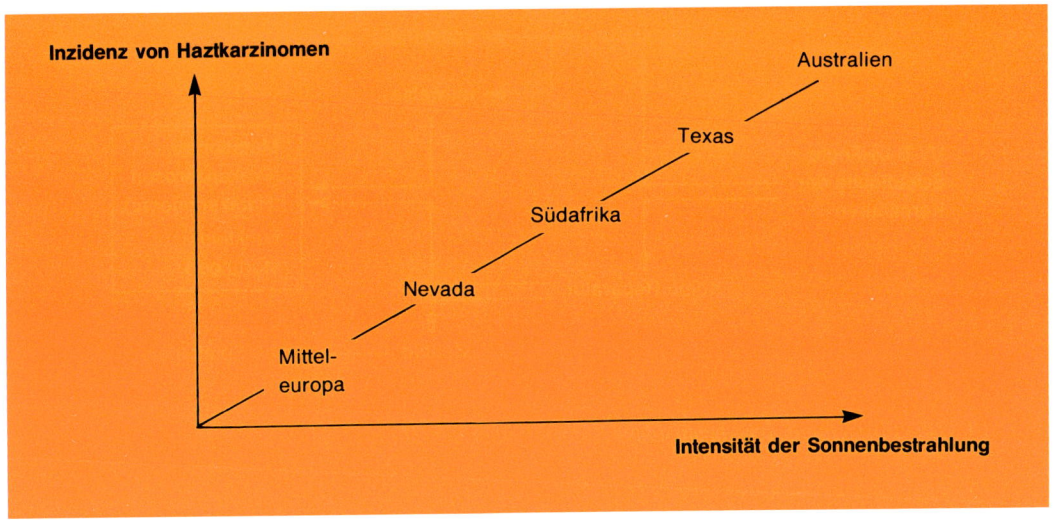

Abb. 13: Geographische Verteilung der Hautkarzinome

Hauttyp und Umweltbedingungen wird für die Karzinomentstehung ein Schwellenwert von 25 000 bis 120 000 Sonnenstunden angenommen. Wenn man eine durchschnittliche Bestrahlungszeit von 6 Stunden täglich für einen Zeitraum von ca. 15 Jahren annimmt, erkennt man, daß das kanzerogene Risiko für solche Personen besonders groß ist, die sich beruflich viel im Sonnenlicht aufhalten müssen. Die Inzidenz der Hautkarzinome zeigt eine Proportionalität zum Quadrat der durchschnittlichen jährlichen Strahlenbelastung. Höhere UVB-Belastungen bedingen eine exponentiell steigende Zunahme der Hautkarzinome. Als positiven Aspekt dieses Zusammenhanges läßt sich ableiten, daß eine Verringerung der durchschnittlichen jährlichen Strahlenbelastung z. B. durch Anwendung von Lichtschutzmitteln eine überaus starke Senkung der Karzinomrate ermöglicht (Reduktion auf den Wert der Quadratwurzel).

In Gegenden mit sauberer Luft nehmen die Fälle von Hautkarzinomen deutlich zu (Ozonloch, Freizeitgewohnheiten, höhere Lebenserwartung). Der Smog der Großstadt – inklusive des erdnahen Ozons – bedingt eher eine Abnahme des Hautkrebsrisikos durch UVB-Strahlen. Für das Jahr 2000 wird eine globale Zunahme der Hautkarzinome von 26 % vorhergesagt.

(Auch eine massive Steigerung der Fälle von Linsentrübung läßt sich prophezeien, da eine einprozentige Ozonabnahme in der Stratosphäre 100 000–150 000 neue Kataraktfälle zur Folge haben dürfte. Die zweifellos vorherzusehende Zunahme der Melanome und Infektionen als Folge der immunsuppressiven Wirkung von UVB läßt sich noch nicht quantifizieren.)

Vorausschickend sollen hier nur kurz die drei Stadien der Entstehung maligner Tumore angeführt werden:

- Initiierung (Veränderung der DNA),
- Promotion (Aktivierung initiierter Zellklone) und
- Konversion (Umwandlung prämaligner Zellen zu malignen Zellen).

In *allen drei* Stadien läßt sich eine Wirksamkeit von UVB-Strahlen nachweisen: UVB führt zu Schäden an der DNA, die – ab einer bestimmten Schwelle – von den Repairsystemen nicht mehr behoben werden können. UVB vermag initiierte Zellklone zu aktivieren und UVB führt zur Konversion prämaligner Zellen zu malignen Zellen. (Deshalb ist ein exakter Lichtschutz auch bei bereits vorliegenden prämalignen Veränderungen sinnvoll.)

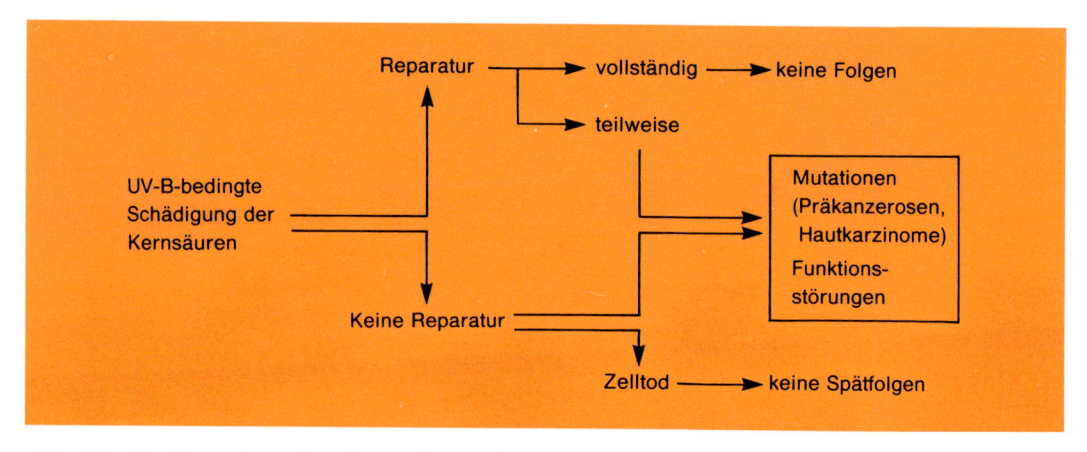

```
                  Reparatur ──┬──▶ vollständig ──▶ keine Folgen
                      ▲       │
                      │       └──▶ teilweise ──────┐
                      │                             │
  UV-B-bedingte       │                             ▼
  Schädigung der ─────┤                        ┌─────────────┐
  Kernsäuren          │                        │ Mutationen  │
                      │                        │(Präkanzerosen,│
                      │                        │Hautkarzinome)│
                      ▼                        │ Funktions-  │
                Keine Reparatur ───────────────│ störungen   │
                      │                        └─────────────┘
                      ▼
                   Zelltod ──▶ keine Spätfolgen
```

Abb. 14: Die Entstehung der chronischen Lichtschäden der Haut [236]

Entstehung von Hautkarzinomen

Zwischen der ursächlichen Entstehung von Hautkarzinomen und der Dosis der Ultraviolett-Strahlung besteht ein eindeutiger Zusammenhang. Dabei gilt es als bewiesen, daß die wesentliche Ursache die Einstrahlung von Lichtquanten im Bereich von 280 bis 315 nm ist. UVB-Strahlen weisen also, ganz gleich, ob sie von der Sonne oder von künstlichen Bestrahlungsgeräten ausgesendet werden, eine eindeutig karzinogene Wirkung auf. Dabei besteht eine Identität dieser karzinogenen und der Erythem auslösenden Wellenlängen im UVB-Bereich [255]. Durch die UVB-Absorption treten in den Zellkernen erhebliche Schäden in der Struktur der DNA-Moleküle auf (siehe Kap. 4.9). Bei einer Überlastung der Repairmechanismen infolge chronischer UVB-Einwirkung bleiben die Schäden bestehen. Das DNA-Molekül ist in seiner wichtigsten Funktion, nämlich der identischen Informationsweitergabe, gestört. Als Folge können Mutationen oder Zelltod eintreten. Die Zellen entarten schließlich, und es entsteht letztlich eine Hautsituation, auf der es früher oder später zu Basaliomen oder Spinaliomen kommt (Abb. 14).

Während der direkte kausale Zusammenhang zwischen Karzinomentstehung und UVB-Strahlen als gesichert gilt, spielt das UVA in dieser Beziehung nur eine untergeordnete Rolle.

Zu berücksichtigen sind höchstens Phänomene der Photoaugmentation (siehe Kap. 4.7). In Tierversuchen ließ sich durch UVA keine Karzinombildung provozieren. Allerdings zeigten die Versuche auch, daß gleichzeitig eingestrahlte, geringste Quanten an UVB die Verhältnisse drastisch ändern und dann sehr wohl Hauttumore entstehen können. Reines UVA wirkt bei keiner Spezies krebserzeugend. Auch an der menschlichen Haut konnten selbst bei hochdosierter Einstrahlung von reinem UVA weder klinische noch histologische Zeichen von maligner Degeneration in der Epidermis festgestellt werden [180].

Die längste Welle, die noch zu Nukleinsäureveränderungen führen kann und die damit zumindest theoretisch karzinogen wirksam sein könnte, mißt 340 nm (Grenze zwischen UVA_1 und UVA_2). Aus onkologisch-dermatologischer Sicht sollte die Grenze zwischen UVA- und UVB-Strahlung deshalb bei dieser Wellenlänge angenommen werden. Zweifellos bedeuten aber die Strahlen zwischen 300 und 310 nm das höchste Risiko.

Formen der Hautkarzinome

Unter der klinischen Bezeichnung »Epitheliome« faßt man alle Karzinome der Haut zusammen. Man unterscheidet nach klinischem Verhalten, Ursprung und histologischem Bild Basaliome und Spinaliome. Epitheliome manifestieren sich als hautfarbene, aus einzelnen Knötchen aufgebaute Herde, die einen meist perlmutterartigen Glanz aufweisen. Der Rand des Herdes, der immer den Aufbau aus Knötchen erkennen läßt, ragt wenig über das Hautniveau vor. Das Zentrum des Herdes ist meist eingesunken und zeigt einen geschwürigen Zerfall (wie eine kleine nichtheilende Wunde). Die umgebende Haut läßt jegliche entzündliche Reaktion vermissen, womit eine Differenzierung zu anderen herdförmigen Dermatosen gegeben ist.

Basaliome

Basaliome (Basalzellkarzinome) nehmen ihren Ausgang von den Basalzellen der Epidermis und wachsen sehr langsam. Destruierendes und infiltrierendes Wachstum manifestierten sich erst spät. Fernmetastasen treten praktisch nicht auf. Mit Ausnahme der naevoiden Basaliome (Rumpfhaut) entwickeln sich Basaliome nur an lichtexponierten Stellen, an denen sie meist primär und nicht auf dem Boden von Präkanzerosen entstehen. Aus differentialdiagnostischen Gründen ist die Tatsache wichtig, daß es auch pigmentierte Basaliome gibt (Verwechslung mit Melanom möglich!).

Bei langem Bestehen kann ein Basaliom zu großen, mitunter handtellergroßen Herden heranwachsen. Mit Ausnahme des Randes ist der gesamte Herd nur eine einzige Geschwürsfläche (Ulcus rodens).

Spinaliome (Plattenepithelkarzinome)

Spinaliome (Stachelzellkarzinome) hingegen entwickeln sich aus den Zellen des Stratum spinosum (Stachelzellen). Spinaliome wachsen in der Regel weit rascher als Basaliome. Metastasierungen in die regionalen Lymphknoten sind möglich. Spinaliome imponieren als Tumore. Am Grunde der Geschwürzone im Zentrum sieht man oft zartgraue, stecknadelspitzgroße Hornperlen. Spinaliome gehen häufig von Präkanzerosen aus, insbesondere entwickeln sie sich aus aktinischen Keratosen.

Besonders zu erwähnen ist das Spinaliom der Unterlippe; die Unterlippe wirkt als Sonnenterrasse, die Sonne steht hier häufig senkrecht, viel häufiger als an anderen Körperstellen, und so ergibt sich im Verlaufe des Lebens eine hohe Strahlendosis, die zunächst zur Cheilitis actinica und dann weiter zum Lippenkarzinom führt. Interessant ist in diesem Zusammenhang die Beobachtung, daß Frauen in der Türkei erst seit der Abschaffung des Zwanges zum Tragen eines Gesichtsschleiers an Lippenkarzinomen erkranken; hieraus erkennt man die Bedeutung des Lichtschutzes durch Textilien, wie er in den – religiösen – Vorschriften mancher südlicher Länder seinen Niederschlag fand. In Kulturkreisen, in denen die Verwendung eines Lippenstiftes für Frauen fast selbstverständlich ist, gibt es signifikant weniger Lippenkarzinome als bei Völkern, die den dekorativen Lippenstift nicht kennen. Hier wurde also die dekorative Kosmetik zur Schutzkosmetik.

Melanome

Melanome können in sonnenlichtgeschädigter Haut aus einer Lentigo maligna (Melanosis circumscripta präblastomatosa Dubreuilh) entstehen. (Auf die gesamte Problematik des malignen Melanoms oder Melanoblastoms kann hier nicht eingegangen werden.) Die Lentigo maligna zeigt sich als unregelmäßig begrenzte, fleckige Pigmentierung mit einzelnen knötchenartigen Strukturen und gehört zu den selteneren Veränderungen bei Altershaut. In einer Lentigo maligna (maligner Leberfleck) kann sich ein knotiger, tiefschwarzer, braunschwarzer oder auch blauroter Tumor entwickeln.

Auch auf der lichtgeschädigten Haut der Xeroderma pigmentosum-Patienten wurden wiederholt Melanome beobachtet.

Die steigende Inzidenz der Melanome bei Angehörigen der weißen Rasse wird mit der verstärkten Sonnenexposition der Haut in Zusammenhang gebracht. Menschen der Pigmentierungstypen I und II (siehe Kap. 4.7,

Tab. 17), die wiederholt Sonnenbrände erleiden, sind am meisten gefährdet. Derzeit beobachtet man in Europa unter 100 000 Menschen 5 Melanome pro Jahr; in Australien liegt diese Zahl bereits bei 33! Die Inzidenz im Raum München beträgt bereits etwa 15/100 000, das heißt es muß mit 150 bis 180 Neuerkrankungen pro Jahr allein in München gerechnet werden [170a]. Die jährlich steigende Zahl von Melanompatienten ermöglichte eine Hochrechnung für das Jahr 2000: In diesem Jahr wird jeder 100. Weiße ein Melanom entwickeln.

Entscheidend für die Prognose des Melanoms ist die möglichst frühzeitige Erkennung dieses Tumors, der der Betrachtung ja gut zugänglich ist. Welcher dunkle Fleck an der Körperdecke – und welcher Mensch hat keine dunklen Flecke an der Haut! – sollte nun den Verdacht auf das Vorliegen eines Melanoms wecken? ABCDE gelten als »verdächtige« Symptome:

- A für Asymmetrie des Herdes,
- B für Begrenzungsunregelmäßigkeit,
- C für Coloritveränderung,
- D für Diameterverschiebung,
- E für Elevation.

Jahrelang bestehende pigmentierte Veränderungen (Muttermale usw.), die ABCD oder E erkennen lassen, müssen sofort einem Hautfacharzt gezeigt werden.

Etwa 80% aller Melanome beginnen mit einer horizontalen Wachstumsphase, in der noch keine Metastasierung erfolgt. In dieser Phase müßte die Früherkennung einsetzen. Gleichzeitig mit dem Beginn des knotigen Wachstums entwickelt sich auch schon die fast immer rasch zum Tode führende Metastasierung (Fernabsiedlung von Tumoren). Die einzige Chance der Allgemeinheit gegen das Melanom, den »Schwarzen Krebs«, den wohl bösartigsten Tumor überhaupt, ergibt sich deshalb aus der Früherkennung in der horizontalen Wachstumsphase. Weltweit verdichten sich die diesbezüglichen Initiativen.

Melanome werden nicht durch UV-Exposition initiiert, können aber durch Sonnenlicht in ihrer Ausbildung gefördert werden. Sehr wahrscheinlich sind genetische Faktoren, die auch mit einer erhöhten Sonnenbrandempfänglichkeit verbunden sein können, entscheidender als die UV-Exposition selbst [275]. Zweifellos entwickelt sich die überwiegende Mehrzahl aller Melanome auch ohne UV-Bestrahlung, aber die immunsuppressive Wirkung stärkerer UVB-Bestrahlungen behindert die natürliche Abwehr und begünstigt damit die Entstehung von Melanomen. Menschen mit häufigen Sonnenbränden tragen ein gesteigertes Melanomrisiko. In größeren Patientenkollektiven ergab sich eine höhere Melanominzidenz bei Menschen, die Schreibtischtätigkeiten verrichten als bei Menschen die im Freien tätig sind und deshalb regelmäßig pigmentieren.

Auf alle Fälle ist Früherkennung lebensrettend, deshalb sollte jede Person mit dunklen Flecken (Muttermale), die nachdunkeln oder sich vergrößern, sofort zum Spezialisten geschickt werden. Stellt der Arzt ein Melanom fest, so muß unverzüglich operiert werden. Falls dies versäumt wird, wächst der Tumor in die Tiefe und dringt ins Lymph- und Blutgefäßsystem ein, welches die Melanomzellen in andere Körperregionen verschleppt, wo sie Metastasen bilden. Erfolgt die Operation zu spät, führt das Melanom zum Tod.

Umgrenzte dunkle Flecken auf sonnengeschädigter Haut (Altershaut) sollten immer dem Arzt oder Facharzt vorgezeigt werden. Leider wird der Spezialist oft viel zu spät zu Rate gezogen; selbst die modernsten Maßnahmen können die progrediente Metastasierung nicht mehr verhindern. Hieraus resultiert die auch heute noch anzutreffende Meinung, daß erst die ärztlichen Maßnahmen zu den tödlichen Komplikationen geführt hätten. Nicht dazugesagt wird, daß der Betroffene einfach zu spät den Arzt konsultierte! Aus diesem Grund lehnen manche Patienten Behandlungen pigmentierter Hautgeschwülste ab.

Für den Apotheker sei hier die dringende Empfehlung ausgesprochen, pigmentierte Hautveränderungen, die ihm mit der Frage nach ihrer Gut- oder Bösartigkeit vorgewiesen werden, in jedem Fall einer hautfachärztlichen Begutachtung zuzuführen.

UVB-induzierte Immunsuppression

Aus tierexperimentellen Untersuchungen ist hinlänglich bekannt, daß UVB-Bestrahlung immunsuppressiv wirkt: Bei der Entstehung der Plattenepithelkarzinome mit hoher Antigenität verhindert der immunsuppressive Effekt der auch zum Karzinom führenden Strahlung die Abstoßung der Tumore. Weiter konnte gezeigt werden, daß auf bestrahlten Hautstellen keine Kontaktallergie induziert werden kann. Die lokale immunsuppressive Wirkung von UVB geht auf eine Schädigung der Langerhans-Zellen zurück, die für die Antigenpräsentation in der Oberhaut verantwortlich sind. Außerdem konnte in manchen Experimenten die Bildung antigenspezifischer T-Suppressorzellen gezeigt werden.

Ähnliche Untersuchungen beim Menschen brachten eine weit weniger klare Aussage. Auf UVB-bestrahlten Hautstellen läßt sich eine Kontaktallergie nur mehr ganz schwach auslösen, eine Tatsache, die in der Strahlentherapie resistenter Kontaktdermatitiden ausgenützt wird. Jedenfalls spricht vieles dafür, daß UVB beim Menschen eine *lokale* immunsuppressive Wirkung besitzt. Vielfach wird der Herpes solaris, die Fieberblasen nach intensiver Sonnenbestrahlung, als Beweis für lokale Immunsuppression herangezogen.

Ob es beim Menschen auch *systemische* immunsuppressive Effekte nach UVB-Bestrahlungen gibt, ist noch Gegenstand von Hypothesen. Immunologische Untersuchungen von Probanden nach ausgedehnten Bestrahlungen sprechen dafür. Man nimmt an, daß immunsuppressive Faktoren von den Hornzellen der Oberhaut an das System abgegeben werden. Auch von der unter UVB-Einwirkung entstehenden cis-Urocaninsäure wurden systemische, immunsuppressive Effekte bekannt (siehe Kap. 4.9). So ließ sich beim ganzkörperbestrahlten Nickelallergiker die positive Testreaktion an einem kleinen, UVB-geschützten Areal nicht auslösen.

Die Ausbildung solcher Suppressorfaktoren könnte auch erklären, wieso z. B. bei hellhäutigen Individuen nach reichlichen Sonnenbestrahlungen Melanome an nicht lichtexponierten Arealen entstehen. Ob tatsächlich, wie bereits mehrfach vermutet, der Besuch von Solarien die Ansteckung mit AIDS begünstigt, muß dahingestellt bleiben.

4.9 Schutzmechanismen der Haut

Allgemeines

Unsere Haut ist in der Lage, sich gegenüber den Wirkungen der Sonnenstrahlen durch die Entwicklung verschiedener Adaptionsmechanismen effektvoll zu schützen. Dieser Schutz beruht im wesentlichen auf vier Vorgängen:

- Biochemische Adaption
- Bildung des Hautfarbstoffes Melanin
- Ausbildung einer Lichtschwiele durch Verdickung der Hornschicht
- Anregung der Repairmechanismen

Bei der biochemischen Lichtgewöhnung wird durch den sofortigen Verbrauch von in der Haut vorhandener Mediatoren eine Erhöhung der Lichttoleranz bis zu einem Faktor 2,5 erreicht. Auch an eine Gewöhnung der Rezeptoren wäre zu denken.

Diese Adaptionsmechanismen der Haut, wie z. B. die Verdickung der Hornschicht oder die Synthese von Melanin, sind jedoch keine Sofortmaßnahme gegen eine einmalige übermäßige Sonnenbestrahlung, sondern ein langsamer Vorgang, der zur Sonnengewöhnung führt. Durch eine täglich gesteigerte Bestrahlung während 2 bis 3 Wochen kann diese Gewöhnung optimal und maximal ausgebaut werden. Bei hellhäutigen, homogen pigmentierten Personen kann die minimale Erythemdosis durch die Lichtgewöhnung auf das 40fache gesteigert werden. Ausgehend von einer Sonnentoleranz von 10 Minuten bei ungewöhnter Haut kann nach einer 3wöchigen Adaptionsperiode eine

Sonnenlichtexposition von ca. 5 Stunden ohne Komplikationen vertragen werden [133].

Die Repairmechanismen werden als Folge der eingetretenen Kernsäureschäden aktiviert, können aber nicht adaptiv zu einer höheren Schadensbehebung veranlaßt werden. Hier ist eine Überlastung möglich (ab 30% der MED) und damit erfolgt ein Ansparen auf den chronischen Lichtschaden.

Pigmentbildung

Melaninsynthese

Eine der wirksamsten Schutzreaktionen unserer Haut gegen die Einwirkungen der ultravioletten Strahlen besteht in der Bildung des Hautfarbstoffes Melanin, ein Vorgang, der in komplizierten biochemischen Schritten abläuft und in mehrere Phasen unterteilt ist [103, 161, 162, 171]:

1. Bildung und Melanisierung der Melanosomen
2. Transfer der Melanosomen
3. Verteilung der Melanosomen in den Keratinozyten
4. Abbau der Melanosomen

Das Melanin entsteht in speziellen pigmentbildenden Zellen, den Melanozyten, die aus der embryonalen Neuralleiste stammen und in die Basalschicht der Epidermis einwandern. Die charakteristischen Organellen der Melanozyten sind die Melanosomen, die die kleinsten Bausteine der Melaninpigmentierung der Haut darstellen, wobei den sog. Mikrobläschen (400 Å) eine besondere Bedeutung zukommt. Diese Strukturen wurden bisher nicht nur in den Melanosomen beim Menschen und beim Säuger, sondern auch bei Vögeln und Fischen nachgewiesen. Die Mikrobläschen stellen daher ein universelles Merkmal der Melaninbildung dar. Ihre Funktion liegt offenbar im Transport der Tyrosinase (= Phenoloxidase), einem Enzym, dem bei der Melaninsynthese eine entscheidende Bedeutung zukommt. Gleichzeitig scheinen die Mikrobläschen auch an der Bildung des Proteinstrukturgerüstes der Melanosomen beteiligt zu sein [161]. Durch lange dünne Zellfortsätze sind die Melanozyten mit den benachbarten Epidermiszellen verbunden und übertragen durch Zytokrinie die ausgereiften Melanosomen auf die Zellen der Epidermis, die dann später verhornen (siehe Abb. 15).

Die allgemein akzeptierte Hypothese über

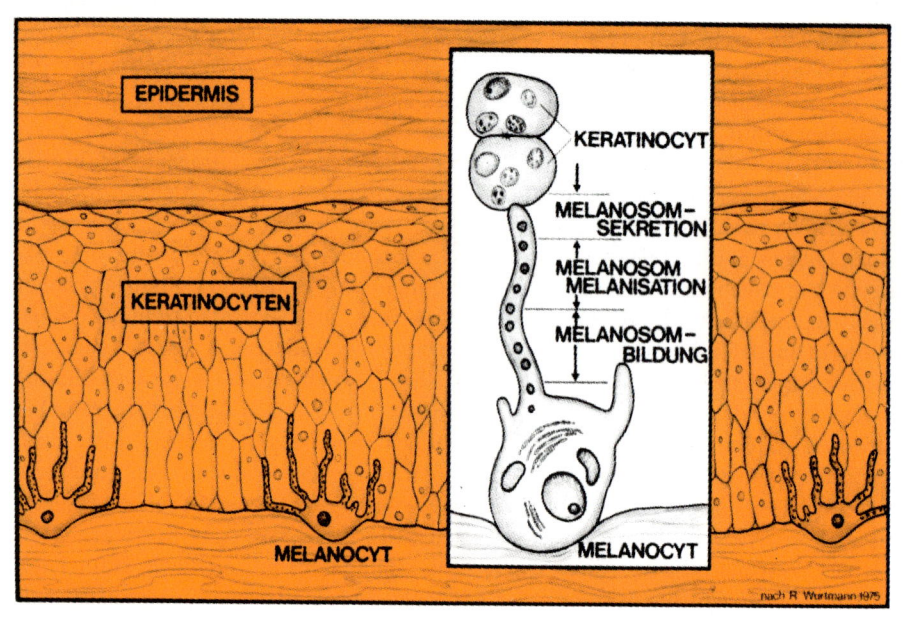

Abb. 15: Melanintransport [330]

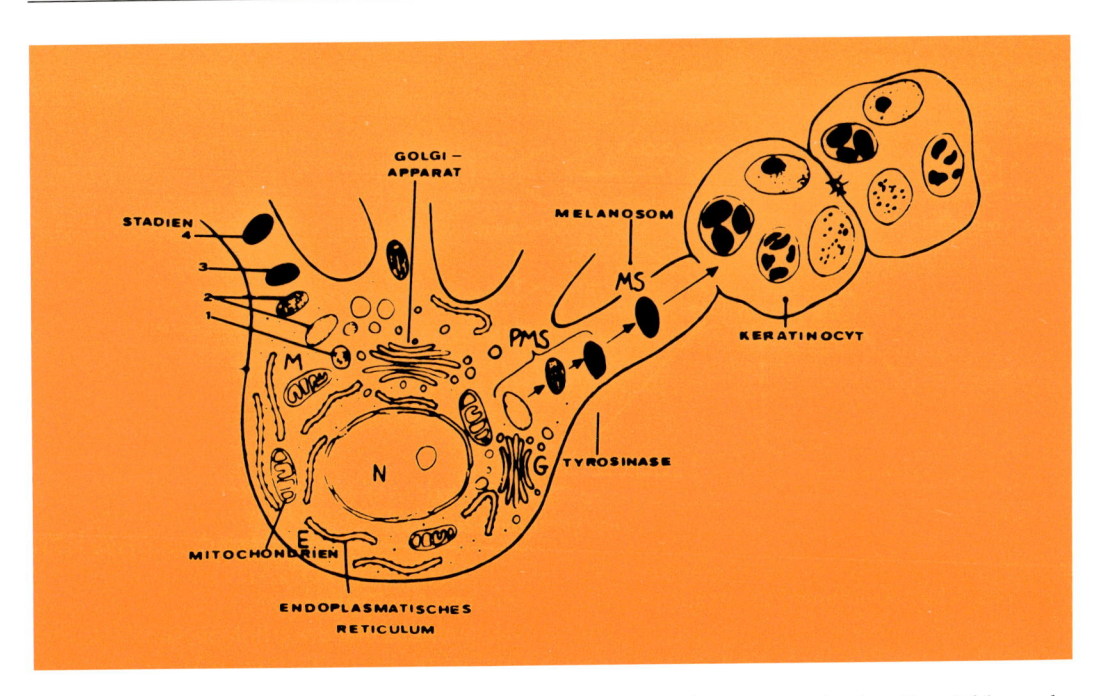

Abb. 16: Die epidermale Melanineinheit. Schema eines Melanozyten mit der Entwicklung der Melanosomen und deren Weitergabe an die Keratinozyten [171]

den Ablauf dieser Pigmentdonation von einer Zelle auf die andere besagt, daß es sich um eine Zytophagozytose handelt, weil die umliegenden Zellen nicht nur die Melanosomen, sondern auch Teile des Melanozytenplasmas in sich aufnehmen. Außer über Zytokrinie scheint der Melanosomentransfer aber auch noch über andere, noch nicht genau erforschte Mechanismen zu erfolgen [161].

In den Keratinozyten legt sich das Melanin kappenförmig über den Zellkern, um diesen wie ein Helm vor den auftreffenden Strahlen zu schützen.

Die Melanozyten stehen mit den Keratinozyten in einem funktionellen Zusammenhang: Ein Melanozyt bildet mit 36 Keratinozyten eine sog. epidermale Einheit (Abb. 16).

Die Zahl der pigmentbildenen Zellen schwankt in den verschiedenen Körperregionen erheblich: Im Gesicht finden sich ca. 2300 pro mm², an den Innenflächen von Armen und Beinen nur die Hälfte dieser Zahl (um 1000 pro mm²).

Der eigentliche Vorgang der Melaninsynthese erfolgt in komplizierten Reaktionsschritten, deren Ablauf noch nicht in allen Einzelheiten geklärt ist. Die natürliche Ausgangssubstanz für die Melaninbildung ist die Aminosäure Tyrosin (Monohydroxiphenylalanin), die durch ein spezielles Enzym (Tyrosinase = Phenoloxidase), das in den Mitochondrien der Melanozyten und auch in den Mikrosomen des Zellsaftes vorliegt, oxidiert wird. Als Zwischenprodukt entsteht DOPA (Dihydroxyphenylalanin), das schließlich zu DOPA-chinon umgewandelt wird (Abb 17).

Die ersten Schritte zum DOPA-chinon sind unbestritten, bei den weiteren Reaktionsvorgängen, die nun autoxidativ, d. h. ohne Vermittlung des Enzyms ablaufen, sind wahrscheinlich mehrere, noch nicht abgeklärte Zwischenstufen beteiligt. Auch scheint Melanin kein Mono-, sondern ein Heteropolymer zu sein, das aus verschiedenen Indol- und Chinonkörpern aufgebaut ist (Abb. 18).

Es gibt zwei verschiedene Formen des Mela-

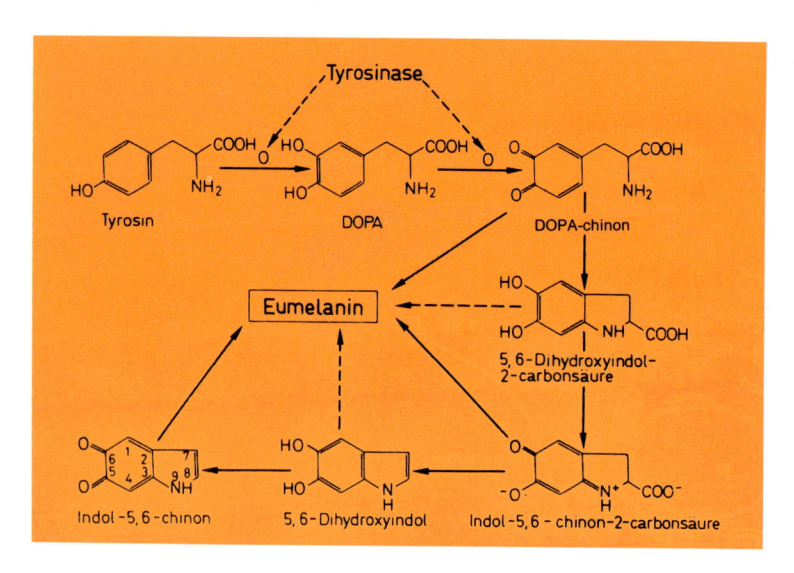

Abb. 17:
Erweitertes Schema der Melaninbiosynthese [171]

nins: das schwarz-braune Eumelanin und die gelb-roten Phäomelanine. Eumelanin ist das verbreitetste menschliche Pigment, das auf dem geschilderten Weg entsteht. Die Phäomelanine, die nur schwachen Schutz vor UVB bieten, sind dagegen noch wenig untersucht, ihre Entstehung stellt wahrscheinlich eine Abweichung vom Syntheseweg des Eumelanins dar. Es handelt sich um einen nicht enzymatischen Prozeß, bei dem sich DOPA-chinon mit Cystein zu Cysteinyl-DOPA verbindet. Die weiteren Schritte bis zum Phäomelanin sind nicht geklärt (Abb. 19).

Gleichzeitig ist Cysteinyl-DOPA für den Stoffwechsel der Melanozyten von Bedeutung. Es ist ein wichtiges Sekretionsprodukt aller aktiven Melanozyten. Seine Bestimmung im Gewebe, Plasma und Urin liefert wertvolle Hinweise zur Beurteilung des Pigmentstoffwechsels.

Während Licht mit einer Wellenlänge zwischen 280 und 380 nm im Eumelanin nur reversible Veränderungen wie Bildung freier Radikale und Bräunungsreaktionen hervorruft, wird Phäomelanin irreversibel verändert und abgebaut. Diese Abbauprodukte von aus roten Haaren gewonnenem und bestrahltem Phäomelanin wurden auf mutagene Wirkung untersucht. Im Gegensatz zu unverändertem Phäomelanin zeigten sich deutlich mutagene Eigenschaften. Ein Zusammenhang zwischen diesem Mechanismus und der erhöhten Strahlenkrebsanfälligkeit bei hellhäutigen Menschen wird vermutet [98].

Die Bildung von Melanin in den Melanozyten

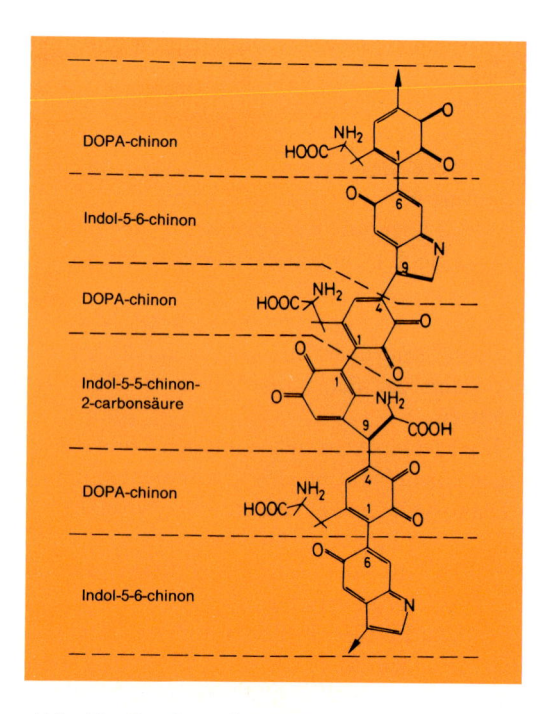

Abb. 18: Struktur des Melanins [171]

geht also auf eine Reihe von Oxidationsprozesse zurück, die in ihrem Ablauf durch körperfremde und körpereigene Substanzen sowohl verstärkt als auch verhindert werden können (siehe Tab. 18).

Als besonders empfindlich erweist sich das Enzym Tyrosinase, ein Kupferprotein. Seine Wirkung auf die Aminosäure Tyrosin wird durch Substanzen blockiert, die mit dem Enzym reagieren, d. h. Kupfer binden oder kompetitiv verdrängen können. Ferner wird durch ein Hormon der Zirbeldrüse, nämlich durch das Melatonin, sowie durch verschiedene Tyrosinase-Antikörper die Tyrosinase-Aktivität gehemmt. Einige Bleichmittel enthalten Substanzen, am bekanntesten sind Hydrochinone, welche die Oxidationsmechanismen behindern.

Auf der anderen Seite wird die Aktivität des Enzyms Tyrosinase durch eine Reihe von Faktoren gesteigert (Entzündungen, Hautverletzungen, Metalle, Traumen, Hormone, insbesondere Estrogene und das Melanozyten-stimulierende Hormon des Hypophysenvorderlappens). Daneben ist das adrenocorticotrope Hormon zu erwähnen, das mit dem Melanozyten-stimulierenden Hormon strukturell verwandt ist und eine gleiche Aminosäuresequenz besitzt.

Tabelle 18: Schematische Darstellung der Aktivierung und Hemmung der Tyrosinase (nach [171])

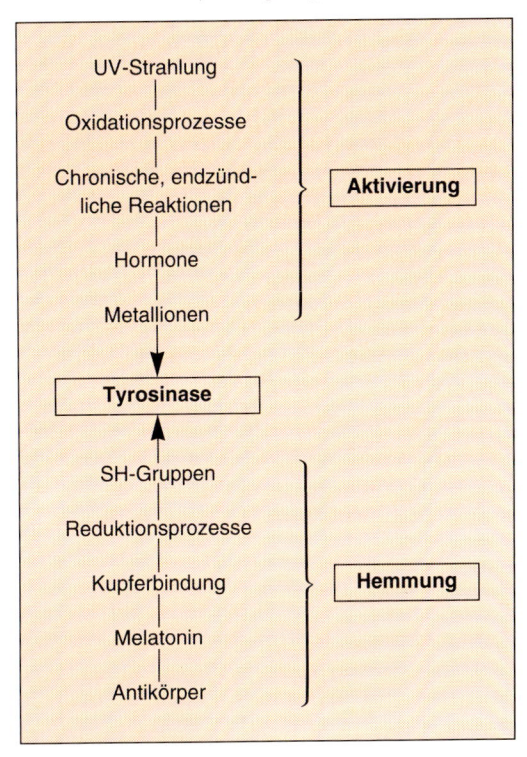

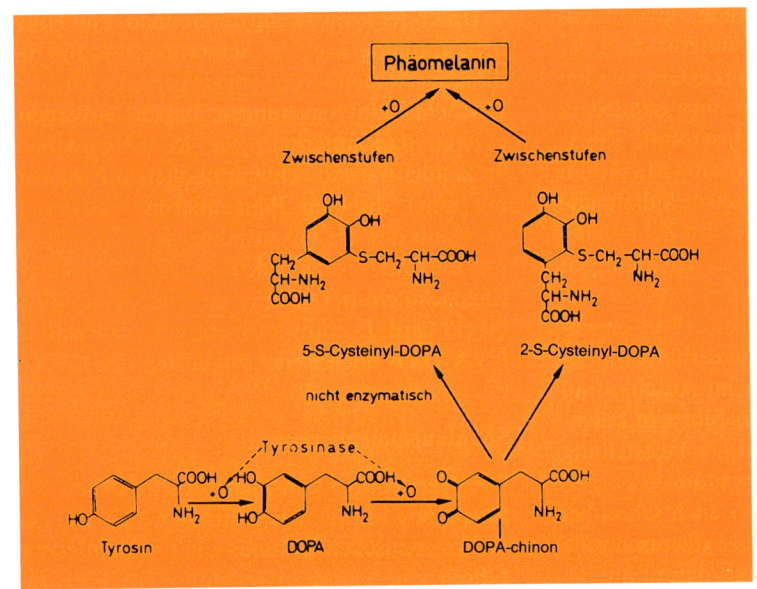

Abb. 19: Biosynthese von Phäomelanin [171]

Den größten Einfluß auf die Melaninbildung haben jedoch ultraviolette Strahlen, unter deren Einfluß es zu einer Stimulierung der Melanozyten kommt. Entsprechend den unterschiedlichen Wirkungen der einzelnen Wellenbereiche müssen verschiedene Bräunungsmechanismen diskutiert werden.

Nach neuesten Untersuchungsergebnissen besteht kein prinzipieller Unterschied zwischen indirekter Pigmentierung und Spontanpigmentierung; die höhere Effektivität ergibt sich einfach durch die mit UVA mögliche höhere Intensität; bei UVB-Strahlung würden solche bräunungswirksamen Intensitäten durch den unerwünschten Effekt der Sonnenbrandauslösung zu schwersten Schäden führen.

Aus didaktischen Gründen und auf Grund der unterschiedlichen Bedeutung für die Praxis der Hautbräunung soll jedoch im Folgenden die klassische Einteilung beibehalten werden.

Indirekte Pigmentierung

Verantwortlich für die indirekte Pigmentierung (besser: verzögerte Pigmentierung) sind die UVB-Strahlen, unter deren Einwirkung es zu einer Vermehrung der aktiven Melanozyten und zu einer Aktivierung des Enzyms Tyrosinase kommt. Die verstärkt einsetzende Melaninneubildung ist im Grunde eine Schutzreaktion der Haut, indem sich vermehrt dunkle Granula um die Zellkerne anordnen. Allerdings handelt es sich hier um eine verzögert einsetzende Reaktion, die nach 10–20 Tagen ihr Maximum erreicht. Dafür entsteht eine länger anhaltende Bräunung, die erst mit der normalen Zellerneuerung abzublassen beginnt. Dieser nachhaltigen Pigmentierung steht jedoch die Erythemwirkung der UVB-Strahlen auf die Haut gegenüber. Daraus folgt, daß eine dauerhafte, intensive Bräunung scheinbar nur im Anschluß an ein Erythem eintritt [327]. Dies führte in Laienkreisen zur lapidaren, aber falschen Feststellung »keine Bräune ohne Sonnenbrand«.

Da die Melaninbildung aber auch schon bei Strahlendosen unterhalb der Erythemschwelle einsetzt, kommt es in der Praxis darauf an, die Strahleneinwirkung so zu dosieren, daß kaum spürbare unterschwellige Erythemstufen als Auslöser der Pigmentbildung gesetzt werden. Eine wesentliche Hilfe hierzu sind die Lichtschutzmittel, auf die im Kapitel 5 genauer eingegangen wird.

Direkte Pigmentierung

Diese Art der Bräunung setzt sehr rasch ein, wird von keinem Erythem begleitet und ist weniger dauerhaft. Es handelt sich vorwiegend um die Oxidation und Nachdunklung farbschwacher Melaninvorstufen, die auf die Wirkung der UVA-Strahlen zurückgehen. Inwieweit auch ein beschleunigter Transfer der Melanosomen zu den anderen Hautschichten eine Rolle spielt, scheint nicht geklärt. Man ist eher der Ansicht, daß die Photoenergie lediglich eine geänderte Verteilung der Melanosomen und eine oxidative Melanisierung des präformierten Melanins bedingt [315].

Die direkte Pigmentierung ist um so intensiver und dauerhafter, je kurzwelliger die Strahlung (Maximum der Wirkung ca. 340 nm), je höher die Einzel- oder Gesamtdosis und je höher der Melaningehalt der Haut sind (*I*mmediate *p*igment *d*arkening = IPD).

Unter der Einwirkung der Sonnen- und Himmelsstrahlung liegt die Schwellendosis für die direkte Pigmentierung niedriger als für das Erythem. Untersuchungen haben außerdem gezeigt, daß unterhalb des 45. Lebensjahres 98% aller normal lichtempfindlichen Personen mit einer direkten Pigmentierung reagieren, oberhalb des 45. Lebensjahres aber nur 72%. Für die Praxis ist zu bedenken, daß UVB durch Lichtschutzmittel zumindest zum Teil abgeblockt wird. Damit verschiebt sich die Relation UVA/UVB noch weiter zugunsten des UVA.

Spontanpigmentierung

Die Herstellung künstlicher Lichtquellen zur Erzeugung ultravioletter Strahlen zum Zwecke der kosmetischen Bräunung hat in den letzten Jahren eine geradezu revolutionäre Entwicklung durchgemacht. So ist es gelungen, Geräte zu produzieren, die nicht nur ausschließlich reines UVA aussenden, sondern auch Strahlendosen emittieren, die weit über den im Sonnenspektrum befindlichen Anteil hinausgehen (siehe Kap. 10.4). Diese enorm hohen UVA-Dosen bewirken in der Haut eine intensive Nachdunklung bereits vorhandener, farbschwacher Pigmentkörper (direkte Pigmentierung). Gleichzeitig wird auch die Neubildung von Melanin angeregt. Durch die hohen UVA-Dosen laufen diese beiden Pigmentierungsvorgänge nebeneinander so intensiv ab, daß rasch eine äußerst tiefe, lang anhaltende Bräunung entsteht, jedoch ohne daß echte Strahlenerytheme auftreten. Für dieses Phänomen wurde die Bezeichnung Sofortbräunung (Spontanpigmentierung) vorgeschlagen [184, 185, 186].

Hautfarbe

Für die Unterschiede in der Hautfarbe zwischen den einzelnen Menschen spielen Art, Menge und Verteilung des Melanins eine entscheidende Rolle [161, 171, 173]. Die Grundfarbe wird von der Größe der Melanosomen bestimmt, die ein bestimmtes Verteilungsmuster ergeben, das für die rassischen Unterschiede in der Hautfarbe verantwortlich ist. Interessant ist, daß Neger und Weiße zwar die gleiche Anzahl von Melanozyten besitzen; die Unterschiede in der Hautfarbe beruhen auf der Größe und auf der Anordnung der Melaninkörnchen, an deren Oberfläche eine verschieden starke Streuung der Lichtstrahlen stattfindet. Bei weißen Personen mit heller, blasser Haut und blonden Haaren enthalten die Keratinozyten meist nur winzige Melanosome, die in kleinen Gruppen angeordnet sind. Bei den Negern sind die Melanosomenkomplexe größer und erscheinen als kompakte Masse (siehe Abb. 20).

Die auffallendsten Störungen in der Melaninpigmentierung entstehen beim Albinismus und bei der Vitiligo (siehe Kap. 9.1). Beim Albino sind zwar die pigmentbildenden Melanozyten vorhanden, aber es fehlt das für die Melanogenese nötige Enzym, die Tyrosinase. Bei der Vitiligo kommt es dagegen aus verschiedenen Ursachen zu einer Zerstörung der Pigmentzellen. Auf Grund fehlender oder fehlerhafter (durch Immunreaktionen blockierter?) Pigmentzellen kann an bestimmten Körperstellen kein Melanin gebildet werden.

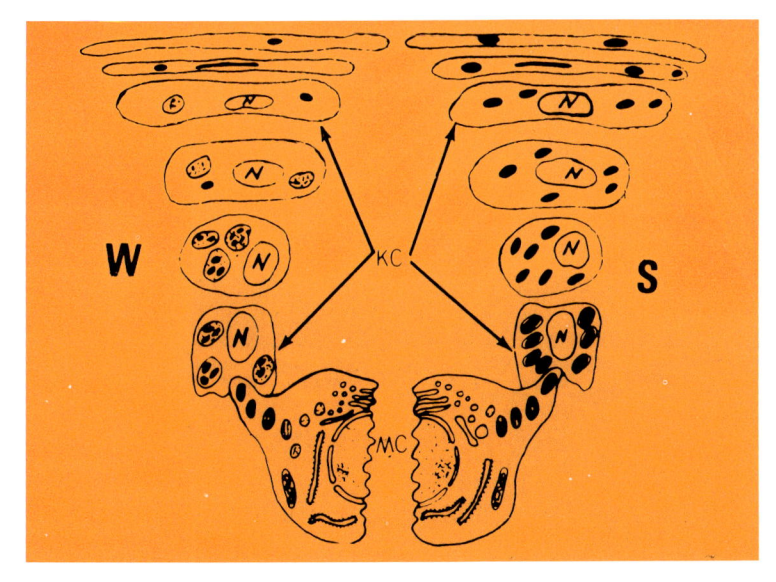

Abb. 20: Schema der rassischen Unterschiede des Melanosomentransportes vom Melanozyten zu den Keratinozyten und Abbau der Melanosomen MC = Melanozyt, KC = Keratinozyt, N = Nukleus, W = weiße Rasse, S = schwarze Rasse [171]

Funktion des Melanins

Neben dem in unserer Zeit gewünschten kosmetischen Effekt einer schönen bronzefarbenen Haut erfüllt das Melanin für unseren Organismus eine ganze Reihe anderer, weit wichtigerer Aufgaben [103]:

An erster Stelle ist dabei seine Schutzfunktion gegenüber den schädigenden Einwirkungen der ultravioletten Strahlen zu nennen. Der Mechanismus, wie das Melanin als Photoprotektor wirkt, ist dabei sehr komplex und umfaßt in erster Linie sein Vermögen, freie Radikale zu binden, die unter der Bestrahlung mit Ultraviolett in der Haut gebildet würden. Zu diskutieren ist auch eine Minderung der Strahlenenergie durch Streuung an der Körnchenoberfläche und weiter eine effektive Absorption von Strahlen oberhalb 400 nm, also im sichtbaren Bereich. Durch diese Energieabsorption und -streuung werden vor allem die Zellkerne und damit die genetische Substanz vor schädlichen Einflüssen geschützt. Das Melanin ist praktisch der Sonnenschirm unserer Haut, wobei vor allem die tiefer liegenden Hautschichten geschützt werden. Eine der wichtigsten Aufgaben des Melanins liegt aber auch im Wärmeschutz [126], ein Effekt, der bei den *Negern* besonders gut funktioniert. Melanin absorbiert mehr oder weniger vollständig den gesamten Wellenbereich des sichtbaren und infraroten Lichtes in den oberen Hautschichten. Die Wärme wird hierbei direkt an die Außenwelt abgegeben. Beim *Weißen* erfolgt eine intensivere Erwärmung des Körperinneren durch das aus der Haut rückfließende Blut als beim Neger.

Verdickung der Hornschicht

Die Schutzfunktion der Hornschicht gegen Strahleneinwirkung hängt entscheidend von der Dicke ab, die individuell unterschiedlich und von Körperstelle zu Körperstelle verschieden stark ausgeprägt ist.

Bei einer Hornschichtdicke von 10 µm wird die Intensität der eindringenden UVB-Strahlen bereits halbiert. 10 µm werden normalerweise nicht nur erreicht, sondern je nach Körperregion stark überschritten. In der Oberhaut kann die Zellproduktion durch äußere Einwirkungen erheblich gesteigert werden. Bei mechanischer Abnutzung hält der Zellteilungsvorgang (Mitose) etwa 48 Stunden an, bei einer geringfügigen, unter der Erythemschwelle liegenden Lichtent-

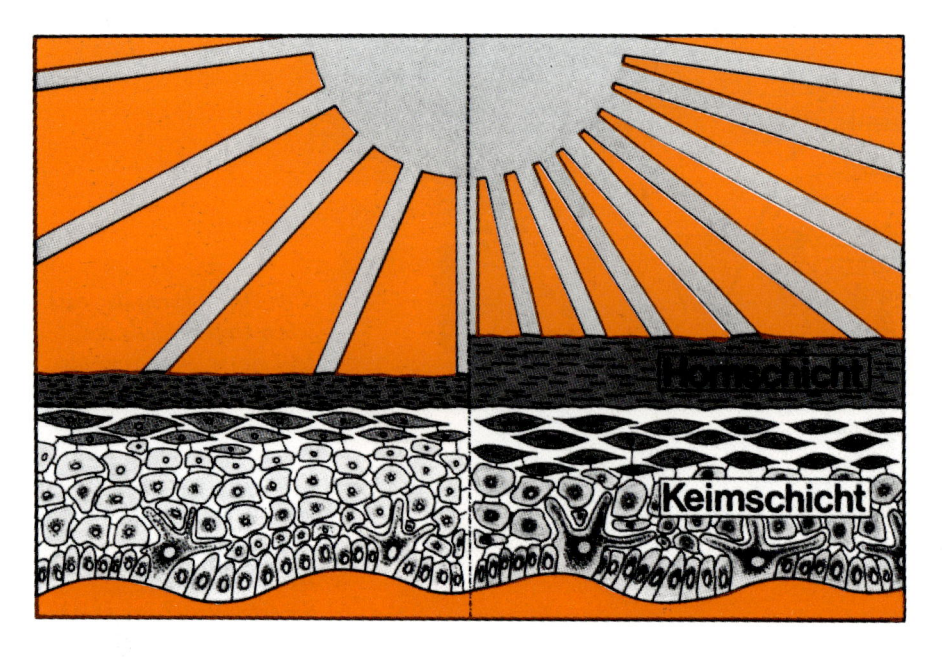

Abb. 21: Verdickung der Hornschicht [330]

zündung verlängert sich die Zellneubildung auf 72 Stunden [19]. Bei wiederholter UVB-Einwirkung kommt es damit innerhalb weniger Tage zu einer Verdickung der Epidermis (Abb. 21). Steigert man die tägliche Lichtdosis, jedoch immer nur bis unterhalb der Erythemschwelle, so ist die Bildung einer Lichtschwiele nach etwa zwei bis drei Wochen abgeschlossen. Eine weitere Verdickung der Epidermis läßt sich dann nicht mehr erreichen. Die minimale Erythemdosis steigt dabei bis auf das Vierfache an [173]. Durch die Hornschicht als äußere Zone wird das Licht reflektiert, abgefiltert und durch Streuung abgeschwächt. Abgeblockt werden primär die kurzwelligen UVC-Strahlen, aber auch Bereiche des Ultraviolett B. Auf Grund der hohen Energie kann jedoch der penetrierende Teil bei Überdosierung in den oberen Epidermisschichten Zellschäden hervorrufen.

Die orale Gabe von Antioxidantien bewirkt bei Mäusen einen starken Schutz vor UVB-Effekten wie Erythem und Photokarzinogenese [164]; am besten eignet sich hierfür Butylhydroxytoluol (BHT) als 0,5prozentiger Zusatz zum Standardfutter. Es ließ sich zweifelsfrei belegen, daß dieser Schutz auf eine verstärkte UVB-Absorption in der Hornschicht zurückgeht, ohne daß aber der genaue protektive Mechanismus (Schutzfaktor 2) bisher hätte geklärt werden können; am wahrscheinlichsten ist eine Bildung von stärker strahlenabsorbierendem Keratin durch die Anwesenheit dieses Oxidationsschutzmittels bei der Verhornung. Ob über ähnliche Mechanismen auch beim Menschen ein photoprotektiver Effekt durch eine vermehrte Strahlenabsorption in der Hornschicht erzielt werden kann, bleibt abzuwarten.

Wichtig für die Schutzfunktion der Hornschicht ist neben ihrer Dicke auch der Hydratationszustand. Eine nasse Hornschicht läßt mehr ultraviolette Strahlen durch als eine trockene. Diese Tatsache hat zwei praktisch wichtige Auswirkungen:

– Erstens führt ein Sonnenbad bei nasser Haut viel rascher zum Sonnenbrand als bei trockener Haut; diese Erkenntnis sollte dazu führen, daß das ständige Abkühlen im Wasser beim Sonnenbaden in großer Hitze unterlassen wird.
– Zweitens gestalten sich therapeutische Ultraviolettanwendungen auf feuchter Haut rentabler, vor der Bestrahlung und auch zum Teil während der Bestrahlung wird die Haut mit Wasser (Salzwasser, Sole) besprüht.

Zusammen mit dem Melanin bietet die Lichtschwiele einen wirksamen Schutz gegen die auftreffenden Strahlen. Interessant sind in diesem Zusammenhang Untersuchungen an der Albinohaut, in denen die photoprotektive Wirkung von Melanin und Lichtschwiele verglichen wurde. Schutzeffekte bei normalhäutigen Personen setzen sich immer aus *Lichtschwiele und Pigment* zusammen, während die Albinohaut auf Grund fehlender Melaninbildung auf das Vorhandensein einer Lichtschwiele angewiesen ist. Die Ergebnisse zeigen, daß der Lichtschwiele dabei ein Schutzfaktor von 4 zugeordnet werden kann. Bei der hellhäutigen Normalbevölkerung erfolgt durch das zusätzlich vorhandene Melanin (Faktor 10) eine Erhöhung auf den Faktor 40 (Tab. 19). Der Schutzeffekt ist also zehnmal so groß wie bei der Albinohaut. Vergleicht man den maximalen Schutzfaktor der Lichtschwiele von 4 mit dem Schutzfaktor der langfristigen Pigmentstimulierung von mindestens 10, so kann man damit experimentell die klinische Erfahrung untermauern, daß der Melaninbildung der wesentliche Teil der adaptiven Schutzfunktion der menschlichen Haut zukommt und nicht, wie so oft angenommen, der Lichtschwiele [135].

Bei einer nur schwach ausgebildeten Hornschicht kann das Pigment allein nach einer hoch dosierten Einstrahlung die Entstehung eines Erythems nicht verhindern. Die äußeren Schichten der Oberhaut sind – vor allem beim Hellhäutigen – nicht ausreichend durch Melanin geschützt und daher den Erythem auslösenden, energiereichen UVB-Strahlen ausgesetzt. Für die oberen Epidermisschichten ist die Lichtschwiele der mit Abstand wichtigere Lichtschutz; für die Basalzellschicht und die Lederhaut kommen beide Lichtschutzmechanismen in gleicher Weise zum Tragen.

Aus dem hier Dargelegten ergibt sich, daß auch ein Neger, wenn seine Haut lichtungewohnt ist, also ohne Lichtschwiele ist, einen Sonnenbrand bekommen kann.

Afrikaner, die mehrere Jahre in Europa lebten, z. B. aus beruflichen Gründen oder während eines längeren Studiums, sind deshalb nach der Rückkehr in ihre strahlenintensive Heimat anfällig gegen Sonnenbrand.

Tabelle 19: MED vor und nach 4 Wochen UV-Stimulierung [135]

	Albino	Kontrollpersonen (Kaukasier)
MED vor Stimulierung	30 sec	30 sec
MED nach Stimulierung	135 sec	20 min
Schutzfaktor	4,5	40
Schutzfaktor durch Pigmentierung allein	–	10

Repairmechanismen

Zellschäden durch ultraviolette Strahlen

Eine weitere Fähigkeit der Haut, sich vor den Folgen der Lichtstrahlen zu schützen, besteht in der Möglichkeit, Schäden sofort nach der Entstehung wieder zu beheben. Die Schadwirkungen durch ultraviolette Strahlen betreffen vor allem Zellbestandteile, wie Membranen und Zellkerne. Besonders die Desoxyribonukleinsäure weist eine deutliche Absorptionsfähigkeit auf, die bis etwa 320 nm reicht, wobei das Maximum bei etwa 260 nm liegt. Nukleinsäuren sind chemisch Polynukleotide und bestehen aus Phosphorsäure, einer Pentose (Ribose oder Desoxyribose) und aus organischen Basen der Purin- und Pyrimidingruppe (Abb. 22). Die Desoxyribonukleinsäure (fehlende OH-Gruppen am Ring) enthält die beiden Purine Adenin und Guanin sowie die Pyrimidinderivate Cytosin und Thymin. Auf der DNA-Kette gehören jeweils drei aufeinanderfolgende Basen zusammen. Sie bilden ein Triplet. Die Anordnung in diesem Triplet ist ein Signal, ein sog. Code, der den Einbau einer ganz bestimmten Aminosäure in die Peptidkette zum Eiweißaufbau regelt. Das DNA-Molekül spielt also als Träger der genetischen Information bei der Zellteilung und bei Stoffwechselprozessen eine entscheidende Rolle. Das DNA-Molekül ist jedoch keine langgestreckte Kette, sondern besteht aus zwei um eine gemeinsame Achse gewundenen spiraligen Ketten (Doppelhelix, deren Zusammenhalt auf Wasserstoffbrückenbindungen beruht, die sich zwischen den Purinen und den Pyrimidinen ausbilden) (Abb. 23).

Durch die Energieabsorption – geliefert von den ultravioletten Strahlen – wird das DNA-Molekül in seiner Grundstruktur verändert, wobei verschiedene Störeffekte auftreten [50, 122, 123].

In Abbildung 24 sind die hauptsächlichsten Ursachen dieser Schäden dargestellt. Etwa 70 % aller DNA-Schäden finden sich als Einzel-

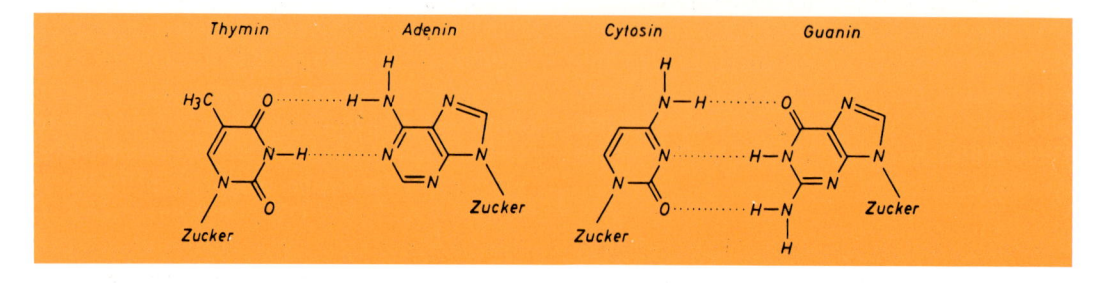

Abb. 22: Struktur der Nukleinsäuren

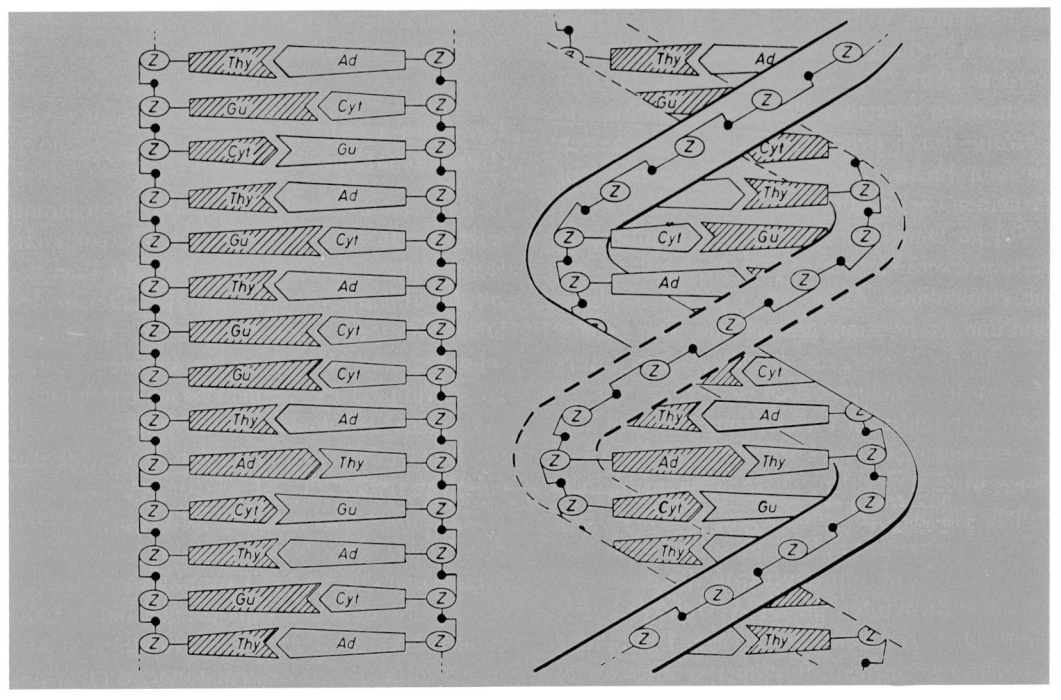

Abb. 23: *Struktur der Desoxyribonukleinsäure, Z bedeutet Zucker (Desoxyribose),*
● *Phosphorsäure* [144]

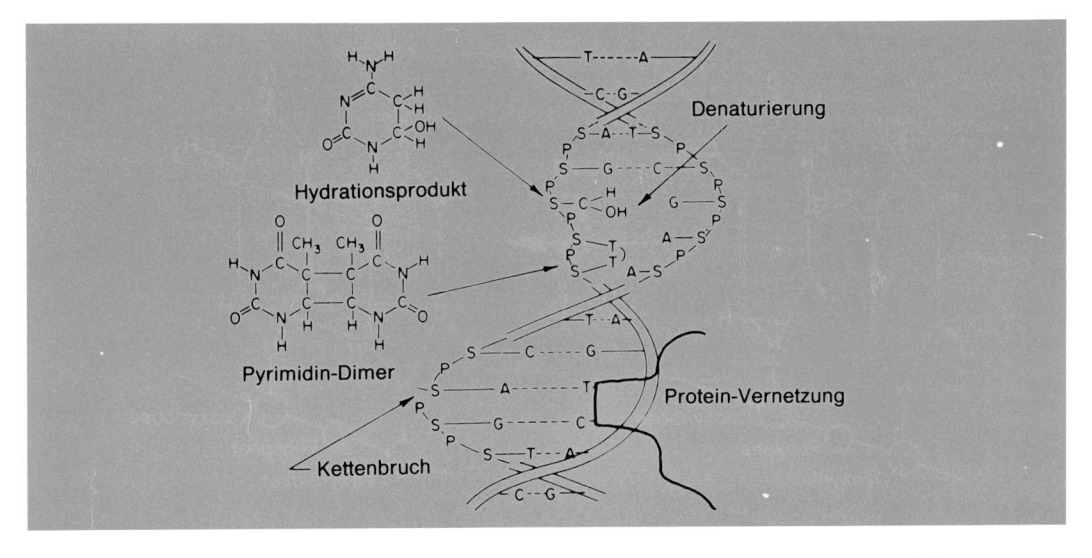

Abb. 24: *Schematische Darstellung der verschiedenen DNA-Schäden durch UV-Bestrahlung: Pyrimidin-Dimere (TT), Cytosinhydration (lokale Denaturierung, instabil), Einzelstrangbruch (chain break), Protein-(Aminosäuren-)Vernetzung (Protein cross link)* [133]

strangschäden, wobei zwei benachbarte Thymine durch Cycloaddition zu Dimeren verbunden werden (Abb. 25), weitere Schäden an den Kernsäuren entstehen durch Hydratation am Cytosin, durch Bruch der Nukleinsäureketten (»Chain break«) und durch Vernetzung mit Proteinen (siehe Abb. 25).

Solche Dimerisierungen oder Zusammenlagerungen verändern das DNA-Molekül, so daß die elementaren Aufgaben, nämlich Replikation und Translation, gestört sind. Das bedeutet, daß die Weitergabe der identischen Information nicht mehr möglich ist.

Die geschilderten Veränderungen in den Zellen entstehen selbst bei kurzfristiger Einwirkung ultravioletter Strahlen. Diese Schäden bleiben jedoch anfangs unbemerkt und haben vorerst keine gravierenden Folgen, da sofort ein Reparaturmechanismus in Kraft tritt, der diese veränderten Strukturen im DNA-Molekül korrigiert. Dies geschieht durch den Ersatz der geschädigten Sequenz durch neu synthetisierte, funktionell aktive Gruppierungen. Im wesentlichen sind hier zwei Reaktionsläufe zu nennen [58, 133, 134, 147]:

– Exzisionsreparatur
– Photoreaktivierung

Exzisionsreparatur (Dunkelreparatur = dark repair)

In den ersten Stunden nach UV-Bestrahlung setzt in einem mehrschrittigen Vorgang ein Reparaturmechanismus ein, der ohne Energiezufuhr abläuft: Die geschädigten Stellen des DNA-Stranges werden erkannt, herausgeschnitten und durch intakte Glieder ersetzt. Diese Aufgabe übernehmen verschiedene Enzyme, welche die Schadstellen aufspüren und nach der Neusynthese die passenden Teile fehlerfrei einsetzen (Abb. 26).

Das Enzym Endonuklease öffnet in der Nähe des Dimers eine Phosphatbindung am DNA-Strang und das Enzym Exonuklease schneidet das Cyclobutandimer mit einigen daran hängenden Nukleotiden heraus. Durch enzymatische Synthese wird das entstandene Loch mit einem intakten Zwischenstück geschlossen, der DNA-Strang ist wieder komplett und reduplizierfähig [147].

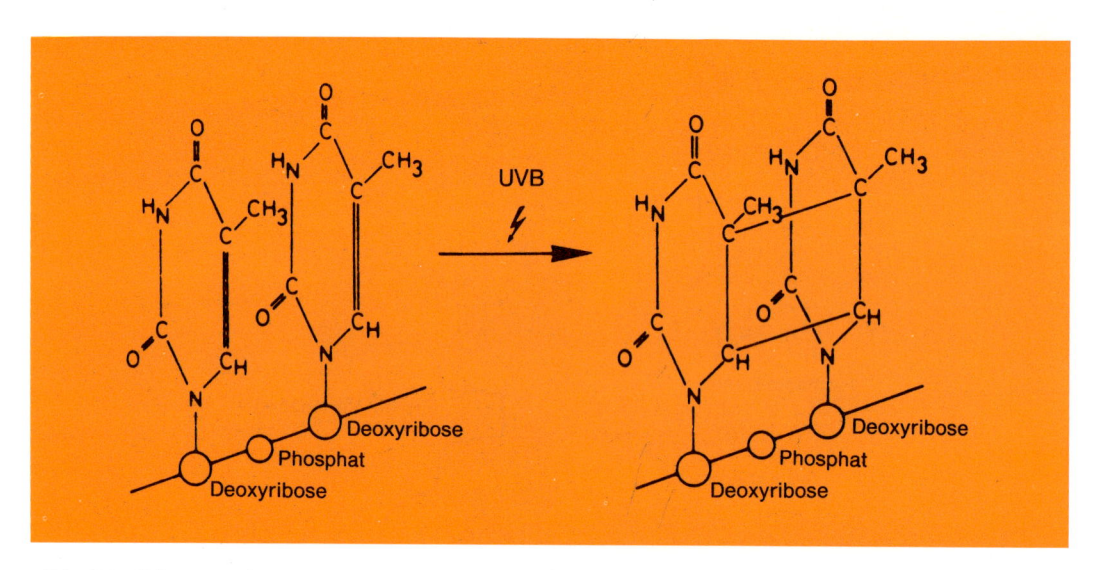

Abb. 25: Schematische Darstellung der UVB-induzierten cis-syn-Cyclobutan-Dimerisierung von 2 benachbarten Thyminen eines DNA-Stranges durch Aufrichtung der beiden 5–6 Doppelbindungen [133]

Schutzmechanismen der Haut

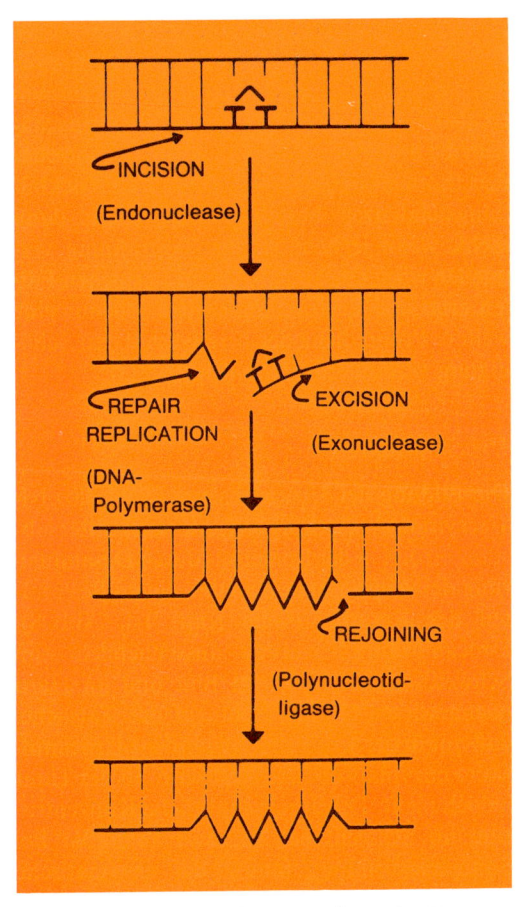

Abb. 26: Schematische Darstellung der Enzyme und Enzymschritte des Exzisionsreparatur-Mechanismus.
TT = Thymidin-Dimer [133]

Jede Zelle ist mit einem solchen Reparaturmechanismus ausgestattet, der UV-induzierte Schäden vor der nächsten Zellteilung beheben kann. Eine Ausnahme ist die relativ seltene Erbkrankheit »Xeroderma pigmentosum«, bei der dieser Dark-repair-Mechanismus versagt. Die Folge ist, daß beim Patienten schon im jugendlichen Alter im Bereich der belichteten Hautstellen präkanzeröse Veränderungen auftreten (siehe Kap. 4.11).

In Fibroblasten-Zellkulturen von Patienten mit Xeroderma pigmentosum läßt sich ebenfalls nach UVB-Bestrahlungen das Fehlen der Dark repair nachweisen: Es kommt zu keiner Anregung der DNA-Synthese wie in Fibroblasten-Zellkulturen, die aus Hautexplantaten von Normalpersonen stammen. Gibt man den Zellkulturen der Patienten mit Xeroderma pigmentosum jedoch Repairkomplex – z. B. aus Mikroorganismen – zu, so bewirken UVB-Bestrahlungen eine Anregung der DNA-Synthese, wie in Kulturen normaler Fibroblasten [158]. Nun war der Gedanke naheliegend nach dem Sonnenbad Externa mit Repairkomplexen anzuwenden, um die Behebung strahleninduzierter Schäden an der DNA zu beschleunigen. Aber aus zwei Gründen ist von derartigen Maßnahmen nichts zu erwarten, trotz mancher anderslautender werblicher Aussagen:

– Die Penetration von Enzymen (Endonuklease, Exonuklease, Polymerase) durch die Haut und die Einschleusung dieser Proteine in die lebenden Epidermiszellen ist selbst bei vorliegender Entzündung (Sonnenbrand) im alleräußersten Fall als minimal anzusehen und dürfte meist völlig fehlen.

– Die Frage nach der Artspezifität der mikrobiellen Enzyme ist noch nicht zufriedenstellend beantwortet. Ob aus Mikroben stammende Enzyme tatsächlich auch in lebenden menschlichen Epidermiszellen in situ ihre Effekte entfalten, erscheint mehr als fraglich.

Eine Erschöpfung der Dark repair tritt bei Überforderung der Reparatursysteme ein, wenn also bei einer Bestrahlung zu viele Schäden eintreten oder wenn durch ständig wiederholte Bestrahlungen eine Überlastung erfolgt. **Nur die Schadeffekte einer UVB-Dosis bis zu 60 % der MED können binnen 24 Stunden repariert werden;** höhere Dosen führen zu bleibenden Schäden. In alten Zellen liegt nur noch eine reduzierte Fähigkeit zur Dark repair vor, weshalb alte Menschen bei Bestrahlungen besondere Vorsicht walten lassen sollen.

Photoreaktivierung

Bei der Photoreaktivierung handelt es sich um einen zweischrittigen enzymatischen Vorgang, in dem die als Folge der Pyrimidinverknüpfung entstandenen Schadstellen durch ein energieabhängiges Enzym repariert werden. Dieses Enzym setzt sich auf die Dimerenstellen und spaltet die Verknüpfungsbindung auf. Die für diese Monomerisierung nötige Energie erhält das Enzym durch Absorption von Ultraviolett-A im Bereich von 340 bis 430 nm [137, 158]. In diesem Zusammenhang gibt es Überlegungen, die durch UVB-Lichtquanten gesetzten Zellkernschäden durch Bestrahlung der Haut mit reinem UVA wieder zu beheben (siehe Kap. 10.4).

Die geschilderten Reparaturmechanismen sind vergleichsweise rasch ablaufende Vorgänge, die zwischen Minuten und Stunden dauern. So werden z. B. 50 % der Dimere schon in der ersten Stunde nach der Zellschädigung behoben, der Rest im Verlauf der nächsten 24 Stunden. Je nach eingestrahlter UVB-Dosis kann ein gewisser Prozentsatz an Dimeren auch persistieren. Je mehr der Reparaturmechanismus überlastet wird, um so größer wird die Zahl nicht behobener Schäden. Infolge ihrer enzymatischen Natur sind die Reparaturmechanismen in ihrer Kapazität pro Zeiteinheit begrenzt und bewältigen nur eine bestimmte Anzahl von Ausbesserungsvorgängen. Zu hohe (siehe später), immer wiederkehrende Strahlenbelastungen überfordern die Reparaturmechanismen, die dann mit dem Beheben der Schäden nicht mehr nachkommen. Als Folge bleiben immer mehr Schäden in der DNA bestehen, sie summieren sich, und falsche Informationen werden bei der nachfolgenden Replikation auf die Tochterzellen-Doppelstränge übertragen. Damit ist der Schaden irreparabel fixiert und führt zu Auswirkungen, die die Funktion der Zelle wesentlich verändern. Entweder wird eine Zelle durch die Vielzahl von Strahlenschäden so gestört, daß sie abstirbt, oder sie entartet durch Weitergabe falscher Informationen. So kommt es zur Ausbildung des chronischen Lichtschadens mit Präkanzerosen und malignen Tumoren. Eine sich dauernd wiederholende Überforderung der zellulären Reparaturmechanismen ist also die Ursache der chronischen Lichtschäden, die im Gegensatz zu den akuten Lichtschäden (Sonnenbrand) irreversibel sind. Rückbildungstendenzen bestehen nicht, auch dann nicht, wenn jegliche weitere Bestrahlung vermieden wird. Das ärztlicherseits in solchen Fällen erlassene Bestrahlungsverbot soll nur eine weitere Progredienz der bereits erfolgten Schädigung verhindern (siehe Kapitel 8.3).

Urocaninsäure

Die Bildung der Urocaninsäure (3-Imidazolyl-4-acrylsäure) als körpereigene Lichtfiltersubstanz erfolgt in der Epidermis durch Desaminierung der Aminosäure Histidin, einem Bestandteil des Keratins (siehe Kap. 4.4, Abb. 8). Urocaninsäure wurde ausschließlich im Schweiß, nicht jedoch im Blut und im Harn nachgewiesen. Dies beruht auf der Tatsache, daß nur in der Leber die entstandene Urocaninsäure enzymatisch abgebaut wird, in der Haut jedoch nicht. Die durchschnittliche Konzentration im Schweiß beträgt etwa 10 mg %. Bei Sonnenbestrahlung nimmt der enzymatische Histidinabbau in der Epidermis jedoch stark zu, die Konzentration steigt auf etwa 0,5 bis 1 g % an. Im Schweiß von Afrikanern ist der Gehalt an Urocaninsäure etwa dreimal so hoch wie bei Europäern. Das Absorptionsmaximum der Urocaninsäure liegt bei 265 nm, die Strahlenabsorption reicht aber bis ca. 300 nm [105]. Die Absorption der Strahlen geht auf die cis-trans-Isomerisierung zurück (siehe Abb. 27). Für diese Umwandlung der niederenergetischen Trans-Form in den höheren Energiezustand der cis-Form liefern ultraviolette Strahlen (UVB!) die nötige Energie [332]. So kann photochemische Energie reversibel gespeichert und später als Wärme wieder abgegeben werden.

Jüngste Forschungsergebnisse lassen vermuten, daß es sich bei der cis-Urocaninsäure um einen Mediator der immunsuppressiven Wirkung des UVB handelt [56a]. Cis-Urocaninsäure hindert UVB-induzierte Autoimmunreaktionen, erleichtert das Angehen von Strahlenkarzinomen (Epitheliomen) und verlängert die Überlebenszeit von Transplantaten. Weitere Untersuchungen werden klären müssen, ob die beim Sonnenbad auf der Hautoberfläche des Menschen entstehende cis-Urocaninsäure tatsächlich die Ursache für die immunsuppressive Wirkung des UVB auf den Organismus darstellt.

4.10 Pathologische Lichtreaktionen

Lichtkrankheiten der Haut gehen auf vier verschiedene Ursachen zurück:

- Überlastung der natürlichen Sonnenschutzmechanismen (Sonnenbrand und/oder chronischer Lichtschaden),
- diätetisch bedingter Mangel an wichtigen Coenzymen (Pellagra, Pellagroid),
- Vorhandensein photodynamisch wirksamer Substanzen,
- genuines Bestehen einer krankhaften Reaktivität der Haut.

Bei den eigentlichen Photodermatosen sind noch viele Fragen ungeklärt, aber die Fortschritte der photobiologischen Forschung haben bereits die Pathogenese einiger typischer Bilder klären können.

Lichtüberempfindlichkeit

Überschießende Reaktionen der Haut auf Sonnenbestrahlungen, von Laien oft als »*Sonnenallergie*« bezeichnet, können folgende Ursachen haben:

– Vorliegen einer genetisch bedingten Schutzlosigkeit, z. B. wenig Pigment, dünne Hornschwiele. Hier führen die ersten Bestrahlungen des Jahres zu Rötung, Juckreiz und manchmal sogar zu Quaddelbildung.
– Vorliegen einer Allergie vom Soforttyp, z. B. einer Allergie gegen Graspollen oder Haus-

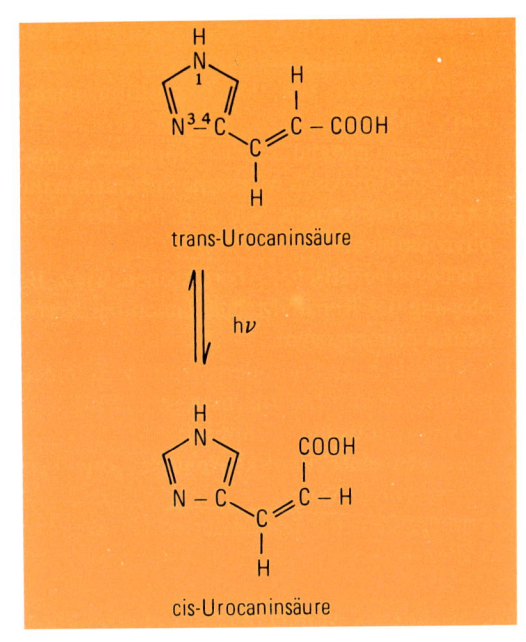

Abb. 27: Cis-trans-Isomerisierung der Urocaninsäure

staubmilbe, wobei erst die sonnenbedingte Hyperämie zur Auslösung der Erfolgsreaktion führt. Meist geben solche Patienten auch das Auftreten einer Urtikaria nach Saunabesuch oder nach der Einnahme starker Alkoholika an.
– Vorliegen einer Photoallergie, bei der im Laufe der Zeit die minimale Erythemdosis so stark absinken kann, daß jede Sonnenbelichtung zu Ekzemen führt. Hier spricht man vom »persistent light reactor«. Zum Nachweis mittels belichteter Epikutanprobe siehe Kapitel 11.3.
– Entwicklung eines aktinischen Retikuloids bei Männern im höheren Alter, meist nach Photoallergien oder nach unklaren persistierenden Lichtreaktionen. Die teigigweichen Infiltrate an sonnenexponierten Hautstellen erinnern klinisch und histologisch an eine Retikulose, eine proliferative Erkrankung der Zellen des retikuloendothelialen Systems. Fibroblasten solcher Patienten weisen in der Zellkultur eine erhöhte Lichtempfindlichkeit auf.

- Auslösung phototoxischer Reaktionen, z. B. nach Anwendung parfümierter Seifen oder Gesichtswässer vor der Exposition (siehe Kap. 11.5).
- Vorliegen metabolischer Störungen, wodurch phototoxisch wirksame Substanzen im Organismus kreisen, wie z. B. bei den Porphyropathien.
- Vorliegen genetischer Aberrationen, wie z. B. Störung der Repair-Mechanismen bei Xeroderma pigmentosum.
- Vorliegen einer Photodermatose, z. B. einer polymorphen Lichtdermatose (PMLE = polymorphous light eruption).
- Vorliegen einer Photodermatose vom Typ der Mallorca-Akne.
- Vorliegen einer lichtinduzierten Hautkrankheit (z. B. einer Schmetterlingsflechte).

Die wichtigste Maßnahme zur Behandlung einer Lichtüberempfindlichkeit besteht in einem exakten Sonnenschutz an den ersten Tagen der Exposition. Eine direkte Sonneneinwirkung ist möglichst zu vermeiden, bei längerem Aufenthalt in der Sonne muß die Haut durch entsprechende Kleidung bedeckt werden (langärmelige Hemden, lange Hosen, breite Sonnenhüte). Wird die bloße Haut der Sonne ausgesetzt, sind Lichtschutzpräparate mit hohem Filter, am besten Breitbandpräparate oder Totallichtschutzpräparate aufzutragen (siehe Kap. 5.8). Mit zunehmender Sonnengewöhnung können diese Schutzmaßnahmen langsam abgebaut werden.

Der wirksamste Schutz gegen die ansonsten meist verpatzten ersten Urlaubstage in sonnenintensiven Gegenden besteht in der Einnahme des Karotinoids β-Karotin. In Kapitel 6.7 und 10.3 wird über diese Substanz und deren Einsatz in der Medizin und Kosmetik ausführlich berichtet.

Eine Prophylaxe der sog. Sonnenallergie mit hochdosierten Calciumgaben in Form von Brausetabletten oder Trinkampullen, wobei über eine Membranstabilisierung eine Linderung der Beschwerden wie Hautjucken eintreten soll, ist umstritten und wissenschaftlich nicht abgesichert. Trotzdem berichten betroffene Patienten von vereinzelten Erfolgen einer Calciumtherapie.

Es ist nicht Aufgabe dieser Monographie, die Photodermatosen zu behandeln. Nur zum besseren Verständnis der gesamten Materie scheint es angezeigt, die pathologischen Hautreaktionen bei Lichteinwirkung im Zusammenhang zu besprechen. Im Anschluß daran erfolgt eine Übersicht über die eigentlichen Lichtkrankheiten der Haut, die Photodermatosen. Selbstverständlich werden aber die photodynamischen Reaktionen durch Arzneimittel ausführlich besprochen (siehe Kap. 11.). Auch die durch Externa, also auch durch falsche Lichtschutzpräparationen auslösbare Mallorca-Akne muß eingehend erörtert werden (Kap. 5.8).

Die persistierende Lichtreaktion

Im Anschluß an photodynamische Reaktionen entwickelt sich bei einem Teil der Patienten – nach manchen Statistiken sogar bei jedem dritten Patienten – eine persistierende Lichtreaktion. Trotz Ausschaltung der photodynamischen Substanz treten nach Lichteinwirkung immer weiter entzündliche Reaktionen auf. Das Spektrum der auslösenden Wellenlängen wird immer breiter, selbst sichtbares Licht ruft Entzündungen hervor. Wie es zum Bild des »persistent light reactor« kommt, ist noch unklar. Höchstwahrscheinlich erfolgt immer noch ein minimaler Kontakt mit photodynamischen Substanzen aus der Umwelt. Solchen Patienten zu helfen, ist oft schwierig. Am besten eignen sich noch Lichtschutzmittel und Sunblocker mit breitem Spektrum zur Prophylaxe der Lichtreaktionen.

Das aktinische Retikuloid

Nach wiederholten photodynamischen Reaktionen oder nach persistierenden Lichtreaktionen treten mitunter bei älteren Männern flächige, teigig-weiche, stark schuppende Infiltrate an belichteten Hautstellen auf (Abb. 28). Bei feingeweblicher Untersuchung sieht man eine Pro-

Pathologische Lichtreaktionen

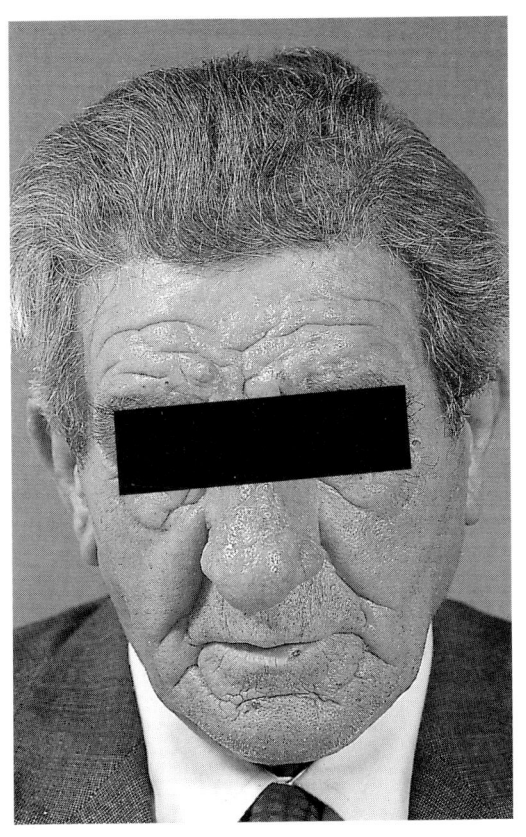

Abb. 28: Aktinisches Retikuloid

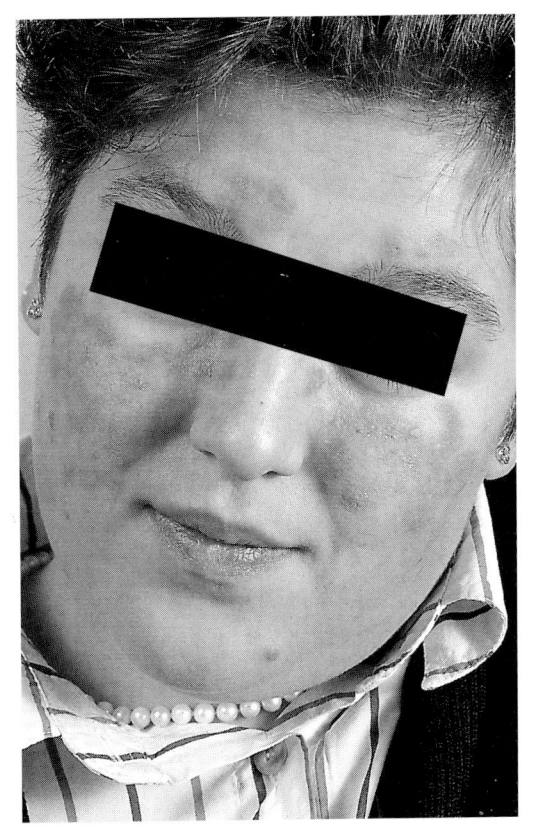

Abb. 29: Schmetterlingsflechte – chronisch-diskoider LE – in Propagation nach Sonnenexposition (hier ein nur schwach ausgebildeter »Schmetterlingskörper«).

liferation der Zellen des retikuloendothelialen Systems, ein Bild, das an eine Retikulose erinnert. Fibroblasten (Bindegewebszellen) aus solchen Arealen weisen in der Zellkultur eine erhöhte Lichtempfindlichkeit auf. Die Auslösung eines aktinischen Retikuloids kann durch Ultraviolett-A, Ultraviolett-B oder sichtbares Licht erfolgen. Hier kann nur ein konsequenter Lichtschutz helfen.

Lichtinduzierte Hautkrankheiten

Sonnenbestrahlungen gelten nach allgemeiner Meinung als wichtiges Hilfsmittel bei der Heilung verschiedener Hauterkrankungen. Dies stimmt. Liegt aber einmal eine Hauterkrankung im akuten Schub vor, so kann eine Sonnenexposition zu einer massiven Ausbreitung und Verschlechterung führen: An allen bestrahlten Hautstellen entwickeln sich neue Effloreszenzen. Der unspezifische Reiz »Ultraviolett-Bestrahlung« führte zur Entwicklung spezifischer Hautveränderungen. Man spricht hier von einem Licht-Köbner. Als Köbner-Phänomen bezeichnet man die Entwicklung spezifischer Effloreszenzen an irritierten Hautstellen. Wegen der Gefahr eines Licht-Köbners sollte man sich hüten, ganz allgemein Patienten mit einer Schuppenflechte oder mit Ekzemen Sonnenexpositionen anzuraten. Diese Empfehlung muß dem Spezialisten vorbehalten bleiben.

Außer den eigentlichen Photodermatosen können einige Hautkrankheiten durch Sonnenbestrahlung induziert werden.

Fieberblasen (Herpes simplex solaris)

Ultraviolett-B-Bestrahlungen hemmen die Immunabwehr, sowohl lokal als auch systemisch. In sensiblen Ganglien ruhende Viren können sich dann vermehren und wandern entlang der Nerven zur Haut aus, wo sie die klassischen Effloreszenzen der Fieberblasen hervorrufen. Bei der Pathogenese des Herpes simplex solaris sind meist noch andere Faktoren wie Streß und Klimaänderung von Bedeutung. Die bei Neigung zu Fieberblasen empfohlene Abdeckung der üblicherweise erkrankenden Hautstellen (Lippenränder) mit einem Blocker schaltet nur den lokalen Bestrahlungsfaktor aus (siehe Kap. 5.8).

Schmetterlingsflechte (LE)

Der Lupus erythematodes (LE) in seinen verschiedenen Formen zählt zu den Autoaggressionskrankheiten. Bei Senkung der Immunabwehr flammt die Erkrankung auf. Der chronische oder subakute LE, die Schmetterlingsflechte an der Haut, zeigt sich in schuppenbedeckten Hautrötungen an beiden Wangen (Flügel des Schmetterlings) mit einem schmalen verbindenden Steg über den Nasenrücken (Körper des Schmetterlings) (Abb. 29). Die Oberhaut zeigt Parakeratose und vakuoläre Degeneration der Basalzellen. Im Bereich der Hautrötung bestehen massive Gefäß- und Bindegewebsveränderungen. Sonnenexpositionen bedingen eine massive Verschlechterung des chronischen LE; am ganzen Körper können sich neue Flecken entwickeln, unter Umständen treten auch Veränderungen an inneren Organen auf (Herzinnenhaut, Nieren). Der auslösende Wellenbereich reicht über den Ultraviolett-B-Bereich etwas in den Ultraviolett-A-Bereich hinein.

Dies ist bei der Empfehlung von Lichtschutzmitteln zu beachten (Breitbandfilter oder Blocker).

Akne rosacea

Bei Akne rosacea, die in ihrem ersten Stadium der Hautrötung mit gelähmten Gefäßen auch als Couperose bezeichnet wird, liegt eine hochgradige Empfindlichkeit gegenüber externen Noxen vor. Ebenso wie alkalische Reinigungsmittel, schlechte Kosmetika, Hitze und Kälte sind auch Sonnenbestrahlungen zu meiden oder nur ganz vorsichtig zu dosieren. Ein Reizeffekt darf keinesfalls eintreten. Lichtschutzmittel mit hohen Faktoren sind zu empfehlen.

Pellagra und Pellagroid

Die klassische Symptomentrias bei Pellagra, dem Nicotinsäureamid-Mangelsyndrom, lautet: Lichtprovozierte Dermatitis, Diarrhoe und Demenz. Ein Mangelzustand an Nicotinsäureamid ist heute in Europa eine Seltenheit, kann jedoch bei zu geringer Zufuhr an tierischem Eiweiß auftreten (Mangel an Tryptophan); in Abbildung 30 sind die Beziehungen zwischen Tryptophan und Nicotinsäure im Stoffwechsel dargestellt. An belichteten Hautstellen entwickelt sich bei Pellagra eine deutliche Rötung, oft mit Blasenbildung, schon bei Einwirkung niedriger Strahlendosen. In der Folge treten Atrophien und massive Hyperpigmentierungen auf. Das Bild des tiefbraunen Halses mit dem spitzen Ausläufer an der Brustmitte (offenes Hemd, offene Bluse) bezeichnet man als das Casalsche Halsband (Casalscher Kragen).

Echte Pellagra trifft man heute nur noch in der Dritten Welt und zwar vorwiegend in Gegenden mit überwiegender Maisernährung. In Europa sind strenge Vegetarier gefährdet, da in ihrer Nahrung die Ausgangssubstanz für die Bildung der Nicotinsäure, die Aminosäure Tryptophan, fehlt; auch chronische Alkoholiker nehmen zu wenig Aminosäuren auf und können eine Pellagra entwickeln.

Eine Tryptophan-Resorptionsstörung besteht beim Karzinoidsyndrom. Hier spricht man vom Pellagroid, da genügend Tryptophan zugeführt wird. Auch Patienten unter langdauernder Isoniazidtherapie können an Pellagroid erkranken, da INH eine kompetitive Hemmung des Nicotinsäureamids bedingt und zur Nachbildung reichlich Pyridoxin (Pyridoxalphosphat-haltige Enzyme) nötig ist; deshalb wird zusätzlich Pyridoxin verabreicht. Auch unter 6-Mercaptopurin, Azathioprin und 5-Fluorourazil können Pellagroide auftreten.

Bei Mangel an Tryptophan und Nicotinsäureamid (Niacin) tritt im Organismus ein Defizit an NADP und NADPH auf. Diese Coenzyme sind aber für alle energieverbrauchenden Prozesse außerordentlich wichtig, so auch für die »Repair« Photonen-induzierter Schäden an der Haut. Dies erklärt die krankhaften Lichtreaktionen der Haut bei Pellagra und Pellagroid. Aufgrund dieser Erkenntnisse wird versucht, Nicotinsäureamid als prophylaktische Maßnahme bei verschiedenen Lichtdermatosen einzusetzen (siehe Kap. 4.12).

Hautsymptomen wie bei der Pellagra begegnet man auch beim Hartnup-Syndrom, einer autosomal rezessiven Störung der Tryptophanresorption im Darm und der Aminosäurerückresorption in den Nierentubuli. Bisher kennt man 15 Patienten aus neun Familien mit dieser Stoffwechselerkrankung. Die ersten Beschreibungen erfolgten an Mitglieder einer Familie namens Hartnup.

4.11 Photodermatosen

Unter den Photodermatosen versteht man das Xeroderma pigmentosum, die verschiedenen Porphyrien, die Lichturtikaria, die Hydroa vacciniformia, die polymorphen Lichtdermatosen (polymorphous light eruptions = PLE) und die Mallorca-Akne.

Xeroderma pigmentosum

Bei etwa jedem millionsten Neugeborenen liegt ein genetisch bedingter Defekt der Repairme-

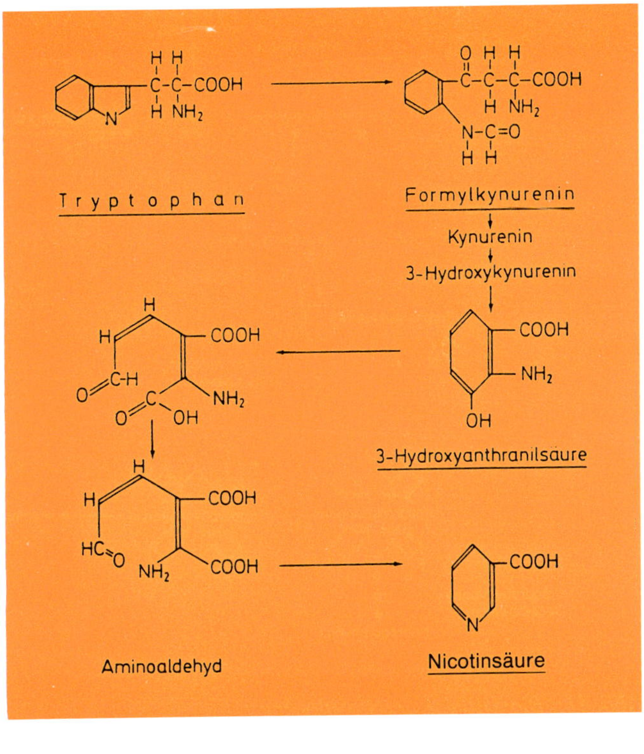

Abb. 30:
Beziehungen zwischen der Aminosäure Tryptophan und der Nicotinsäure

chanismen vor. Die Erkrankung wird autosomal rezessiv vererbt. Jede Ultraviolett-B-bedingte Schädigung der Desoxyribonukleinsäuren bleibt bestehen, das schadhafte Stück kann nicht exzidiert werden (Fehlen der Exzisionsreparatur). Bereits im Kindesalter sieht man an lichtexponierten Hautstellen Atrophie, Pigmentstörungen und andere Zeichen des chronischen Lichtschadens. Schon in der Kindheit entwickeln sich aktinische Keratosen, Hautkarzinome und Melanome. Die Aggressivität dieser Tumoren führt häufig zu Verstümmelungen.

Je nach dem Enzymdefekt kennt man heute sieben Untergruppen, bei denen das Bild unterschiedliche Schwere aufweist; der Defekt kann, wie Untersuchungen an hybridisierten Fibroblasten in der Zellkultur gezeigt haben, auf differierenden Gendefekten beruhen. Die schwerste Form ist das De-Sanctis-Cacchione-Syndrom mit neurologischen Störungen, Schwachsinn, unterentwickelten Keimdrüsen und Zwergwuchs.

Die hohe Lichtempfindlichkeit bedingt eine extreme Lichtscheu der Patienten. Die Behandlung besteht nur in der Vermeidung von Ultraviolett-B-Exposition. Die Haut muß ständig bedecktgehalten werden, bei stärkerem Sonnenschein sollten die Patienten im Zimmer bleiben. Im Freien müssen Hände und Gesicht mit Blockern bedeckt werden. Zusätzlich empfiehlt sich die Einnahme hoher Dosen β-Karotin (mindestens 150 mg/d peroral). Nur bei konsequenter Führung durch Elternhaus und Arzt besteht die Chance, die geringe Lebenserwartung der Kinder mit Xeroderma pigmentosum zu verlängern und zumindest für wenige Jahre eine bescheidene Lebensqualität aufrechtzuerhalten.

Eine weitere, weniger deletäre Variante besteht in einem Defekt der Postreplikationsreparatur; die Exzisionsreparatur ist intakt. Als

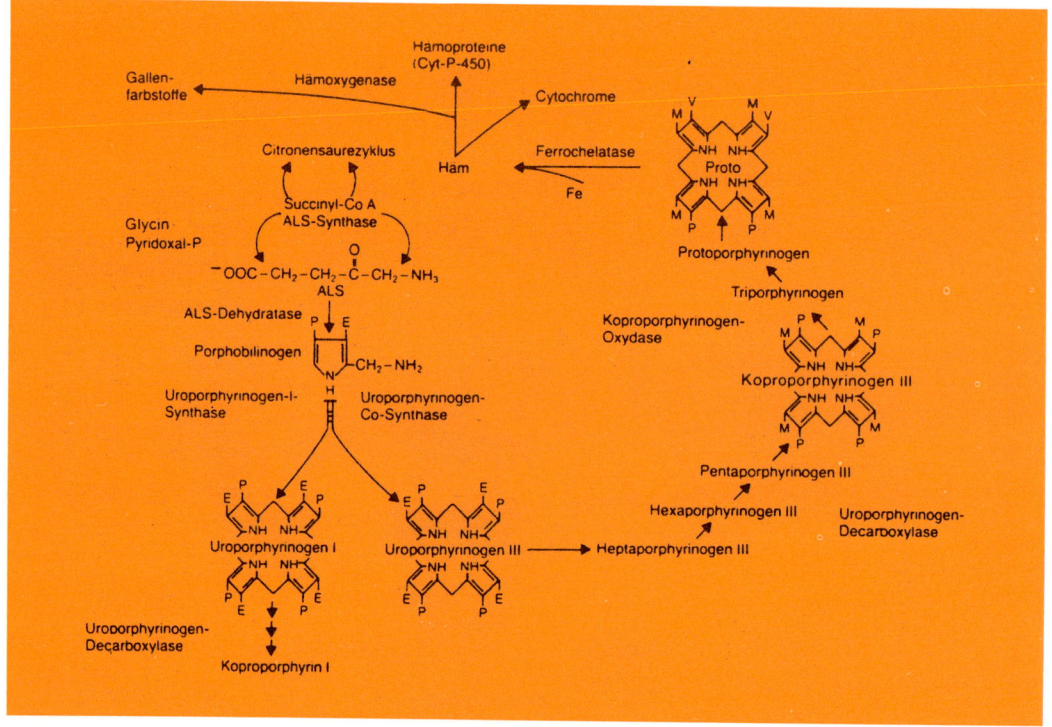

Abb. 31: *Biosynthese der Porphyrine*

letzte Gruppe seien hier Patienten mit pigmentiertem Xerodermoid Jung angeführt, bei denen ebenfalls nur die Postreplikationsreparatur defekt ist; die Hautsymptome des Xeroderma pigmentosum bilden sich aber erst in höherem Alter aus.

Porphyrien

Unter Porphyrien (Porphyrinopathien) versteht man Erkrankungen, bei denen Störungen des Porphyrinstoffwechsels vorliegen. Die Synthese des Häm, der prostetischen Gruppe des roten Blutfarbstoffs (Hämoglobin), erfolgt über Porphyrine (zur Biosynthese der Porphyrine siehe Abbildung 31). Bei Störungen der Häm-Synthese im Knochenmark oder in der Leber kann eine Überschwemmung des Organismus mit verschiedenen Porphyrinen eintreten, je nach dem Ort und der Art der Störung (siehe Abb. 32, 33). Porphyrine wirken phototoxisch, das heißt, sie können Ultraviolett-A-Energie aufnehmen und auf Hautzellen übertragen.

Bei Störung der Häm-Synthese im Knochenmark entwickeln sich die erythropoetischen Porphyrien (erythropoetische Porphyrie, wahrscheinlich auch die Protoporphyrie – früher erythropoetische Protoporphyrie = EPP), bei Defekten der Häm-Synthese in der Leber ent-

```
Bildung von Uroporphyrinogen-III
Glycin + Succinyl-CoA
        ↓ ←ALA-Synthetase
δ-Aminolävulinsäure
        ↓ ←ALA-Dehydratase
Porphobilinogen
        ↓ ←URO-I-Synthetase (↓AIP)
Uroporphyrinogen I
        ↓ ←URO-III-Cosynthetase (↓EP)
Uroporphyrinogen III

AIP = akute, intermittierende Porphyrie
EP  = erythropoetische Porphyrie
```

Abb. 32: Die an der Bildung von Uroporphyrinogen-III beteiligten Enzyme und die bei Enzymmangel auftretenden Porphyrien

```
Bildung von Häm
Uroporphyrinogen-III
        ↓ ←Urogen-Decarboxylase (↓PCT)
Koproporphyrinogen III
        ↓ ←Koprogen-Oxidase (↓KP)
Protoporphyrinogen
        ↓ ←Protogen-Oxidase (↓PV)
Protoporphyrin IX
     $Fe^{++}$ →  ↓ ←Ferrochelatase (↓PP)
        Häm

PCT = Porphyria cutanea tarda
KP  = Koproporphyrie
PV  = Porphyria variegata
PP  = Protoporphyrie
```

Abb. 33: Die an der Bildung von Häm aus Uroporphyrin-III beteiligten Enzyme und die bei Enzymmangel auftretenden Porphyrien

stehen die hepatischen Porphyrien: Porphyria cutanea tarda, Porphyria variegata, akute intermittierende Porphyrie (ohne Hautsymptome, also keine Photodermatose) und hereditäre Koproporphyrie.

Bei den Porphyrien handelt es sich zumeist um genetisch bedingte Störungen, aber auch toxische Substanzen können zur Auslösung von Porphyrien führen.

Porphyria erythropoetica (Morbus Günther)

Bei dieser außerordentlich seltenen Porphyrie – bisher sind weniger als 100 Fälle bekannt geworden –, deren Erbgang als autosomal rezessiv angenommen wird, produzieren die Erythroblasten im Knochenmark zu viele Porphyrine des Typs I: Das normalerweise 1:4000 lautende Verhältnis von Typ-I- zu Typ-III-Porphyrinen ist auf 1:20 verschoben. Der Organismus wird mit Porphyrinen des Typ I überschwemmt. (Die Unterschiede in der Struktur der Porphyrine Typ I und III sind in Abbildung 34 dargestellt.) Die roten Blutkörperchen fluoreszieren und heißen deshalb »Fluorozyten«.

Schon bei Kleinkindern wird die Diagnose

gestellt: Die Windeln weisen rote Flecken auf, eine Folge der Porphyrine im Harn. Auch die Zähne zeigen rote Verfärbung (Erythrodontie). An lichtexponierten Hautstellen kommt es als Folge der phototoxischen Wirkung der Porphyrine Typ I zu schweren entzündlichen Reaktionen mit Ausbildung tiefreichender Blasen. Die Abheilung erfolgt unter Hinterlassung verstümmelnder Narben.

Die Behandlung besteht in Lichtschutz und in der Verabreichung von β-Karotin in hohen Dosen.

Protoporphyrie
(erythropoetische Protoporphyrie, EPP)

Seit der ersten Beobachtung dieser Erkrankung (Kosenow und Treibs 1953) wurden einige 100 Fälle von Protoporphyrie bekannt. Die Vererbung erfolgt autosomal dominant. Die zugrundeliegende Störung besteht in einem Mangel an Ferrochelatase; dieses Enzym bindet Eisenionen in Chelatform an Protoporphyrin. Die überreichlich synthetisierten Protoporphyrine zirkulieren im Organismus. Da noch keine Klarheit über die Frage herrscht, ob die verstärkte Synthese nicht vielmehr in der Leber als im Knochenmark erfolgt, sollte die Bezeichnung »erythropoetische Protoporphyrie« zugunsten von »Protoporphyrie« aufgegeben werden.

Wie bei der erythropoetischen Porphyrie findet sich auch hier eine Fluoreszenz der roten Blutkörperchen (Einstrahlung von 405 nm Wellenlänge, Sperrfilter bis 550 nm). Die Fluorozyten weisen aber bei der Protoporphyrie ein Auslöschphänomen auf: Durch das eingestrahlte Ultraviolett A kommt es zur Photohämolyse, die Erythrozyten zerfallen. Auch in den Fäzes sind reichlich Protoporphyrine nachweisbar, im Harn fehlen pathognomonische Veränderungen. Die Protoporphyrine gelangen mit der Galle ins Darmrohr. Bei höheren Konzentrationen in der Galle können Steine auftreten, die sogar zum Verschluß-Ikterus führen.

Klinisch zeigen sich unterschiedliche Bilder an den belichteten Hautstellen: zarte Rötungen, brennender Juckreiz, Quaddeln, Infiltratbildungen, Knötchen, kleine Blutungen und bei häufigeren Sonnenlichteinwirkungen Verdickung der Haut (Pachydermie). Die Haut wirkt wie die Schale einer Orange, selten finden sich entstellende Narben (meist nur als Folge des Kratzens).

Die Behandlung besteht im konsequenten Lichtschutz. Zusätzlich bringt hier die Verabreichung von β-Karotin ausgezeichnete Erfolge (Mindestdosis: 100 mg peroral/d.). Kinder, die

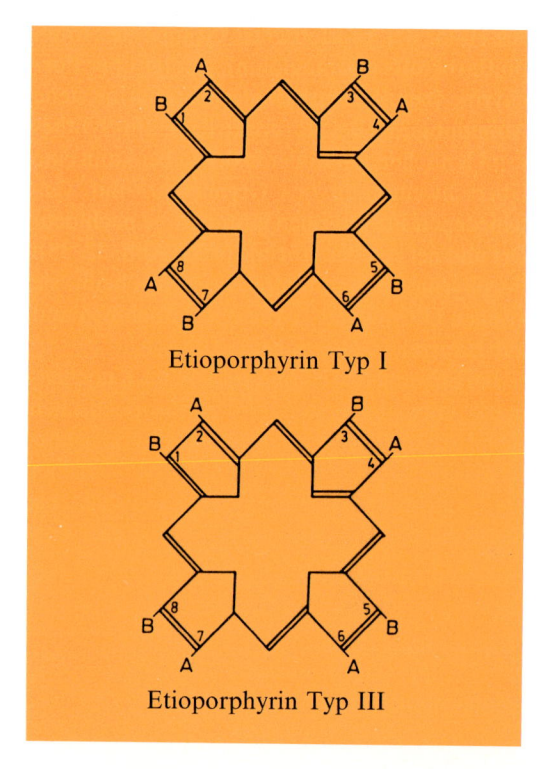

Abb. 34: Vereinfachte Darstellung der Unterschiede zwischen Porphyrinen Typ I und Typ III. Angeführt sind die Stellungen der Substituenten A (Ethylreste aus Propionsäure- und Vinylresten) und B (Methylreste aus Essigsäureresten) an den Etioporphyrinen Typ I und Typ III (Etioporphyrine sind chemische Artefakte bei der Strukturaufklärung nach Decarboxylierung bzw. Wasserstoffanlagerung)

Porphyria cutanea tarda

Die Porphyria cutanea tarda ist die häufigste Porphyrie; in den USA beträgt die Indizenz etwa 1:25000. Biochemisch liegt ein Defekt der Uroporphyrinogendecarboxylase vor, in der Regel auf Grund einer autosomal dominant vererbten Störung. Ein gleicher Defekt kann aber auch auf Basis einer Vergiftung eintreten; dann spricht man von toxischer oder symptomatischer Porphyria cutanea tarda. Da auch bei der genetisch bedingten Porphyria cutanea tarda (Pct) die Auslösung eines neuen Schubes durch äußere Faktoren erfolgt (Alkohol, Medikamente, z. B. Estrogene beim Mann zur Behandlung des Prostatakarzinoms), bestehen fließende Übergänge.

Im Organismus finden sich reichlich Uroporphyrine, die Leberzellen zeigen Rotfluoreszenz. Die Diagnose erfolgt durch den Nachweis der gesteigerten Uroporphyrinausscheidung im Harn. Fast immer liegt ein Leberzellschaden vor (erhöhte Transaminasen im Serum). Das Serumeisen ist vermehrt, ebenso das Transferrin.

Klinisch sieht man eine Hyperpigmentierung der lichtexponierten Hautstellen, auch besteht Hypertrichose (Abb. 35). Kleinste Traumen bedingen Blasenbildung (Abheilung ohne Narben).

Zur Behandlung der Porphyria cutanea tarda bewährte sich die Aderlaßtherapie (nach

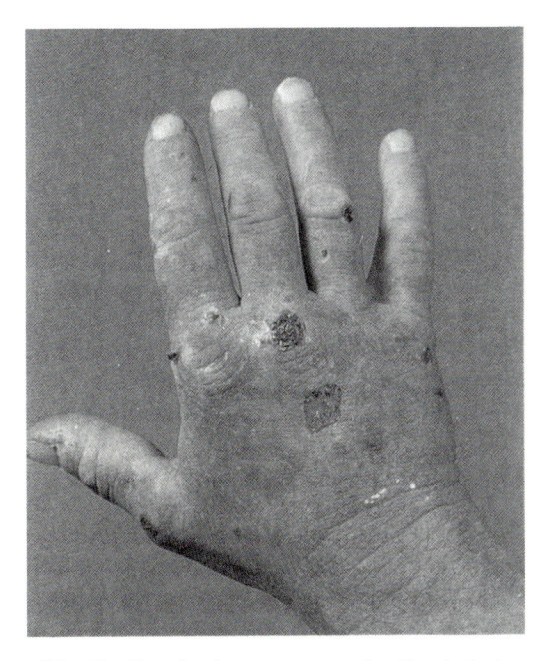

Abb. 35: Porphyria cutanea tarda. Dunkel pigmentierte Haut mit Blasen nach Einwirkung geringster Traumen

sich bei Tageslicht kaum mehr im Freien aufhalten konnten, vertrugen wieder das Sonnenlicht und konnten im Freien spielen. Bei vielen Patienten mit EPP läßt sich durch Gaben von β-Karotin die Sonnentoleranz praktisch normalisieren, nur bei zehn Prozent der Patienten bleibt β-Karotin wirkungslos.

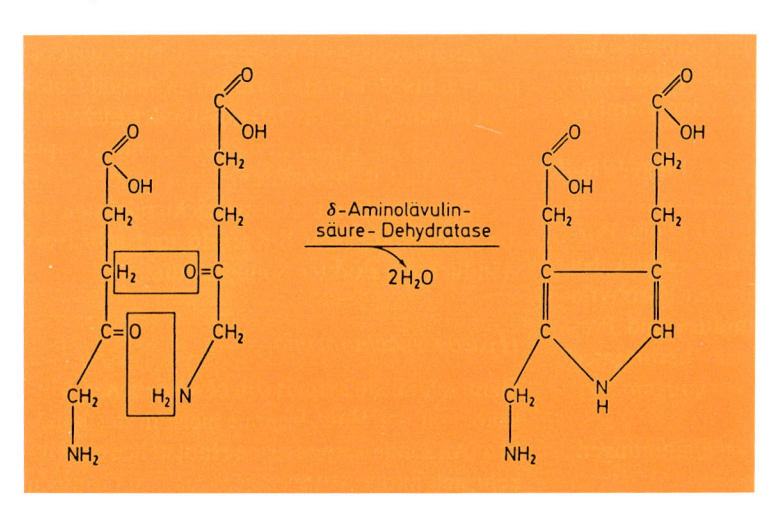

Abb. 36: Entstehung des Porphobilinogens aus zwei Molekülen δ-Aminolävulinsäure unter Wasserabspaltung

Ippen): In einem Zeitraum von drei Wochen werden durch wiederholte Aderlässe 3000 bis 5000 ml Blut entnommen. Die Wirkung der Aderlaßbehandlung dürfte auf der Senkung des Eisenspiegels beruhen, da Eisen die ohnedies nur eine verringerte Aktivität aufweisende Uroporphyrinogen-Decarboxylase hemmt. Eine weitere Behandlungsmöglichkeit besteht in der oralen Verabreichung von Chloroquin. Chloroquin komplexiert Porphyrine und führt zu einer raschen Ausscheidung. (Dies darf aber nicht dazu verleiten, Chloroquin kritiklos als Therapeutikum bei allen Photodermatosen einzusetzen!)

Eine medikamentöse Auslösung der toxischen (?) Porphyria cutanea tarda kann durch Estrogene, Sulfonamide, Schlafmittel oder Griseofulvin erfolgen. In der Türkei trat in den sechziger Jahren eine Massenvergiftung durch den Genuß Hexachlorbenzol-behandelten Getreides auf: Über 2000 Menschen entwickelten Symptome einer Pct. In der Industrie ist auf chlorierte Phenole als Auslöser zu achten. Generell besitzen aber Alkohol und lebertoxische Inhaltsstoffe verschiedener Alkoholika die größte Bedeutung als Auslöser neuer Porphyrieschübe.

Porphyria variegata (kombinierte Porphyrie)

Als Porphyria variegata bezeichnet man das abwechselnde Auftreten der Hautsymptome der Porphyria cutanea tarda und der Allgemeinsymptome der akut-intermittierenden Porphyrie.

Im Rahmen von Störungen der Porphyrinsynthese tritt intermittierend eine vermehrte Produktion von δ-Aminolävulinsäure und Porphobilinogen auf (Abb. 36); dies erfolgt bei etwa fünf Prozent der Patienten mit Porphyria cutanea tarda. δ-Aminolävulinsäure und Porphobilinogen haben ab einer bestimmten Grenzkonzentration toxische Wirkungen:

– auf das Nervensystem (Muskellähmungen, evtl. tödliche Atemlähmung),
– auf das Großhirn (Halluzinationen, Delirien, epileptische Anfälle) und
– auf die Eingeweide (Darmkrämpfe »akutes Abdomen« – oft operiert!).

Hereditäre Koproporphyrie

Nur vier der bisher beobachteten 60 Fälle von hereditärer Koproporphyrie wiesen eine erhöhte Lichtempfindlichkeit auf. Die Diagnose wird auf Grund der vermehrten Koproporphyrinausscheidung im Stuhl gestellt. Oft finden sich auch abdominelle Koliken als Folge erhöhter Spiegel an δ-Aminolävulinsäure und Porphobilinogen.

Polymorphe Lichtdermatosen

Unter der Bezeichnung polymorphe Lichtdermatosen (polymorphous light eruptions, PLE) faßt man heute eine ganze Reihe von Krankheitsbildern zusammen: Chronisch-polymorpher Lichtausschlag, Dermatopathia photogenica, Ekzema solare, Erythema perstans solare, Hydroa aestivalia, Lichtekzem, Light sensitive eruption, polymorphes Lichtexanthem, polymorphic light sensitive eruption, Prurigo acne und Prurigo aestivalis (nach Lischka und Jung). Gemeinsam ist allen Bildern, daß Sonnenbestrahlung für die Auslösung der Erkrankung notwendig ist. Mit künstlichen Strahlern ist es nur in Ausnahmefällen möglich, die Hauterscheinungen zu reproduzieren.

Therapieversuche bestehen in breit wirksamen Lichtschutzpräparationen, eventuell Chloroquin per os (125 bis 250 mg/d) oder Lichttraining, auch in Form der Photochemotherapie (Ultraviolett-A-Bestrahlung nach peroraler Psoraleneinnahme). Am aussichtsreichsten ist die orale Gabe von β-Karotin und selbstverständlich ein exakter Sonnenschutz.

Hydroa vacciniformia

Diese schon 1862 von Bazin beschriebene Lichtkrankheit der Haut beginnt meist in der Kindheit: An sonnenexponierten Hautstellen entwickeln sich in der Mitte eingezogene, in Gruppen stehende Bläschen auf gerötetem Untergrund. Der Inhalt der Bläschen ist trübe, kann auch blutig sein (Nekrose des Blasengrundes). Die Abheilung verläuft unter Krustenbildung mit Hinterlassung einer Narbe. Das Bild erinnert an die Impfpustel bei der früher geübten Pockenimpfung (Vakzinierung), daher stammt der Name.

Dermatitis vernalis aurium

Bei Kindern tritt im Frühjahr bei Einwirkung der ersten Sonnenstrahlen Brennen und Juckreiz am Oberrand der Ohrmuschel auf (Sonnenterrasse!); anschließend entwickeln sich ödematöse Knötchen und Bläschen. Der Prozeß heilt ohne Narbenbildung unter Hinterlassung einer Hyperpigmentierung ab.

Lichturtikaria

Die Ausbildung von Quaddeln nach Sonneneinstrahlung geht meist auf eine physikalische Histaminfreisetzung im Gewebe (Schädigung der Mastzellmembranen) bei fehlenden natürlichen Lichtschutzmechanismen zurück. Nur wenige Fälle einer echten Lichturtikaria wurden bisher bekannt. Hier besteht eine allergische Reaktion des Typ I; man nimmt an, daß unter Ultraviolett-Einwirkung in der Haut ein Autoantigen entsteht. Im Serum liegen – passiv übertragbare – Antikörper vor. Als Folge der Antigen-Antikörper-Reaktion tritt eine Histaminfreisetzung aus den Mastzellen ein. Die anschließende Quaddelbildung beruht auf den pharmakologischen Effekten des Histamins. Das Aktionsspektrum ist großen individuellen Variationen unterworfen und reicht vom Ultraviolett-C bis zum Infrarot. Antihistaminika sind hier oft erfolgreich.

Mallorca-Akne

Die Mallorca-Akne ist wohl mit Abstand die häufigste Lichtkrankheit in Mitteleuropa. Die Erstbeschreibung beziehungsweise Abgrenzung gegenüber der großen Gruppe der polymorphen Lichteruptionen erfolgte 1972 durch Hjorth. Tronnier (1985) konnte die Pathogenese aufklären: Als Ursache der Mallorca-Akne ist die

Tabelle 20: Ergebnisse der aufgetretenen Reaktionen bei der Wechselwirkung von UVA-Strahlen mit verschiedenen Modellrezepturen [309]

Einfluß von Emulgatoren auf das Auftreten einer follikulären Lichtreaktion (n = 11)
Bestrahlung: UVA-pur 20:1 m

Standardrezeptur:	
Mineral Oil	23,0
Cetylalkohol	3,0
Propylenglycol	7,0
Methylparaben	0,25
Ethylparaben	0,15
Propylparaben	0,05
Wasser ad	100,0
Emulgatoren	5,0

Emulgator	Reaktion (Summe)	
1. K-Stearat + Stearinsäure	1,5	
2. Eiweiß-Fettsäure-Kondensat	4,2	
3. Na-Cetylstearylsulfat	11,2	3,5 (×)
4. Stearylalkoholpolyglykoläther (Lamecreme)	14,7	
5. Stearylalkoholpolyglykoläther (Arlypon)	16,7	
6. Sorbitanfettsäurester + Sorb.-Polyglykoläther	12,3	8,0 (×)
7. Glycolmonodistearat + Glyc.-polyglykoläther	4,6	
8. Wollwachs + Wollw.-Polyglykoläther	3,1	
9. Wollwachsalkohol-Polyglykoläther	2,5	
10. Magnesium-Aluminium-Silikat (2,5 %)	5,0	3,1 (×)

(×) mit 4 % Lichtschutzmittel
 (1,6 % Methylbenzyliden Camphor
 2,4 % Isopropyl Dibenzoylmethan
Reaktionsbewertung
? = 0,1, (+) = 0,5, + = 1,0, + + = 2,0 (n. CTFA)

Beispiel einer Reaktionsverteilung (Pat. E. F.)

Rezeptur	1	2	3	4	5	6	7	8	9	10
1. Tag	∅	∅	(+)	(+)	+	(+)	(+)	∅	∅	∅
2. Tag	∅	(+)	(+)	(+)	(+)	∅	∅	∅	∅	∅
3. Tag	∅	∅	+	+	(+)	(+)	(+)	∅	∅	∅
4. Tag	∅	∅	+	+	(+)	∅	∅	∅	∅	∅
5. Tag	∅	∅	∅	(+)	+	∅	∅	∅	∅	∅
Summe	0	0,5	3,0	3,5	4,0	1,5	1,0	0	0	0

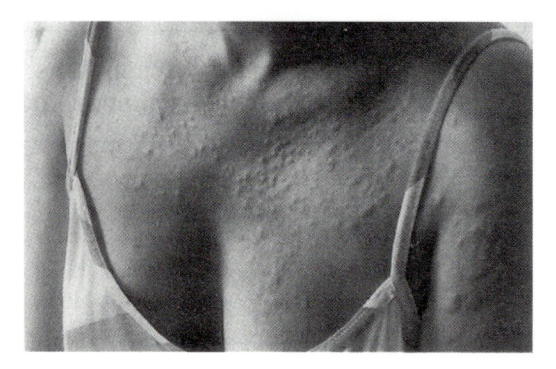

Abb. 37: Mallorca-Akne

kombinierte Einwirkung von Ultraviolett-A und Lipiden beziehungsweise Emulgatoren anzusehen (Abb. 38). In verschiedenen Standardrezepturen wurde der Einfluß von Emugaltoren auf das Auftreten follikulärer Lichtreaktionen geprüft (Tab. 20).

Klinisch ergibt sich ein typisches Bild, von Laien oftmals auch als »Sonnenallergie« bezeichnet: Die ersten Sonnenexpositionen der winterblassen Haut, also meist zu Beginn des Urlaubs zum Beispiel auf Mallorca, führen zum Auftreten von Flecken und follikulär stehenden Knötchen (wie bei Akne vulgaris) (Abb. 37). Charakteristisch ist der außerordentlich starke Juckreiz. Die Prädilektionsstellen sind Arme und Brust, selten finden sich Effloreszenzen auch im Gesicht (regelmäßiges Lichttraining auch unter den Lebensgewohnheiten am Wohnort). Die üblichen Lichtschutzmittel bleiben wirkungslos, handelt es sich doch um Ultraviolett-B-Filter in Lipid- und Emulgator-haltigen Grundlagen. Erst mit Entwicklung der körpereigenen Lichtschutzmechanismen heilt die Erkrankung etwa in der zweiten Urlaubswoche ab. Die Mallorca-Akne kann gewissermaßen als Kombination einer toxischen Akne (Beispiel: Öl-Akne) und einer Photodermatose (Ultraviolett-A) angesehen werden.

Die bei Mallorca-Akne zu treffenden Maßnahmen ergeben sich aus der Pathogenese: Zusätzliche Verwendung von Ultraviolett-A-Filtern – auf den Einsatz von Ultraviolett-B-Filtern kann man wegen des drohenden Sonnenbrandes und des Lichtschadens natürlich nicht verzichten! – oder ausschließliche Verwen-

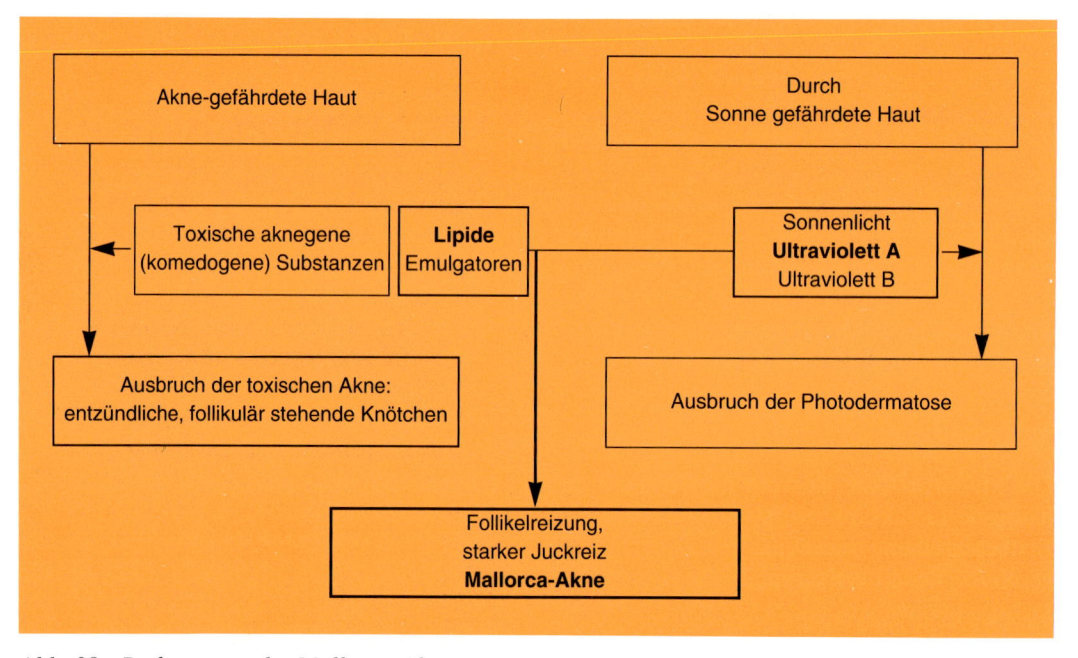

Abb. 38: Pathogenese der Mallorca-Akne

dung von emulgator- und lipidfreien Hautschutz- und Hautpflege-Produkten. Nicht nur die Lichtschutzmittel müssen dieser Forderung entsprechen, sondern auch die Après-Sun-Pflegepräparate. Daß viele Patienten eine Besserung nach Einnahme von Calcium-Tabletten verspüren, ist pharmakologisch nicht zu erklären.

(Zur Verhinderung und Behandlung der Mallorca-Akne siehe Kap. 5.8).

(Ausführliche Literatur zum Thema Lichtkrankheiten und Photodermatosen in 241, 242.)

Die erwähnten Lichtkrankheiten werden entweder durch UVB- oder durch UVA-Strahlen ausgelöst. Tabelle 21 gibt einen Überblick.

4.12 Nicotinamid und Folsäure oral zur Vorbeugung von Sonnenallergie und Sonnenbrand

Die Pyridinnukleotide NAD (Nicotinamidadenin-dinukleotid) und NADP (Nicotinamidadenin-dinukleotid-phosphat) wirken als Coenzyme (exakter »Kosubstrate«) wichtiger Dehydrogenasen, so z. B. auch der Enzyme der Atmungskette. Bei verschiedenen Synthese- und Reparationsprozessen spielen NAD und NADP eine entscheidende Rolle im Zellstoffwechsel, so auch bei der Behebung Ultraviolett-B-induzierter Schäden in den Epidermiszellen. Derartige Schäden treten bekanntlich ständig auf, selbst bei Einwirkung geringster Photonenmengen (siehe Kap. 4.10).

Nicotinamid (Niacin, Vitamin B_3) kann zwar vom Organismus aus dem Darm aufgenommen werden, der bei weitem wichtigere Weg besteht aber in der Synthese aus Tryptophan mit Hilfe pyridoxinhaltiger Enzyme. Tryptophan ist eine essentielle Aminosäure und muß dem Organismus mit der Nahrung angeboten werden; eine Synthese ist nicht möglich.

Fehlt Tryptophan in der Nahrung, z. B. bei einseitiger Mais-, Hirse- oder Hülsenfrüchte-Ernährung ohne tierisches Eiweiß, so kommt es zur Pellagra. Diese noch in diesem Jahrhundert in Europa und in den USA anzutreffende Vitamin-B_3-Mangelkrankheit zeigt die Symptomentrias Dermatitis, Diarrhoe und Demenz. Die Hauterscheinungen weisen eine strenge Begrenzung auf sonnenlichtexponierte Areale auf: schmerzhafte rote Flecken, evtl. mit Blasenbildung, und schließlich schuppende, livide bis braunrote oder dunkelbraune Plaques. Heute sind die Ernährungsbedingungen in Europa so gut, daß eine echte Pellagra nicht mehr auftritt.

Tabelle 21: Lichtkrankheiten der Haut

	UVB	UVA
Chronisch polymorphe Lichtdermatosen	(+)	+ +
Lichturtikaria	+	+
Phototoxische Dermatitis (z. B. Teer oder Farbstoffe, wie Rivanol, Trypaflavin und Duftnoten [Musk ambrette, Bergamotteöl] oder Medikamente, wie Phenothiazine, Demethylchlortetracyclin, Nalidixinsäure oder Furocumarine, wie 8-Methoxypsoralen)	(+)	+ +
Mallorca-Akne		+ +
Photoallergische Dermatitis (z. B. Chlorpromazin, Buclosamid)	(+)	+
Persistierende Lichtreaktion bzw. aktinisches Retikuloid	+	+
Porphyrien	(+)	+
Hydroa vacciniformia	+	+
Xeroderma pigmentosum	+	(+)
Lichtprovozierbare Dermatosen		
Erythematodes	+	+
Dermatomyositis	+	
Herpes simplex rezidivans	+	–
Pellagra (echte Pellagra oder Arzneimittelreaktionen durch Isoniazid, 6-Merkaptopurin oder 5-Fluorouracil)	+	

Wesentlich größere Bedeutung besitzen in der modernen Medizin die Nicotinamid-Mangelsyndrome, die durch bestimmte Krankheiten, durch bestimmte Lebensgewohnheiten oder durch bestimmte Medikamente ausgelöst werden. Im einzelnen sind anzuführen:
1. Resorptionsstörungen, »gastrogene Pellagra«;
2. strikt vegetarische Ernährung, Deckung des Energiebedarfs ausschließlich durch Alkohol, psychotische Störungen der Nahrungsaufnahme;
3. Karzinoidsyndrom (Tryptophanverbrauch zur Bildung von Serotonin, chemisch 5-Hydroxytryptamin);
4. familiäre Tryptophanabsorptions- und -reabsorptionsstörung (Hartnup-Syndrom nach der Familie Hartnup, bisher 15 Beobachtungen);
5. Medikation von Isonicotinsäurehydrazid (INH) welches – wahrscheinlich auf kompetitivem Weg – die pyridoxinhaltigen Coenzyme negativ beeinflußt. Bei INH-Gaben erfolgt deshalb routinemäßig die zusätzliche Verabfolgung von Pyridoxin (= Vitamin B_6);
6. Medikation von Mercaptopurin, welches über einen bisher nicht geklärten Mechanismus die Bildung von Nicotinsäureamid aus Tryptophan im Organismus hemmt;
7. Medikation von Mercaptopurin, welches die NAD-Phosphorylase hemmt und damit die NADP-Bildung verringert.
8. Medikation von Azathioprin.

Die Auslösung eines Nicotinsäureamidmangels durch die 3 hier genannten Antimetaboliten erfolgt aber nur selten.

Sonnenlichtexpositionen verursachen bei Patienten mit einem über die oben geschilderten Mechanismen zustandegekommenen Nicotinamidmangel die gleichen Hautveränderungen wie die echte Pellagra. Zur Differenzierung gegen die Avitaminose aufgrund einer meist endemischen Mangelernährung spricht man hier vom Pellagroid.

Ebenso wie bei der Pellagra führt auch beim Pellagroid die Gabe von Nicotinamid zum Verschwinden der Sonnenlichtempfindlichkeit. Hohe Erfolgsraten sind mit dieser Behandlung allerdings nur dann zu erzielen, wenn der Nicotinamidmangel nachgewiesen wird, z. B. durch Untersuchung der Harnausscheidung. Eine allgemeine Empfehlung, bei allen Formen polymorpher Lichteruptionen Nicotinamid zu verabreichen, sollte nur mit äußerster Zurückhaltung ausgesprochen werden. Gerade bei der unter den »Sonnenallergien«, einer von den meisten Fachleuten abgelehnten Bezeichnung, beschriebenen Mallorca-Akne stehen weit effektivere Möglichkeiten zur Verfügung.

Da aber mit der Gabe von Nicotinamid auch keinerlei Risiko verbunden ist, ist gegen einen entsprechenden Versuch bei unklaren Lichteruptionen nichts einzuwenden; Erfolge wurden immer wieder beschrieben, ob post hoc oder propter hoc muß dahingestellt bleiben.

Die Begründung für den Zusatz von Folsäure (5 mg) in die 200 mg Nicotinamid enthaltenden Tabletten erscheint aus biochemisch-pharmakologischer Sicht nicht ganz klar. Gleichartige spekulative Überlegungen ließen sich auch für eine ganze Reihe anderer Vitamine und Metaboliten anstellen.

Der Metabolismus von Tryptophan zu Nicotinsäureamid erfolgt über den Kynurenin-Stoffwechselweg; Vitamine der B-Reihe sind hier als Coenzyme von Bedeutung. Das hier entstehende Kynurenin sollte unverzüglich weiter zu Nicotinsäureamid umgewandelt werden, um die Entstehung der phototoxisch wirksamen und vielleicht für Photodermatosen pathogenetisch bedeutsamen Kynureninsäure zu verhindern. Aus diesem Grund wäre das zusätzliche Angebot von Vitaminen des B-Komplexes sinnvoll. Mit Pyridoxin ließen sich vereinzelt gute Ergebnisse erzielen. Vgl. hierzu Abbildung 30.

Aber wenn man Nicotinsäureamid selbst verabreicht, bedarf es kaum weiterer Vitamine des B-Komplexes, wie z. B. der Folsäure. Daß Folsäure zu einer Verbesserung der Pigmentbildung führt, ist unbewiesen und aus der Betrachtung der Melaninsynthese auch keineswegs schlüssig.

(Ausführliche Literatur dazu in 248).

4.13 Haarveränderungen durch Sonneneinwirkung

Die auffälligste Wirkung der Sonne auf die Haare ist das Ausbleichen des Pigments (Bildung von H_2O_2 und oxidative Pigmentzerstörung). Das »Vergilben« (Veränderung von Aminosäuren in Peptidketten) tritt weniger deutlich hervor. Aber auch das Substrat Haar als Keratinfaser wird durch das Sonnenlicht und die Ultraviolettstrahlung tiefgreifend verändert, ein Effekt, der durch Hitze und Wasser noch intensiviert wird. Chemisch manifestiert sich diese Veränderung im Abbau von Aminosäure-Bausteinen des Keratins, der Spaltung von Proteinketten und ihrer Quervernetzungen durch Disulfidbrücken. Im Elektronenmikroskop wird sichtbar, wie der Zellverbund der Haare aufgelockert wird. Die einzelnen Cuticulazellen der Schuppenschicht und auch die Cortexzellen in der Haarrinde beginnen sich voneinander zu trennen. Innerhalb der Cortexzellen wird eine Auflösung der fibrillären Strukturen sichtbar [175].

Bei physikalisch-chemischen Prüfungen zeigt sich die Wirkung in der deutlich abnehmenden Festigkeit und Elastizität sowie in einer zunehmenden Rauhigkeit und im Sprödewerden.

Haarschädigungen durch UV-Bestrahlung zeigen folgende Auswirkungen:

- Verblassen der Haarfarbe,
- Reduzierung der Wasseraufnahmefähigkeit,
- Verlust an Elastizität und
- Veränderung der Keratinstruktur.

Chemisch vorbehandelte Haare, gefärbte, dauergewellte und blondierte Haare werden durch UV-Bestrahlung rascher verändert als gesunde, unbehandelte Haare. Der Schutz des Haares wird in den USA vor allem in der Werbung stärker herausgestellt als in Europa.

Die Schutzwirkung wird durch den sogenannten *Haarschutzfaktor* definiert. Die angegebenen Schutzfaktoren sind nicht identisch mit den Lichtschutzfaktoren. Es existiert auch keine standardisierte Bestimmungsmethode. Folgende Meßmethoden wurden bisher für den Nachweis des Haarschutzfaktors erarbeitet [53]:

- Cystin-Cystein-Bilanz vor und nach Bestrahlung,
- Verlust an Sprungkraft,
- Veränderung der Zugfestigkeit und
- Veränderung der Haaroberfläche (mikroskopisches Bild).

In der Haarkosmetik gibt es Präparate, die nach der Anwendung nur kurz auf dem Haar verweilen, wie Shampoos und Spülungen sowie Präparate, die nicht ausgespült werden, wie Haarsprays und Haarfestiger. In Präparaten, die ausgespült werden, sollen UV-Filter eine gute Haftfähigkeit zum Keratin besitzen, damit wenigstens ein kleiner Anteil auf dem Haar zurückbleibt. Es ist aber sehr fraglich, ob diese Konzentration das Haar schützt. Unterstützt wird die Wirkung der UV-Filter von Substanzen, die die Haaroberfläche glätten, und von Feuchthaltesubstanzen, die den Haarschaft geschmeidig erhalten. Die Strahlung wird dadurch besser reflektiert und dringt weniger tief in das Haar ein. Von Präparaten, die auf dem Haar verbleiben, wie Haarsprays und Haarfestiger, kann ein wirksamer Schutzeffekt nachgewiesen werden.

In den USA wird vor allem der Ethyl-Dihydroxypropyl-Ester der para-Aminobenzoesäure und neuerdings auch der tri-para-Aminobenzoesäure-Ester des Panthenols in haarkosmetischen Präparaten eingesetzt. Anwendungstechnisch bietet der Tri-PABA-Ester des Panthenols Vorteile. Die Verbindung ist eine feste harzartige Substanz und kann mit hochmolekularen festigenden Verbindungen gut kombiniert werden, ohne daß das Haar beschwert wird. Ölartige Filter in höheren Konzentrationen beschweren das Haar. Die Schutzwirkung der Haut wird verbessert, wenn die Hornschicht möglichst glatt und geschmeidig ist.

Tabelle 22: Eigenschaften ultravioletter Strahlen

UVA
Bereich 320–400 nm Bräunungseffekt durch direkte Pigmentierung (IPD), lang anhaltende »Spontanpigmentierung« bei hoher Dosierung (künstliche Lichtquellen). Kein typisches Strahlenerythem, jedoch bei Bestrahlung mit hohen Dosen reversibles, schnell abklingendes Wärmeerythem (Soforterythem) möglich. Keine Veränderungen der DNA-Strukturen in den Zellen. Im Tierversuch keine Karzinomerzeugung. Eindringvermögen bis in das Corium. Aktinische Elastose (tiefe Runzeln und Falten) beim chronischen Lichtschaden. In der medizinischen Therapie Verwendung bei der PUVA-Therapie. Vermögen Fensterglas zu durchdringen. Keine Inaktivierung von Enzymen. Auslösung phototoxischer und photoallergischer Reaktionen. Anregung der Light repair UVB-induzierter DNA-Schäden. Auslösung zahlreicher Photodermatosen.

UVB-Strahlen
Bereich 280–320 nm Bräunungseffekt durch indirekte Pigmentierung, langsam eintretende Reaktion, lang anhaltend. Erythemwirksam (Sonnenbrand), Maximum bei 308 nm (Sonne). Auftreten der ersten Erythemreaktionen nach ca. 3 bis 6 Stunden. Störung der DNA-Struktur in den Zellen. Minderung der Aktivität wichtiger Enzyme. Veränderungen an Zellmembranen. Calciferol (Vitamin-D-)Synthese (Umwandlung der Pro-Calciferole zu den Prä-Calciferolen). Ursache der Pigmentflecken (fälschlich »Altersflecken«), der aktinischen Keratosen, Präkanzerosen und der Epitheliome im Rahmen des chronischen Lichtschadens. Krebserzeugende Wirkung im Tierversuch (haarlose Mäuse) nachgewiesen. Bremsung des Immunsystems. Eindringvermögen bis zur Basalzellschicht, Bindegewebsschäden (Elastose) fraglich. Absorption durch Fensterglas (Strahlen unter 300 nm). Auslösung einiger photoallergischer und ganz weniger phototoxischer Reaktionen. Ursache der Keratokonjunktivitis und der Kataraktenentstehung (Linsentrübung) an den Augen.

UVC-Strahlen
Bereich 100–280 nm. Nicht im Sonnenspektrum, deshalb ohne Bedeutung beim Sonnenbaden, Absorption durch die Ozonschicht der Erdhülle. Verwendung zur Keimreduzierung (Emission durch künstliche Strahlenquellen). Stark erythemwirksam. Stark kanzerogen. Geringes Eindringvermögen in die Haut, Absorption in der Hornschicht.

4.14 Eigenschaften ultravioletter Strahlen (Zusammenfassung)

Üblicherweise wird die Grenze zwischen UVB- und UVA-Strahlung bei 320 bzw. 315 nm gezogen. Die Photobiologie beschäftigte sich in den letzten Jahren zunehmend mit der UVA-Strahlung, da die UVA-Belastung der mit den üblichen UVB-Filtern geschützten Haut beträchtlich ist. Untersuchungen haben nämlich gezeigt, daß erst oberhalb einer Wellenlänge von 340 nm keine akut schädigenden Wirkungen im Sinne eines typischen Strahlenerythems zu beobachten sind und auch keine DNA-Schäden in der Zelle auftreten. Karzinogene Effekte sind deshalb von Strahlen mit Wellenlängen über 340 nm auszuschließen [40, 296]. Auch das Risiko der vorzeitigen Hautalterung durch Bindegewebsschädigung scheint gering [156]. Fitzpatrick schlug deshalb vor, den kurzwelligen Anteil des UVA von 320 bis 340 nm als UVA_2 und den Bereich von 340 bis 400 nm als UVA_1, zu bezeichnen [64]. Diese Erkenntnisse hatten weitreichende Folgen für die Herstellung künstlicher Lichtquellen: Zum Zwecke der kosmetischen Bräunung sollten nur solche Geräte verwendet werden, die nur Strahlen mit Wellenlängen über 340 nm emittieren [187] und damit bei gesunder Haut und vernünftiger Anwendung völlig risikolos sind. Tabelle 22 bringt eine zusammenfassende Aufstellung der Eigenschaften ultravioletter Strahlen.

5. Lichtschutz

5.1 Marktübersicht

Das gesteigerte Schutz- und Pflegebewußtsein der Verbraucher, verbunden mit einer ungebrochenen, eher steigenden Reiselust und dem ausgeprägten Wunsch, eine möglichst intensive Urlaubsbräune mit nach Hause zu nehmen, lassen den Sonnenkosmetikmarkt für den Fachhandel zu einem attraktiven Geschäft werden. Etwa 100 Hersteller und Vertriebsstrukturen bieten in Deutschland Sonnenkosmetika an.

Ein Vergleich der Apotheken mit den anderen Vertriebskanälen wie Drogerien, Kaufhäusern, Parfumerien u. ä. ergibt folgende Zahlen:

Apothekenexklusiv: 20 Serien mit ca. 130 verschiedenen Produkten. Alle anderen Vertriebskanäle: 94 Serien mit ca. 550 Produkten. Rund 70 % des gesamten Sonnenschutzmittelmarktes werden von den »Großen Sechs« beherrscht, nämlich: Delial, Nivea, Ambre Solaire, Piz Buin, Zeozon, Ellen Betrix. Auffallend ist, daß die Zahl der apothekenexklusiven Produkte in den letzten 10 Jahren rasant zugenommen hat. Inzwischen werden folgende Marken nur über die Apotheke verkauft: Anthelios, Bergasol, Contralum, Dado Sun, Eclipse, Ilrido, Ladival, PH5 Eucerin Sonne, Phas, P 20, Rezeptura, Sanabil, ROC, Shoynear, Spectraban, Solabar, Sympathik, UVau Derm., Vichy, Widmer (siehe Kap. 2.1).

Das Sortiment jeder Marke umfaßt durchschnittlich fünf verschiedene Zubereitungen: Sonnenschutzmittel werden als Cremes, Lotionen, Öle, Sprays, Gelees und Stifte angeboten. Meist gibt es noch drei bis vier verschieden hohe Lichtschutzfaktoren zu den einzelnen Anwendungsformen, so daß alle individuellen Bedürfnisse des Verbrauchers abgedeckt werden. Nicht zu vergessen sind die Pflegeserien (»Apres Sun«-Paletten) und Selbstbräuner. Der Gesamtmarkt an Sonnenkosmetika teilt sich dabei folgendermaßen auf: Sonnenschutzmittel 77 %, Apres-Sun-Produkte 10 %, Selbstbräuner 13 %.

Dem sonnenhungrigen Verbraucher steht also bei einer flächenmäßig ausreichenden Versorgung durch Fachgeschäfte eine breite Produktpalette zur Verfügung. Am beliebtesten unter den verschiedenen Zubereitungen sind die sog. Sonnenmilchpräparate (66 %), während der Anteil der Sonnenöle relativ gering ist (5 %). Cremes haben einen Marktanteil von 23 %. Sprays finden dagegen mit ca. 1 % nur eine geringe Anwendungsbreite. Eine Aufwärtstendenz in der Beliebtheitsskala zeigten vorübergehend die »Tropic«-Produkte (Sonnenöle ohne Filter). Gele nehmen ebenfalls zu (4 %).
(Zahlen: Beiersdorf AG)

5.2 Zielsetzung und Aufgabe der Sonnenschutzmittel

Die Strahlen der Sonne haben auf den menschlichen Organismus positive und negative Auswirkungen. Ursache sind die unterschiedlichen Eigenschaften der Sonnenstrahlen in bezug auf Energie, Eindringvermögen und Absorption (siehe Kap. 4). Deshalb müssen sich Schutzmaßnahmen in erster Linie danach richten, welche Strahlenbereiche abgefiltert werden sollen. Der Aufbau einer Barriere kann sich gegen die gesamte Strahlung der Sonne richten oder auch nur gegen bestimmte Bereiche. Während z. B. zum Zwecke der kosmetischen Bräunung bestimmte ultraviolette Strahlen durchaus erwünscht sind und von der gesunden Haut auch gut vertragen werden, können gerade diese Strahlen unter speziellen Bedingungen Auslöser für unangenehme Hautreaktionen sein. Wenn man vom Lichtschutz spricht, muß man unterscheiden zwischen *natürlichem* Lichtschutz, der bei gesunden Personen immer vorhanden ist und sich unter Bestrahlung adaptiv verstärkt, und dem *künstlichen* Lichtschutz, der sowohl in der Erscheinungsmedizin als auch in der Dermatologie eine wichtige Rolle spielt. Die Maßnahmen des *künstlichen* Lichtschutzes wiederum kann man unterteilen in:

- Primärer Lichtschutz
  Sonnenschutzmittel mit UV-Filtern und Pigmenten
- Sekundärer Lichtschutz
  Erythemhemmstoffe wie Indometacin, Acetylsalicylsäure
  Radikalfänger wie β-Karotin, Tocopherole (= Vitamin E).

Natürlicher Lichtschutz

Die Fähigkeit des Organismus, sich der Strahlenbelastung anzupassen, wurde in Kap. 4.9 ausführlich besprochen. Hierzu zählen neben der biochemischen Anpassung in erster Linie die Pigmentbildung, die man als Sonnenschirm für die Haut ansehen kann, und die Ausbildung einer verdickten Hornschicht, der sog. Lichtschwiele. Auch dem Schweiß mit seinem Gehalt an Urocaninsäure wurde eine unterstützende Schutzfunktion zugeschrieben.

Abbildung 39 zeigt die verschiedenen Möglichkeiten des Lichtschutzes.

Bei den erwähnten Schutzmaßnahmen unserer Haut handelt es sich nicht um Sofortreaktionen auf übermäßige Sonneneinstrahlung, sondern um typische Anpassungsmechanismen, die sich erst langsam ausbilden und erst nach längerer Zeit zur Lichtgewöhnung führen. Man muß der Haut also Zeit lassen, diese Schutzmechanismen in Gang zu setzen.

Das Problem vieler Urlauber ist jedoch, daß sie oft nicht die zur Anpassung nötige Zeit zur Verfügung haben und meist auch gar nicht die Geduld aufbringen, um sich vorsichtig und vernünftig der neuen Sonnenintensität anzupassen. Man will ja schließlich schon nach den ersten Ferientagen braungebrannt aussehen oder man will die wenigen Sonnentage zu Hause intensiv nutzen. Durch die ungewohnt starke Sonneneinstrahlung am Urlaubsort und durch übermäßig lange Sonnenbäder werden jedoch die Anpassungsmechanismen unserer Haut überfordert. Gefährdet sind dabei besonders Personen, bei denen die natürlichen Schutzreaktionen nicht greifen oder zumindest verzögert ablaufen. Dies betrifft vor allem Personen des Pigmentierungstyps I und II, also Menschen, die nur sehr selten bräunen und nach kurzer Sonneneinstrahlung sofort einen Sonnenbrand bekommen. Gestört sind die natürlichen Schutzmaßnahmen aber auch bei Personen, die auf Sonnenlicht mit Hautveränderungen reagieren.

Stark herabgesetzt ist die Lichttoleranz auch bei der Möglichkeit einer Wechselwirkung ultravioletter Strahlen mit bestimmten chemischen Substanzen, die sich in oder auf der Haut befinden.

In allen Fällen, in denen die natürlichen Schutzmechanismen nicht ausreichen oder gestört sind, muß die Haut mit künstlichen Maßnahmen unterstützt werden.

Künstlicher Lichtschutz

Unter dem künstlichen Lichtschutz sind alle Maßnahmen zu verstehen, welche die Haut vor den Einwirkungen der ultravioletten Strahlen (UVA, UVB) schützen. Hierzu zählen physikalische Maßnahmen (siehe Kap. 5.10) ebenso wie das äußerliche Auftragen kosmetischer Zubereitungen mit Sonnenfiltern. Dem üblichen

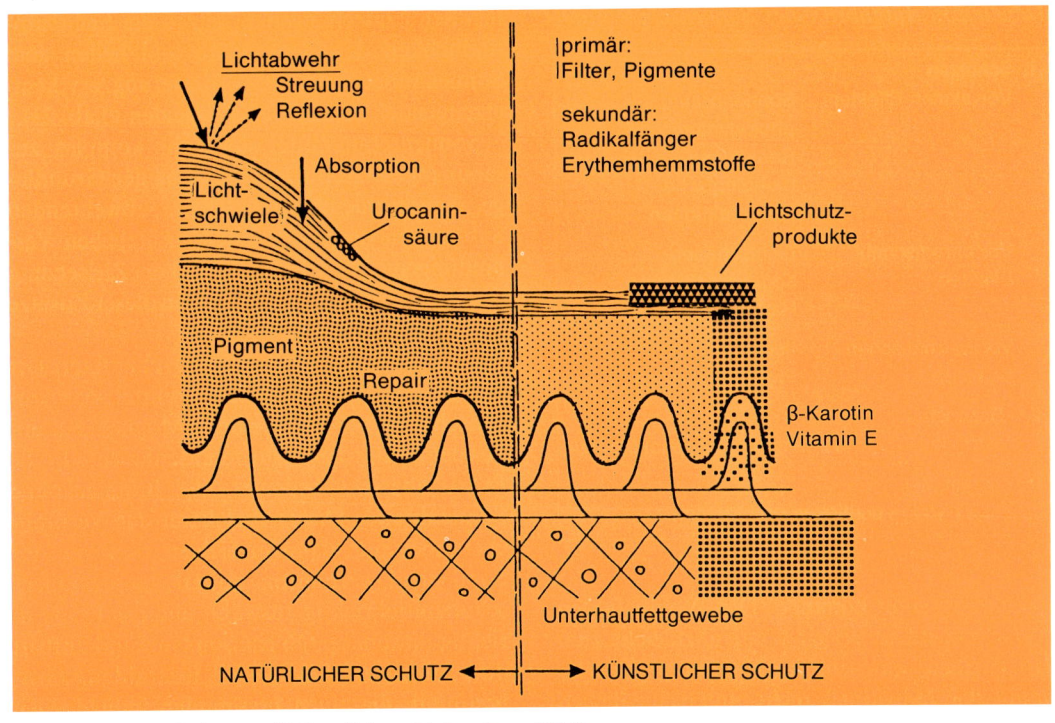

Zielsetzung und Aufgabe der Sonnenschutzmittel

Abb. 39: Natürlicher und künstlicher Lichtschutz [236]

Lichtschutz, der zum Ziele hat, die normale Haut vor einer verstärkten Reaktion auf ultraviolette Strahlen zu schützen, ist dabei der medizinische Lichtschutz gegenüberzustellen, der immer dann notwendig wird, wenn die Sonnenstrahlen in oder auf der Haut krankhafte Reaktionen provozieren (siehe Kap. 4.10).

Ursache solcher pathologischen Lichtreaktionen sind eine Überforderung oder Störung der Schutzmechanismen, eine durch verschiedene Faktoren herabgesetzte Lichtempfindlichkeit, phototoxische Reaktionen auf endogene Stoffwechselprodukte (Porphyrine), auf Medikamente oder kosmetische Mittel. Auslöser für solche krankhaften Veränderungen auf der Haut können neben den ultravioletten Strahlen auch die Strahlen des sichtbaren Lichtes sein. In den meisten Fällen ist jedoch das UVA verantwortlich, das bei normaler Dosierung und bei gesunder Haut eher als harmlos einzuschätzen ist. Der medizinische Lichtschutz

orientiert sich deshalb primär am Auslösespektrum der jeweiligen Dermatose. Dabei können Schutzmaßnahmen auf eine Blockierung des UVA-Bereichs hinzielen oder man ist unter Umständen gezwungen, das gesamte Strahlenspektrum der Sonne abzufiltern. Dies geschieht meist durch physikalische Maßnahmen, wie totale Abdeckung durch lichtundurchlässige Kleidung oder durch das Auftragen von Präparaten mit Decksubstanzen oder mit Breitbandfiltern (siehe Kap. 5.3).

Der Lichtschutz im üblichen Sinn hat dagegen zum Ziel, dem Verbraucher ein möglichst ausgedehntes Sonnenbad zu ermöglichen, gefolgt von einer raschen und anhaltenden Bräunung. Diesem Wunsch steht jedoch die Empfindlichkeit der sonnenungewohnten Haut und die Trägheit der körpereigenen Schutzmaßnahmen entgegen. Bei unvernünftigem und falschem Verhalten kann es deshalb zu mehr oder weniger schmerzhaften Verbrennungsreaktio-

Tabelle 23: Aufgaben eines Sonnenschutzmittels

1. Schützen
Vor akuten Effekten: Sonnenbrand, photodynamische Reaktionen, pathologische Lichtreaktionen
Vor chronischen Effekten: Lichtschäden, sog. vorzeitige Hautalterung
Vor kosmetischen Schäden: fleckige Pigmentierungen
2. »Bräunen«
Gesunde Bräune bei langem Sonnenaufenthalt
3. Pflegen
Zufuhr von Feuchtigkeit und Lipiden

nen Schutzmechanismen, setzen die Lichtempfindlichkeit der Haut herab und helfen dem Sonnenanbeter, eine Überdosierung erythemerzeugender Strahlen zu vermeiden (Tab. 23).

Sonnenschutzmittel sind sehr komplex zusammengesetzt. Sie bestehen aus der Grundlage, den strahlenfilternden bzw. -abwehrenden Substanzen und zahlreichen zusätzlichen Verbindungen mit unterschiedlicher Zielsetzung (Tab. 24). Über Sinn und Unsinn dieser Zusätze siehe Kap. 5.9.

Ein bekannter Lichtbiologe charakterisiert den Zweck eines Sonnenschutzmittel so: »Sonnenschutzmittel sind die beste Möglichkeit, um aus der Sonne das Beste herauszuholen.« In die Praxis übersetzt bedeutet dies: Bräunen ohne Sonnenbrand. Dieses Ziel kann der Verbraucher aber nur dann erreichen, wenn er das Sonnenbad vernünftig dosiert, das Sonnenschutzmittel richtig auswählt und das Präparat richtig anwendet. Ob ein Sonnenbrand auftritt oder nicht, wird von der Bestrahlungsdosis bestimmt, die einen bestimmten individuellen Schwellenwert (MED = minimale Erythem-Dosis) nicht überschreiten darf.

nen an der Haut kommen. Das Wohlbefinden beim Sonnenbad verleitet nur allzuleicht zum Übertreiben, was sehr rasch zu einer Überlastung der individuell recht unterschiedlichen physiologischen Ultraviolettabwehr führt. Lichtschutzmittel unterstützen die körpereigenen

Tabelle 24: Aufbau von Sonnenschutzmitteln

Grundlage	Schutzsubstanzen	Zusätze
– Emulsionen	**– Absorption**	Duftstoffe
Cremes (W/O bzw. O/W)	UVB- und UVA-Filter	Repairkomplexe
Lotionen	Breitband-Filter	Vitamin E
Milch	**– Reflexion, Streuung**	Vitamin A
Schaum	Decksubstanzen,	Dihydroxyaceton (DHA)
– Lösungen	Mikropigmente	β-Karotin
wäßrig-alkoholisch		Feuchthaltesubstanzen
ölig		Konservierungsmittel
– Hydrogele		Antioxidantien
– Lipogele		Tyrosin und Derivate
– Pasten		Bergamotteöl
– Wachsstifte		Farbstoffe
– Liposome		Pflanzenauszüge
– Dispersionsgele		Entzündungshemmer
		Gerbstoffe
		Repellents
		Walnußextrakt
		Aloe vera
		Riboflavin Vit. B_2

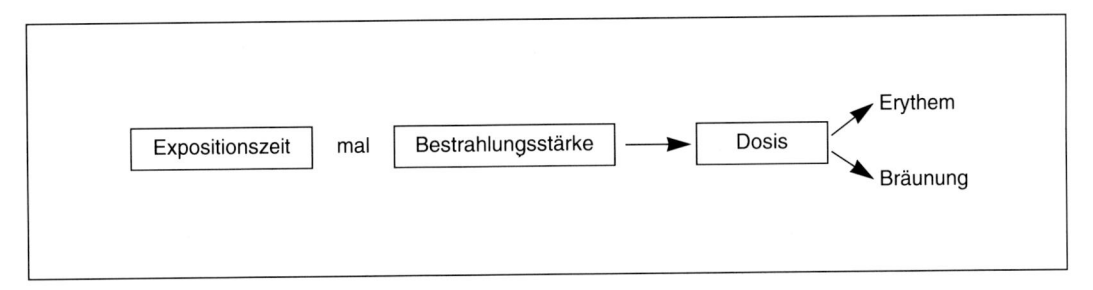

Zielsetzung und Aufgabe der Sonnenschutzmittel

```
Expositionszeit  mal  Bestrahlungsstärke  →  Dosis  →  Erythem
                                                    ↘  Bräunung
```

Auf Grund dieses Zusammenhangs zwischen Intensität und Einwirkungsdauer der Strahlung ergeben sich für die Praxis des Sonnenbades folgende Schlußfolgerungen:

Ist die Bestrahlungsstärke niedrig, dann kann die Zeit der Besonnung verlängert werden. Am Urlaubsort ist jedoch die UV-Intensität ungewohnt hoch, d. h. es müßte die Zeit des Sonnenbadens verkürzt werden. Der Verbraucher will sich aber möglichst lange besonnen. Also muß er die einwirkende Bestrahlungsstärke abschwächen. Mit Hilfe eines Sonnenschutzmittels gelingt es ihm, die Bestrahlungsstärke zu verringern und – bei verlängertem Sonnenaufenthalt – die Dosis (Zeit mal Intensität) unter der Erythemschwelle zu halten.

Die meisten Lichtschutzmittel absorbieren in erster Linie die erythemerzeugenden Strahlen im Bereich von 290 bis ca. 320 nm und lassen einen Großteil des nicht erythemwirksamen, dafür aber direkt bräunenden UVA-Anteils durch (siehe Kap. 5.3). Die den Filter passierenden UVA-Quanten dunkeln jedoch nur vorhandenes Melanin oder Vorstufen des Melanin nach. Die durchgelassenen UVA-Quanten allein können eine blasse Haut nicht intensiv bräunen. Deshalb ist eine völlige Absorption der UVB-Strahlen nicht erwünscht, da sonst der Schutzmechanismus der Haut – nämlich die Melaninbildung – nicht in Gang gesetzt würde.

Ein völliges Abblocken der UVB-Strahlen ermöglicht deshalb einen fast unbegrenzten Aufenthalt in der Sonne (von der Kreislaufbelastung einmal abgesehen), hat aber keinen oder nur einen sehr geringen Bräunungseffekt zur Folge. Überspitzt könnte man also sagen: Keine Bräune ohne das Risiko eines Sonnenbrands.

Das bedeutet, daß Produkte, welche die Erythemreaktionen sicher verhüten, zwar den Verbraucher vor den akuten Lichtschäden, wie Sonnenbrand, und den chronischen Lichtschäden, wie beschleunigte Hautalterung und Hautkrebs, am besten schützen, aber auch nur eine geringe Bräunung zulassen.

Da der Verbraucher den kosmetischen Effekt einer optimal braunen Haut wünscht, werden die Herstellerfirmen zu einem Kompromiß zwischen ausreichendem Lichtschutz und Begünstigung der Bräunung gezwungen. Lichtschutzmittel sind so konzipiert, daß sie bei richtiger Anwendung nur unterschwellige Erytheme zulassen, die dann die Bräunungsreaktion in Gang setzen. In der Praxis bedeutet dies, daß man unter Berücksichtigung des verwendeten Lichtschutzfaktors, der ein Maß für die Stärke der Filterwirkung ist, versuchen muß, die Haut gerade so lange zu bestrahlen, daß kein spürbares Erythem auftritt, dennoch aber die Pigmentbildung bereits induziert wird. Da die so entstandenen Suberytheme innerhalb von 24 Stunden abklingen, das Pigment sich aber summiert, ist es möglich, bei vernünftigen und langsam steigenden Bestrahlungszeiten eine bleibende Bräunung ohne Sonnenbrand zu erzielen (siehe Abb. 40).

Lichtschutzmittel verhindern bei richtiger Anwendung nicht nur ein UV-Erythem, sondern sie verringern auch die Entstehung von Zellschäden, die bis zum Absterben der Zelle führen können (»Sun burn cells«), oder sich zum chronischen Lichtschaden summieren [89].

Der Einsatz von Sonnenschutzmitteln ist also nicht nur zur Verhinderung eines Sonnenbrands vernünftig, sondern auch im Hinblick auf mögliche Spätschäden wie Hautalterung oder Haut-

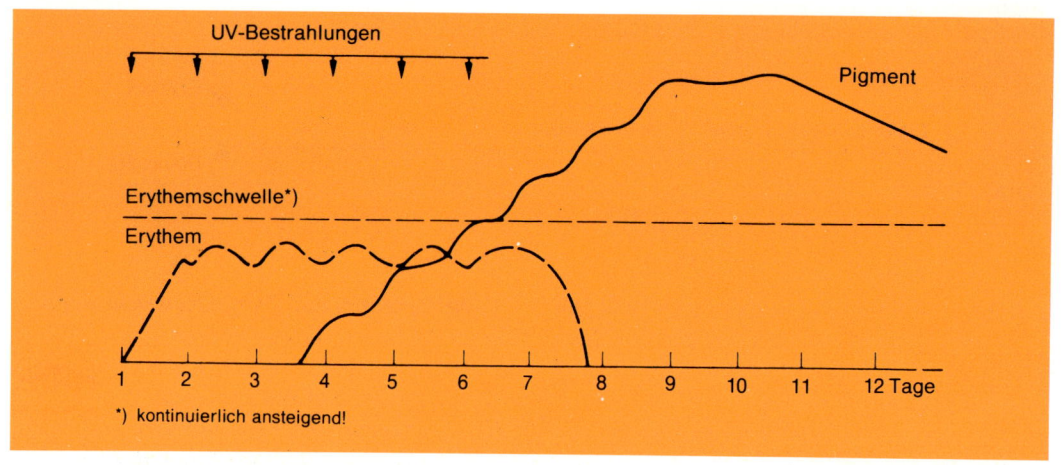

Abb. 40: Schema der Bräunung mittels indirekter Pigmentierung [310]

krebs. Wenn man den Verbraucher jedoch fragt, was er von einem Sonnenschutzmittel erwartet, so antwortet er meist: »Ich will braun werden und möglichst lange in der Sonne bleiben können.« Für den Verbraucher liegt also der Hauptzweck in der Bräunung, beeinflußt durch Werbesprüche wie »Bräunt ideal«. Wie erwähnt sind solche Aussagen Unsinn, denn nicht die aufgetragenen Präparate bräunen, sondern die ultravioletten Strahlen der Sonne (Ausnahme: Vorhandensein von Selbstbräunungssubstanzen).

Ein Sonnenschutzmittel soll aber auch die Haut pflegen. Dies ist eine Forderung, die oft zugunsten der Komponente »Schutz« übersehen wird. Sonnenstrahlen haben eine ausgeprägte sebosuppressive Wirkung, d. h. die Tätigkeit der Talgdrüsen geht zurück, der Talgfilm an der Oberfläche nimmt ab, das Austrocknen der Haut wird gefördert. Hinzu kommt ein vermehrter Feuchtigkeitsverlust durch Wasserverdunstung auf Grund der Wärmeeinwirkung. Dies bedeutet, daß gerade unter den für die Haut ungewohnten Extrembedingungen eines Sonnenbades, wie Hitze, Strahlen, Wind, Badewasser, der Haut Feuchtigkeit und Lipide zugeführt werden müssen, um die natürlichen Funktionen der Hornschicht zu unterstützen und den Hydrolipidfilm auf der Hautoberfläche aufrecht zu erhalten.

5.3 Wirkungsweise der Sonnenschutzmittel

Sonnenschutzmittel wirken praktisch wie ein Schutzschild zwischen dem Strahlensender Sonne und dem Empfänger Haut (siehe Abb. 41).

Beim Auftragen eines Sonnenschutzmittels auf die Haut kommen zwei Effekte der Strahlenabwehr bzw. der Strahlenabschwächung zum Tragen:

Reflexion bzw. Streuung durch Decksubstanzen

Streichfähige, feine Suspensionszubereitungen, die größere Mengen an anorganischen Substanzen und Pigmenten enthalten wie z. B. Zinkoxid, Titandioxid, Eisenoxid, Calciumcarbonat, Kaolin, Bentonit, Talcum, Magnesiumoxid, reflektieren oder streuen an ihrer Oberfläche die auftreffenden Sonnenstrahlen (Tab. 25). Der Effekt ist dabei vom Feststoffanteil des Präparates abhängig. Durch hohe Konzentrationen an Pulver erreicht man praktisch einen Totalschutz, d. h. es werden nicht nur die ultravioletten Strahlen, sondern auch der Bereich des sichtbaren Lichts und ein Teil der infraroten Strahlen abgeblockt. Solche abdeckenden Lichtschutzpasten sind kosmetisch

Wirkungsweise der Sonnenschutzmittel

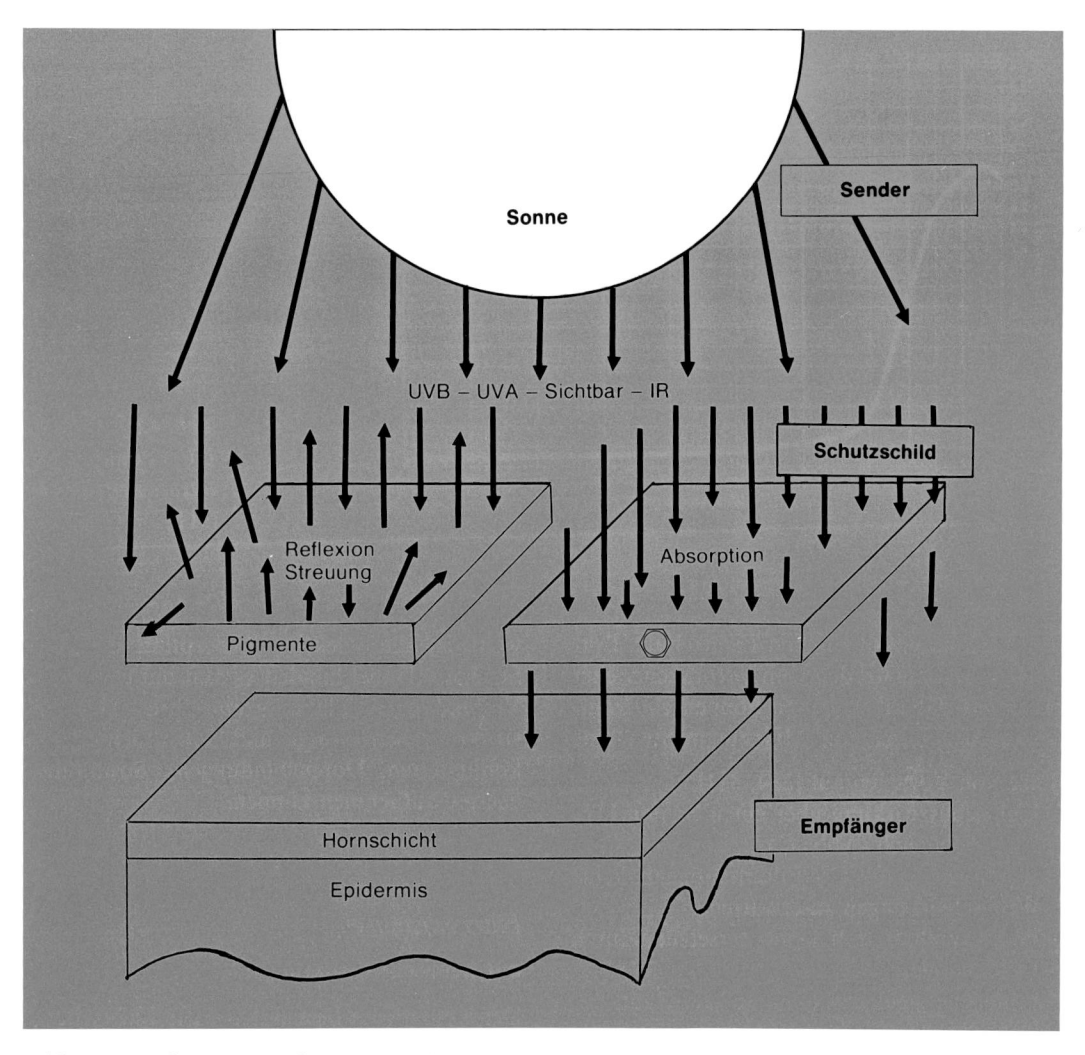

Abb. 41: Wirkungsweise der Sonnenschutzmittel

Tabelle 25: Aufbau reflektierender Lichtschutzmittel

nicht akzeptabel und wirken zumindest bei großflächiger Anwendung störend. Man verringert deshalb den Pulveranteil und kombiniert mit sog. Absorptionsfiltern, um hochwirksame Schutzpräparate zu erhalten.

Einen wesentlichen Fortschritt bedeuten die mikronisierten Pigmente. Durch eine besondere Technologie gelingt es, z. B. Titandioxid in einer Teilchengröße von 10–50 nm herzustellen. In der geeigneten Grundlage (Creme, Lotio) ergeben diese Mikropigmente praktisch einen

Reflektierende und streuende Lichtschutzmittel		
Substanzen	**Wirkungs-bereich**	**Applikations-form**
Zinkoxid	UVB	Cremes
Titandioxid	UVA	Lotionen
Eisenoxid	sichtbares	Pasten
Bentonit	Licht	Make-up
Magnesiumoxid	Infrarot	Wachsstift
Calciumcarbonat		
Kaolin		

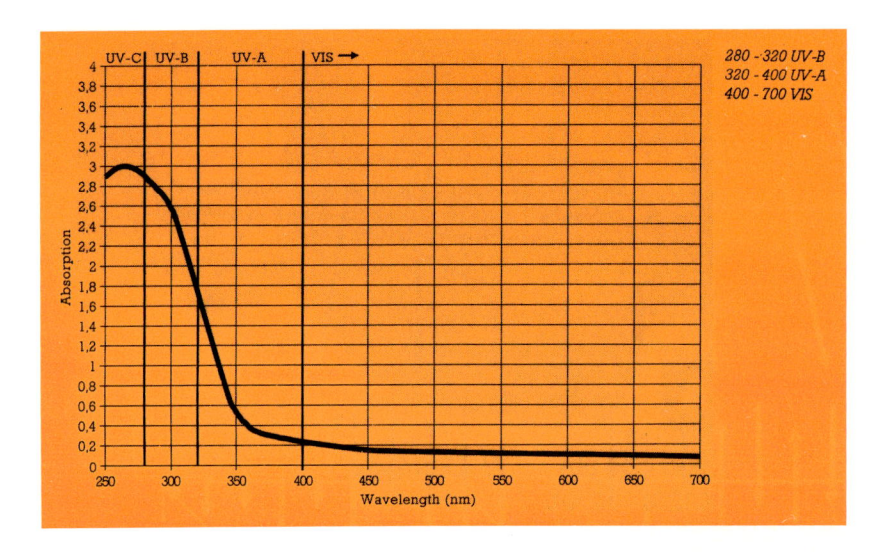

Abb. 42:
UV-Verhalten von ultrafeinem TiO$_2$
[311]

unsichtbaren physikalischen Lichtschutz. Derartige Präparate werden vom Verbraucher eher akzeptiert. Überdies weisen Sonnenschutzmittel auf der Basis von Mikropigmenten eine Reihe von Vorteilen auf [284, 311]:
– Lichtschutzwirkung über einen breiten UV-Spektralbereich (Abb. 42),
– Kombination mit UV-Filtern möglich, keine Wechselwirkungen zu erwarten,
– Photostabilität, d. h. keine Zersetzung durch Lichtenergie,
– keine Energieübertragung auf die Haut,
– keine Penetration in die Haut,
– optimale Hautverträglichkeit, nicht toxisch,
– gutes Haftvermögen auf der Haut oder in den oberen Hornschichten.

Aufgrund dieser zahlreichen Vorteile ist zu erwarten, daß der Einsatz der mikronisierten Pigmente (TiO$_2$, ZnO) in den Sonnenschutzmitteln weiter zunimmt. Inzwischen gibt es schon Produkte, die auf UV-Filter verzichten und ausschließlich Mikropigmente einsetzen.

Absorption

Das in Sonnenschutzmitteln nach wie vor am häufigsten angewendete Prinzip der Strahlenabwehr ist die selektive Absorption der UV-Strahlen. Dabei handelt es sich um chemische Verbindungen, die aufgrund ihrer Molekülstruktur (Benzolringe und Substituenten mit konjugierten Doppelbindungen) Strahlungsenergie aufnehmen können.

Filtersubstanzen

● Chemische Struktur

Der wesentliche Bestandteil eines Lichtschutzmittels ist die eingearbeitete Filtersubstanz. Chemisch handelt es sich hier um organische, aromatische Verbindungen, bei denen die Anregung der Elektronen im Grundgerüst der Benzolringe die Absorption im UV-Bereich bedingen und leicht meßbare, informative Spektren liefert. Abbildung 43 zeigt die Grundstrukturen von Substanzen, deren Derivate als Lichtfilter eingesetzt werden. Dabei handelt es sich überwiegend um Derivate der p-Aminobenzoesäure, des Benzophenon, der Zimtsäure und um Campherverbindungen. Chemische Verbindungen mit solchen Strukturen absorbieren in unterschiedlichem Ausmaß die ultravioletten Strahlen und eignen sich deshalb als Grundkörper für

Lichtfiltersubstanzen

Grundstrukturen

p-Aminobenzoesäure:

p-Methoxy-Zimtsäure:

Benzophenon:

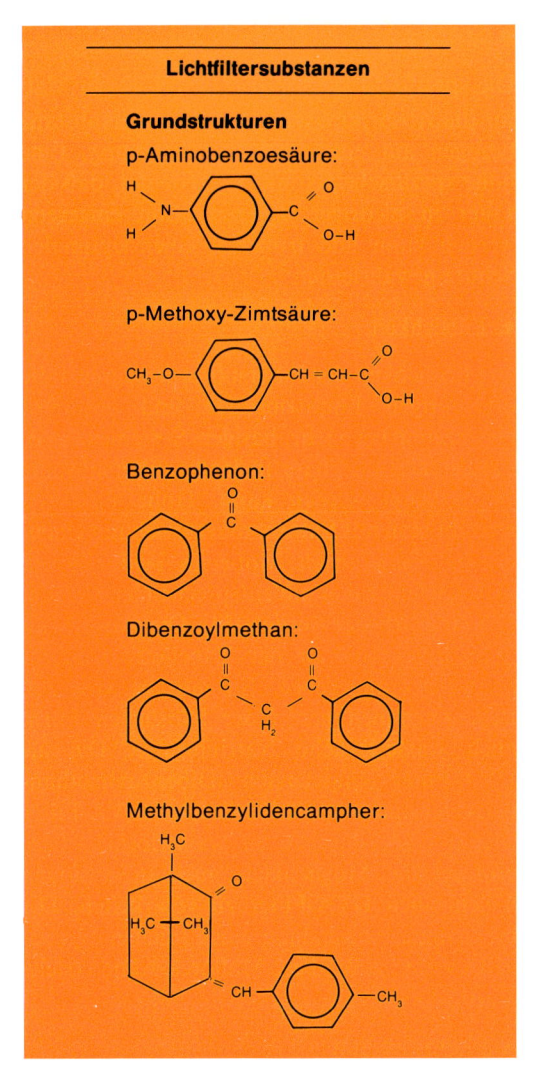

Dibenzoylmethan:

Methylbenzylidencampher:

Abb. 43: Grundstrukturen häufig verwendeter Filtersubstanzen

den Einsatz als Filter in den verschiedenen Lichtschutzmitteln.

Die am Ring sitzenden chemischen Gruppierungen bestimmen das charakteristische Absorptionsverhalten einer jeden Verbindung.

Das Vermögen dieser Substanzen, ultraviolette Strahlen zu absorbieren, beruht auf einer Wechselwirkung der elektromagnetischen Wellen mit den Molekülen der Filtersubstanzen.

Durch die Energie des auftretenden ultravioletten Strahles werden Elektronen von inneren Bahnen auf äußere Bahnen angehoben. Eine Lichtabsorption tritt dann ein, wenn die Energie dieses Lichtquants, gegeben durch die Beziehung

$$E = h \cdot \frac{c}{\lambda}$$

$c = 2{,}998 \cdot 10^{10}$ cm $\cdot$ sec^{-1}
$h = 6{,}625 \cdot 10^{-34}$ Joule $\cdot$ sec
$\lambda =$ Wellenlänge

genau gleich ist der Energiedifferenz der beiden Orbitale.

Auch hier gilt das Schlüssel-Schloß-Prinzip (siehe Kap. 4.4).

Die aufgenommene Energie wird in Form langwelliger Strahlung, z. B. Wärme, abgegeben, wobei das Elektron wieder in den energieärmeren Grundzustand zurückfällt.

Die als Filter eingesetzten Substanzen unterscheiden sich in ihren physikalisch-chemischen Eigenschaften und in ihrer Verträglichkeit [285]:

UV Filter:
Eigenschaften und Unterschiede

* Absorptionsbereich
  UVB – UVA – Breitband
* Lage des Absorptionsmaximums
* Spezifische Extinktion
* Löslichkeit
* Photostabilität
* Penetrationsvermögen
* Hautverträglichkeit

● Absorptionsbereich

Je nachdem welcher Wellenbereich absorbiert wird, differenziert man in:

UVB-Filter 280–320 nm
UVA-Filter 320–400 nm
Breitbandfilter 290– ca. 380 nm.

UVB-Filter sind Substanzen, die im Bereich von etwa 280–320 nm zuverlässig absorbieren und die Erythemwirksamkeitskurve der Sonne mit dem Maximum bei 308 nm gut abdecken. An dieser Stelle sei nochmals vermerkt, daß die UVB-Erythemkurve ziemlich identisch mit der Karzinomentstehungskurve ist. UVB-Filter schützen demnach nicht nur vor Sonnenbrand, sondern verringern auch das Risiko der Hautkrebsentstehung und der beschleunigten Hautalterung (siehe Kap. 4.8).

Manche Firmen verwenden in ihren Präparaten ausschließlich UVB-Filter, während andere Hersteller variieren und nur bestimmte Zubereitungen aus ihrer Sonnenschutzserie auf reine UVB-Filter aufbauen.

Bei den *UVA-Filtern* handelt es sich um Substanzen, die den langwelligen Bereich von ca. 320 bis ca. 400 nm abdecken. Am meisten verwendet wird Dibenzoylmethan und dessen Derivate. An der Entwicklung von Absorbern für den UVA-Bereich wird gearbeitet. Ein neuer UVA-Filter ist das Mexoryl SX (siehe Tab. 27, Teil A). Neben den im UVA- oder im UVB-Bereich absorbierenden Filtern gibt es Substanzen, die beide Bereiche gleichzeitig abdecken (*Breitbandfilter*). Zu dieser Gruppe gehört das Benzophenon und seine Derivate mit einem relativ breiten Absorptionsbereich von 290 bis ca. 380 nm. Benzophenone werden nie allein in Sonnenschutzmitteln eingesetzt, sondern in Kombination mit UVB-Filtern. Ihr Absorptionsvermögen über den gesamten UVA-Bereich ist zu gering. Wird ein ausreichender Schutz im UVA gewünscht, müssen reine UVA-Filter verwendet werden.

Eine erste Analyse der in den Markenpräparaten eingesetzten Lichtfilter veröffentlichten 1979 F. Eiden [49] und C. Tittel [293].

- Lage des Absorptionsmaximums

Das Absorptionsmaximum bei UVB-Filtern sollte möglichst mit dem Maximum der Erythemwirksamkeitskurve in der Sonne (ca. 308 nm) deckungsgleich sein.

- Spezifische Extinktion

Die spezifische Extinktion ($E_{1cm}^{1\%}$) ist ein Maß für die Absorptionsstärke einer Filtersubstanz bezogen auf eine 1prozentige Lösung. Eine hohe spezifische Extinktion bedeutet, daß der Filter in niedriger Konzentration eingesetzt werden kann und trotzdem einen optimalen Schutz gewährleistet.

- Löslichkeit

Die Löslichkeit der Filtersubstanz begrenzt die oft nötigen Einsatzmengen und bestimmt gleichzeitig bei mehrphasigen Systemen, z. B. Emulsionen, die Phase, in die die Filtersubstanz eingearbeitet werden kann. Hohe Faktoren erreicht man mit Emulsionssystemen mit einem hohen Wassergehalt, wobei in beide Phasen verschiedene Filter mit entsprechender Löslichkeit eingearbeitet werden [34]. Die wasserlöslichen Filter sind in der Tabelle 27 in ihrer Säureform angegeben. So gibt es von den Benzophenonen neben der öllöslichen Form auch wasserlösliche Natriumsalze. Die als UVA-Filter eingesetzten Dibenzoylmethanderivate sind nur öllöslich. Der UVA-Filter Mexoryl SX dagegen ist wasserlöslich. Dies eröffnet die Möglichkeit, auch in wäßrigen Gelen einen UVA-Filter zu verarbeiten. Die bevorzugte Anwendung eines solchen Hydrogels wäre z. B. bei Mallorca-Akne (siehe Kap. 5.8).

- Photostabilität

Experimentelle Untersuchungen sprechen dafür, daß zahlreiche Lichtschutzfilter in den Grundlagen unter dem Einfluß hauteigener Enzyme und der Lichteinwirkung nicht ausreichend stabil sind. Durch die Energieaufnahme kann das Molekül verändert werden. In diesem Zusammenhang stellt sich eine Reihe von Fragen: Entstehen neue Verbindungen? Wie reagieren diese? Hat dies Auswirkungen auf die Stärke der Absorption? Läßt die Filterwirkung des Sonnenschutzmittels mit zunehmender Sonnenbestrahlung nach? Neuere Untersuchungen [286] haben gezeigt, daß einige Substanzen, wie

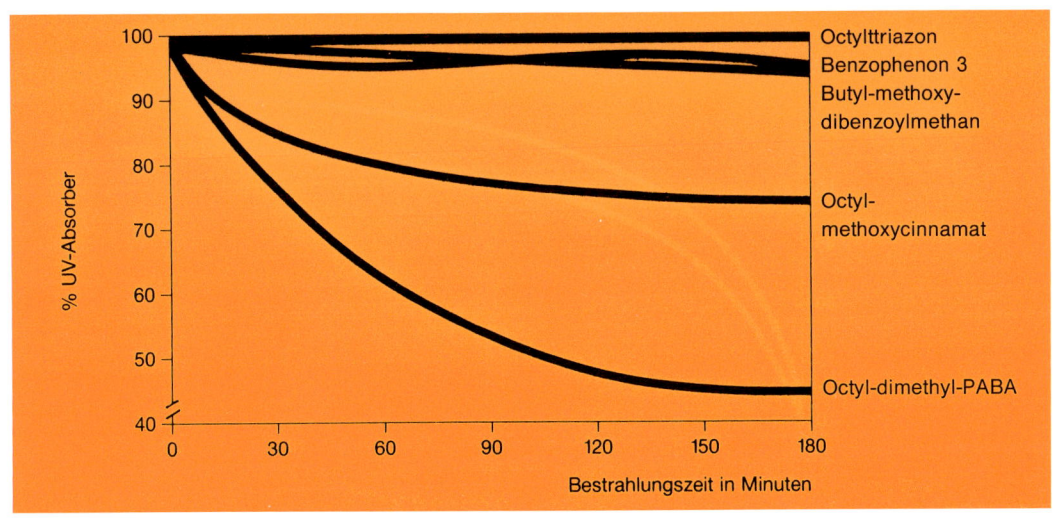

Abb. 44: Photostabilität verschiedener UV-Absorber [286]

Benzophenone, eine sehr hohe Photostabilität aufweisen, während andere wie Octyldimethyl-para-Aminobenzoesäure, relativ rasch zersetzt werden (Abb. 44). Offensichtlich üben aber andere UV-Filter auf die photochemische Zersetzung bestimmter Filtersubstanzen eine Schutzfunktion aus, zumindest kann deren Zersetzung abgeschwächt werden.

Durch die Tendenz zu hohen Faktoren verlängern sich auch die Sonnenbadezeiten, so daß die Belastung für die Filtersubstanz durch die zunehmende UV-Einstrahlung größer wird. Bei Sonnenschutzmitteln mit hohen Lichtschutzfaktoren sollten deshalb nur UV-stabile Moleküle zum Einsatz kommen.

- Penetrationsvermögen

Das Eindringvermögen der Filtersubstanz in die Haut ist besonders unter dem Gesichtspunkt der Verträglichkeit von großer Bedeutung. Entscheidend sind die physikalisch-chemischen Eigenschaften der Substanz und die Art der verwendeten Grundlage. Einige chemische Verbindungen haben ein sehr großes Haftvermögen an den obersten Hornschichten, wieder andere durchdringen die Epidermis und gelangen bis in die Nähe der Blutgefäße. Ein ausgeprägtes Penetrationsvermögen erhöht das toxikologische und allergische Risiko. Eine sehr hohe Affinität zum Hautkeratin weisen z. B. para-Aminobenzoesäure und Octyltriazon auf (Abb. 45). Über das Schicksal der Filtersubstanzen in der Haut ist relativ wenig bekannt. Sicher dürfte sein, daß mit der normalen Abschilferung der verhornten Zellen auch der Filter entfernt wird. Was aber passiert mit einer tiefer eingedrungenen Substanz? Wird diese enzymatisch zersetzt oder sogar über die Lymph- bzw. Blutgefäße abtransportiert? In der Literatur wird über ein Verfahren berichtet, das den Weg der Lichtfiltersubstanz durch die Hautschichten verfolgt [169].

Daneben gibt es Penetrationsstudien, die in vitro an Rattenhaut (für maximale Penetrationsraten, bei sehr dünner Hornschicht), an Schweinehaut (mit einer der menschlichen Haut ähnlichen Hornschicht) oder an menschlicher Haut durchgeführt wurden. Die frische Haut wird während der Versuchsdauer mittels physiologischer Lösung reaktiv erhalten. Sie kann mit einer einfachen Lösung des UV-Filters oder aber mit einem kosmetischen Präparat behandelt werden.

Meist werden Penetrationsstudien mit ^{14}C-markierten Verbindungen durchgeführt, um durch einfache Radioaktivitätsmessungen die Penetration in die einzelnen Hautschichten mes-

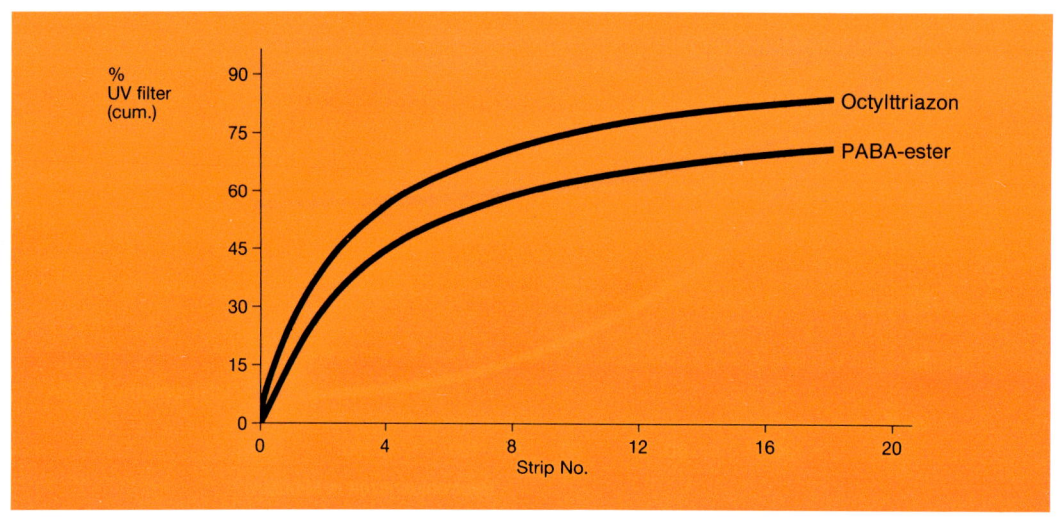

Abb. 45: Hautpenetration der UVB-Filter [286]

sen zu können. Man muß sich dabei aber bewußt sein, daß unter Umständen nicht die aufgetragene Verbindung, sondern nur markierte Teile des Moleküls (Metaboliten) der eingesetzten Verbindung gemessen werden [165, 285].

Der ideale Platz eines Filters wäre auf oder in den obersten Hornschichten der Haut. Es gibt verschiedene Ansätze, ein Eindringen des Filters in tiefere Hautschichten zu verhindern:

– Liposome

Bei den Liposomen handelt es sich um Hohlkugeln, die sich aus einer Lipiddoppelmembran aus Phospholipiden aufbauen und im Innern eine wäßrige Phase haben (siehe Kap. 5.7). Liposome können durch einen Kunstgriff so verändert werden, daß sie fest an die Keratinozyten anhaften: In die Kugelmembran wird lösliches Kollagen, Lysin und Hydroxylysin eingebaut. Die Zugabe von Lysyloxidase bewirkt die Anknüpfung an die Keratinozyten, deren Membran Lysin enthält. Die Beladung der Liposomen mit einem UV-Filter ergibt so eine sichere Schutzwirkung ohne die Gefahr einer Penetration des Filters [246]. In Deutschland gibt es bisher noch keine Sonnenschutzmittel auf der Basis von Liposomen, während in Frankreich einige Patentanmeldungen vorliegen. Dies erstaunt, wenn man den Boom der Liposomen-Produkte in der Kosmetik auf dem deutschen Markt betrachtet. Der Grund ist möglicherweise noch ein Formulierungsproblem, da die ungesättigten Phospholipide durch die intensive UV-Einwirkung anfällig für eine Zersetzung sind. Es gibt allerdings einige pflegende Kosmetika (Tagescremes), die Liposomen als Träger benutzen und UV-Filter in geringer Konzentration als zusätzlichen Schutz der Haut eingebaut haben.

– Polymere

In der Patentliteratur findet man Hinweise zur Herstellung von Sonnenschutzpolymerisaten, bei denen der Filter (UVB) an eine Polymerkette gebunden ist (Polyacrylsäurederivate). Ein Eindringen des Filters in tiefere Hautschichten soll dadurch unterbunden werden [168].

– Hautverträglichkeit

Das toxikologische Risiko einer Filtersubstanz ist minimal und wird vorher genau abgeklärt. Problematischer sind photodynamische Reaktionen, die trotz eingehender Testung (Photopatchtest) nie ganz ausgeschlossen werden können. Die von der Filtersubstanz aufgenommene Energie wird nicht immer in harmlose Wärme umgewandelt, sondern kann durch photochemische Sekundärreaktionen das Molekül so verändern, daß eine neue Verbindung mit allergenen Eigenschaften entsteht (Photoallergie) oder die absorbierte Energie wird direkt auf Hautzellen übertragen (Phototoxizität). Neben diesen Photoreaktionen sind auch allergische Kontaktekzeme möglich, die lichtunabhängig ablaufen. S. Schauder hat in einer aufwendigen Recherche alle Unverträglichkeitsreaktionen aufgelistet, die in der Literatur in den Jahren 1947 bis 1989 bekannt wurden [287]. Nach Untersuchungen an der Göttinger Hautklinik treten Allergien und Photoallergien am häufigsten bei dem als UVA-Filter eingesetzten Isopropyldibenzoylmethan auf [264, 263]. Man muß aber auch bedenken, daß die Häufigkeit der gefundenen Reaktionen gemessen an der millionenfachen Anwendung verschwindend gering ist. Wie unterschiedlich die Gefährdungen durch die verschiedenen UV-Filter eingestuft werden, sieht man beispielsweise an den Zulassungen und Auflagen der Substanzen. In den USA muß ein Dibenzoylmethan-haltiges Produkt – ähnlich einem Arzneimittel bei uns – durch die FDA (Food and Drug Administration) genehmigt werden. Dies steht jedoch im Gegensatz zu den Erfahrungen in anderen Ländern (Europa, Japan), in denen, wie bei Lichtfiltersubstanzen üblich, nur die maximalen Einsatzmengen vorgeschrieben sind. Auf der anderen Seite sind Benzophenone in Deutschland im Gegensatz zu anderen Ländern deklarationspflichtig [71 b].

Wenig bekannt ist, daß auch in kosmetischen Präparaten zur Tagespflege Lichtfilter enthalten sein können. Ob dies vernünftig ist, mag dahingestellt bleiben, denn die meisten Menschen hierzulande haben durch ihren beruflich bedingten ganztägigen Aufenthalt in Räumen eher einen Bedarf an Sonnenbestrahlung. Dies gilt besonders für ältere, in Seniorenheimen lebende Menschen (Gefahr eines Vitamin-D-Mangels!) (siehe Kap. 5.13). Bei Personen, die viel im Freien arbeiten, mag ein zusätzlicher UV-Schutz in Tagescreme-Produkten angezeigt sein. Tatsache ist, daß die Lichtfilter in kosmetischen Pflegepräparaten selten angegeben werden und deshalb als mögliche allergieauslösende Substanz nur schwierig identifiziert werden können (Rücksprache mit Hersteller nötig).

Unverträglichkeitsreaktionen von Sonnenschutzmitteln beschränken sich jedoch nicht nur auf die eingesetzten Filter, sondern sind auch durch die zahlreichen Hilfsstoffe bedingt: Konservierungsmittel, Antioxidantien und Duftstoffe, um nur die wichtigsten zu nennen. Hingewiesen sei auch darauf, daß UV-Filter zum Produktschutz kosmetischer Zubereitungen, wie Haarshampoos, Schaumbäder, Parfüms und Rasierwasser eingesetzt werden und auf diese Weise mit der Haut in Berührung kommen können [286]. Eine Analyse möglicher Ursachen von aufgetretenen Hautunverträglichkeitsreaktionen ist oft schwierig, hier leistet die Göttinger Liste wertvolle Hilfe: Es sind rund 350 kosmetische Mittel in ihrer Zusammensetzung sowie den enthaltenen UV-Filtern und den eingesetzten Hilfsstoffen aufgeführt [264]. Eine nützliche Unterstützung ist diese Liste dann, wenn Kunden mit einem Allergiepaß nach einem geeigneten Präparat fragen.

Absorptionsspektren

Aufnahme der Spektren

Da zur Charakterisierung einer Filtersubstanz nicht nur die Lage des Absorptions*maximums*, sondern vor allem der Absorptions*bereich* im Spektrum von Bedeutung ist, werden von jeder Substanz Absorptionsspektren aufgenommen [13]. Hierunter ist die graphische Darstellung des Absorptionsvermögens und des Absorptionsverlaufes als Funktion der Wellenlänge zu verstehen. Die Aufnahme solcher Absorptionsspektren kann mit modernen Geräten, sog. Spektralphotometern, problemlos durchgeführt werden: Die Substanz wird in einer geeigneten Konzentration in einem bestimmten Lösungsmittel gelöst, die klare Lösung wird in eine Quarzküvette (UV-durchlässig) mit einer bestimmten Schichtdicke gefüllt und in den Strahlengang eingebracht. Das Gerät »fährt« den gesamten ultravioletten Strahlenbereich ab. Ein empfindlicher Aufnahmedetektor (Photozelle) registriert hinter der Quarzküvette, wieviel an Strahlungsintensität durch die Absorption im Substanzmolekül bei einer bestimmten Wellenlänge verloren gegangen ist. Die Absorptionsintensität der absorbierenden Substanz bei einer bestimmten Wellenlänge wird durch die Extinktion E_λ gemessen, die als dekadischer Logarithmus des Intensitätsverhältnisses von eintretendem (I_0) zu austretendem Lichtstrahl (I) dieser Wellenlänge definiert ist.

Nach dem Lambert-Beerschen-Gesetz ist die Extinktion der durchstrahlten Schichtdicke d und der molaren Konzentration c des absorbierenden Stoffes proportional. Proportionalitätsfaktor ist der molare Extinktionskoeffizient ϵ_λ, eine für die Absorptionsintensität bei der betreffenden Wellenlänge charakteristische Konstante.

$$E_\lambda = \log \cdot \frac{I_0}{I} = \epsilon_\lambda \cdot c \cdot d$$

Eine Substanz hat also z. B. den molaren Extinktionskoeffizient von 1, wenn sie in der Konzentration von 1 mol/l und bei der Schichtdicke 1 cm die Intensität von Licht der Wellenlänge λ auf ein Zehntel abschwächt [276].

Um die verschiedenen Filtersubstanzen in ihrer Wirksamkeit und untereinander besser vergleichen zu können, wird neben dem Absorptionsbereich und dem Absorptionsmaximum auch die sog. spezifische Extinktion $E_{1\,cm}^{1\%}$ angegeben. Darunter ist die Extinktion zu verstehen, die eine einprozentige Lösung in einer 1 cm dicken Küvette bei einer bestimmten Wellenlänge aufweist.

Beispiele

Um diese Zusammenhänge zu verdeutlichen, seien einige Absorptionsspektren von häufig

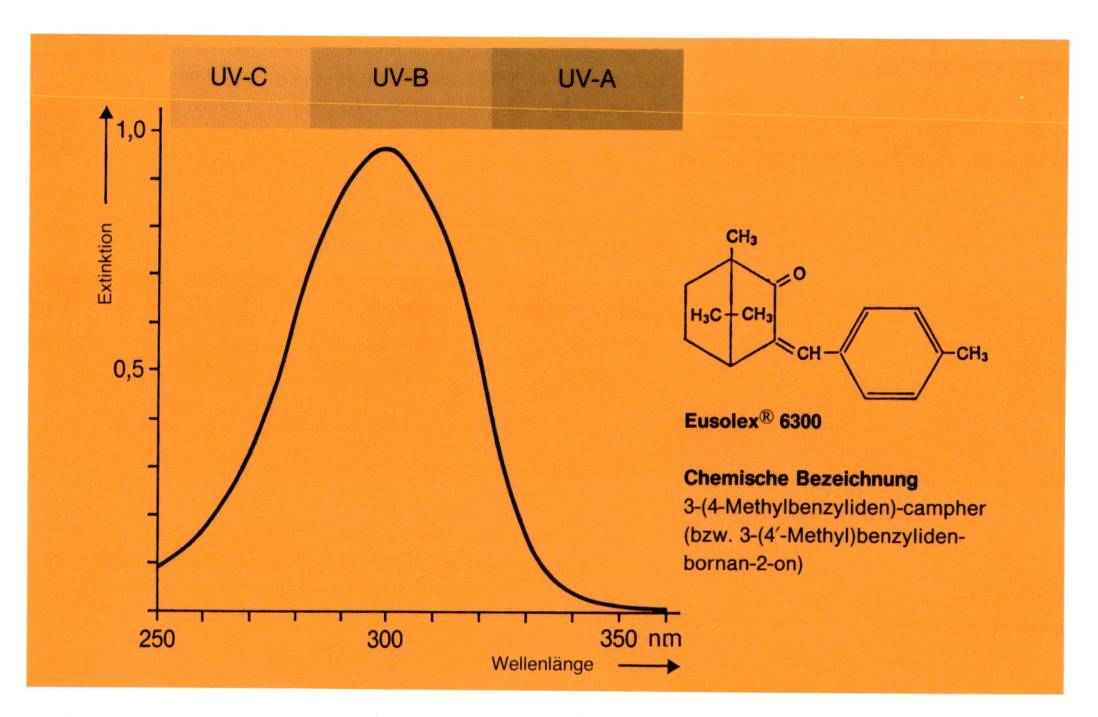

Abb. 46: Extinktionskurve von 3-(4-Methylbenzyliden)-campher [55] (UVB-Filter, öllöslich)

Wirkungsweise der Sonnenschutzmittel

Eusolex® 232

Chemische Bezeichnung
2-Phenylbenzimidazol-5-sulfonsäure

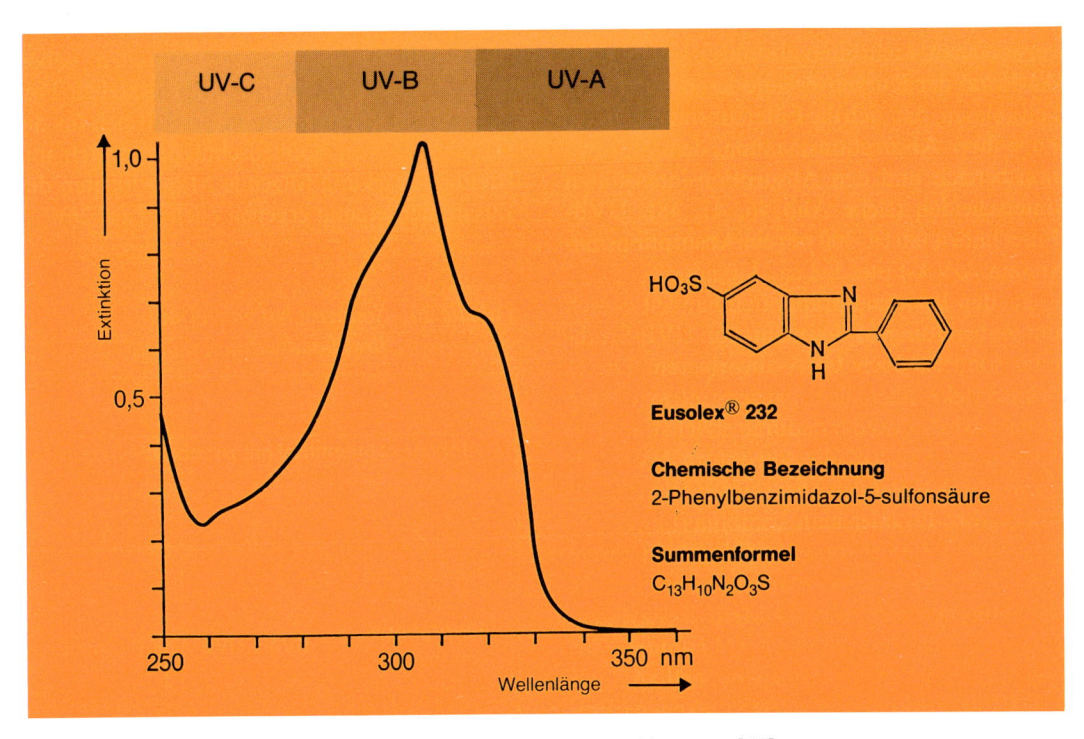

Summenformel
$C_{13}H_{10}N_2O_3S$

Abb. 47: Extinktionskurve von 2-Phenylbenzimidazol-5-sulfonsäure [55]

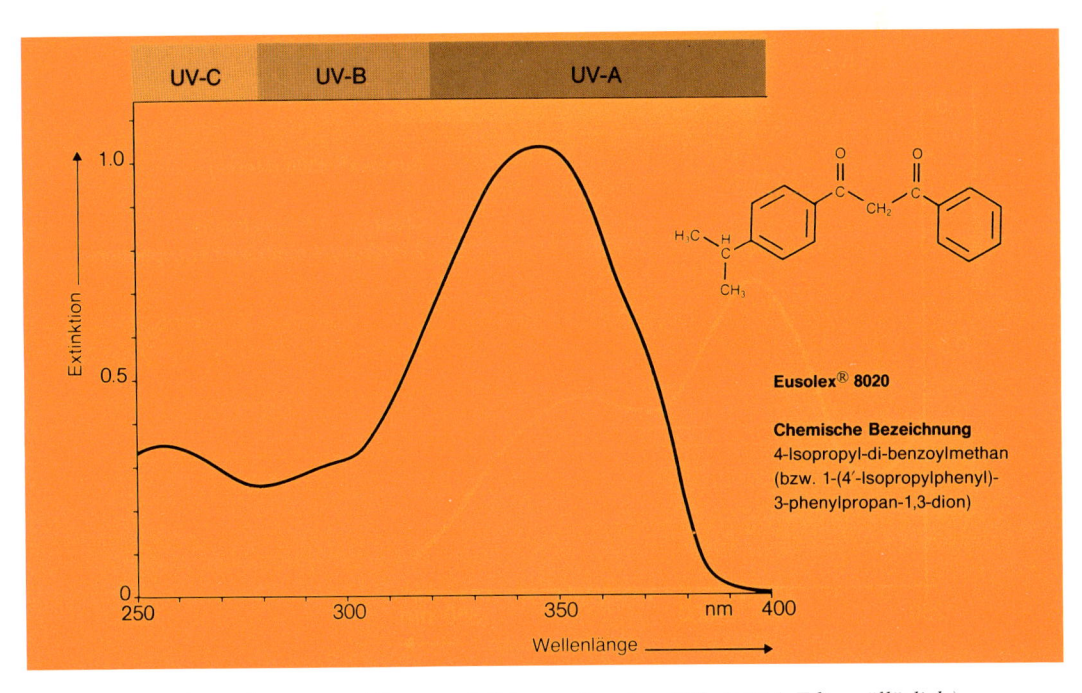

Eusolex® 8020

Chemische Bezeichnung
4-Isopropyl-di-benzoylmethan
(bzw. 1-(4′-Isopropylphenyl)-
3-phenylpropan-1,3-dion)

Abb. 48: Extinktionskurve von 4-Isopropyl-di-benzoylmethan [55] (UVA-Filter, öllöslich)

verwendeten Lichtfiltersubstanzen aufgeführt. An Hand der Kurvenverläufe kann man deutlich ablesen, daß sich die Filtersubstanzen in der Lage ihrer Absorptionsmaxima, dem Absorptionsbereich und den Absorptionsintensitäten unterscheiden (siehe Abb. 46, 47, 48). UVB-Filter haben um ca. 300 nm ein Absorptionsmaximum, UVA-Filter bei ca. 350 nm.

Bei den Breitbandpräparaten handelt es sich um Zubereitungen, die nicht nur UVB-Strahlung sondern auch UVA-absorbieren. Dieser Schutzeffekt über den ganzen ultravioletten Bereich wird entweder dadurch erzielt, daß man Substanzen einsetzt, die sowohl im UVA- als auch im UVB-Bereich absorbieren (Breitbandfilter, Abb. 49) oder man kombiniert zwei verschiedene Filtersubstanzen, die sich in ihrem Absorptionsvermögen ergänzen. So ergibt z. B. die Kombination von 3-4-Methylbenzylidencampher als UVB-Filter (Maximum bei 300 nm), 4-Isopropyldibenzoylmethan als UVA-Filter (Maximum bei 345 nm) ein wirksames Breitbandlichtschutzmittel (Abb. 50).

Viele Breitbandpräparate enthalten neben UVA- und UVB-Filtern noch zusätzlich Pigmente und Decksubstanzen, so daß sich für die Herstellung von Sonnenschutzpräparaten mit Breitbandwirkung folgende Möglichkeiten der Zusammensetzung ergeben (siehe Tab. 26):

Tabelle 26: Sonnenschutzmittel mit Breitbandwirkung

Sonnenschutzmittel mit Breitbandwirkung		
Substanz mit breitem Absorptionsvermögen	Filterkombination UVA + UVB	Filter plus Pigmente

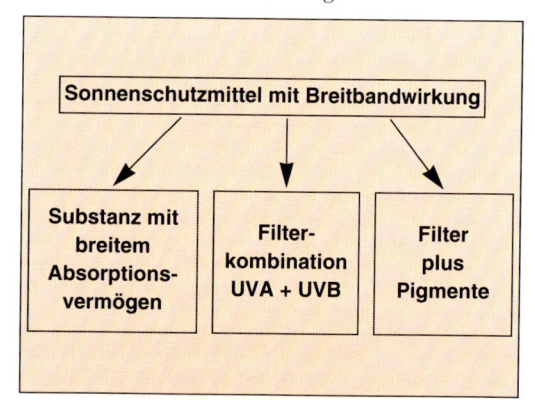

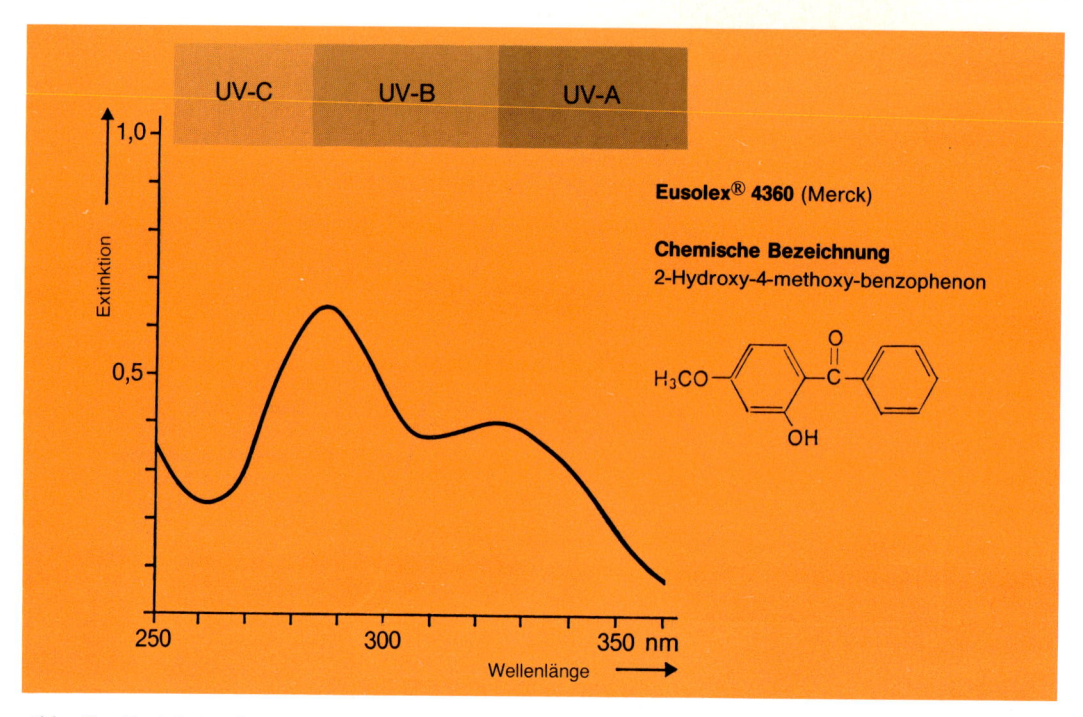

Abb. 49: Extinktionskurve von 2-Hydroxy-4-methoxy-benzophenon (Breitbandfilter) [55]

Wirkungsweise der Sonnenschutzmittel

Eusolex® 8021 (Merck)
Chemische Zusammensetzung
Eutektisches Gemisch aus 4-Isopropyl-dibenzoylmethan und 3-(4-Methylbenzyliden)-campher

4-Isopropyl-dibenzoylmethan
(Eusolex® 8020)

3-(4-Methylbenzyliden)-campher
(Eusolex® 6300)

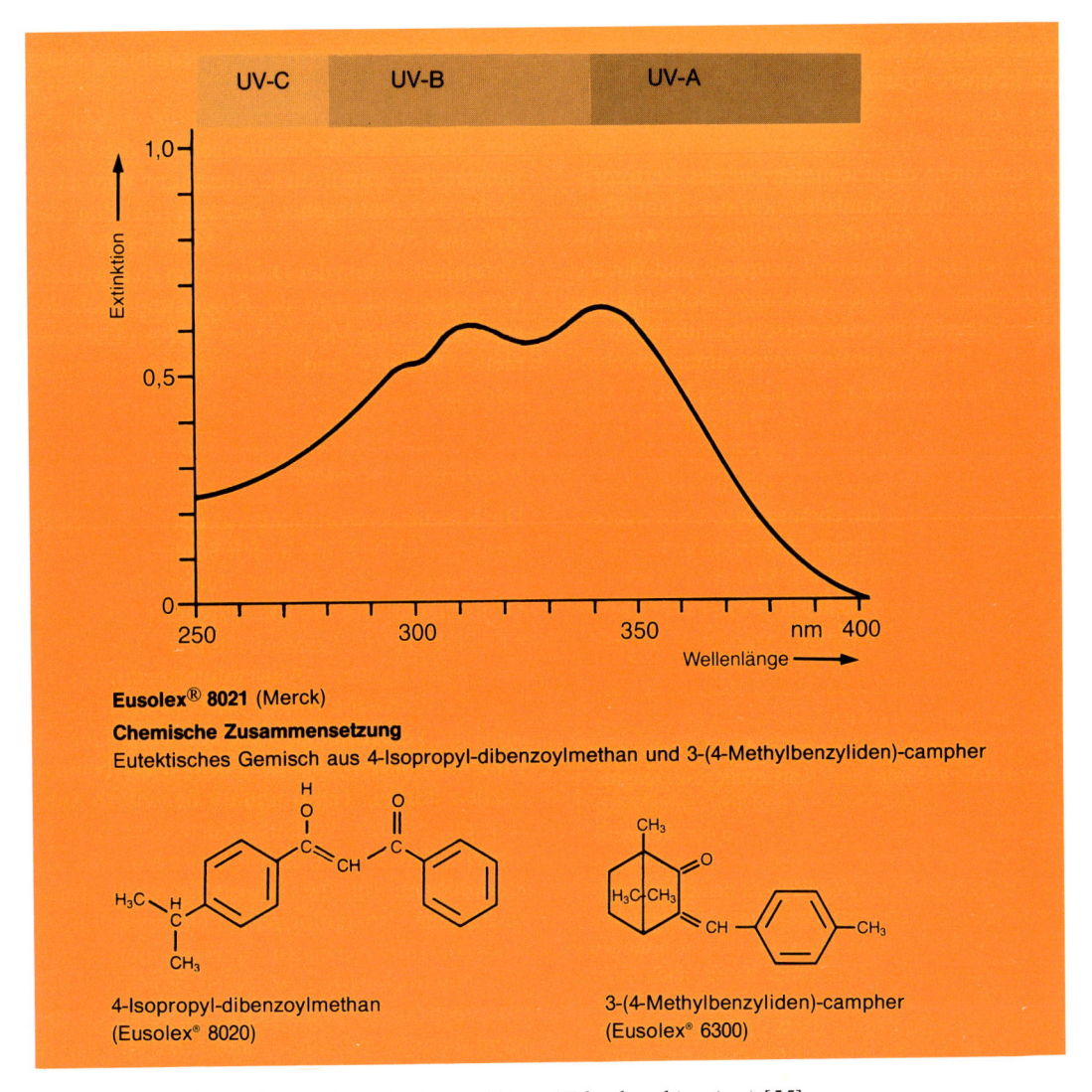

Abb. 50: Extinktionskurve eines Breitbandfilters (Filterkombination) [55]

Bedeutung, Aussagewert

Die Kenntnis des genauen Absorptionsverlaufes über einen bestimmten Wellenlängenbereich ist für die Auswahl einer chemischen Substanz als Filter für ein Lichtschutzpräparat eine nützliche Hilfe. Je nach dem, ob eine Absorption im gesamten ultravioletten Bereich oder nur im UVB-Bereich erwünscht ist, läßt sich dann aus der Kenntnis des Verlaufes eines Absorptionsspektrums die geeignete Substanz auswählen.

Wenn auch solche rein physikalischen Messungen für die Entwicklung von Lichtschutzmitteln von großem Nutzen sind, können sie zur Beurteilung der Qualität des fertigen Präparates nur von orientierendem Wert sein. Die Absorptionsspektren der verschiedenen Filtersubstanzen werden in reiner Lösung aufgenommen, im Lichtschutzpräparat liegen dagegen ganz andere Verhältnisse vor: Da auch der Grundlage eine gewisse Eigenabsorption zugeschrieben werden kann und zwischen Filtersubstanz und Grundlagenbestandteilen Wechselwirkungen auftreten können, kommt es zu einer Verschiebung des Kurvenverlaufes, so daß sich Extinktionswerte und Absorptionsverhalten der reinen Lösung nicht ohne weiteres auf das Fertigpräparat und die Verhältnisse auf der Haut übertragen lassen. Aber die Aufnahme von Absorptionsspektren in reinen Lösungen sind für die Bewertung, ob eine Substanz überhaupt als Filter geeignet ist, eine entscheidende Hilfe.

Die Filtersubstanzen werden unter verschiedenen Bezeichnungen, wie Eusolex, Parsol, Giv Tan, Amerscreen, Uvinul, Prosolal, Witisol, Neo Heliopan u. ä. vertrieben. Die Namen dieser Filtersubstanzen erlauben leider keine Rückschlüsse auf die chemische Zusammensetzung und die jeweiligen Absorptionsbereiche. So ist z. B. das von der Fa. Merck, Darmstadt, erhältliche Eusolex 8020 ein UVA-Filter (4-Isopropyl-dibenzoylmethan), während Eusolex 6300 (3-(4'-Methylbenzyliden)-campher) einen UVB-Filter darstellt.

Verwirrend sind derzeit noch die verschiedenen chemischen Bezeichnungen für die Filtersubstanzen, sofern diese überhaupt vom Hersteller bekanntgegeben werden. Im Zug der Öffnung des europäischen Marktes ist eine Vereinheitlichung der Deklaration zu erwarten. Voraussichtlich wird die Benennung nach der amerikanischen Methode der CTFA (The Cosmetic, Toiletry and Fragrance Association) erfolgen.

Kosmetikverordnung

Die Kosmetikverordnung legt fest, welche Substanzen als UV-Filter in den Sonnenschutzpräparaten eingesetzt werden dürfen. In der für Deutschland und die EG geltenden Liste sind zulässige Höchstkonzentrationen, bestimmte Einschränkungen, Anwendungsbedingungen und Warnhinweise vorgeschrieben. In Anlage 7 führt die Verordnung 2 Teile auf: Teil A zeigt 7 Filtersubstanzen, die in jedem Fall benutzt werden dürfen. Teil B umfaßt derzeit 13 Substanzen, die nur vorläufig verwendet werden dürfen (Tab. 27). Vorläufig deswegen, weil die Kommission für die Bewertung noch einige zusätzliche toxikologische Untersuchungen wünscht. In den meisten Fällen handelt es sich um Penetrationsstudien. Nach Vorliegen der entsprechenden Testberichte entscheidet die Kommission, ob diese Substanz in Teil A kommt, in Teil B bleibt oder ob die Substanz gar auf die Negativliste kommt und somit zur Verwendung in kosmetischen Mitteln verboten wird. Die Liste ist deshalb ständigen Veränderungen unterworfen. In der Patentliteratur gibt es zwar zahlreiche Hinweise auf die Entdeckung und Entwicklung neuer Filtersubstanzen für den UVA- und UVB-Bereich, neu aufgenommen in Teil B der Liste und seit 1989 in der EG zugelassen, wurde der Filter Uvinol T 150 (Octyltriazon). Dabei handelt es sich um einen im UVB-Bereich wirksamen Filter (Maximum 312 nm), der viele Vorteile aufweist: hohe spezifische Extinktion, gute Affinität zum Hautke-

---

Deklaration nach CTFA

Die CTFA ist der US-Verband der Hersteller von Kosmetik, Parfüm- und Körperpflege-Erzeugnissen (The Cosmetic, Toiletry and Fragrance Association, Inc.). Für die meisten der in der Kosmetik verwendeten Rohstoffe wurden von dieser Organisation eindeutige, im Vergleich zu den chemischen Namen meist verkürzte Bezeichnungen vergeben CTFA-adopted name). Die CTFA-Bezeichnungen sind von aktueller Bedeutung, da sie nach einer Empfehlung des Industrieverbandes für Körperpflege und Waschmittel (IKW) auch in Deutschland für die Deklaration der Inhaltsstoffe verwendet werden.

Derzeit wird auf EG-Ebene (COLIPA*) in Zusammenarbeit mit der CTFA an einem internationalen Verzeichnis aller Kosmetikstoffe gearbeitet. Die im »International Ingredient Dictionary« aufgeführten Bezeichnungen sollen zukünftig als einheitliche Nomenklatur bei der Deklaration der Inhaltsstoffe in den USA und den EG-Ländern gültig sein.

* COLIPA: Comité de Liaison des Associations Européennes de l'Industrie de la Parfumerie, des Produits Cosmetiques et de Toilette (Europäischer Dachverband der Kosmetikindustrie)

ratin, hohe Photostabilität [286]. Ein photostabiler UVA-Filter der seit 1992 zur Verfügung steht und in Teil A der Liste aufgenommen wurde, ist Mexoryl SX. Tabelle 28 gibt einen Überblick über die Häufigkeit der in den Sonnenschutzmitteln eingesetzten Filter.

> **EG-Richtlinie**
> LISTE DER UV-FILTER, DIE IN KOSMETISCHEN ERZEUGNISSEN ENTHALTEN SEIN DÜRFEN
> UV-Filter im Sinne dieser Richtlinie sind Stoffe in kosmetischen Mitteln, die besonders dazu bestimmt sind, UV-Strahlen zu filtern, um die Haut vor bestimmten schädlichen Einwirkungen dieser Strahlen zu schützen.
> Diese UV-Filter können anderen kosmetischen Mitteln in den Grenzen und unter den Voraussetzungen dieses Anhangs zugesetzt werden.
> Andere UV-Filter, die in kosmetischen Mitteln zum Schutz der Erzeugnisse gegen UV-Strahlen verwendet werden, stehen nicht auf dieser Liste.

> **§ 3 b**
> **KOSMETIK-VERORDNUNG**
> **Ultraviolett-Filter (UV-Filter)**
> (1) UV-Filter im Sinne dieser Verordnung sind Stoffe und Zubereitungen, die kosmetischen Mitteln überwiegend zu dem Zweck hinzugefügt werden, Ultraviolett-Strahlen zu filtern, um die Haut vor bestimmten schädlichen Einwirkungen dieser Strahlen zu schützen.
> (2) UV-Filter im Sinne dieser Verordnung sind auch Stoffe und Zubereitungen, die kosmetischen Mitteln nur zum Schutz der Erzeugnisse gegen Ultraviolett-Strahlen zugesetzt werden.
> (3) Bei dem gewerbsmäßigen Herstellen und Behandeln von kosmetischen Mitteln dürfen nur die in Anlage 7 aufgeführten UV-Filter verwendet werden. Dabei sind die in Spalte d genannten Einschränkungen einzuhalten.
> (4) Der Gehalt an den in Anlage 7 Teil B aufgeführten UV-Filtern in kosmetischen Mitteln darf die in Spalte c der Anlage angegebenen Höchstmengen nicht überschreiten.
> (5) Die Verwendung der in Anlage 7 Teil B genannten UV-Filter ist nur bis zum 31. Dezember 1993 gestattet.
> (6) Absatz 3 Satz 1 und Absatz 5 gelten nicht für kosmetische Mittel, denen UV-Filter ausschließlich zu dem in Absatz 2 genannten Zweck zugegeben werden.

Anforderungen an Lichtschutzsubstanzen

Für die Eignung einer chemischen Substanz als Lichtfilter sind jedoch nicht nur seine günstigen Absorptionseigenschaften von Bedeutung. Sichergestellt muß weiter sein, daß die chemische Verbindung für den Benutzer hautverträglich und allgemein toxikologisch unbedenklich ist (Tab. 29). Auch darf im Klima der Hautoberfläche (Mikroben, Schweiß und ähnlichem) unter der zusätzlichen Hitze- und Strahleneinwirkung keine Zersetzung eintreten.

Um das Risiko möglicher Hautreaktionen gering zu halten, werden von vielen Herstellern am fertigen Lichtschutzpräparat nicht nur Stabilitätstests durchgeführt, sondern auch umfangreiche Verträglichkeitsprüfungen an der Haut, die Untersuchungen auf photodynamische Reaktionen einschließen [301]. Trotzdem sind unter ungünstigen Umständen selbst an vielfach erprobten Lichtfiltersubstanzen phototoxische Reaktionen nie ganz auszuschließen und werden in der Literatur auch immer wieder beschrieben [111]. Auch über photoallergische Reaktionen wird berichtet. So können die als UVA-Filter eingesetzten Dibenzoylmethanderivate (siehe Kap. 5.3) eine photoallergische Kontaktdermatitis verursachen [259, 260].

Solche Verträglichkeitstests an der menschlichen Haut sind besonders wichtig, wenn in den Lichtschutzpräparaten Pflanzenextrakte (Aloe, Faulbaumrinde, Johanniskraut, Kamille u. ä.) oder andere Naturstoffe verwendet werden, die zwar im gewünschten ultravioletten Bereich eine ausreichende Absorptionseigenschaft aufweisen [207, 280], deren Verwendbarkeit in der Praxis aber oft problematisch ist, da die vielfältigen, zum Teil noch wenig bekannten Inhaltsstoffe als Photosensibilisatoren wirken können.

Gerade bei Sonnenschutzmitteln, die unter extremen Bedingungen, wie Hitze- und Strahlenbelastung, auf der Haut Verwendung finden, sind deshalb biologische Prüfungen ein wichti-

Tabelle 27: UV-Filter für kosmetische Mittel (Stand Januar 1993)

Teil A				
Stoff	Zulässige Höchstkonzentration, Hinweise	Filtertyp	CTFA-Bezeichnung (*=Vorschlag)	Handelsname (Hersteller)
4-Aminobenzoesäure	5%	UVB	PABA	PABA (Merck)
3-(4'-Trimethylammonium)benzyliden-bornan-2-on-methylsulfat	6%	UVB	Trimoniumbenzylidene Camphor Sulfate*	Mexoryl SK (Chimex)
3,3,5-Trimethyl-cyclohexal-salicylat (Homosalatum)	10%	UVB	Homosalate	Homomenthylsalicyclat (Merck)
2-Hydroxy-4-methoxy-benzophenon (Oxybenzonum)	10% Warnhinweis: Enthält Oxybenzon	BREITBAND	Benzophenone-3	Eusolex 4360 (Merck) Neo Heliopan (Haarmann & Reimer) Uvinul M 40 (BASF)
3-Imidazol-4-yl-acrylsäure und ihre Ethylester	2% (in Säure ausgedrückt)	UVB	Urocanic Acid	Urocaninsäure (Ajinomoto)
2-Phenylbenzimidazol-5-sulfon-säure und ihre Kalium-, Natrium- u. Triethanolaminsalze	8% (in Säure ausgedrückt)	UVB	Phenylbenzimidazole Sulphonic Acid	Eusolex 232 (Merck) Neo Heliopan Hydro (Haarmann & Reimer) Novantisol (Bayer)
3,3'-(1,4-Phenylendimethin)-bis (7,7-dimethyl-2-oxobicyclo-[2.2.1] heptan-1-methansulfonsäure und ihre Salze	10% (in Säure ausgedrückt) In Aerosolverpackungen verboten	UVA	Poly-Propenamidomethyl Benzylidene Camphor*	Mexoryl SX (Chimex)

ger Teil der gesamten Entwicklungsarbeit. Trotzdem sind durch die individuellen Unterschiede und Gegebenheiten vereinzelt auftretende allergische Hautreaktionen nicht auszuschließen. Um in diesen Fällen auf andere Präparate überwechseln zu können, ist die Kenntnis möglicher allergen wirkender Inhaltsstoffe unbedingt erforderlich. Die Deklaration der chemischen Zusammensetzung enthaltener Filtersubstanzen, der Konservierungsstoffe und die Art der Duftstoffe sowie die Angabe der verwendeten Grundlagen wäre deshalb für Arzt und Apotheker eine nützliche Hilfe zur Beurteilung und Vermeidung von Hautirritationen und Allergien. Eine möglichst umfassende Deklaration ist deshalb immer wieder zu fordern.

Tabelle 27 (Fortsetzung)

Teil B				
4-Bis(polyethoxyl)aminobenzoe-säure-polyethoxylethylester	10 %	UVB	PEG-25-PABA	Uvinul P 25 (BASF)
4-Dimethylaminobenzoesäure-2-ethylhexylester	8 %	UVB	Octyl Dimethyl-PABA	Escalol 507 (von Dyk) Eusolex 6007 (Merck)
Salicylsäure-2-ethylhexylester	5 %	UVB	Octyl Salicylate	Sunarome WMO (Felton)
4-Methoxy-zimtsäure-isomylester	10 %	UVB	Isoamyl-Methoxycinna-mate	Neo Heliopan E 1000 (Haarmann & Reimer)
4-Methoxy-zimtsäure-2-2-ethyl-hexylester	10 %	UVB	Octyl Methoxy-cinnamate	Parsol MCX (Givaudan) Neo Heliopan AV (Haarmann & Reimer)
2 Hydroxy-4-methoxybenzo-phenon-5-sulfonsäure (Sulisobenzonum) und das Natriumsalz	5 % (in Säure ausgedrückt)	BREIT-BAND	Benzophenone-4	Uvinul MS 40 (BASF)
3-(4'-Sulfo)benzyliden-bornan-2-on und Salze	6 % (in Säure ausgedrückt)	UVB	Sulfobenzy-lidene Camphor*	Mexoryl SL (Chimex)
3-(4'-Methyl)benzyliden-bornan-2-on	6 %	UVB	Methylbenzy-lidene Camphor	Eusolex 6300 (Merck)
3-Benzylidenbornan-2-on	6 %	UVB	3-Benzylidene Camphor	Mexoryl SDS-20 (Chimex) Unisol-S 22 (Induchem)
1-(4'-Isoprophylphenyl)-3-phenylpropan-1,3-dion	5 %	UVA	Isopropyl-dibenzoyl-methane	Eusolex 8020 (Merck)
4-isopropylbenzylsalicylat	4 %	UVB	Isopropylbenzyl-salicylate	Megasol (Vevy)
1-4-tert-Butylphenyl)-3-(4-methoxyphenyl)propan-1,3 dion	5 %	UVA	Butyl methoxydiben-zoylmethane	Parsol 1789 (Givaudan)
2,4,6 Trianilin-(p-carbo-2'-ethylhexyl-1'oxil)-1,3,5-triazin	5 %	UVB	Octyltriazone	Uvinul T 150 (BASF)

Tabelle 28: Einsatz von UV-Filtern[1]) und physikalischem Lichtschutz in Lichtschutzmitteln und Kosmetika im Jahre 1988, 1989/90 und 1991 in der Bundesrepublik Deutschland [260]

LICHTSCHUTZSUBSTANZEN	Lichtschutzmittel			Kosmetika		
	1988 (n=523) %	1989/90 (n=633) %	1991 (n=619) %	1988 (n=217) %	1989/90 (n=355) %	1991 (n=389) %
UVA- und Breitband-Filter	**51**	**61**	**77**	**46**	**37**	**39**
Dibenzoylmethane (UVA):	31	35	36	25	15	15
4-Isopropyl-dibenzoylmethan, Eusolex® 8020	11	10	9	15	5	4
4-tert.-Butyl-4'-methoxy-dibenzoylmethan, Parsol® 1789	20	25	27	10	10	11
Benzophenone (BREITBAND)	21	27	31	27	23	24
Oxybenzon, Eusolex® 4360 Neo Helipan® BB, Uvinul® M-40	18	23	27	22	19	20
Sulisobenzon, Uvinul® MS-40	3	4	4	5	3	4
UVB-Filter	**96**	**98**	**99**	**80**	**90**	**92**
PABA und PABA-Derivate	19	19	14	12	17	12
p-Aminobenzoesäure	–	1	1	–	–	–
4-Bis(2-hydroxypropyl)amino-benzoesäure-ethylester	1	1	–	–	–	–
Octyldimethyl-p-aminobenzoat, Escalol® 507, Eusolex® 6007	16	15	11	12	17	12
4-Bis(polyethoxy)aminobenzoesäure-poly-oxyethylester	2	2	2	–	–	–
Campherderivate	30	24	26	38	29	20
3-(4'-Methylbenzyliden)-campher, Eusolex® 6300	28	22	25	29	21	15
3-Benzyliden-campher	2	2	1	9	8	5
Zimtsäureester	59	70	76	41	45	58
p-Methoxyzimtsäure-octylester, Neo-Heliopan® AV, Parsol® MCX	52	61	67	36	40	54
p-Methoxyzimtsäure-isoamylester, Neo-Heliopan® E 1000	7	9	9	5	5	4
Benzimidazolderivat	20	22	25	1	2	2
2-Phenylbezimidazol-5-sulfonsäure, Eusolex® 232, Novantisol®	20	22	25	1	2	2
Kombination von UVA- und UVB-Filtern	**45**	**58**	**65**	**26**	**29**	**32**
Kombination von 4-Isopropyl-dibenzoylmethan und 3-(4'-Methylbenzyliden)-campher Eusolex® 8021	8	7	7	6	5	3
Physikalischer Lichtschutz	**9**	**14**	**20**	**14**	**26**	**30**

[1]) Berücksichtigt wurden nur UV-Filter, die in mindestens einem Prozent der Produkte eingesetzt wurden.

Tabelle 29: Die wichtigsten Eigenschaften eines UV-Filters [285]

Physikalische Eigenschaften
- starker Absorber mit breitem Spektrum

Stabilität
- chemische Stabilität, Photostabilität
- stabil unter Anwendungsbedingungen

Sicherheit
- nicht toxisch, nicht phototoxisch
- nicht irritierend, nicht sensibilisierend
- nicht penetrierend (Haut)

Kosmetische Eigenschaften
- gute Löslichkeit
- geruchlos, farblos, nicht flüchtig
- nicht klebrig, nicht färbend
- resistent gegenüber Wasser und Schweiß
- kompatibel mit kosmetischen Rohstoffen

Kommerzielle Aspekte
- Preis, Patentschutz

Sonstige Lichtschutzsubstanzen

In manchen Sonnenschutzpräparaten werden Substanzen eingesetzt, die UV-Strahlen weder absorbieren noch durch Reflexion ablenken und trotzdem das Entstehen von Erythmen verhindern können. Hierzu zählen z. B. verschiedene Pyrimidin- und Purinderivate, z. B. das Guanin. Für den Schutzmechanismus dieser Substanzen hat H. IPPEN verschiedene Erklärungsmöglichkeiten aufgeführt [128]. Interessant ist weiter, daß die Kombination von Guanin mit den klassischen UVB-absorbierenden Lichtfiltern zu Lichtschutzfaktoren führt, die bei alleinigem Einsatz dieser UVB-Filter nur unter Verwendung sehr hoher Konzentrationen zu erreichen sind.

Im Kosmetikjahrbuch 1991 (167) ist beschrieben, daß eine Reihe von Pflanzenextrakten Licht im Wellenbereich von 280 bis 400 nm, d. h. im UVA- und UVB-Bereich, absorbieren. So liegen die Absorptionsbereiche für Glykolextrakte, z. B. des getrockneten Aloesaftes bei 300 nm, des Johanniskrauts bei 250 bis 300 nm und bei 330 nm für Kamille bei 250 bis 320 nm und für Ratanhia bei 250 bis 290 und bei 290 bis 320 nm. Besonders hohes Extinktionsvermögen weisen speziell gereinigte Extrakte des grünen Kaffees bzw. des wilden Stiefmütterchens im Bereich vom 270 bis 320 und 340 bis 380 nm auf.

Zahlreiche andere Extrakte zeigen ebenso ein gewisses Absorptionsvermögen gegenüber UV-Strahlen. Die Filterwirkung ist jedoch zu gering, um mit kosmetisch vertretbaren Konzentrationen belegbare Ergebnisse zu erhalten.

Allerdings ist die Isolierung der eigentlichen Wirkstoffe schwierig, außerdem können die öligen bzw. wäßrigen Auszüge der Pflanzen Substanzen enthalten, welche bei Sonnenbestrahlung photodynamische Reaktionen provozieren. Die Verwendung von Pflanzenextrakten in Lichtschutzmitteln ist deshalb nicht unproblematisch. Weitere Nachteile sind:

- Inhaltsstoffe z. T. unbekannt
- Zusammensetzung schwankend
- Stabilität unter UV-Einwirkung problematisch
- hohes Allergierisiko
- oft nur geringe spezifische Extinktion

Interessant dürften in Zukunft Substanzen werden, die nicht nur in der Lage sind, UV-Strahlen zu absorbieren, sondern gleichzeitig durch pharmakologische Effekte das Entstehen von Erythemen in der Frühphase zu verhindern (z. B. Indometacin) oder Radikale abfangen, die bei der Oxidation der Hautlipide durch UVB-Einwirkungen entstehen.

Hingewiesen sei weiter auf die Extrakte der Sumach-Pflanze (Rhus coriaria), die weder UVB- noch UVA-Strahlen abfiltern und trotzdem bei externer Anwendung Erytheme verhindern können. Die Strukturformel des Wirkstoffes ist noch nicht aufgeklärt, es dürfte sich um das Salz einer polymeren ring- und n-substituierten para-Aminobenzolsulfonsäure handeln [146].

UVA-Schutz – wann nötig?

UVA-Filter sind dann nötig, wenn durch UVA photoallergische bzw. phototoxische oder krankhafte Hautreaktionen provoziert werden können. (Dies kann übrigens auch hinter Fensterglas oder Autoscheiben erfolgen, da dieses Material UVA-durchlässig ist.) Bei den Breitbandpräparaten liegt deshalb der »Schutz« im Vordergrund, aber auch bei hautgesunden Personen gibt es eine Reihe von Gründen für die Anwendung von UVA-Filterpräparaten (siehe Kap. 5.8).

Neben dem gleichzeitigen Einsatz von UVA- und UVB-Absorbern besteht auch noch die Möglichkeit, die beiden Wirkprinzipien – nämlich Absorption und Streuung – miteinander zu kombinieren. Solche Sonnenschutzmittel aus absorbierenden Filtern und streuenden Pigmenten, wie Titandioxid, oder anorganischen Substanzen, wie Zinkoxid, schwächen die Sonnenstrahlen nicht nur im UV-Bereich, sondern auch im sichtbaren und infraroten Bereich ab. Je nach eingesetzter Konzentration von Pulver erreicht man also einen Totalschutz.

Für eine rasch einsetzende intensive Bräunung sind UVA-absorbierende Lichtschutzmittel weniger geeignet. Für die Auswahl des entsprechenden Präparates bedeutet dies: Steht die Bräunung bei gleichzeitigem Erythemschutz im Vordergrund, dann sind reine UVB-Filterpräparate zu empfehlen. Liegt der Hauptzweck im Schutz vor den Wirkungen der ultravioletten Strahlen, dann sollten Kombinationspräparate (UVB und UVA) zum Einsatz kommen.

Die allgemein verwendeten Lichtschutzmittel absorbieren im UVB-Bereich und lassen UVA zum größten Teil ungehindert in die Haut eintreten. Beim Einsatz von ausschließlich Absorber-enthaltenden Produkten wurde eine mögliche Schadwirkung durch das penetrierende UVA diskutiert. Die Ergebnisse klinischer Untersuchungen und theoretischer Berechnungen widerlegen jedoch eine derartige Annahme: Das Ausmaß der penetrierenden UVA-Strahlung erreicht keineswegs ein bedrohliches Ausmaß, da UVB-Filter auch die Intensität der einwirkenden UVA-Strahlen reduzieren können (siehe Tab. 27a). Der Anteil von UVA nach Anwendung eines UVB-Absorbers beträgt hinsichtlich eines Erythems 4,7 %, hinsichtlich der Photokarzinogenese 3,9 % [314a].

Tabelle 27a: Die Wirkungen von UVB, UVA_2 und UVA_1 mit und ohne Anwendung eines UVB-Absorbers mit SPF 15 [314a]

	280–320 nm	320–340 nm	340–400 nm
Erythemauslösung			
ohne Filter	84,6 %	8,7 %	6,7 %
mit Filter	3,36 %	1,3 %	3,24 %
Photokarzinogenese			
ohne Filter	86,9 %	8,46 %	4,65 %
mit Filter	3,80 %	0,9 %	3,0 %

Für die Auslösung einer akuten Hautrötung ist UVB von vorrangiger Bedeutung (87 % der diesbezüglichen Effektivität der Sonnenstrahlung), gefolgt vom UVA_2 mit 8 % und UVA_1 mit 5 %. Aber immerhin ist UVA für etwa 13 % der erythemauslösenden Wirkung eines zu langen Sonnenbades verantwortlich [314a].

Die das Bindegewebe betreffende Komponente des chronischen Lichtschadens geht in erster Linie auf das tiefer eindringende UVA zurück [71b]. Die Veränderungen der Oberhaut hingegen (Keratosen, Karzinome, Pigmentflecken) dürften zum allergrößten Teil durch UVB-Strahlung ausgelöst werden (siehe Kap. 4.8).

Die photokarzinogene Wirkung des Ultravioletts bei Mäusen geht zu etwa 87 % auf das UVB, zu etwa 9 % auf das UVA_2 und zu etwa 4 % auf das UVA_1 zurück [314a].

Ausschließlich auf UVA zurückzuführende akute Schäden nach Sonnenexposition sind beim Gesunden selten, zumindest solange er sich nicht auf Sonnenurlaub begibt. Unter den Bedingungen der intensiveren Sonnenexposition (Karibik, Afrika) ist zu bedenken, daß die einstrahlende Energie im UVA-Bereich bis zu

30mal höher ist als im UVB-Bereich, der durch entsprechende Schutzprodukte abgefiltert wird. Die im Vergleich zum UVB dreihundertmal höhere Erythemschwelle kann bei hoher Sonnenintensität und hoher Empfindlichkeit (Pigmentierungstyp I, II) durchaus überschritten werden, wenn der Urlauber mit seiner gegen UVB geschützten Haut zehn- oder zwanzigmal länger in der Sonne »röstet« als es ihm seine Eigenschutzzeit eigentlich gestattet. Daraus läßt sich sofort ableiten, daß alle Lichtschutzprodukte mit Erythemschutzfaktoren über 10 auch gegen UVA schützen müssen.

Schlußfolgerung

Jedes Sonnenschutzmittel enthält einen oder mehrere UVB-Filter, wobei solche Substanzen als günstig zu bewerten sind, deren Absorbtionsverlauf sich möglichst mit der Erythemkurve der Sonnenstrahlen deckt (Maximum bei ca. 308 nm, Absorption zwischen 290 bis 320 nm). Der zusätzliche Einsatz von UVA-Filtern ist sinnvoll bei:

- Hyperpigmentierungen
- Photodermatosen
- pathologischen Lichtreaktionen
- Vorbeugung gegen chronische Lichtschäden (»Hautalterung«)
- hoher Sonnenlichtempfindlichkeit (z. B. geschädigte Haut)
- Gefahr phototoxischer bzw. photoallergischer Reaktionen
- Lichtschutzfaktoren größer 10

5.4 Kennzeichnung von Sonnenschutzmitteln

Sonnenschutzmittel wurden bisher ausschließlich durch den Lichtschutzfaktor charakterisiert. Inzwischen sind neue Kennzeichnungen eingeführt worden.

- Lichtschutzfaktor
- Angabe der erlaubten Besonnungszeit
- Schutzgruppen
- Alterungschutzfaktor
- UVA-Faktor
- IR-Schutz
- Auswahl nach Hauttyp
- Bräunungsfaktor
- Wasserfestigkeit

Gründe für diese Neueinführungen sind zum Teil neue wissenschaftliche Erkenntnisse, zum Teil aber auch das Bestreben der Hersteller, sich durch Neuerungen von den Mitbewerbern zu unterscheiden.

Der Lichtschutzfaktor

Über die effektive Wirksamkeit der Schutzwirkung eines Präparates auf der menschlichen Haut kann nur die klinische Prüfung zuverlässig Auskunft geben. In der Praxis wird dabei nach einer definierten Versuchsanordnung die Erythemschwelle bestimmt, wobei sich die Messung am Rücken als am verläßlichsten erwiesen hat. Um dem Verbraucher eine einfache Bezugsgröße an die Hand zu geben, hat man im Zusammenhang mit der Bestimmung der Erythemschwellenzeiten den Begriff des Lichtschutzfaktors eingeführt. Bedeutung und Handhabung dieser Größe sind vom Verbraucher rasch verstanden worden, so daß praktisch kein namhafter Hersteller auf diese Klassifizierung seiner Präparate verzichten will. Auch gehört der Lichtschutzfaktor zu den wenigen Eigenschaften kosmetischer Mittel, die exakt meßbar sind.

Bestimmung

Die Ermittlung des Lichtschutzfaktors erfolgt unter standardisierten Bedingungen im Laboratorium. Die ersten Arbeiten gehen dabei auf R. SCHULZE zurück [270]. Inzwischen sind die Methoden der Bestimmung immer wieder variiert und wesentlich verbessert, d. h. den prakti-

Lichtschutz

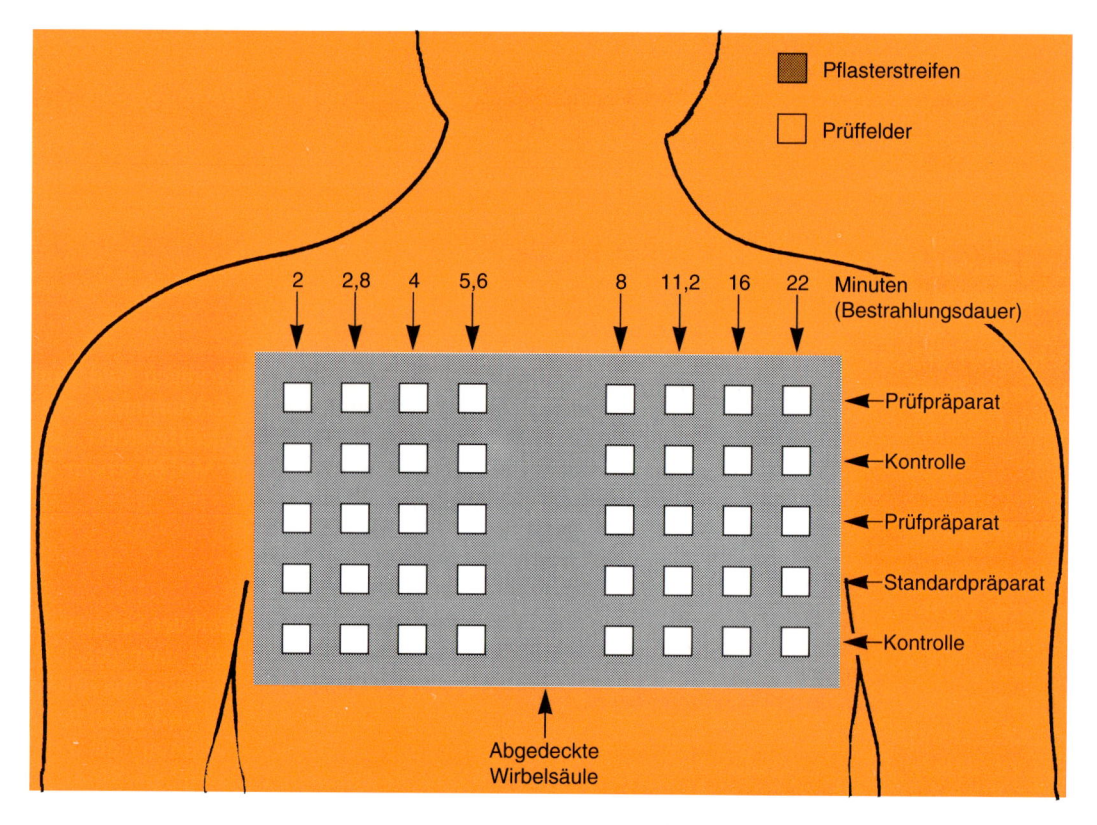

Abb. 51: Beispiel einer Prüffläche mit 2 Prüfpräparaten und einem Standardpräparat bei einer Anfangsbestrahlungszeit von 2 Minuten

schen Verhältnissen mehr angeglichen worden. Allerdings weichen die Ergebnisse nach wie vor sehr stark voneinander ab, da die zahlreichen Parameter, die die Bestimmung des Lichtschutzfaktors beeinflussen können, in unterschiedlicher Form Berücksichtigung finden. Solche wichtigen Einflußfaktoren sind das Kollektiv der Versuchspersonen, die in Hauttyp, Pigmentierungstyp und Strahlenempfindlichkeit stark voneinander abweichen, die Anordnung und Größe der Testfelder, die Schichtdicke des applizierten Produktes, die Art der Lichtquelle und die äußeren Faktoren der Testung (Klima, Zeitintervall zwischen Präparateauftragung und Bestrahlung).

Da in den verschiedenen Ländern Faktorbestimmungen angewendet werden, die in ihrer Methodik stark voneinander abweichen, sind Vergleiche oft schwierig. So kann es durchaus vorkommen, daß ein amerikanisches Produkt hinsichtlich der Filterwirkung in Deutschland nachgeprüft wird und wesentlich andere Werte ergibt [209]. Die unterschiedlichen Methoden der Lichtschutzfaktorbestimmung und die Problematik der Vergleichbarkeit wurden in zahlreichen Publikationen beschrieben [28, 59, 82, 83, 84, 85, 87, 100, 101, 114, 120, 265, 308] und sollen in diesem Rahmen nicht im Detail ausgeführt werden. Es sei lediglich das Grundprinzip der Lichtschutzfaktorbestimmung geschildert.

Im Auftrag der Deutschen Gesellschaft für Lichtforschung und auf Veranlassung des Industrieverbandes für Körperpflege und Waschmittel wurden Empfehlungen zur Standardisierung der biologischen Bewertung von Lichtschutzmitteln erarbeitet [120]. Diese Empfehlungen wurden 1985 als DIN-Norm verwirklicht [45], in der die Versuchsbedingungen der Lichtschutzfaktorbestimmung detailliert festgehalten sind.

Danach sollen mindestens 20 Probanden eingesetzt werden, die in ihrer individuellen Lichtempfindlichkeit den Durchschnitt der mitteleuropäischen Verbraucher repräsentieren. Erwähnt sei in diesem Zusammenhang, daß nur Versuche am Menschen verwertbare Ergebnisse bringen, Tierversuche zeigen Werte, die in keinem Fall auf den Menschen übertragbar sind, zumindest was die relative Erythemschutzwirkung betrifft.

Als Lichtquelle wird die sog. Osram-Vitalux-Lampe (Quecksilberdampfhochdrucklampe) verwendet. Als Testfläche dient der Rücken, der durch schmale, waagerechte, lichtdichte Pflasterabschnitte in streifenförmige Versuchsfelder eingeteilt wird. In waagerechter Richtung werden nun die zu prüfenden Präparate auf diese Testfelder möglichst gleichmäßig aufgetragen. Zwischen den einzelnen Präparaten bleibt ein Leerfeld unbehandelter Haut. Als Vergleichsstandard wird ein Präparat mit bekannter Lichtschutzwirkung mitgeprüft. Anschließend wird durch schmale senkrechte, lichtdichte Pflasterstreifen jedes der Prüffelder in kleine Rechtecke eingeteilt. 10 Minuten nach dem Auftragen beginnt in einem Abstand von 40 cm die Bestrahlung (Abb. 51).

Während der Lichtexposition werden die vertikal untereinander liegenden Felder nach den um den Faktor $\sqrt{2}$ gesteigerten Zeiten lichtdicht abgedeckt. Für den Anstieg der Bestrahlungszeiten 1rgibt sich somit eine geometrische Reihe, woraus Bestrahlungszeiten von 1,0; 1,4; 2,0; 2,8; 4,0; 5,6; 8,0; 11,2 Minuten resultieren. 24 Stunden nach der letzten Bestrahlung beginnt die Ablesung der Testreihe, indem die Erythemschwelle durch das geschulte Auge eines Betrachters festgestellt wird. Unter der Erythemschwelle versteht man die schwächste, aber scharf gegen die Umgebung abgegrenzte Rötung (MED = minimale Erythemdosis). Der Schutzfaktor ergibt sich nun aus dem Quotient der Mittelwerte der Erythemschwellenzeiten von behandelter und unbehandelter Haut aller Probanden. Statistische Auswertungen der Ergebnisse von Lichtschutzfaktorbestimmungen haben gezeigt, daß die individuellen Faktoren nicht einer normalen, sondern einer logarithmischen Verteilung unterliegen. Deshalb wird aus den Messungen auch nicht der arithmetische sondern der geometrische Mittelwert angegeben [116].

$$\text{SPF} = \frac{\text{MED t}}{\text{MED o}}$$

SPF = LF = Sun Protecting Factor (Lichtschutzfaktor)

MED t = geometrischer Mittelwert der Erythemschwellenzeit von 20 Probanden nach der Behandlung mit Lichtschutzfiltern

MED o = geometrischer Mittelwert der Erythemschwellenzeiten der gleichen Probanden an unbehandelten, vergleichbaren Hautstellen.

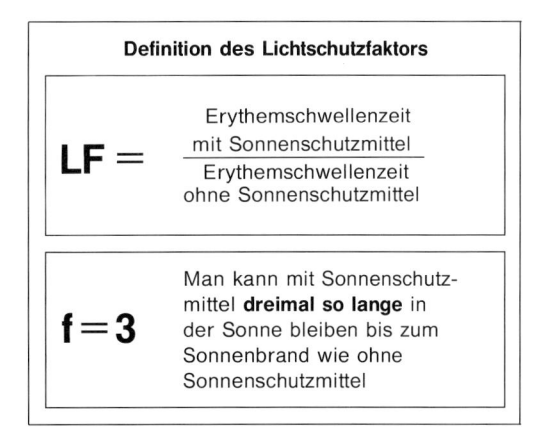

Definition des Lichtschutzfaktors

$$\text{LF} = \frac{\text{Erythemschwellenzeit mit Sonnenschutzmittel}}{\text{Erythemschwellenzeit ohne Sonnenschutzmittel}}$$

$f = 3$ Man kann mit Sonnenschutzmittel **dreimal so lange** in der Sonne bleiben bis zum Sonnenbrand wie ohne Sonnenschutzmittel

Der Lichtschutzfaktor ist also definiert als der Quotient aus der Erythemschwellendosis für die durch das Lichtschutzmittel geschützten Haut und der Erythemschwellendosis für die ungeschützte Haut. Je höher der Faktor, um so höher ist die Schutzwirkung. Für die Handhabung in der Praxis bedeutet diese Größe, daß man unter Verwendung eines Lichtschutzfaktors von z. B. 3 den Sonnenaufenthalt auf die dreifache Zeit verlängern kann. Wenn jemand aus Erfahrung weiß, daß er seine Haut ungeschützt der Sonne 20 Minuten aussetzen kann, bis er eine leichte Rötung bekommt, so kann er mit einem Sonnenschutzmittel mit dem Faktor 3 das Sonnenbad auf ca. 60 Minuten ausdehnen. Der Schutzfaktor gibt also an, um wieviel mal sich die Erythemschwellenzeit der ungeschützten Haut durch Verwendung eines Sonnenschutzmittels verlängert. Zu beachten ist jedoch, daß der Haut nach dem Ausnützen der Schutzzeit ca. 24 Stunden Zeit gegeben werden muß, damit die Repairmechanismen die eingetretenen Zellschäden beheben können (siehe Kap. 4.9).

Derzeit sind 3 standardisierte Testmethoden zur Bestimmung des Lichtschutzfaktors bekannt (Tab. 30):
- DIN
  Deutsches Institut für Normung,
  (DIN 67501)
- FDA
  Food and Drug Administration, USA,
- SAA
  Standard Association of Australia.

Bei diesen Methoden werden die einzelnen Parameter der Bestimmung unterschiedlich bewertet (Tab. 31).

Kritik an der DIN-Norm wird vor allem an der Lichtquelle geäußert.

Nach der DIN-Norm wird eine Quecksilber-Hochdruckstrahlung mit diskontinuierlichem Spektrum und eingebautem Filter WG 320 empfohlen. Da dieses Spektrum nur sehr ungenügend dem kontinuierlichen Sonnenspektrum entspricht und zudem die Strahler nicht mehr auf dem Markt sind, wurde nach Alternativen gesucht und unter anderem auch aufgrund von Vergleichsuntersuchungen ein gefilterter Solarsimulator empfohlen [308].

Als UV-Quelle empfiehlt die FDA-Norm die Verwendung eines Xenon-Hochdruck-Sonnensimulators mit kontinuierlichem UVB-Spektrum von 290 bis 320 nm. Der gleiche Sonnensimulator wird von der australischen Norm, jedoch mit Einschluß eines UVA-Spektrums bis 400 nm empfohlen. Diese Hochdruckstrahler werden mit den Filtern WG 320 1 mm und WG 305 2 mm gefiltert, und die Norm schreibt vor, daß der Anteil der nicht zum Sonnenspektrum gehörenden Wellenlängen an der eingestrahlten Gesamtenergie unter 1 % liegen muß und der Anteil von nicht zum Sonnenspektrum gehörenden erythemerzeugenden Wellenlängen an der eingestrahlten Gesamtenergie nicht mehr als 5 % betragen darf.

Tabelle 30: Prüfrichtlinien

Text	Institution	Nr. und Jahr	Land
Experimentelle dermatologische Bewertung des Erythemschutzes von externen Sonnenschutzmitteln für die menschliche Haut	Normenausschuß Lichttechnik (FNL im DIN) Deutsches Institut für Normung e. V. – DIN –	DIN 67501 1984	Deutschland
Sunscreen Drug Products for Over-the-Counter human Drugs Proposed Safety, Effective and Labeling Conditions	Department of Health, Education and Welfare Food and Drug Administration – FDA –	Federal Register Vol. 43, 166 P. 38259-38269 1978	USA
Sunscreen Products – Evaluation and Classification	Standards Association of Australia – SAA –	Australian Standard 2604 1986	Australien

Tabelle 31: Gegenüberstellung der Bedingungen für die verschiedenen Normen [265]

Kriterium	US-Norm/ Australische Norm	DIN 67501
Probandenzahl	20 (US), 10 (Austr.)	20
Areal/Größe	Rücken/30 cm² (US), 50 cm² (Austr.) ohne Abklebung	Rücken/Streifenabklebung 1 cm × 10 cm
Auftragsmenge Lichtschutzmittel	2 mg/cm²	1,5 mg/cm²
Einwirkzeit	15 min	20 min
Beginn der Bestrahlung Eigenschutzzeit unbehandelte Haut	30 sec	Felderung durch Pflaster (1 cm²)
Steigerung der Bestrahlungszeit auf der Lichttreppe	25 %	41 %
Ablesung der MED (Erythem)	16–24 h	16–24 h
Vorteile	– keine Abklebung von Feldern – es werden große Felder mit Produkt bestrichen – jede Bestrahlung erfolgt einzeln – kein Abdecken des Probanden – kaum Wärmestrahlung der Lampe	– Bestrahlung nach 32 oder 45 min beendet – Leerfelder direkt neben den Produktfeldern – Propbanden liegen auf dem Bauch – bei statistischer Auswertung wird die logarithmische Verteilung der Einzelfaktoren berücksichtigt
Nachteile	– Bestrahlungszeiten können pro Produkt 3,0 min betragen – Felder müssen nach 30 min erneut mit Produkt bestrichen werden – Prüfung wird im Sitzen durchgeführt – für hohe LSF ist kein 2. Standard vorgesehen	– keine exakt definierte Strahlendosis – saugendes Klebeband (weniger saugendes im Test) – hohe Apparatewärme – keine exakte Auftragsmenge möglich – 1,5 mg/cm² reicht nicht aus (10 mg/cm²) – Ablesung der Erytheme schwierig, uneindeutig, ungleichmäßig, nicht scharf umrissen – keine Vorschrift für Standardabweichung, Vertrauensbereich – als Standardprodukt nur K 17 N für SF 3,7 ± 0,3, kein 2. höheres Standardprodukt

Aussagewert und Bedeutung für die Praxis

Der nach DIN-Norm bestimmte Lichtschutzfaktor ist eine reine Laboratoriumsmethode, die zwar – bei Beachtung aller vorgeschriebenen Prüfparameter – weitgehend reproduzierbar ist, den Verhältnissen, wie sie der Verbraucher beim Sonnenbaden unter der freien Natur vorfindet, aber nicht ganz gerecht wird.

Einige wesentliche Unterschiede zur natürlichen Umgebung seien aufgezählt:

- andersartige spektrale Zusammensetzung der Sonne im Vergleich zur künstlichen Lichtquelle,
- längere Bestrahlungszeiten beim natürlichen Besonnen,
- mehr oder weniger starkes Schwitzen durch die Wärmestrahlen der Sonne,
- zusätzliche Einflüsse, wie Wind, Abrieb, Sand, Wasser usw.

Ein wesentlicher Grund für die starken Abweichungen unter natürlichen Bedingungen ist aber sicher auch in der Verwendung ungeeigneter künstlicher Lichtquellen zu sehen, die zur Ermittlung der Erythemschwellenzeiten für die Bestrahlung der Haut eingesetzt werden. Viele Strahler entsprechen nur wenig dem natürlichen Sonnenspektrum, so daß zwangsweise Abweichungen von der Praxis auftreten müssen. Die experimentell erarbeiteten Ergebnisse der Schutzfaktor-Bestimmungen sollten deshalb zusätzlich unter Bedingungen nachgeprüft werden, wie sie der Verbraucher beim Sonnenbaden vorfindet. Solche sog. Feldversuche sind zur Kontrolle und Bestätigung von Laborergebnissen von Nutzen. Allerdings erscheinen derartige Versuche zur direkten Ermittlung des Lichtschutzfaktors unter natürlichen Bedingungen auf Grund zahlreicher Störfaktoren, die eine Standardisierung erschweren, nicht geeignet [27]. Für die Praxis ergeben sich jedoch wichtige Hinweise hinsichtlich der richtigen Anwendung von Sonnenschutzpräparaten.

Nachprüfungen haben ergeben, daß die amerikanischen Lichtschutzfaktoren grundsätzlich höher ausfallen [212a]. Zum Teil sind sie sogar doppelt so hoch. Überdies hat sich gezeigt, daß nur die in Deutschland übliche Bestimmungsmethode realistische Schutzfaktoren ergibt.

In der Praxis kann dies für den Verbraucher natürlich zu erheblichen Problemen führen, da auf der Verpackung von in den USA entwickelten Präparaten die entsprechende Testmethode nicht gekennzeichnet ist. In dem Bewußtsein, ein Präparat mit einem hohen Lichtschutzfaktor aufgetragen zu haben, läßt sich der Verbraucher dann auf zu lange Sonnenbadzeiten ein, die in der Folge zu Erythemen führen. Es wäre deshalb zu wünschen, daß alle Hersteller auf der Verpackung angeben, ob der Lichtschutzfaktor nach DIN-Norm bestimmt wurde.

Ein wesentlicher Faktor, der die unterschiedlichen Lichtschutzfaktoren nach der FDA- und DIN-Methode bestimmt, ist die deutlich höhere Schichtdicke der amerikanischen und australischen Norm. Alle anderen Unterschiede wie Größe und Lage des Testfeldes, Ablesezeitpunkt der Reaktionen, Wartezeit bis zur Bestrahlung und Bezugspräparate scheinen keinen wesentlichen Einfluß zu haben. Nicht unerhebliche Unterschiede entstehen allerdings auch durch die Art der Auswertung, wobei der von der DIN-Norm gewählte arithmetische Mittelwert sowohl mathematisch als auch biologisch einwandfreier ist.

In der Praxis kann man davon ausgehen, daß Sonnenschutzmittel mit Faktoren über 20 nach der FDA-Methode bestimmt wurden. Verwirrend ist allerdings, daß manche Hersteller für verschiedene Anwendungsformen unterschiedliche Faktorbestimmungsmethoden anwenden. So wird bei einer bestimmten Sonnenschutzserie das Lippenschutzprodukt nach FDA gemessen und hat dementsprechend einen hohen Faktor von 30, während die Emulsionen bzw. Cremes für Gesicht und Körper nach DIN bestimmt wurden und nur Faktoren bis 15 aufweisen. Um Verkäufer und Verbraucher die Auswahl des Produktes nicht zu erschweren, sollte auf eine derartige Praxis verzichtet werden.

Grundsätzlich kann man bei den auf dem

Markt befindlichen Präparaten zwischen Faktoren von 2 bis 20 auswählen (ein japanisches Produkt gibt sogar Faktoren über 30 an). Am meisten bevorzugt werden die Lichtschutzfaktoren 4 und 6. Lichtschutzfaktoren größer 10 erreicht man durch folgende präparative Maßnahmen:

- Erhöhung der eingesetzten Konzentration an Filtersubstanz
  Je höher der Faktor sein soll, um so mehr Filtersubstanz muß in die Trägerform eingearbeitet werden. Hierbei besteht jedoch keine lineare Abhängigkeit zwischen Lichtschutzfaktor und eingesetzter Konzentration.

- Verwendung mehrerer Filter
  Manche Präparate enthalten bis zu vier verschiedene Filtersubstanzen.

- Kombinierter Einsatz von UV-Filtern und Pigmenten
  Die Verbindung mehrerer Filter mit Pigmenten, wie Titandioxid oder anorganischen Decksubstanzen, wie Zinkoxid, erlaubt die Herstellung von Sonnenschutzpräparaten mit extrem hohen Lichtschutzfaktoren.

- Wahl der richtigen Applikationsform
  Die Zubereitungsform spielt eine sehr große Rolle, wenn man hohe Lichtschutzfaktoren anstrebt. Mit reinen Ölen sind z. B. nur Faktoren bis 6 erreichbar. Emulsionen dagegen ermöglichen die gleichzeitige Einarbeitung von Filtersubstanzen sowohl in der Öl- als auch in der Wasserphase. Zudem hat sich gezeigt, daß bei Emulsionen ein hoher Wassergehalt den Schutzeffekt wesentlich steigert. Aus diesen eben erwähnten Gründen können hohe Lichtschutzfaktoren nur auf der Basis von Emulsionen (Lotionen, Cremes) erreicht werden.

Bei den Herstellern hat sich der Lichtschutzfaktor inzwischen zu einem Marketinginstrument entwickelt, der »run« auf hohe Faktoren ist auffällig. Diese Tendenz ist vom Standpunkt der Sicherheit zu begrüßen, birgt aber auch

Gefahren: Die Sonnenbadzeiten werden erheblich verlängert, selbst bei hohen UVB-Intensitäten kann man je nach Empfindlichkeit fast den ganzen Tag über in der Sonne bleiben. Die UVA-Belastung der Haut nimmt dadurch beachtlich zu, möglicherweise ein Grund für das Ansteigen krankhafter Lichtreaktionen. **Sonnenschutzmittel mit Lichtschutzfaktoren über 10 sollten deshalb auch mit wirksamen UVA-Filtern versehen sein** (siehe Kap. 5.3). Überdies belasten extrem hohe Sonnenbäder auch den gesamten Organismus (Kreislauf, Sonnenstich, Hitzekollaps).

Schutz vor Infrarotstrahlen (IR-Schutz)

Die Infrarot-Strahlen sind natürlicher Bestandteil des Sonnenspektrums mit einer Wellenlänge von 800 bis 3000 nm. Sie dringen bis in die Subcutis vor, erweitern die Blutgefäße und bewirken eine Durchwärmung der Hautschichten (siehe Kap. 4.3). In der Literatur [154a] findet man Hinweise, daß IR-Strahlen die schädigende Wirkung der UVB-Strahlen – vor allem die Erythembildung – verstärken sollen und sogar eine Störung der DNA-Reparaturmechanismen bewirken. Versuche haben gezeigt, daß die Erythembildung schneller und intensiver erfolgt, wenn man die Haut mit UVB- und IR-Strahlen gleichzeitig bestrahlt und geringer ausfällt, wenn UVB-Strahlen alleine einwirken. Um das offensichtlich werbewirksame Argument »Schützt auch vor IR-Strahlen« zur Intensivierung des Verkaufs beim Verbraucher einzusetzen, gehen einige Hersteller dazu über, vermehrt Pulversubstanzen wie Zinkoxid oder Titandioxid zu verwenden. In der Kombination mit UVA- und UVB-Filtern ergeben sich dadurch wirksame Sonnenschutzmittel, die nicht nur den ultravioletten Bereich ausfiltern, sondern auch sichtbares Licht und Infrarot-Strahlen abblocken. (Reflexion und Streuung der IR-Strahlen durch die eingesetzten Pulverpartikel.) Das Verlangen des Verbrauchers nach Produkten mit einer Schutzwirkung über das gesamte Sonnenspektrum, hat dazu geführt, daß immer mehr Hersteller auch den Schutz gegen Infrarot-Strahlen hervorheben. Derartige Sonnenschutzmittel werden z. B. durch folgenden Aufdruck gekennzeichnet:

15 UVB – 8 UVA – IR

In den Produktbeschreibungen sprechen die Hersteller von »Reflektorsystemen«. Angaben wie der Schutzeffekt im IR-Bereich geprüft wird, fehlen jedoch bisher.

Zeitangabe, Schutzgruppen

Manche Hersteller sind der Ansicht, daß die alleinige Angabe des Lichtschutzfaktors nur bedingt geeignet sei für die Auswahl des richtigen Sonnenschutzmittels: Die Genauigkeit der Faktorbestimmung leide unter den zahlreichen Einflußgrößen, selbst bei 20 Versuchspersonen liege die relative Standardabweichung oft über 20 % [285]. Hinzu komme, daß der Verbraucher seine Eigenschutzzeit am Urlaubsort ohnehin nicht genau kenne. Einige Firmen gehen deshalb neue Wege und ersetzen den Lichtschutzfaktor durch andere Charakterisierungen:

● **Zeitangabe**

Der Hersteller gibt nur noch die Zeit an, die man mit dem Sonnenschutzmittel in der Sonne bleiben darf. Für Hauttyp 1 bzw. 2 werden je nach Präparat bis zu 4 Stunden, für Hauttyp 3 oder 4 bis zu sechs Stunden erlaubt. Einzuwenden ist, daß diese Zeitangaben nur für Deutschland gelten können, für sonnenintensive Urlaubsländer müßten kürzere Besonnungszeiten angegeben werden. Bei der Einführung der Produktserie hat man ursprünglich auf die Angabe des Lichtschutzfaktors ganz verzichtet (Werbeslogan: »Weg vom Lichtschutzfaktor – hin zum Zeitfaktor«). Offensichtlich hat der Verbraucher, der gewohnt war, mit dem Faktor umzugehen, diese neue Strategie nicht angenommen. Jetzt wird auf der Verpackung zusätzlich zur Zeitangabe der Lichtschutzfaktor angegeben.

● **Schutzgruppen**

Ein anderer Weg der Klassifizierung von Son-

nenschutzmitteln ist die Einteilung in Schutzgruppen:
maximaler Schutz   (F = 10 – 15),
intensiver Schutz   (F = 7 – 9),
mittlerer Schutz   (F = 4 – 6),
leichter Schutz   (F = 2 – 3).

Alterungsschutzfaktor (ASF)

Daß man beim Sonnen die Erythemschwellen nicht überschreiten darf, ist dem Verbraucher klar, denn die schmerzhaften Folgen eines Sonnenbrandes hat jeder schon gespürt. Leider viel zu wenig bekannt ist die Tatsache, daß die Überlastung der Repairmechanismen schon bei etwa 60 % der Erythemschwelle einsetzt (siehe Tab. 32). Besonders Frauen ab 40 beklagen sich häufig über die schon deutlich sichtbaren Fältchen im Gesicht, obwohl sie »ja nie in ihrem Leben einen Sonnenbrand gehabt hätten«. Man kann durch rechtzeitiges Beenden des Besonnens zwar einen Sonnenbrand vermeiden, spart jedoch unbewußt auf einen Lichtschaden an, weil die Repairmechanismen durch zu lange Sonnenbestrahlung überfordert werden. Eine wichtige Botschaft wäre also, dem Verbraucher klar zu machen, daß der Endpunkt des Sonnenbades nicht die Sonnenbrandschwelle ist, sondern die Schwellendosis für irreparable Kernsäureschädigungen. Hilfreich könnte hierbei die Einführung des Alterungsschutzfaktors (ASF) sein (wobei man eigentlich exakter von einem Schutzfaktor gegen chronische Lichtschäden sprechen sollte). Dieser läßt sich relativ leicht berechnen: Wenn man davon ausgeht, daß die Kernsäureschäden bei ca. 60 % der Erythemschwelle (LSF) überhand nehmen (Tab. 32), dann ergibt sich folgende Beziehung:

$$AF = \frac{2}{3} \times LF$$

AF = Alterungsschutzfaktor
LF = Lichtschutzfaktor

Ist der Lichtschutzfaktor (LSF) z. B. 15, dann liegt der Alterungsschutzfaktor bei 10.

Inwieweit sich der Alterungsschutzfaktor durchsetzt, wird sich zeigen (einige Firmen sind schon dazu übergegangen, diesen zumindest im Beipackzettel anzugeben). Eine solche Angabe würde aber den Verbraucher zu einem vernünftigen Sonnenverhalten veranlassen sowie das Risiko eines Sonnenbrandes und eines chronischen Lichtschadens in Form einer beschleunigten Hautalterung verringern.

UVA-Schutzfaktor

Die Anzahl der Sonnenschutzmittel, die nicht nur UVB-Filter enthalten, sondern auch Substanzen, die in der Lage sind, UVA-Strahlen zu absorbieren, nimmt immer mehr zu. Ursache ist die Erkenntnis, daß UVA-Strahlen bei pathologischen Lichtreaktionen (siehe Kap. 4.10) und Spätschäden der Sonneneinwirkung eine Rolle spielen. Man kann zwar davon ausgehen, daß die Hersteller auch die Schutzwirkung des Produktes vor UVA-Strahlen überprüfen, trotzdem ist nur bei wenigen Präparaten ein UVA-Schutzfaktor auf der Verpackung oder im Beipackzettel angegeben. Der Grund mag darin liegen, daß die Bestimmung des Lichtschutzfaktors noch schwieriger ist als die Ermittlung des Lichtschutzfaktors im UVB und noch mehr Einflußfaktoren unterliegt. Überdies liegt bisher keine standardisierte Methode vor.

Zur Beurteilung der Schutzwirkung gegen UVA wird die Direktpigmentierung und das PUVA-Erythem herangezogen. Man unterscheidet zwei Methoden [262]:

– *Die photochemische oder Pigmentierungs-Methode (= IPD-Methode).*
Sie nutzt die Eigenschaft des Melanins, durch die Wirkung der UVA-Strahlen oxidiert zu werden (sog. Meirowski-Phänomen) und dadurch eine direkte Pigmentierung (Pigmentdunkelung) zu verursachen:

$$\text{LSF UVA} = \frac{\text{Direktpigmentierungs-schwellenzeit* mit Lichtschutz}}{\text{Direktpigmentierungs-schwellenzeit ohne Lichtschutz}}$$

– *Die phototoxische oder PUVA-Methode.*
Wegen der langen Bestrahlungszeiten, die zur Auslösung eines UVA-Erythems an der normalen Haut erforderlich sind, nutzt man die phototoxische Wirkung von lokal appliziertem 8-Methoxypsoralen (8-MOP) und löst dadurch mit viel kürzeren Bestrahlungszeiten an der durch das Psoralen sensibilisierten Haut das PUVA-Erythem aus:

$$\text{LSF UVA} = \frac{\text{PUVA-Erythem-schwellenzeit** mit Lichtschutz}}{\text{PUVA-Erythem-schwellenzeit ohne Lichtschutz}}$$

Bräunungsfaktor

Eine Sonnenschutzserie gibt einen sog. Bräunungsschutzfaktor von 1–4 an, der abhängig ist von der Konzentration an zugesetzten Psoralen-haltigen Citrusessenzen (Limone, Pomeranze, Pampelmuse, Bergamotte-Essenzen). Gleichzeitig enthalten die Produkte natürlich UVB-Filter. Das Prinzip ist also: Schutz vor Erythem bei gleichzeitiger Bräunungsverstärkung. In kaltgepreßtem Bergamotte-Öl sind 0,1–0,5 % Bergapten (5-Methoxypsoralen) enthalten. Nach der EG-Richtlinie (76, 768-G) ist der Einsatz von Bergapten in Sonnenschutzmitteln nicht erlaubt, ausgenommen sind normale Gehalte in natürlichen ätherischen Ölen. Bergapten reagiert mit den UVA-Strahlen, die Pigmentierung der Haut wird dadurch angeregt, ein Effekt, den man aus der PUVA-Therapie bei der Behandlung von Psoriatikern beobachten konnte. Hohe Konzentrationen (ab 100 ppm) können sogar zu phototoxischen

---

 * Bestrahlungszeit, die nach Beendigung der abgestuften UVA-Belichtung eine gerade noch sichtbare, scharfe begrenzte grau-braune Hautverfärbung hervorruft.
** Bestrahlungszeit, die nach 72 Stunden an der durch 8-MOP photosensibilisierten Haut eine gerade noch erkennbare, scharf begrenzte Rötung hervorruft.

Tabelle 32: Sofort- und Spätfolgen verschiedener Bestrahlungsdosen von Ultraviolett-B

0–66% der MED	66–99% der MED*	99% der MED
DNA-Schädigung gering, vollständige Repair	Nicht mehr vollständig reparierbare DNA-Schädigung	Starke DNA-Schädigung, meist zum Zelltod führend
Kein Sonnenbrand	Kein Sonnenbrand	Sonnenbrand
Keine Spätfolgen	Nach Jahren auftretender Lichtschaden, aktinische Keratosen, Ephitheliome. Lokale Immunsuppression (?)	Bei Wiederholungen Immunsuppression (allgemein) mit Melanombegünstigung. Beitrag zu einem chronischen Lichtschaden

* Die unter den üblichen Bedingungen des Sonnenurlaubs (mit oder ohne Sonnenschutzprodukte) am häufigsten auftretende Ultraviolett-B-Belastung

Reaktionen (Sonnenbrand, Blasenbildung) Anlaß geben. Derartige Folgen sind bei den in Sonnenschutzmitteln als Bräunungsbeschleuniger eingesetzten Psoralenkonzentrationen jedoch nicht zu befürchten (die Produkte enthalten z. B. 15–60 ppm an 5-Methoxypsoralen) [151]. Die Gefahr der Psoralene besteht in der Induktion eines chronischen Lichtschadens und der Provokation von Hautkarzinomen. Bei Bestrahlung mit UVA hängen sich die Psoralenmoleküle an die Thyminbasen der DNA-Ketten. Dies verursacht einen Fehler in der Basensequenz und die Weitergabe fehlerhafter, genetischer Informationen. Hinzu kommen die DNA-Schäden durch die normale Sonnenexposition, so daß die Repairmechanismen rasch überfordert werden können (ausführliche Hinweise dazu siehe Kap. 5.9). Inwieweit solche DNA-Schäden mit den damit verbundenen Folgen wie beschleunigte Hautalterung oder sogar Hautkrebs auch bei den in Sonnenschutzmitteln eingesetzten Mengen an Bergamotte-Öl auftreten, ist Gegenstand heftiger Diskussionen. Die Literatur zu dieser Frage ist äußerst umfangreich und sehr kontrovers. Dermatologen lehnen den Einsatz von Psoralenen in Sonnenschutzmitteln ab, während die Hersteller auf Arbeiten verweisen, die die angebliche Unbedenklichkeit belegen sollen. Es werden Untersuchungen angeführt, die zeigen, daß UVB-Filter den krebserregenden Effekt des Bergamotte-Öls aufheben [70, 192]. Bestrebungen der EG-Kommission, den Gehalt an 5-Methoxypsoralen auf 1 ppm zu begrenzen, haben sich vorerst nicht durchgesetzt. Die Frage, ob Bergamotteöl-haltige Sonnenschutzmittel bei wiederholter Anwendung zu Spätschäden führen (akute toxische Reaktionen sind auszuschließen), ist offensichtlich durch in-vitro-Methoden und Versuche an Tiermodellen nicht befriedigend zu lösen. Klarheit brächten wohl nur Langzeittests an Menschen, die aber aus bekannten Gründen nicht möglich sind.

Wasserfestigkeit

Weit verbreitet ist der Irrtum, daß Wasser einen guten und ausreichenden Schutz vor den ultravioletten Strahlen biete. Untersuchungen [86] haben gezeigt, daß noch 1 m unter der Wasseroberfläche die Durchlässigkeit für UVB-Strahlen fast 50% beträgt (siehe Tab. 33).

Bei Messungen vor der Küste Korsikas registrierte man 1 m unter dem Wasser bei einem Strahlungsbereich um 318 nm noch eine UV-Durchlässigkeit von 75%. Vor der Küste der Bretagne lag die Durchlässigkeit, obwohl das Wasser hier weitaus stärker verschmutzt ist, immerhin noch bei 43%. Wassersportlern wie Schwimmern, Surfern, Schnorchlern u. a. ist deshalb dringend zu raten, die Haut auch im Wasser vor einer zu intensiven und übermäßigen Sonneneinstrahlung zu schützen. Das gilt ganz besonders für den sonnenungewohnten, noch nicht vorgebräunten Badeurlauber. Für einen längeren Aufenthalt im Wasser ist deshalb

Tabelle 33: Durchlässigkeit von Wasser (Schwimmbad) für UV-Strahlen, mittlerer Sonnenhöhenwinkel = 53°

Tiefe/cm	Durchlässigkeit in %	
	UVB 290–320 nm	UVA 320–400 nm
0	100	100
50	62,5	85
100	46,8	77
150	37,4	72

in jedem Fall ein wasserabstoßendes Sonnenschutzpräparat mit einem ausreichend hohen Lichtschutzfaktor zu benutzen.

Das gilt auch für Kleinkinder, die sich längere Zeit spielend im Wasser, bei gleichzeitiger Sonneneinwirkung, aufhalten. Auch für Bergsteiger oder Skiwanderer ist wichtig, daß das Sonnenschutzmittel durch den Schweiß nicht abgespült wird. Bei den wasserabweisenden Zubereitungen unterscheidet man zwischen wasserbeständig und wasserfest. Die entsprechende Einstufung erfolgt nach den Richtlinien der FDA

Tabelle 34: Vergleich der Wasserresistenzmethoden [265]

Kriterium	US-Methoden	Australische Methoden	Deutsche Methoden
Prüfanordnung (Wasserexposition)	Hallenbad, Whirlpool	Whirlpool, Hallenbad	modif. Duschen
Wassertemperatur	21–32 °C	23–28 °C (Hallenbad) 33–37 °C (Whirlpool)	21 °C (Greiter) 21 °C (Ippen) 21 °C (Schrader)
Expositionszeit	2 × 20 min (water resistant) 4 × 20 min (water proof)	2 × 20 min (*nur* water resistant)	2 min 21 sec (Greiter) 20 min (Ippen) 2 min 21 sec (Schrader)
Beurteilung	Lichtschutzklassen 2– 4 minoral 4– 6 moderate 6– 8 extra 8–15 maximal > 15 ultra	LSF vorher – nachher > 50 %ig ist water resistant	% Wasserresistenz (Greiter) % Wasserresistenz (Ippen) % Wasserresistenz (Schrader) in Anlehnung an die austral. Norm
Wasserdurchlauf/ Volumenstrom			24 l/h (Greiter) 6 l/h (Ippen) 25 l/h (Schrader)
Kritische Bewertungen			– große Toleranz der Wassertemperaturen – hoher Zeit- und Kostenaufwand – keine standardisierten Wasserbewegungen im Pool – zu weit von den Schwimmversuchen entfernt – kein Vergleich zum Feldversuch

durch Schwimmen im Süßwaser [69]. Dagegen herrschen in Europa noch keine verbindlichen Methoden. Es werden jedoch verschiedene Varianten der Prüfung praktiziert (Tab. 34).

Für die Herstellung eines wasserfesten Sonnenschutzproduktes sind folgende Eigenschaften wichtig [265]:

- Einarbeitung gut haftender Zusätze, wie z. B. kationenaktive Cellulose
- Einarbeitung hydrophober Wirkstoffe, wie z. B. Perfluorverbindungen
- Einbau von Filmbildnern, z. B. Acrylatsuspensionen, PVP hydrophobiert
- geeignete Grundlage, in der diese Stoffe Berücksichtigungen finden
- Einarbeitung von hydrophoben Wachsen

Beliebt ist eine Emulsion auf Basis von flüchtigen Silikonölen, die sich schnell verteilt, rasch einzieht, nicht klebt und eine gute Schutzwirkung gegen Abspülen durch Wasser besitzt [53]. Ein neues System zur Herstellung wasserfester Sonnenschutzmittel verwendet Carboset 514, ein Copolymerisat aus Ethylacrylat-Methylmethacrylat und Acrylsäure [115].

Um den Schutz gegenüber UV-Strahlen auch bei ständiger Wassereinwirkung zu gewährleisten, scheint aber nicht nur die Hydrophobie der Grundlage entscheidend zu sein, sondern auch die Geschwindigkeit, mit der die Lichtfiltersubstanz aus der Trägerform freigesetzt wird und sich in der Hornschicht verteilt. Je rascher der Filter in die obere Hautschicht einzieht, um so weniger besteht die Gefahr des Abwaschens bei nachfolgender Wassereinwirkung. Hingewiesen werden muß der Kunde aber darauf, daß auch wasserfeste Präparate nach dem Schwimmen und dem anschließenden Abtrocknen der Haut mit einem Handtuch erneut aufgetragen werden müssen, um einen weiteren wirksamen Sonnenschutz sicherzustellen. Eine Reapplikation und eine weitere Besonnung dürfen allerdings nicht mehr erfolgen, wenn die Bestrahlungszeit schon gänzlich ausgenutzt wurde. Auf diese wichtige Tatsache kann nicht oft genug hingewiesen werden.

Trotz aller Fortschritte der präparativen kosmetischen Chemie im Hinblick auf wasserfeste Lichtschutzmittel ist sonnenungewöhnten, hellhäutigen Surfern und Schnorchlern für den Beginn des Urlaubs zum Tragen von Isoprenanzügen bzw. T-Shirts dringendst zu raten.

5.5 Sonnenschutzmittel – wie auswählen?

Grundlage jeder Beratung sind im wesentlichen zwei Kriterien [150, 151]:

- Individuelle Empfindlichkeit auf Sonnenbestrahlung
- UVB-Intensität am Ort der Bestrahlung

Individuelle Empfindlichkeit

In der individuellen Empfindlichkeit gibt es von Person zu Person enorme Unterschiede. Der eine bekommt z. B. in Sizilien nach einem zehnminütigen Sonnenbad einen starken Sonnenbrand, während ein anderer am gleichen Ort sich etwa 60 Minuten der Sonne aussetzen kann, ohne daß sich später irgendwelche Erythemreaktionen an der Haut zeigen (siehe Kap. 4.7, Tab. 17). Wenn man diese Tatsachen auf die Lichtschutzmittel überträgt, so ergibt sich zwangsläufig, daß ein und dasselbe Sonnenschutzpräparat für die eine Person im Schutzeffekt viel zu schwach, für die andere Person durchaus ausreichend ist. Bei der Auswahl eines Präparates mit einem geeigneten Faktor muß deshalb die individuelle Empfindlichkeit unbedingt berücksichtigt werden. Rothaarige oder blonde Menschen mit einer blassen, hellen, dünnen Haut reagieren sehr empfindlich auf geringste Strahleneinwirkung und benötigen deshalb hohe Schutzfaktoren. Personen mit brauner Haut und dunkler Haarfarbe verfügen in der Regel über einen guten Eigenschutz und kommen meist mit niedrigeren Faktoren aus. **Eigenschutz beruht auf genetischer Disposition und aktueller Vorbräunung.** Tab. 35

zeigt die verschiedenen Hautreaktionen auf unterschiedlich starke UV-Bestrahlung.

Tabelle 35: Hautreaktion auf UV-Bestrahlung

Typ	Erythem-Schwellen-dosis UVB (PATHAK)	Eigen-schutzzeit (Mittel-europa)	Schwelle für irreparable Kernsäure-schäden
I	150–300 J/m²	10 min	7 min
II	250–350 J/m²	20 min	14 min
III	300–350 J/m²	30 min	20 min
IV	450–600 J/m²	> 45 min	> 30 min

UVB-Intensität am Ort der Bestrahlung

Der zweite wichtige Punkt für die Auswahl des richtigen Faktors ist die Strahlenintensität der Sonne, die von der geographischen Lage, von der Jahres- und von der Tageszeit abhängt. Entscheidend ist der Einfallswinkel der Strahlen, der sich in unseren Breitengraden je nach Jahreszeit sehr stark ändert. Die Sommersonne zur Mittagszeit ist in den Mittelmeerländern ungleich stärker wirksam als in Mitteleuropa, während die Sonne in der Karibik selbst für sonnengewöhnte Leute gefährlich und für den gesamten Organismus belastend sein kann.

Beim Sonnenbaden oft vernachlässigt wird die Verstärkung der Strahlenwirkung durch reflektierende Flächen. So werden die Sonnenstrahlen vom Gras zu ca. 2,5 %, von hellem Sand zu ca. 20 %, von Schnee zu ca. 70 % reflektiert. Besonders gewarnt sei vor der starken Sonnenwirkung bei leichtem Nebel (Frühjahrsskifahren). Da die Streuung von der Wellenlänge abhängig ist, sind primär die kürzerwelligen UVB-Strahlen betroffen. Die Streu-Strahlung ist der Grund, warum man auch ohne direkte Sonneneinstrahlung, z. B. im Schatten, einen Sonnenbrand bekommen kann. Besonders beim Wandern oder Skifahren in Gletschergebieten ist deshalb erhöhte Vorsicht geboten. In solchen Höhen ist neben der Streustrahlung auch die durch die Höhenlage bedingte verstärkte UVB-Intensität zu berücksichtigen (siehe Kap. 5.8). Im Flachland ist die Sonne weitaus schwächer als auf den Bergen bei klarer und staubfreier Luft. Mit zunehmender Höhe steigt vor allem die Intensität der UVB-Strahlen an, weil die über dem Gebirge liegende Luftmasse um die Höhendifferenz Berggipfel-Talboden geringer ist. Pro 1000 Höhenmeter nimmt die UVB-Intensität um ca. 20 % zu (siehe Kap. 4.2, Tab. 12).

Diese Tatsache müssen besonders Bergsteiger in ihre Überlegungen mit einbeziehen, aber genauso betrifft sie die Seilbahntouristen.

Selbstverständlich ist für die Wahl des richtigen Faktors neben der Strahlenintensität auch die voraussichtliche Bestrahlungszeit zu berücksichtigen. Ob man nach einem Sonnenbad die gewünschte Bräune oder einen Sonnenbrand bekommt, wird weitgehend davon bestimmt, wie lange man die Strahlung auf die Haut einwirken läßt. Die Schwere eines Sonnenbrandes, d. h. nur Rötung oder starke Verbrennung, ist deshalb zwangsläufig eine Folge der einwirkenden Bestrahlungsstärke, die von der jeweiligen Intensität und Dauer der Bestrahlung bestimmt wird (siehe Kap. 5.2). Um das Überschreiten der Erythemschwelle und damit das Auftreten eines Sonnenerythems zu verhindern, muß also entweder die Intensität der Strahleneinwirkung auf die Haut gering oder die Dauer der Bestrahlung kurz gehalten werden. Da sich die meisten Menschen aber möglichst lange der Sonne aussetzen wollen, bleibt für die Sonnenanbeter nur die Verringerung der einwirkenden Sonnenintensität übrig. Dies kann dadurch geschehen, daß man sich der Sonne nur zu bestimmten Tageszeiten, z. B. nachmittags oder vormittags aussetzt, (»Between eleven and three stay under a tree«) oder man macht sich die Wirkung der Sonnenschutzmittel zunutze. Den tatsächlichen Gegebenheiten Rechnung tragen sollten beide Möglichkeiten kombiniert werden.

Die in den Sonnenschutzpäparaten eingearbeiteten Filtersubstanzen wirken wie ein Schutzschild, in dem die auf die Hautschichten einwirkenden Strahlenintensitäten durch Reflexion, Streuung und vor allem durch Absorption abgeschwächt werden (siehe Kap. 5.3). Das Sonnenschutzmittel macht es also möglich, daß man von Anfang an länger in der Sonne bleiben und gefahrlos, d. h. ohne Erythemrisiko braun werden kann. (Das mögliche Ansparen auf einen chronischen Lichtschaden bei jeder UVB-Exposition über 60 % der MED ist zu berücksichtigen.) Voraussetzung ist allerdings, daß man die erlaubten Sonnenbadezeiten, die sich aus der Höhe des Faktors und der Eigenschutzzeit ergeben, nicht überschreitet. Natürlich kann man in der Sonne auch ohne Sonnenschutzmittel braun werden, allerdings verkürzen sich die Sonnenbadezeiten erheblich und das Erythemrisiko nimmt zu.

Wenn man die Vielfalt der zahlreichen Einflußfaktoren, wie Hauttyp, Hautzustand, geographisch unterschiedliche Strahlungs- und Umweltbedingungen bedenkt, so ist es einleuchtend, daß ein optimales Lichtschutzmittel, das allen Gegebenheiten gerecht wird, nicht existiert. Es empfiehlt sich, entsprechend der Hautempfindlichkeit und der zu erwartenden Sonnenintensität mehrere Präparate mit abgestuften Schutzfaktoren zu verwenden.

Abhängigkeit der UVB-Intensität
- Sonnenstand
  (Ort, Tages-/Jahreszeit)
- Geographische Höhenlage (Berg, Flachland, Meereshöhe)
- Ausmaß der Luftverschmutzung
- Ozongehalt der Atmosphäre
- Streustrahlung (Schnee, Sand, helle Flächen, Nebel)

Leitfaden einer Beratung

Bei der Beratung eines Kunden über die richtige Auswahl des für ihn und seinen Urlaubsort passenden Sonnenschutzmittels empfiehlt sich folgende Leitlinie:

- Welcher Pigmentierungstyp liegt vor?
- Wie hoch ist die Eigenschutzzeit am Ort der Besonnung?
- Geeigneten Lichtschutzfaktor wählen
- Erlaubte Besonnungszeit berechnen und dem Kunden angeben

1. Feststellen des Pigmentierungstyps

Wie bereits in Kap. 4.7 ausführlich erläutert, teilt man die Europäer entsprechend ihrer Hautreaktion auf Sonnenbestrahlung in vier Pigmentierungstypen ein.

Um in der Apotheke den Kunden einem bestimmten Pigmentierungstyp zuordnen zu können, muß das Erscheinungsbild bzw. das Hautkolorit und die Reaktion auf die Sonne beurteilt werden: Wie ist die Hautfarbe: blaß, hell oder vorgebräunt oder schon tiefbraun? Wie ist die Farbe der Augen und Haare? Liegen besondere Merkmale vor, wie Sommersprossen, größere Pigmentflecken, Äderchen oder leichte Rötungen? Wie wirkt die Haut: durchscheinend, dünn oder dick und widerstandsfähig? Wichtig ist weiterhin, beim Kunden die Reaktionen auf Sonnenbestrahlung zu erfragen. Viele können darüber aus eigener Erfahrung sehr gut Auskunft geben: Neigt der Kunde zu Sonnenbrand oder kann er relativ lange ohne

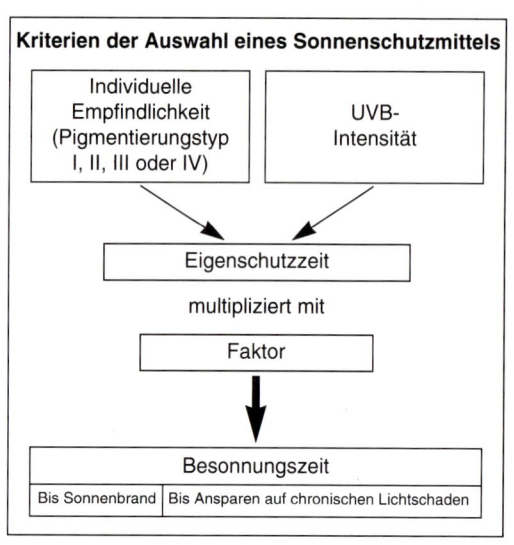

Kriterien der Auswahl eines Sonnenschutzmittels

Individuelle Empfindlichkeit (Pigmentierungstyp I, II, III oder IV) + UVB-Intensität
→ Eigenschutzzeit
multipliziert mit
Faktor
↓
Besonnungszeit
| Bis Sonnenbrand | Bis Ansparen auf chronischen Lichtschaden |

Tabelle 36: Welcher Pigmentierungstyp sind Sie?

Typ	Hautfarbe	Reaktionen auf Sonne	Eigenschutz*
I	blaß, rote Haare rötliche Sommersprossen helle Augen extrem empfindlich	sofort intensive Hautrötung sofort schwerer Sonnenbrand Haut schält sich keine Bräunung	5 bis 10 Minuten
II	helle Haut, blondes Haar helle Augen empfindlich	rasch Sonnenbrand, Bräunung möglich, aber nur schwach Haut schält sich	10 bis 20 Minuten
III	normale Haut, Haare: hellbraun Augen: grau, braun verträgt Sonne gut	selten Sonnenbrand bräunt gut	20 bis 30 Minuten
IV	vorgebräunte bis dunkel- braune Haut Haare: dunkel Augen: braun, sonnengewöhnt	kaum Sonnenbrand bräunt rasch und tief	über 45 Minuten

* Zeit bis zum Sonnenbrand bei ungeschützter Haut; chronische Schäden: 60% hiervon.

Erythemrisiko in der Sonne bleiben? Tritt die Hautbräunung rasch ein oder nur sehr verzögert? Bleibt die Bräunung erhalten oder verblaßt sie rasch?

Anhand derartiger Fragen versucht man den Kunden einem bestimmten, in Tabelle 36 aufgeführten Pigmentierungstyp zuzuordnen.

2. Wie hoch ist die Eigenschutzzeit am Ort der Bestrahlung?

Viele wissen aus Erfahrung, wie lange sie sich in Deutschland im Sommer ohne Sonnenschutzmittel besonnen dürfen. Die Kenntnis dieser Eigenschutzzeit nützt dem Verbraucher für seinen Urlaubsort jedoch wenig, denn in Italien oder der Karibik liegt eine andere erythemwirksame Globalstrahlung vor [48, 289]. Entscheidend ist die UVB-Intensität am Ort der Bestrahlung, und diese wird von folgenden Faktoren bestimmt: Sonnenstand, geographische Höhenlage, Ausmaß der Luftverschmutzung, Ozongehalt der Atmosphäre, Streustrahlung und Reflexion. Diese Faktoren haben zur Folge, daß ein und dieselbe Person an verschiedenen Orten, zu verschiedenen Jahreszeiten mit erheblich wechselnden Erythemschwellenzeiten rechnen muß (siehe S. 160).

Als Beispiel für diese Verhältnisse sind in der Tabelle 37 die Erythemschwellenzeiten eines Menschen (Pigmentierungstyp III, normale Lichtempfindlichkeit), in verschiedenen Gegenden der nördlichen Halbkugel angegeben.

Die Kenntnis der Eigenschutzzeit am Ort der Bestrahlung ist Voraussetzung für die Berechnung der erlaubten Bestrahlungszeit. Durch das Auftragen eines Sonnenschutzmittels mit einem bestimmten Faktor will der Verbraucher ja seine Besonnungszeit verlängern. Um aber z. B. mit einem Faktor 10 zehnmal so lange in der Sonne bleiben zu können, muß der Ausgangswert bekannt sein. Streng genommen müßte der Verbraucher am Urlaubsort seine Eigenschutzzeit ermitteln, indem er z. B. am ersten Urlaubstag analog der Lichtschutzfaktorbestimmung kleine Flächen des Rückens steigenden Bestrahlungszeiten aussetzt und die Zeit bis zur ersten Hautrötung feststellt. Daß dies in der Praxis natürlich undurchführbar ist, braucht nicht weiter erwähnt zu werden. Eine Hilfe zur Fest-

Tabelle 37: Erythemschwellenzeiten an verschiedenen Orten

In Abhängigkeit von geographischer Breite und Jahreszeit, Hauttyp III, normalempfindlich, 20. Tag des Monats, 12 Uhr Mittag (Angabe in Minuten)		
Geographische Breite	März/ September	Juni
58° Stockholm, Oslo	95	35
48° München	55	31
40° Mallorca, Ankara, Madrid	43	28
36° Kreta, Tunis	38	27
30° Kanarische Inseln, Florida, Agadir	30	22
20° Haiti	25	20
10° Addis Abeba	22	18
0° Nairobi	20	16
(Nach Greiter-Forschung)		
Für den Pigmentierungstyp II sind diese Werte um ein Viertel, für Typ I um die Hälfte zu reduzieren. Für Typ IV sind die Werte um den Faktor 1,4 zu verlängern.		

stellung der Erythemschwellenzeit an den verschiedenen Orten der Erde ist die Tabelle 38.

Ausgehend vom Breitengrad des Bestrahlungsortes kann man je nach Pigmentierungstyp die Eigenschutzzeit für Frühjahr/Herbst bzw. Sommer ablesen. Die angeführten Orte sind natürlich nur Beispiele. Orte, die auf dem gleichen Breitengrad liegen, ergeben für die gleiche Person zu einer bestimmten Jahreszeit auch die gleiche Eigenschutzzeit.

Grundlage für die Werte in Tabelle 38 sind Untersuchungen über die wechselnde UVB-Intensität an den verschiedenen Orten der Erde und die ermittelten Erythemschwellenzeiten für Menschen der verschiedenen Pigmentierungstypen [211].

Die zur Bestimmung der individuellen minimalen Erythemdosis äquivalenten Eigenschutzzeiten können mit entsprechenden Meßgeräten direkt bestimmt und daraus Nomogramme entwickelt werden [210, 211]. Darüber hinaus lassen sich noch Faktoren berücksichtigen wie Bewölkung, Meereshöhe oder Ozonkonzentrationsschwankungen. Dies führt zu genauen Bestimmungen der erlaubten Bestrahlungszeiten.

Natürlich ist die individuelle Erythemschwelle keine feste Größe, nach mehreren Tagen regelmäßiger Besonnung der Haut steigt die Eigenschutzzeit an. Der Urlauber kann dann länger in der Sonne bleiben, oder auf ein weniger starkes Sonnenschutzmittel zurückgreifen.

3. Wahl des geeigneten Faktors

Die Höhe des auszuwählenden Lichtschutzfaktors richtet sich nach der individuellen Empfindlichkeit und der UVB-Intensität am Ort der Bestrahlung.

Leitlinie: Hohe Empfindlichkeit und hohe UVB-Intensität erfordern hohe Faktoren.

Auch mit hohen Faktoren kann man braun werden, außerdem wird das Risiko, einen Sonnenbrand oder einen chronischen Lichtschaden zu bekommen, wesentlich vermindert. Oft vergessen wird, daß die Haut nicht nur beim

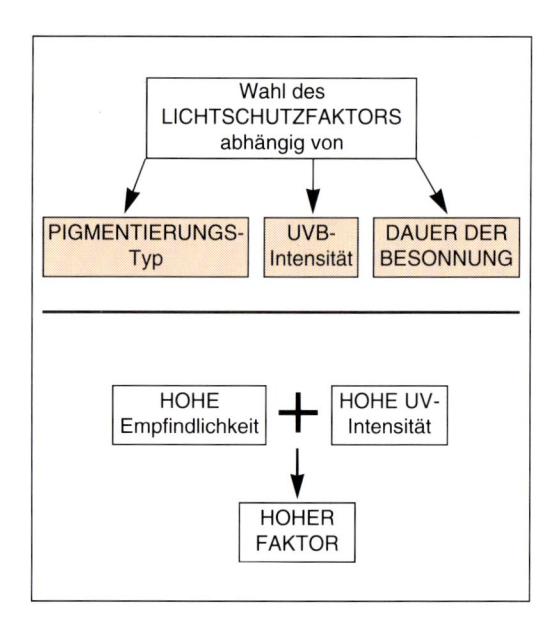

Tabelle 38: Wie lange ist Ihre Eigenschutzzeit (in Minuten) am Urlaubsort?

Breiten-grad	Ort	Pigmentierungstyp							
		I		II		III		IV	
		März/Sept.	Juni	März/Sept.	Juni	März/Sept.	Juni	März/Sept.	Juni
60–56	Skandinavien, Irland, England, Schottland	29	12	57	24	95	40	142	60
55–48	München, Paris, Vancouver, Ostsee	24	10	47	20	78	34	117	51
47–43	Norditalien, Jugoslawien, Mittelfrankreich	15	9	30	18	50	30	75	45
44–41	Rom, Istanbul, Porto, Südfrankreich, Barcelona, Neuseeland	13	8	27	17	45	29	67	43
40–36	Sardinien, New York, Madrid, Ankara, Peking, Azoren, San Francisco	12	8	24	16	40	27	60	40
35–31	Los Angeles, Tunis, Kreta, Zypern, Tokio, Kapstadt, Sydney, Santiago, Buenos Aires, Bermudas, Shanghai	9	7	22	15	36	25	54	37
30–26	New Orleans, Kairo, Agadir, Shanghai	8	6	18	13	30	22	45	33
25–21	Florida, Bahamas, São Paulo, Hongkong, Bahrain	7	6	15	12	25	20	38	30
20–11	Hawaii, Mexiko, Kuba, Bombay, Fidschi, Haiti, Mauritius, Thailand	6	5	13	11	22	18	33	27
10–0	Kenia, Togo, Singapur, Costa Rica, Carracas, Addis Abeba	6	5	12	10	20	16	30	24

Urlaub am Meer geschützt werden muß, sondern auch bei einem Ausflug ins Landesinnere oder bei einem Stadtbummel.

Mit Hilfe der Tabelle 39 kann der geeignete Faktor ermittelt werden.

Die angeführten Orte sind wiederum nur Beispiele. Alle auf dem gleichen Breitengrad liegenden Urlaubsorte haben die gleiche Punktzahl.

4. Berechnung der erlaubten Bestrahlungszeit

Die erlaubte Bestrahlungszeit ergibt sich, indem der Wert der Eigenschutzzeit (aus Tab. 38) am Besonnungsort multipliziert wird mit dem gewählten Lichtschutzfaktor (aus Tab. 39). **Lichtschutzfaktor mal der Eigenschutzzeit ergibt die erlaubte Bestrahlungszeit.**

Tabelle 39: Welchen Lichtschutzfaktor brauchen Sie?

		Typ	Punkte
Empfindlichkeit gegen Sonne (Deutschland)	sehr groß (sofort Sonnenbrand, selten Bräunung)	I	8
	groß (leicht Sonnenbrand, aber auch Bräunung)	II	6
	normal (selten Sonnenbrand, ausreichende Bräunung)	III	2
	gering (praktisch nie Sonnenbrand, sofort braun)	IV	0
Hautkolorit (Erscheinungsbild)	blaß, sonnenentwöhnt, Sommersprossen, rote Haare, helle Haut, blaue Augen		8
	normaler Teint, hell- bis leichtbraun		6
	vorgebräunt		2
	tiefbraun, sonnengewöhnt		0
Ort der Bestrahlung	Meereshöhe bis ca. 500 m:		
	England, Irland, Skandinavien, Schottland		0
	München, Paris, Vancouver		1
	Jugoslawien, Norditalien, Mittelfrankreich		2
	Rom, Istanbul, Porto, Südfrankreich, Barcelona, Neuseeland		3
	Sardinien, New York (Küste), Madrid, Türkei, Azoren, San Francisco		4
	Los Angeles, Tunis, Kreta, Zypern, Sydney, Santiago, Buenos Aires, Bermudas		5
	New Orleans, Kairo, Agadir		6
	Florida, Bahamas, São Paulo, Bahrain, Hongkong, Kuba		7
	Hawaii, Mexiko, Bombay, Fidschi, Haiti, Mauritius, Thailand, Costa Rica		8
	Kenia, Togo, Singapur, Malediven, Seychellen, Carracas, Addis Abeba		9
Verstärkung der Strahlung	heller Sand		3

Auswertung und Errechnung des geeigneten Faktors	
Punkte	Faktor
bis 5	0
6–10	2
11–13	4
14–16	6
17–19	8
20–22	10
22–25	15
größer 25	>20

Nicht fehlen sollte auch der Hinweis auf die Schwelle für irreparable Hautschäden. Wer absolut auf der sicheren Seite sein will, muß die berechnete Bestrahlungszeit um ca. ⅓ reduzieren, um bleibende Hautschäden wie den chronischen Lichtschaden zu vermeiden.

Beratungsbeispiele
Mit Hilfe der Tabellen 36, 38, 39 seien folgende Beratungsbeispiele aufgeführt:
Fall 1:
Kundin blond, rote Sommersprossen, sehr helle Haut, hochempfindlich gegen Sonne, bräunt nur sehr langsam, bekommt schnell einen Sonnenbrand. Auf Befragen teilt sie mit, daß sie 3 Wochen im Sommer auf die Bahamas fährt.
1. Kundin wird nach Tabelle 36 als Pigmentierungstyp II eingestuft.
2. Nach Tabelle 38 beträgt ihre Eigenschutzzeit auf den Bahamas im Juni ca. 12 Minuten.
3. Entsprechend Tabelle 39 wird ein Lichtschutzfaktor von 15 für nötig befunden.

Ergebnis: Die Kundin kann bei Verwendung eines Sonnenschutzmittels mit dem Faktor 10 in den ersten Tagen 180 Minuten (Erythem) bzw. 80 Minuten (pro 24 Stunden) in der Sonne bleiben (sie sollte diese Zeit nicht ganz ausnützen).
Fall 2:
Kundin mit normaler Gesichtsfarbe, leicht braun, braune Haare, helle Augen, bräunt nach eigener Angabe sehr gut, bekommt selten einen Sonnenbrand. Fährt im Juni auf die Bahamas in Urlaub.
1. Nach Tabelle 36: Pigmentierungstyp III
2. Nach Tabelle 38: Eigenschutzzeit 20 Minuten
3. Nach Tabelle 39: Faktor von 8 ratsam.

Die Kundin kann also bei Verwendung eines Sonnenschutzmittels mit dem Faktor 8 ca. 160 bzw. 110 Minuten in der Sonne bleiben.
(Bei Berücksichtigung des Alterungsschutzfaktors und zur Vermeidung eines chronischen Lichtschadens reduzieren sich die Bestrahlungszeiten um ein Drittel).

Beratung in der Praxis

Das erwähnte Schema mit den angegebenen Tabellen erlaubt eine exakte Auswahl des auf die jeweilige Person und den entsprechenden Urlaubsort abgestimmten Sonnenschutzmittels. Wenn die Tabellen in gedruckter Form vorliegen, kann die Auswahl für den Kunden relativ schnell erfolgen. Trotzdem mag in vielen Fällen in der Praxis eine so ausführliche Beratung nicht möglich sein. Für eine rasche und trotzdem ausreichend genaue Empfehlung sei folgendes vereinfachtes Schema angeführt.

Man teilt die Kunden in zwei Pigmentierungsklassen ein: Typ I und II werden zusammengefaßt, die zweite Klasse bildet Typ III. Andere Pigmentierungstypen wie IV dürften wohl in Deutschland keine Rolle spielen. Die Bestrahlungs- bzw. die Urlaubsorte werden ebenfalls der Einfachheit halber in zwei Gruppen eingeteilt: Deutschland und sonnenintensive Länder (siehe Tab. 40).

Beispiel 1:
Kunde ist hellhäutig und hochempfindlich. Er bleibt in Deutschland. Man empfiehlt ihm Faktor 8. Seine Eigenschutzzeit ist ca. 15 Minuten. Also kann er 120 Minuten besonnen.

Fährt er in ein sonnenintensives Land egal ob Italien oder Kenia, dann empfiehlt man ca. Faktor 16. Eigenschutzzeit dort nur ca. 7 Minuten, also darf er ca. 112 bzw. 74 Minuten besonnen.

Beispiel 2:
Kunde vorgebräunt, wenig empfindlich. Eigenschutzzeit für Deutschland ca. 30 Minuten. Man empfiehlt ihm Faktor 4. Er kann 120 Minuten besonnen. Eigenschutzzeit in einem sonnenintensiven Land ca. 15 Minuten, wenn man Faktor 8 empfiehlt, kann er ebenfalls 120 bzw. 80 Minuten in der Sonne bleiben.

Die angegebenen Beispiele gelten für den Sommer als Reisezeit. Im Frühjahr oder Herbst sind die Eigenschutzzeiten ca. ein Drittel höher, das heißt, daß bei Verwendung des gleichen

Tabelle 40: Vereinfachte Leitlinie zur Ermittlung des Faktors und der Besonnungszeit (Juli, Mittagszeit)

Individuelle Empfindlichkeit	Urlaubsland Sonnenintensität	Eigenschutzzeit	Faktor	Erlaubte Bestrahlungszeit	
				Bis Sonnenbrand	Bis Lichtschaden
Hoch: Typ I, II	Normal: Deutschland	15 min	8	120 min	80 min
	groß: Mittelmeer, Afrika	7 min	16	112 min	74 min
Normal: Typ III	Normal: Deutschland	30 min	4	120 min	80 min
	groß: Mittelmeer, Afrika	15 min	8	120 min	80 min

Faktors natürlich die erlaubte Besonnungszeit um ein Drittel länger wird.

Entscheidend ist also bei jeder Beratung eine möglichst genaue Abschätzung der Eigenschutzzeit. Je höher man den Lichtschutzfaktor wählt, um so länger kann man dann in der Sonne bleiben.

Kunden neigen grundsätzlich dazu, niedrige Faktoren zu wählen, weil sie glauben, mit hohen Faktoren nicht braun werden zu können. Man sollte aber jeden überzeugen, daß hohe Lichtschutzfaktoren gerade am Anfang des Sonnenurlaubes eine höhere Sicherheit bedeuten.

Hilfsmittel zur Ermittlung der Bestrahlungszeit und des Lichtschutzfaktors

Die Tatsache, daß dem Verbraucher die Eigenschutzzeit am Urlaubsort unbekannt ist, hat zur Erfindung von Hilfsmitteln geführt, die ihm helfen sollen, Eigenschutzzeit, Lichtschutzfaktor und erlaubte Besonnungszeit zu bestimmen. Angeboten werden Geräte, die ausgehend von der Ermittlung des Pigmentgehaltes der Haut oder der Messung der UVB-Intensität am Ort der Besonnung, die Eigenschutzzeit und den zu verwendenden Lichtschutzfaktor angeben. Daneben gibt es kleine Karten im Kreditkartenformat, die über Farbindikatoren (Meßfolien, Kristalle) die UVB-Intensität anzeigen und nach Bestreichen der freien Felder mit Sonnenschutzmittel die erlaubte Bestrahlungzeit angeben. B. LEVEN ist auf die Möglichkeiten solcher Hilfsmittel in einer ausführlichen Arbeit näher eingegangen [172a].

Ein schnelles und umfangreiches Informationssystem zur Beratung, Anwendung und Auswahl von Sonnenschutzmitteln bietet das Computerprogramm »InfoSys Sonnenschutz«*. Aus einer Gesamtdatei von etwa 1 000 Präparaten sucht das Programm anhand von Kundenanforderungen das geeignete Sonnenschutzmittel aus. Es enthält apothekenexklusive und andere gängige Sonnenschutzpräparate mit Angabe ihrer Bestandteile, Lichtschutzfaktoren, Lichtschutzstoffe und Darreichungsformen.

---

* Das Programm wurde von A. Zimmer und C.-D. Herzfeldt angelegt und ist über den Govi-Verlag, Eschborn, zu beziehen.

5.6 Experimentelle Prüfung von Sonnenschutzmitteln

Obwohl die endgültige Aussage über den Wert eines Sonnenschutzmittels erst nach klinischer Anwendung getroffen werden kann, besteht die Notwendigkeit bei der Entwicklung derartiger Präparationen Modellversuche heranzuziehen.

Die naheliegendste Form einer experimentellen Püfung ist die Erhöhung der minimalen Erythemdosis (MED), bzw. die Verhinderung von Strahlenerythemen im Tierversuch. Die Bewertung derartiger Versuchsserien gestaltet sich jedoch oft schwierig, und die Relevanz für die Bedingungen am Menschen weist speziesabhängige Unterschiede auf.

Ein weiteres Modell für die Untersuchung photoprotektiver Substanzen ist der *Photohämolyse-Test*. Erythrozyten-Suspensionen werden mit phototoxischen Substanzen zusammengebracht (Protoporphyrin; Chlorpromazin; Tribromsalan; Anthrazen) und bestrahlt [141]. Die Anwesenheit photoprotektiver Substanzen verhindern die ansonsten eintretende Photohämolyse (phototoxische Hämolyse). Dieses Modell ist jedoch für die Belange des topischen Sonnenschutzes nicht genügend aussagekräftig.

Als bisher bestes Modell erwies sich die *Hemmung der Ultraviolett-B-bedingten Enzyminduktion* in der Mäuseepidermis. An haarlosen Mäusen führen Ultraviolett-B-Bestrahlungen zur Induktion der Ornithin-Decarboxylase-Aktivität. Dieses Enzym gilt als »Marker« für karzinogene Effekte. Die Anwendung von Sonnenschutzpräparationen verhindert die Induktion der Ornithin-Decarboxylase-Aktivität in der Mäuseepidermis, wobei das Ausmaß dieses Schutzeffektes eine gute Parallelität zur Verhinderung des Strahlenerythems an menschlicher Haut aufweist [71]. Die Verhinderung dieses UVB-bedingten Effektes durch Anwendung von Sonnenschutzmittel sollte mehr als bisher zur Evaluierung von Sonnenschutzpräparationen herangezogen werden. Dem Konsumenten müßten die Ergebnisse dieses Testes zugänglich gemacht werden; neben dem Lichtschutzfaktor könnte noch ein »Karzinomschutzfaktor« oder »Hautalterungsschutzfaktor« angegeben werden. Solcherart würde im Sonnenanbeter das Bewußtsein der nicht ganz ungefährlichen Strahlenexposition wach gehalten. Allerdings dürfte dieser Vorschlag aus Marketinggründen nur schwer zu verwirklichen sein.

Nach den bisher vorliegenden Untersuchungen besteht eine gute Korrelation der drei Teste zur Bestimmung der Aktivität von Lichtschutzpräparationen: Erythemverhinderung, Hemmung der Ornithin-Decarboxylase-Induktion und Schutz der Nukleinsäuresynthese unter Sonnen- oder künstlicher UVB-Exposition sind direkt miteinander verbunden.

E. JUNG führt weitere Methoden der Testung auf [140]:

– Beeinflussung der epidermalen Langerhans-Zellpopulation
  Die Funktion und die Zahl der epidermalen Langerhans-Zellen nimmt im Anschluß an eine einmalige UVB-Bestrahlung der Haut (Mensch und Versuchstiere) dosisabhängig ab. Die Langerhans-Zellen erscheinen deutlich empfindlicher als die Keratinozyten und die anderen Zellen der Oberhaut. Die Erkennung von Fremdelementen und alternierten Zellen in der Epidermis ist in der Folge durch reduzierte Antigen-Präsentierung gemindert, was zu einer Schwächung der immunologischen Überwachung führt. Man nimmt an, daß dadurch die Elimination von Klonen somatisch mutierter Keratinozyten beeinträchtigt wird, wodurch UV-geschädigte Zellen leichter zu einem klinisch manifesten Lichtschaden führen können. Diese UV-abhängige Beeinträchtigung der Langerhans-Zellen kann an vitaler Haut des Menschen und von Versuchstieren regelmäßig und mit einer gewissen Dosisabhängigkeit im Bereich eines schwachen Erythems gemessen und zur Beurteilung von Lichtschutzeffekten herangezogen werden.

– Sun-burn-Zellen (SBC) in der Epidermis
  Nach UV-Bestrahlung treten in der Epidermis von Versuchstieren wie auch von Men-

schen einzeln gelagerte Keratinozyten mit besonderer Charakteristik auf. Sie lösen sich aus dem Zellverband und weisen eine überstürzte, vorzeitige und nicht koordinierte Verhornung auf. Sie sind histologisch in den Schnittpräparaten leicht nachzuweisen und im Verhältnis zur Zahl der Basalzellen oder zur Gesamtzahl der Keratinozyten quantitativ auszählbar. Das Aktionsspektrum der SBC-Bildung deckt sich mit demjenigen des Erythems und der Photokarzinogenese. Eine Photoaugmentation durch UVA ist nicht nachweisbar, hingegen führt eine UVA-Bestrahlung nach vorheriger Sensibilisierung der Keratinozyten durch Psoralene (PUVA-Bedingungen) ebenfalls zu einer dosisabhängigen SBC-Bildung. SBC treten im Bereich zwischen $\frac{1}{2}$ und 1 MED in geringer Zahl auf und nehmen dosisabhängig im Bereich zwischen 1 und 4 MED zu. Sie können deshalb an intakter Haut des Menschen oder von Versuchstieren zur quantitativen Beurteilung von Lichtschutzeffekten herbeigezogen werden.

5.7 Einflußfaktoren auf die Wirkung von Sonnenschutzmitteln

Die Wirksamkeit und Effektivität eines Sonnenschutzmittels hängt nicht nur von der den Verhältnissen angepaßten richtigen Wahl des Lichtschutzfaktors ab, sondern auch von der Art der Zubereitung und vor allem von der richtigen Anwendung.

Applikationsart

Viele Verbraucher müssen nach wenigen Tagen feststellen, daß sie trotz der Anwendung eines Sonnenschutzmittels einen mehr oder weniger starken Sonnenbrand bekommen haben. Auch wenn der Faktor richtig gewählt und die entsprechende Bestrahlungszeit eingehalten wurde, kann es zu spürbaren Erythemreaktionen kommen. Ursache ist eine *falsche Handhabung* des Sonnenschutzmittels. Der häufigste Fehler besteht darin, daß die Zubereitung viel zu spät auf die Haut aufgetragen wird. An den beliebten Urlauberbadeküsten kann man immer wieder beobachten, daß sich viele erst am Strand unter der Sonne das Sonnenschutzmittel an Gesicht und Körper einreiben. Natürlich bietet dies auch einen gewissen Schutz, allerdings kann die durch die Höhe des Faktors bedingte und erlaubte Betrahlungszeit nicht voll ausgenützt werden, die Gefahr eines Erythems durch zu intensive Sonneneinwirkung wird wesentlich größer. Ein Sonnenschutzmittel entfaltet seine optimale Wirkung erst dann, wenn es mindestens 30 bis 45 Minuten vor der Bestrahlung auf die gereinigte Haut aufgetragen wurde. Die Filtersubstanz dringt in die oberen Hornschichten ein und bildet in diesen einen wirksamen Filterschirm gegen die auftreffenden ultravioletten Strahlen [124]. Ferner ist zu bedenken, daß die notwendige, gleichmäßige Verteilung nur auf gereinigter Haut möglich ist. Schmutzteilchen der Umwelt, abgestoßene Hautzellen, Reste des Hauttalges oder Rückstände von Kosmetika verringern die Effektivität aufgetragener Sonnenschutzmittel.

Die Zeit, in der eine gleichmäßige Verteilung in der Hornschicht und damit ein optimaler Abschirmeffekt erreicht wird, ist abhängig von der Art der Grundlage und vor allem vom Verteilungskoeffizienten Lipidphase/Wasser der Filtersubstanz. Eine allgemein gültige Empfehlung hinsichtlich des Zeitpunktes des Auftragens ist jedoch schwierig, da exakte wissenschaftliche Untersuchungen hinsichtlich der Freigabekinetik bzw. der Verteilung der Lichtfiltersubstanz in die Hornschicht noch ausstehen. Überdies existiert bei der Applikation von Sonnenschutzmitteln kein typisches Verbraucherverhalten. Daneben spielen eine Reihe von Einflußfaktoren, wie z. B. der individuelle Hautzustand, eine große Rolle. In jedem Fall kann man jedoch davon ausgehen, daß die durch die Höhe des Faktors und die Eigenschutzzeit gegebene Bestrahlungsdauer in der Sonne nur dann gefahrlos ausgenutzt werden kann, wenn das Sonnenschutzmittel *rechtzeitig* aufgetragen wird. Als Richtwert kann ein Zeitraum von 45 Minuten vor der Sonnenexposition angenommen werden. Dabei muß großer Wert darauf gelegt werden, daß die Zubereitungsform gleichmäßig und in geschlossener Schicht auf der gut gereinigten Haut verteilt wird.

Eine weitere wichtige Voraussetzung für einen wirksamen Schutz ist eine ausreichende Schichtdicke. Auch hier existiert kein typisches Verbraucherverhalten, die jeweils verwendete Menge eines speziellen Produktes kann nur geschätzt werden. Interessant ist, daß weibliche Personen im allgemeinen weniger Produktmengen applizieren als Männer [46, 80]. Empfohlen wird eine Schichtdicke von ca. 20 µm. Grundsätzlich wird vom Verbraucher weit mehr »geschmiert« als erforderlich wäre. Diese Angewohnheit ist sicher kein Nachteil, denn sie hilft eher einen Sonnenbrand zu verhüten als eine zu sparsame Verwendung der Sonnenschutzmittel. Viele Verbraucher sind der Ansicht, daß sich durch ein in doppelter Schichtdicke aufgetragenes Präparat auch der Erythemschutz entsprechend verdoppelt. Experimentelle Untersuchungen [80] haben aber gezeigt, daß ein Präparat, das bei einer Schichtdicke von 20 µm einen Faktor von 6 aufweist, bei einer Dicke von 40 µm nicht einen Sonnenschutzfaktor von 12 ergibt, sondern nur von 9.

Die häufigste Ursache für massive Verbrennungsreaktionen trotz Anwendung von Sonnenschutzmitteln hängt mit einem weit verbreiteten Irrtum zusammen: Der Verbraucher berechnet zwar entsprechend seiner Eigenschutzzeit und der Höhe des Faktors die erlaubte Bestrahlungszeit richtig und hält diese in den meisten Fällen auch ein. Nach einer Expositionszeit von z. B. 60 Minuten reibt er sich wieder – meist noch unter der Sonne – mit dem gleichen Sonnenschutzmittel ein und glaubt, daß er sich jetzt die gleiche Zeit, also nochmals 60 Minuten, der Sonne aussetzen kann. Diese neuerliche Exposition hat jedoch unweigerlich einen Sonnenbrand zur Folge. (Oder er geht duschen, essen und beginnt nachmittags wieder mit dem Sonnenbad.) Der Verbraucher weiß nämlich nicht, daß die Eigenschutzzeit **nur** **einmal** in 24 Stunden ausgenutzt werden darf (siehe Kap. 4.9). (Den Repairmechanismen in den Zellen muß Zeit gelassen werden, die eingetretenen DNA-Schäden zu beheben.)

Sonnenschutzmittel sind so konzipiert, daß sie bei richtiger Anwendung einen verlängerten, aber nach wie vor zeitlich begrenzten Aufenthalt in der Sonne erlauben, ohne daß eine strahlungsbedingte Schädigung auftritt, die Bräunungsmechanismen aber in Gang gesetzt werden. Nach Ende der erlaubten Expositionszeit hat die Haut gerade so viel an UVB-Strahlen abbekommen, daß ein unterschwelliges, nicht spürbares Erythem vorliegt. Jede weitere Sonnenexposition an diesem Tag führt deshalb trotz neuerlich aufgetragenem Sonnenschutzmittel zu einer Überschreitung der Erythemschwelle und damit zum Sonnenbrand. Für das Verhalten in der Praxis bedeutet das, daß man nach dem Ende der erlaubten Bestrahlungszeit die Haut vor jeder weiteren Straleneinwirkung schützen muß, z. B. durch Bedecken mit lichtundurchlässiger Kleidung oder durch Verwendung von Schutzpräparaten, die die ultravioletten Strahlen total abblocken. Vor einer neuerlichen Sonnenexposition muß der Haut Zeit gelassen werden, die körpereigenen Repairmechanismen in Gang zu setzen. Erst am nächsten Tag kann wieder ein Sonnenbad – unter entsprechenden Kautelen – genommen werden.

Generell empfiehlt sich also, stets mehrere Präparate mit unterschiedlichen Faktoren zu verwenden, wobei an den ersten Sonnentagen einem höheren Lichtschutzfaktor der Vorrang gegeben werden sollte. Ganz besonders gilt dies für Menschen, die aus Erfahrung wissen, daß sie eher zu Sonnenbrand als zur Bräunung neigen. Auch sollte man – zumindest am Anfang – die errechneten Bestrahlungszeiten nie ganz ausnützen. Nach den ersten Bräunungsanzeichen kann man an den folgenden Tagen die Sonnenbadzeiten langsam steigern. Auch der Übergang auf ein Lichtschutzmittel mit niedrigerem Faktor ist nach einiger Zeit möglich. Dadurch kann man sich innerhalb von zwei bis drei Wochen eine Lichtgewöhnung auf das ca. 40fache der anfänglichen Erythemschwellendosis aneignen. Der größte Fehler der sonnenhungrigen Urlauber besteht darin, daß sie diese Grundregeln nicht berücksichtigen und ihrer Haut aus Zeitmangel und Ungeduld die nötige Anpassung und Gewöhnungszeit nicht zubilligen; schon am ersten Sonnentag lassen sich viele Urlauber regelrecht »braten«, nur um möglichst schnell braun zu werden. Die Folge sind dann schmerzhafte Verbrennungsreaktionen an der Haut, die dann an den weiteren Urlaubstagen jegliche Sonnenexposition unmöglich machen (siehe Kap. 4.7). Dagegen kann man bei vernünftigem Verhalten und richtiger Handhabung des Sonnenschutzmittels ausreichend lange Sonnenbäder genießen und aus dem Urlaub eine schöne und länger anhaltende Bräune mitbringen. Ergibt sich beim Beratungsgespräch die Möglichkeit für die Empfehlung von Lichtschutzprodukten unterschiedlicher Stärke, so sollte überlegt werden, ob der betreffende Kunde damit nicht überlastet wird. Es ist besser, die Schutzprodukte mit hohen Faktoren in den Vordergrund zu stellen und ihre Anwendung für den ganzen Urlaub zu empfehlen.

Applikationsformen

Die Wirksamkeit eines Sonnenschutzmittels wird im wesentlichen von der Konzentration und der Art der eingearbeiteten Filtersubstanz bestimmt. Mit ansteigender Konzentration nimmt die Filterwirkung zu und der Faktor erreicht einen höheren Wert. Allerdings ist dabei keine lineare Abhängigkeit festzustellen: Wenn eine Substanz zu 1% in einer Grundlage enthalten ist und einen Faktor von 4 aufweist, dann hat eine Konzentration von 2% nicht einen Faktor von 8 zur Folge. Eine Linearität zwischen Absorption und Konzentration liegt nur in reiner Lösung vor, nicht aber in der fertigen Zubereitung und bei der Anwendung auf der Haut. Noch größere Unterschiede in der Höhe des Lichtschutzfaktors zeigen sich beim Wechsel der Grundlage. In gleicher Konzentration in verschiedenen Zubereitungen wie Öle, Lösungen oder Emulsionen eingearbeitet, ergeben sich unterschiedliche Schutzfaktoren. Der Lichtschutzfaktor einer vorgegebenen Substanz wird also entscheidend von den physikalisch-chemischen Eigenschaften der Grundlage und den Wechselwirkungen zwischen den Komponenten bestimmt.

Dem Verbraucher stehen eine Vielzahl von Anwendungsformen zur Verfügung wie Öle, Lösungen, Cremes, Lotionen, Sprays, Gelees, Stifte und Schaumpräparate. Diese Zubereitungen decken alle individuellen Bedürfnisse der Anwendung ab, sind aber in ihrem Schutzeffekt unterschiedlich zu bewerten.

Alkoholische Lösungen

Alkoholisch-wäßrige Lösungen sind in den letzten Jahren vor allem in den USA eingesetzt worden. Als Filtersubstanz wurden dabei überwiegend Derivate der p-Aminobenzoesäure in ca. 5prozentiger Konzentration verwendet. Die Ester der p-Aminobenzoesäure wurden lange für die wirkungsvollsten Filtersubstanzen gehalten [200]. Ein Nachteil ist allerdings die mögliche Allergisierung.

Ein Vorzug der alkoholisch-wäßrigen Präparate besteht darin, daß sie nicht klebrig und nicht fettend auf der Haut wirken. Ein Zusatz von Glycerol oder Propandiol erhöht die Geschmeidigkeit.

Auf der anderen Seite finden wir eine Reihe möglicher Nachteile: Der relativ hohe Alkoholgehalt kann die Haut austrocknen und zu Hautreizungen führen. Alkoholische Lösungen haften nicht lange, sie werden von Schweiß und Wasser relativ rasch abgespült. Mitunter wurde durch die rasche Verdunstung ein Auskristallisieren der Lichtschutzsubstanz beobachtet. Durch die geringe Viskosität der Lösung können die Präparate oft nicht in der für einen optimalen Schutzeffekt nötigen gleichmäßigen Schichtdicke aufgetragen werden.

Alkoholisch-wäßrige Lösungen bieten Vorteile bei behaarten Hautstellen oder bei Aknehaut. Ein Produkt besteht aus einer rein wäßrigen Gerbstofflösung. Da dieses Präparat keinen Lichtfilter oder Pigmente enthält, dürfte der

Schutzeffekt Faktor 2 nicht überschreiten. Das Produkt ist deshalb nur für gut vorgebräunte Personen ein ausreichender Lichtschutz.

Fette, Öle

Fette sind sog. Triglyceride, d. h. es handelt sich um Ester des dreiwertigen Alkohols Glycerol mit höheren Fettsäuren (C_{14}–C_{20}), wobei die Art dieser Fettsäuren die physikalischen und chemischen Eigenschaften der Fette bedingen. So können Triglyceride eine feste, schmierige oder flüssige Konsistenz haben. Besteht z. B. der Glycerolester überwiegend aus flüssigen Fettsäuren, spricht man von flüssigen Fetten oder Ölen (siehe Abb. 52).

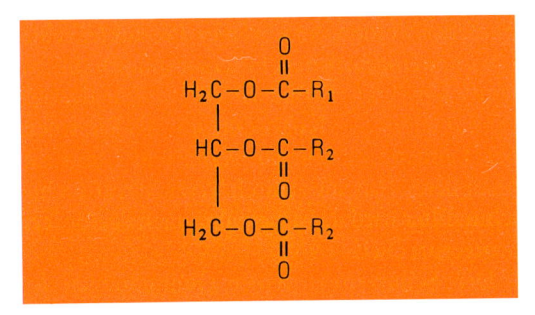

$$\begin{array}{c} O \\ \parallel \\ H_2C-O-C-R_1 \\ | \\ HC-O-C-R_2 \\ \parallel \\ O \\ | \\ H_2C-O-C-R_2 \\ \parallel \\ O \end{array}$$

Abb. 52: Allgemeine Strukturformel der Triglyceride

Die Fettsäurereste – R – können gesättigter (keine Doppelbindungen) oder ungesättigter (eine oder mehrere Doppelbindungen) Natur sein. Zu den gesättigten höheren Fettsäuren zählen z. B. die Myristinsäure ($C_{13}H_{27}COOH$), Palmitinsäure ($C_{15}H_{31}COOH$) und die Stearinsäure ($C_{17}H_{35}COOH$).

Ein Beispiel für eine einfach ungesättigte Fettsäure ist die Ölsäure ($C_{17}H_{33}COOH$), während die Linolsäure ($C_{17}H_{31}COOH$) eine zweifach und die Linolensäure ($C_{17}H_{29}COOH$) eine dreifach ungesättigte Fettsäure ist.

Je nach Herkunft werden pflanzliche und tierische Öle bzw. Fette unterschieden. Für kosmetische Zwecke ist die Einteilung nach ihrem Verhalten gegenüber Luftsauerstoff wichtig. Reagieren die Öle schnell und erstarren an der Luft zu einer firnisartigen Masse, so spricht man von trocknenden Ölen, die aus einem hohen Anteil mehrfach ungesättigter Fettsäuren aufgebaut sind (z. B. Leinöl und Sojabohnenöl). Weniger rasch reagieren die halbtrocknenden Öle, wie Nußöl, Avocadoöl, Baumwollsamenöl und Maisöl. Zu den nichttrocknenden Ölen werden Olivenöl, Erdnußöl, Kokosöl, Muskatnußöl gerechnet [9]. Aufgrund der gegenüber Licht und Sauerstoff anfälligen Doppelbindungen in den Fettsäureresten haben die Fette nur eine begrenzte Haltbarkeit. Der erste Schritt der Autoxidation ungesättigter Fettsäuren – unterstützt und beschleunigt durch Licht, Wärme und katalytisch wirkende Schwermetallspuren – ist die Bildung instabiler Hydroperoxide an den Methylengruppen, die der Doppelbindung benachbart sind.

Nach Peroxidbildung läuft bei diesen Substanzen eine Reihe weiterer Reaktionen ab, als deren Endprodukte unter Spaltung der Moleküle niedriger-molekulare Aldehyde, Ketone, Epoxy- und Dioxy-Verbindungen, Carbonsäuren, Hydroxylcarbonsäuren sowie Ketosäuren entstehen [290]. Diese Reaktionsprodukte, insbesondere die ungesättigten Aldehyde, verleihen den zersetzten Fetten ihren unangenehmen, ranzigen Geruch und Geschmack. Die Zersetzungsgeschwindigkeit nimmt von der Ölsäure bis zur Linolensäure erheblich zu.

Pflanzliche Öle versucht man deshalb durch den Zusatz von Antioxidantien zu stabilisieren. Dabei handelt es sich um chemische Verbindungen (z. B. α-Tocopherolacetat oder Butylhydroxyanisol), welche die durch Licht- und Sauerstoffeinwirkungen entstandenen Radikale abfangen und den Zersetzungsprozeß stoppen. In manchen natürlich vorkommenden Fetten und Ölen sind bereits Octyl- bzw. Dodecylgallat sowie Tocopherole als Antioxidantien enthalten, so daß ein Ranzigwerden erst bei längerer Lagerung an der Luft droht.

Feste synthetische Fette, die nur aus gesättigten Fettsäuren aufgebaut sind, z. B. gehärtetes Erdnußöl, erweisen sich als wesentlich haltbarer. Gleiches gilt für die synthetischen, aus mittelkettigen (C_8–C_{10}) gesättigten Fettsäuren aufgebauten Triglyceride vom Typ der Neutralöle, die gegenüber Luftsauerstoff wesentlich beständiger sind als die pflanzlichen natürlichen Öle, wie Erdnuß- oder Olivenöl.

Öle und Fette finden als wichtige Bestandteile kosmetischer Mittel, z. B. in Reinigungsmilchen, Tagescremes, Nachtcremes, Bade- oder Sonnenölen, eine ebenso breite Verwendung wie zur Herstellung pharmazeutisch eingesetzter Dermatika. Die pflanzlichen Öle erweisen sich durchweg als sehr hautfreundlich, bewähren sich besonders bei rauher, trockener Haut und machen diese weich und geschmeidig. Das Verhalten auf der Haut wird von der Art der Fettsäurereste bestimmt. So ist z. B. die Spreitung, also die rasche gleichmäßige Verteilung auf der Hautoberfläche, unterschiedlich ausgeprägt.

Ein zur Herstellung hochwertiger Haut- und Körperpflegepräparate wertvolles Öl ist das *Weizenkeimöl* (kaltgepreßtes Öl der Weizenkeime), das für die Haut günstige Bestandteile enthält, und zwar in Mengen, die kein anderes Öl aufweist. Neben Phytosterinen, Lecithin und essentiellen Fettsäuren enthält es große Mengen an α-Tocopherol [130]. Im Tierversuch haben Weizenkeimöl und Weizenkeimextrakt eine hemmende Wirkung auf Malondialdehyd, das im Organismus unerwünscht ist: Es ist z. B. bei der Destruktion von Zellen durch Radikale als Carrier mitverantwortlich und spielt im Entzündungsprozeß eine Rolle [257].

Erwähnt sei auch noch die *Kakaobutter* (durch Pressen der Kakaobohnen), ein festes Fett, das besonders in älteren kosmetischen Herstellungsvorschriften auftaucht. Heute ist die Verwendung zurückgegangen, da in stabileren festen Fetten ein guter Ersatz vorliegt. Kakaobutter schmilzt bei Körpertemperatur und wurde deshalb von vielen Personen in reiner Form als Körperpflegemittel bei trockener Haut oder als »Sonnenmittel« eingerieben. Ein wichtiger Grundstoff in Kosmetika und Dermatika ist *Schibutter,* ein weiches, halbfestes Fett, das aus den Nüssen des Schibutterbaumes gewonnen wird. Chemisch handelt es sich um eine Mischung aus Triglyceriden (zu 50 %), freien Fettsäuren, unverseifbaren Anteilen und Wachsestern. Schibutter ist hautfreundlich, gut verträglich, vor allem günstig bei trockener, rissiger Haut.

Die besprochenen Fette und Öle sind Grundlage vieler Sonnenschutzöle, die als reine Mischungen oder mit eingearbeiteten Filtersubstanzen auf dem Kosmetikmarkt angeboten werden. Photometrische Messungen haben gezeigt, daß reine Öle in der Lage sind, ultraviolette Strahlen zu absorbieren [75]. So zeigen z. B. kaltgepreßtes Olivenöl, Sesamöl und Avocadoöl eine Eigenabsorption um 285 nm [278]. Noch effektiver als Sesamöl soll Nerzöl sein. Die Wirkung läßt mit sinkender Konzentration der Öle in den verschiedenen Zubereitungsformen stark nach. Immer beliebter beim Verbraucher werden die »Tropic«-Produkte, reine Öle ohne eingearbeitete Filtersubstanzen. Ihnen wird von ihren Erfindern ein entscheidendes Produkterlebnis – Kokosduft soll den Eindruck von Palmen und Karibik vermitteln – und ein besonderer Nutzen – durch Verzicht auf Lichtschutzfilter wird das »Tiefenbräunen« gefördert – zugesprochen.

Der Schutzeffekt reiner Ölmischungen ist jedoch nicht allzu groß, so daß Personen mit sonnenungewohnter, blasser und empfindlicher Haut besonders bei hoher Strahlenintensität unbedingt Öle mit zusätzlich eingearbeiteten Filtersubstanzen auftragen müssen. Allerdings schneiden im Vergleich der Wirksamkeit mit anderen Zubereitungen, z. B. mit Emulsionen, die Öle schlechter ab. Die Freigabe der lipophilen Filtersubstanzen und damit das für einen optimalen Schutz nötige Eindringen in die Hornschicht ist bei den Ölen nicht besonders ausgeprägt. Sonnenschutzöle sind deshalb als schwache Schutzmittel einzustufen [52]. Selbst eine ständige Erhöhung der Konzentration der öllöslichen Filtersubstanzen führt zu keiner deutlichen Wirksamkeitssteigerung; hohe Lichtschutzfaktoren sind in reinen Ölen nicht zu erreichen. So kann man z. B. von dem weit verbreiteten öllöslichen UVB-Filter p-Methoxyzimtsäureester noch soviel in eine Ölgrundlage einarbeiten, ab 2 bis 3 % dieser Substanz erreicht man höchstens einen Lichtschutzfaktor von 3. Ein weiteres Anheben der Filterkonzentration über 3 % bewirkt zwar eine physikalisch meßbare Erhöhung der Absorption, aber keine zusätzliche Steigerung des biologischen Lichtschutzes [100]. Hinzu kommt, daß die Hitzeeinwirkung der Sonne zu einem vermehrten Schwitzen führt. Der geschlossene Ölfilm auf der Haut behindert jedoch den Wärme- und Feuchtigkeitsaustausch mit der umgebenden Luft.

Unter den Bedingungen der Praxis ist Sonnenexposition meist mit verstärkter Aktivität der Hautdrüsen verbunden. Der produzierte Schweiß muß durch die verwendete Sonnenschutzpräparation homogen aufgenommen werden. Die Unmischbarkeit von Schweiß und Öl führt jedoch zum Zerreißen des geschlossenen Ölfilms, wodurch die Schutzwirkung beeinträchtigt wird. Die auf der Haut sitzenden Schweißperlen wirken wie Sammellinsen und erhöhen die lokale Verbrennungsgefahr erheblich. Als Vorteile der Sonnenschutzöle wäre ihre Wasserbeständigkeit zu nennen sowie ihre Fähigkeit, die Haut weich und geschmeidig zu machen.

Pflanzliche Öle enthalten z. T. noch unbekannte Substanzen, die mit den ultravioletten Strahlen reagieren können. Natürliche Öle sind deshalb häufiger als andere Zubereitungen Anlaß für phototoxische und photoallergische Reaktionen.

Bedenklich in diesem Zusammenhang ist auch die vor allem in südlichen Ländern heimische Gewohnheit, reine Pflanzenöle, z. B. Olivenöl mit Zitronenöl, für Zwecke der Hautpflege zu mischen. In den Zitrusfrüchten sind Photosensibilisatoren enthalten, die besonders häufig zu photodynamischen Reaktionen ähnlich einer Berloque-Dermatitis führen.

Wachse

Chemisch gesehen sind Wachse Ester höherer einwertiger Fettalkohole mit höherkettigen Fettsäuren.

Wachse haben durchweg hautfreundliche Eigenschaften und werden in den kosmetischen Mitteln primär als konsistenzgebender Bestandteil z. B. in Tages- oder Nachtcremes oder in Lippenstiften häufig eingesetzt [266].

Das klassische, in kosmetischen Mitteln seit jeher gebräuchliche Wachs ist das *Bienenwachs*. Es wird aus den Waben der Honigbiene gewonnen und kommt in gelblicher sowie gereinigter weißer Form in den Handel. Hauptbestandteil ist der Ester aus Palmitinsäure und Myricylalkohol, daneben finden sich freie Wachssäuren, freie Wachsalkohole und Kohlenwasserstoffe.

Carnaubawachs ist ein Pflanzenwachs, das von den Blättern der brasilianischen Wachspalme ausgeschieden wird. Es besteht aus Cerotinsäuremyricylester und wird vorwiegend zur Herstellung dekorativer kosmetischer Produkte eingesetzt.

Wollwachs wird nach einem besonderen Verfahren aus der Schafwolle gewonnen und stellt ein kompliziertes, je nach Herkunft wechselndes Gemisch dar. Es besteht zu 95 % aus Estern höherer einwertiger Fettalkohole mit höheren Fettsäuren. Daneben finden sich Kohlenwasserstoffe, freie Fettsäuren, freie Alkohole (Cholesterol, Cetyl- bzw. Stearylalkohol). Die Wollwachsalkohole wirken als W/O-Emulgatoren und sind für die Wasseraufnahmefähigkeit verantwortlich. *Lanolin* ist eine Mischung aus Wollwachs (65 %), Paraffin (15 %) und Wasser. Diese W/O-Emulsion findet auch in der Kosmetik breite Verwendung. Allerdings bestehen wegen des möglichen Auftretens allergischer Hautreaktionen gewisse Vorbehalte. Als allergene Komponente im Wollwachs werden die freien Alkohole und vor allem der Gehalt an Detergentien, die durch den Aufarbeitungsprozeß in das Wollwachs gelangt sind, verantwortlich gemacht (Nickelspuren s. weiter unten). Auch Insektizide (Pestizide) scheinen eine Rolle zu spielen.

Zur Frage der Allergiehäufigkeit reiner höherer Fettalkohole konnte in einer Übersicht [75] gezeigt werden, daß in den letzten 20 Jahren nur ca. 250 Fälle von Allergien auf Cetyl- bzw. Stearylalkohol feststellbar waren. Dies entspricht einer Häufigkeit von 0,5 % der insgesamt getesteten Patienten. Gemessen an den enormen Einsatzmengen dieser Substanzen in Kosmetik und Pharmazie kann den Cetyl- bzw. Stearylalkoholen nur eine geringe allergene Potenz zugeschrieben werden. Allerdings gilt dies nur für Produkte von hoher chemischer Reinheit.

Zum Teil erfolgt die chemische Verarbeitung des Naturproduktes über Nickelkatalysatoren: Spuren von Nickel im Fertigprodukt können bei der nicht so seltenen Kontaktallergie gegen Nickelsalze zu unliebsamen allergischen Reaktionen Anlaß geben. Diese Feststellung gilt nicht nur für Lanolingrundlagen, sondern für eine ganze Reihe weiterer dermatologischer und kosmetischer Trägerstoffe.

Ein Nachteil des Lanolin für die kosmetische Verarbeitung ist der ziemlich starke Eigengeruch und seine leichte Klebrigkeit, die jedoch durch Beimischen anderer kosmetischer Hilfsstoffe aufgehoben werden kann.

Walrat wird aus den Stirnhöhlen und Höhlungen der Rückgratknochen verschiedener Wale, hauptsächlich des Pottwales, gewonnen. Er enthält vorwiegend Palmitinsäurecetylester. Seine hautverträglichen Eigenschaften machen Walrat zu einem wertvollen Bestandteil kosmetischer Cremes und flüssiger Emulsionen. *Walratöl* ist sowohl in der Technik als Schmiermittel als auch in der Kosmetik ein begehrter Grundstoff. Um durch den sprunghaft angestiegenen Verbrauch ein Aussterben der Pottwale zu verhindern, hat man den internationalen Handel mit Walraterzeugnissen verboten.

Im Arzneibuch, 10. Ausgabe, wird Walrat durch das vergleichbar wirkende *Cetylpalmitat* ersetzt.

Seit Ende der siebziger Jahre rückt das *Jojobaöl* in den Mittelpunkt des Interesses [119, 271]. Jojobaöl wird aus den Nüssen des Jojobastrauches gewonnen, eine Ölpflanze, die schon seit Jahrzehnten bekannt ist. Erst in den letzten Jahren erlangte Jojobaöl als Ersatz für den Walrat Bedeutung. Jojobaöl ist in seiner chemischen Struktur und seinen Eigenschaften dem Walrat sehr ähnlich, es bietet sich deshalb in allen Anwendungsbereichen als geeignete Austauschsubstanz an. Seiner Zusammensetzung nach gehört es zur Gruppe der Wachse, da es aus Estern zwischen gesättigten und einfach ungesättigten, geradkettigen Alkoholen und geradkettigen Fettsäuren mit jeweils 19, 20 oder 22 Kohlenstoffatomen aufgebaut ist. Es handelt sich also nicht um ein fettes Öl, sondern um ein flüssiges Wachs. Jojobaöl kann jedoch zu einem festen Wachs hydriert werden, das ähnliche Eigenschaften aufweist wie die konkurrierenden Bienen- oder Carnabauwachse oder der feste Walrat. Jojobawachs zeigt eine Reihe vorteilhafter Eigenschaften, die für die Formulierung qualitativ hochwertiger kosmetischer Mittel ausgenützt werden: Hohe chemische Stabilität, kein störender Fettglanz, kein Kleben auf der Haut, sehr gutes Spreitvermögen. Jojobawachs findet deshalb in der Kosmetik eine breite Anwendung zur Herstellung von Seifen, Haarölen, Lippenstiften, Cremes.

Ebenfalls ein flüssiges Wachs ist der *Ölsäureoleylester*, der die Hautaffinität von Externa verbessert und eine gute Spreitfähigkeit aufweist. Ein noch besseres Benetzungsvermögen zeigen *Isopropylmyristat* und *Isopropylpalmitat*, die hauterweichend wirken und keinen Fettglanz auf der Oberfläche zurücklassen. In pharmazeutischen Dermatika schätzt man ihre penetrationsfördernden Eigenschaften. Eine in dieser Hinsicht noch bessere Verteilung auf der Haut wird den *Purcellin-Ölen* zugeschrieben, die als Gemisch alkylverzweigter Fettsäureester die chemischen Merkmale und Eigenschaften des Bürzeldrüsenöls (Gefiederfett der Wasservögel) aufweisen.

Paraffin, Vaseline

Flüssiges *Paraffin* wird fälschlicherweise oft als Öl bezeichnet, es ist jedoch kein Triglycerid, sondern es handelt sich um ein Gemisch gesättigter Kohlenwasserstoffe. Die Handelssorten werden gemeinhin Mineralöle genannt, wobei die Unterschiede in der Viskosität bestehen. Flüssige Paraffine haben zwar öligen Charakter und stehen damit den echten Ölen nahe, der wesentliche Unterschied besteht jedoch in der größeren chemischen Stabilität und einem andersartigen kosmetischen Verhalten. In manchen Kosmetikbüchern werden die kosmetischen Eigenschaften des Paraffins nicht besonders günstig eingeschätzt. Als Erdölprodukt wird flüssiges Paraffin als körperfremd angesehen und für viele Hautreizeffekte verantwortlich gemacht. Die Behauptung, daß Paraffinkohlenwasserstoffe in jedem Fall hautschädlich seien, muß jedoch als Vorurteil zurückgewiesen werden, das überwiegend auf den Erfahrungen mit ungereinigten Produkten basiert [268].

Kohlenwasserstoffe sind keineswegs gänzlich körperfremd: Im Hautoberflächenfett finden sich neben dem Hauptanteil an Triglyceriden, freien Fettsäuren, Wachsestern und Wachsalkoholen auch Squalen und verschiedene Kohlenwasserstoffe. Fette Öle haben zwar durch ihre Verwandtschaft zum Hautfett eine größere Hautaffinität, zeigen jedoch, bedingt durch die begrenzte Haltbarkeit und die schnellere Zersetzung unter Licht- und Lufteinfluß, eine größere Reizquote als flüssiges Paraffin. Stärker als bei den Fetten wird bei den Paraffinen – vor allem den höher viskosen – auf der Haut eine wasserundurchlässige, schweißstauende Schicht gebildet.

Generell kann man sagen, daß einwandfrei gereinigte Paraffinkohlenwasserstoffe nicht hautschädlich sind. Ihr wasserabstoßender Charakter macht sie besonders geeignet zur Herstellung von Schutzpräparaten. Weniger geeignet sind sie für die Herstellung kosmetischer Mittel, deren Zweck ein Ersatz des Hautfettes sein soll [132]. In dieser Hinsicht zeigen die pflanzlichen oder tierischen Fette bessere Effekte, sie dringen in die Haut leichter ein und machen diese geschmeidig; sie entsprechen eher der natürlichen Komponente des Hydrolipidfilms.

Naturvaseline ist ein bei der Erdölraffination im Rückstand anfallendes Gemisch von flüssigem Paraffin, mikrokristallinen n-Paraffinen, verzweigtkettigen Isoparaffinen und aromatischen Kohlenwasserstoffen. Die Rohvaseline wird durch Behandlung mit Schwefelsäure und Bleicherden weiter raffiniert. Je nach dem Grad der Einwirkung erhält man gelbe bzw. weiße Vaselinesorten. Weißes Vaselin ist wegen der Rückstände an Reinigungs- und Bleichzusätzen weniger gut verträglich. Diesen Verunreinigungen und den Zersetzungsprodukten wird die Auslösung des »Vaselinoderms«, einer toxischen Follikulitis, zugeschrieben.

Interessanterweise zeigt gelbes Vaselin eine relativ hohe Eigenabsorption im ultravioletten Bereich mit einem Maximum bei ca. 265 nm [293]. Reiner Vaseline kann ein Schutzfaktor von 3 zugeschrieben werden. Als Ursache für diesen Schutz gegenüber ultravioletten Strahlen werden verschiedene Erklärungen herangezogen:

– Eine Rolle spielt sicher der Gehalt an olefinischen und an zyklischen Kohlenwasserstoffen. Damit mag es auch zusammenhängen, daß weiße Vaseline, der man einen geringeren Gehalt an polyzyklischen Strukturen zuschreibt, eine weniger starke UV-Absorption aufweist.

– Eine weitere Erklärung für den Schutzeffekt ist in dem besonderen strukturellen Aufbau der Vaseline zu finden. Die festen Kohlenwasserstoffe bilden über Dispersionsanziehungskräfte ein lockeres, dreidimensionales Netzwerk aus büschelartig angeordneten Molekülaggregaten, sog. Fransenmizellen, in das die flüssigen Kohlenwasserstoffe eingelagert sind. Es erscheint durchaus denkbar, daß an diesen Bezirken geordneter kristalliner Strukturen eine stärkere Streuung ultravioletter Strahlen erfolgt.

Gegen die Verwendung von Vaseline in kosmetischen Mitteln bestehen oft ähnliche Einwände wie gegen Paraffin. Hauptargument ist die Beeinträchtigung der natürlichen Schweißabdunstung, was zu einem Wärmestau führen kann. Dieser Effekt wird durch intensive Sonnenbestrahlung noch verstärkt. Darüber hinaus erschwert die Zähigkeit der Vaseline ein gleichmäßiges Auftragen auf der Haut. Die beobachteten Hautreizungen gehen meist auf vorhandene Verunreinigungen zurück.

In der Pharmazie ist Vaseline Bestandteil

vieler Salbengrundlagen, in der Kosmetik liegt ihr Haupteinsatz in der Herstellung von Schutzpräparaten und in ihrer Verwendung als Grundlage für farbstoffhaltige, dekorative kosmetische Mittel.

Ein wesentlicher Vorteil der Kohlenwasserstoffgrundlagen ist ihre vergleichsweise hohe chemische Stabilität (Grundlagen der Testsalben für epikutane Allergie-Testung).

Eine Besonderheit unter den streichfähigen Kohlenwasserstoffgrundlagen stellt die *Plastibase* dar, ein Gemisch aus 5 Teilen Polyethylen und 95 Teilen dickflüssigem Paraffin. Die Zubereitung ist transparenter als Vaseline, chemisch indifferent, unbegrenzt haltbar, weich verstreichbar und behält über einen Temperaturbereich von −15 °C bis +60 °C eine gleichbleibende Konsistenz [191]. Plastibase ist wie alle Kohlenwasserstoffgrundlagen unmischbar mit Wasser und eignet sich deshalb besonders zur Herstellung von Schutzpräparaten.

Emulsionen

Sonnenschutzpräparate in Form von Emulsionen stehen dem Verbraucher in verschiedenen Zubereitungen, z. B. als Cremes, Schäume und Lotionen (=Milch) zur Verfügung. (Der Begriff Lotio umschreibt eigentlich dünnflüssige Suspensionen.) Sonnenschutzmittel mit Emulsionscharakter sind beim Verbraucher besonders beliebt, da sie sich gut und gleichmäßig auf der Haut verteilen lassen, hautfreundlich sind und je nach Wassergehalt einen angenehmen Kühleffekt haben. Cremes werden meist für das Gesicht, dünnflüssige Zubereitungen wie Lotionen für größere Flächen, wie Oberkörper, Arme und Beine, verwendet. Wegen ihrer Spreitwirkung dürfen Lotionen nicht um die Augenspalten herum eingesetzt werden (Bindehautreizung!).

Emulsionen sind disperse Zweiphasensysteme und bestehen in der Regel aus Ölen bzw. Fetten und Wasser, wobei eine Phase (innere oder disperse Phase) in der anderen (äußere oder geschlossene Phase bzw. Dispersionsmittel) in feinster Verteilung vorliegt. Der Grad der Verteilung ist unterschiedlich, bewegt sich aber meist in einem Bereich, der größer ist als die Wellenlängen des Lichtes, so daß Emulsionen einen milchig trüben Charakter annehmen. Liegt Öl als disperse Phase in Wasser als Dispersionsmittel fein verteilt vor, so spricht man von einem O/W-System. Solche Zubereitungen sind von der Haut mit Wasser abwaschbar und weisen auf Grund der Verdunstungsmöglichkeit des Wassers einen mehr oder weniger guten Kühleffekt auf. Schweißtropfen werden problemlos aufgenommen. Im umgekehrten Fall, also bei der Verteilung von Wasser in Öl als Dispersionsmittel, liegt ein W/O-System vor, das auf der Haut wasserabstoßend wirkt (Abb. 53).

Die feine und stabile Verteilung der beiden an sich unmischbaren Komponenten Öl und Wasser wird durch sog. Emulgatoren ermöglicht. Hierbei handelt es sich um chemische Verbindungen, die auf Grund ihrer besonderen Struktur – sie besitzen einen wasserlöslichen und einen öllöslichen Molekülanteil – zu beiden Phasen eine Affinität entwickeln. Emulgatoren lagern sich an der Grenzfläche Wasser und Öl an, ihre Wirkung beruht dabei auf folgenden Effekten [312]:

– Senkung der Grenzflächenspannung zwischen Öl und Wasser, wodurch die Zerteilung der inneren Phase, d. h. die Emulsionsbildung, erleichtert wird (Tensidcharakter).

– Bildung stabiler Schutzschichten um die dispersen Tröpfchen (Emulgatorhäutchen).

– Erhöhung der Viskosität der äußeren Phase, wobei ein Gelgerüst aufgebaut wird.

Die Ausbildung des Emulsionstyps, ob W/O oder O/W, wird neben dem Phasenvolumenverhältnis vor allem davon bestimmt, zu welcher Phase der Emulgator auf Grund seines Molekülaufbaues die größere Affinität entwickelt. Wichtig in diesem Zusammenhang ist die Kenntnis des HLB-Wertes, der die hydrophillipophilen Eigenschaften der nicht ionogenen

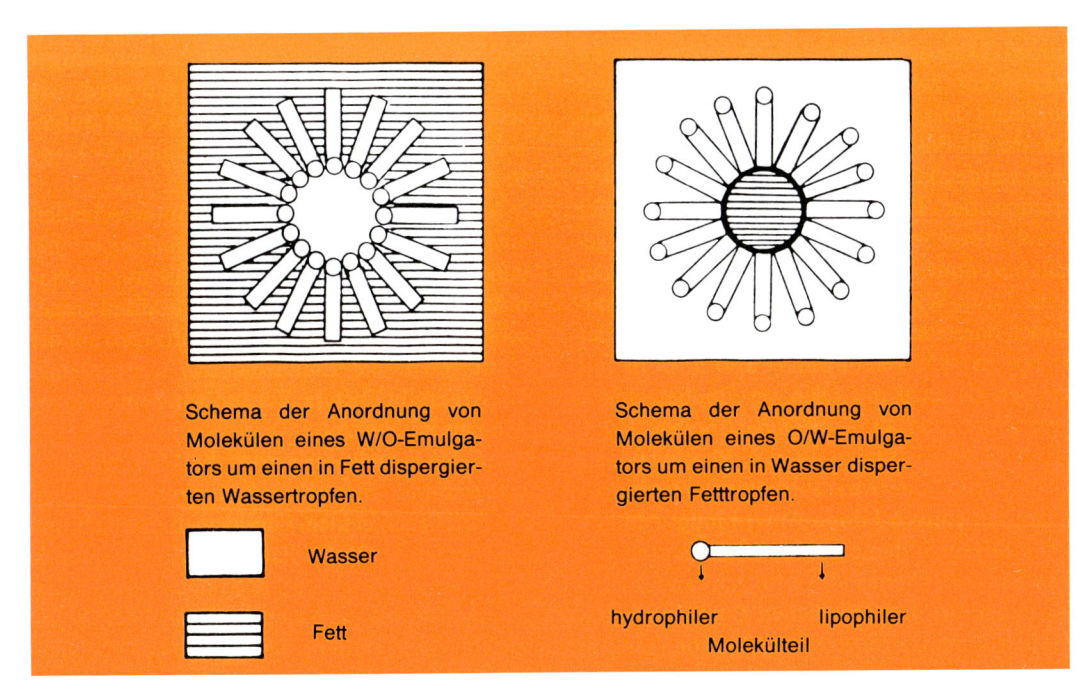

Schema der Anordnung von Molekülen eines W/O-Emulgators um einen in Fett dispergierten Wassertropfen.

☐ Wasser

☰ Fett

Schema der Anordnung von Molekülen eines O/W-Emulgators um einen in Wasser dispergierten Fetttropfen.

o——
hydrophiler   lipophiler
Molekülteil

Abb. 53: Vereinfachte Darstellung einer W/O- bzw. O/W-Emulsion

Emulgatoren charakterisiert. Die *Hydrophil-Lipophil-Balance* (HLB) wird dabei durch Zahlenwerte zwischen 1 und 40 ausgedrückt, wobei der Übergang von überwiegend lipophilen zu überwiegend hydrophilen Emulgatoren bei 10 liegt. Die HLB-Werte können rechnerisch und experimentell ermittelt werden. Emulgatoren mit einem niedrigen HLB-Wert – also unter 10 – neigen mehr zur Ölphase und werden bevorzugt W/O-Emulsionen ausbilden. Verbindungen mit einem hohen, über 10 liegenden HLB-Wert sind eher wasserlöslich und fördern die Entstehung von O/W-Emulsionen. Eine Tabelle der HLB-Werte der in kosmetischen Präparaten häufig gebrauchten Emulgatoren und der für bestimmte Emulsionsbestandteile erforderlichen HLB-Werte findet sich z. B. im Handbuch der Kosmetika und Riechstoffe [130].

Besonders fein verteilte und stabile Emulsionssysteme erhält man durch die Verwendung sog. Komplexemulgatoren. Hierbei handelt es sich um eine Kombination verschiedener Emulgatortypen. So bilden wasserlösliche grenzflächenaktive Verbindungen (Tenside) mit lipophilen (fettaffinen) Emulgatoren Emulgatorkomplexe aus, die zwischen den beiden Phasen Öl und Wasser stabile Verknüpfungsstellen (Emulgatorfilme) ergeben [312].

Moderne Untersuchungsmethoden (z. B. Röntgenfeinstrukturmessungen, Differentialthermoanalyse u. ä.) brachten neue Vorstellungen von der Struktur emulsionsartiger Systeme. So sollen die Komplexemulgatoren ein durch Wassereinlagerung gequollenes Gelgerüst aufbauen, das sich aus einem dreidimensionalen Netzwerk verschiedener Kristallstränge zusammensetzt [66, 67].

Mit Hilfe derartiger Emulgatorkombinationen gelingt auch die Herstellung von Cremesystemen, bei denen nicht mehr wie bei einer Öl-in-Wasser-Emulsion die Öltröpfchen in einer Wasserphase fein dispergiert vorliegen, sondern wo feinst verteilte Tröpfchenverbände der Wasser- und Fettphase nebeneinander existieren. Man nimmt an, daß die beiden Phasen bikohärent zwischen Plattenmizellen verteilt vorliegen. Die Bildung derartiger Plattenmizellen, die als flüssig-kristalline Phasen angesprochen werden können, wird von der Zusammensetzung der Emulsion, dem Verhältnis der Emulgatoren zueinander und dem Wassergehalt bestimmt. Solche Mischsysteme, die weder reine Öl-in-Wasser- noch Wasser-in-Öl-Emulsionen darstellen, aber die Eigenschaften beider Typen in sich vereinigen – also sowohl mit Wasser als auch mit Ölen verdünnbar sind – bezeichnet man als »ambiphile Cremes« [196]. Solche Cremes finden in der Pharmazie als Grundlagen für wirkstoffhaltige Dermatika schon seit einigen Jahren Anwendung. Ähnlich strukturierte Systeme werden auch als moderne kosmetische Cremezubereitungen angeboten, bei denen die gegensätzlichen Emulsionstypen in einer homogenen, stabilen Mischung miteinander verbunden sind. Durch den gezielten Einsatz spezieller Emulgatormischungen liegen die O/W- und die W/O-Partikel in feinster Verteilung nebeneinander vor. Der Vorteil derartig aufgebauter kosmetischer Cremes soll darin liegen, daß eine Anpassung an das natürliche Emulsionssystem des auf der Hautoberfläche liegenden und je nach Hauttyp und Gesichtszone unterschiedlichen Wasserlipidfilms erfolgt. Derartige Systeme sind allerdings sehr empfindlich und müssen besonders gut konserviert werden, was wiederum Nachteile mit sich bringt (z. B. Einsatz von Chlorquinaldol in einem handelsüblichen Mischsystem) [196].

Die Konsistenz der Emulsionssysteme wird durch den Wassergehalt verändert:

Ein Wasseranteil von mehr als 70 % ergibt dünnflüssige O/W-Emulsionen, die auf den Handelspräparaten als *Lotio* oder *Körpermilch* bezeichnet werden. *Cremes* sind streichfähige Zubereitungen mit Emulsionscharakter, wobei Wasser sowohl die Außenphase (O/W-Creme) als auch die Innenphase (W/O-Creme) darstellen kann. O/W-Emulsionen sind mit Wasser mischbar und von der Haut mit Wasser leichter abwaschbar. Außerdem entfalten sie durch das Verdunsten des Wassers eine mehr oder weniger ausgeprägte Kühlwirkung. Schweiß wird, wie schon erwähnt, in der Wasserphase gut aufgenommen und verteilt (keine Stauung, keine Perlenbildung).

Von den echten Emulsionen zu unterscheiden sind die sogenannten *Quasi-Emulsionen*, bei denen das Wasser in der Innenphase nur mechanisch in einen relativ hohen Wachsanteil eingeschlossen ist. Sofort nach dem Auftragen auf die Haut bricht die Emulsion, das freiwerdende Wasser ergibt über die Verdunstung einen angenehmen Kühleffekt.

An dieser Stelle seien auch die *Mikroemulsionen* erwähnt, die sich jedoch von den bisher beschriebenen echten Emulsionen deutlich unterscheiden [292]: Es handelt sich um optisch klare, physikalisch stabile Systeme, die in der Regel aus vier Komponenten (Tensid, Öl, Alkohol mit einer Kettenlänge von 4 bis 8 Kohlenstoffatomen, Wasser) zusammengesetzt sind. Durch Verwendung geeigneter Emulgatorkombinationen in bestimmten Konzentrationen entsteht bei einem bestimmten Mengenverhältnis der beiden Phasen Öl und Wasser eine äußerst feine Verteilung der Öltröpfchen bzw. der Wassertröpfchen, die einen Durchmesser von ca. 100 bis 500 Å (1 Å = 10^{-10} m) aufweisen [42] und als gequollene Mischmizellen beschrieben werden. Mit bloßem Auge betrachtet erscheinen die Zubereitungen deshalb durchsichtig. Die erforderlich hohen Konzentrationen an grenzflächenaktiven Emulgatoren sind aber nicht selten Anlaß für Hautirritationen, diese Tatsache schränkt die Verwendbarkeit von Mikroemulsionen für kosmetische Zubereitungen ein. Als Grundlage für Sonnengelees spielen die Mikroemulsionen weniger eine Rolle. Ihr Einsatz liegt vielmehr in der Herstellung von Frisiergelees, Badegelen, Shampoos und ähnlichem.

Die Lichtschutzwirkung einer Emulsion wird von der Löslichkeit und Konzentration der Filtersubstanz, vom Emulsionstyp und vom Wassergehalt der Zubereitung beeinflußt: Dabei lassen sich folgende Zusammenhänge erkennen [33, 34, 36]:

- Je höher die Konzentration an eingearbeiteter Filtersubstanz, umso größer ist die Lichtschutzwirkung. Der Anstieg erfolgt jedoch nicht linear, ab einer gewissen Konzentration ist der Schutzeffekt kaum noch zu steigern.
- Bei zweiphasigen Systemen, also Emulsionen (Cremes, Lotionen), erreicht man die beste Schutzwirkung, wenn die Filtersubstanz in der zusammenhängenden (äußeren) Phase vorliegt. In der Praxis bedeutet dies, daß für O/W-Emulsionen wasserlösliche Filter und für W/O-Emulsionen öllösliche Filter eingesetzt werden sollten. Dabei liegt das Wirksamkeitsniveau der O/W-Emulsionen insgesamt höher als das der W/O-Emulsionen.
- Extrem wirksame Lichtschutzsysteme sind zu realisieren, wenn in O/W-Emulsionen sowohl öl- als auch wasserlösliche Filtersubstanzen eingearbeitet werden. Im untersuchten Bereich (bis ca. 6% Filtersubstanz) ist sogar eine annähernde lineare Abhängigkeit zwischen der Konzentration an eingesetzter Filtersubstanz und den daraus resultierenden Lichtschutzfaktoren zu beobachten. Die Schutzfaktoren liegen überdies bei derartigen Präparaten weit höher als bei solchen Systemen, die nur einen einzigen Filter enthalten.
- Bei gleichem Filter und gleicher Filterkonzentration nimmt der Lichtschutzfaktor mit steigendem Wassergehalt auffallend zu. Offensichtlich scheint ein ausreichender Wassergehalt zu einer stärkeren Hornschichtquellung zu führen und damit das Eindringen der Filtersubstanz in die Haut zu erleichtern.

Zusammenfassend sind für die Entwicklung eines besonders wirksamen Sonnenschutzmittels folgende Faktoren zu berücksichtigen:

- Verwendung einer O/W-Emulsion mit möglichst hohem Wassergehalt als Grundlage;
- Einarbeitung von Filtersubstanzen in beide Phasen;
- unproportional höhere Konzentration an Filtersubstanz für hohe Lichtschutzfaktoren.

Emulsionen werden auch als sog. Schaumpräparate in Form der Sprays angeboten [291, 314]. Bei den Spray-Dosen handelt es sich meist um Glasflaschen, die mit einem schützenden Kunststoffmantel versehen sind oder um Aluminiummonoblockdosen mit einer Innenschutzlackierung. Als Treibgas wurden bisher überwiegend fluorierte Kohlenwasserstoffe verwendet, die unter Druck (3–5 atü) flüssig sind und an der Luft spontan verdampfen. Diese sog. Sicherheitstreibgase sind nicht brennbar, nicht explosiv und medizinisch weitgehend unbedenklich.

Gegen die Verwendung von fluorierten Chlorkohlenwasserstoffen als Treibgase bestehen jedoch aus Gründen des Umweltschutzes Einwände (siehe Kap. 4.2): Man vermutet, daß diese in der irdischen Atmosphäre sehr stabilen Gase bis in die Stratosphäre diffundieren. In 20 bis 40 km Höhe findet durch die intensive Bestrahlung mit kurzwelligem UV-Licht ein Zerfall der Moleküle statt. Die dabei entstehenden Chloratome reagieren mit dem Ozon, was letztlich zu einem Absinken des Ozongehaltes in dieser Höhe führen würde [176].

Viele Hersteller verwenden Stickstoff oder Kohlendioxid als Treibgas. Ein Nachteil dieser sog. komprimierten Treibgase ist jedoch die geringe Druckkonstanz in der zunehmend entleerten Dose. In manchen europäischen Ländern wird mit Butan-Propanmischungen gearbeitet. Auf Grund der Brennbarkeit sind diese Treibmittel jedoch nicht ungefährlich. Allerdings ist es gelungen, die Feuergefährlichkeit durch Mischen mit Kohlendioxid und geringen Mengen an fluorierten Chlorkohlenwasserstoffen wesentlich herabzusetzen.

Spraydosen mit fluorierten Chlorkohlenwasserstoffen reagieren auf Temperaturerhöhungen sehr empfindlich. Schon bei Umgebungstemperaturen über 50 °C steigt der Innendruck stark an, so daß die Dose explodieren kann. Selbst anscheinend leere Dosen sind noch gefährlich, da oft noch ein Rest des Treibmittels in der Dose zurückbleibt. Spraydosen sind deshalb in jedem Fall vor Hitzeeinwirkung zu schützen. Bei der Fahrt in den Urlaub haben die Dosen auf der Ablage im Autorückfenster nichts zu suchen. Auch die direkte Sonneneinstrahlung beim Liegen im Sand des Badestrandes kann die Dose zum Platzen bringen.

Bei den Sonnenschutzmitteln spielen Sprays bzw. Schaumpräparate nur noch eine untergeordnete Rolle.

Gele

Sonnenschutzmittel werden auch in Form durchsichtiger, streichfähiger Gele angeboten. Gele sind kolloide, disperse Systeme, bestehend aus einer meist im Überschuß vorhandenen flüssigen zusammenhängenden Phase und einem gerüstbildenden festen Bestandteil, dem sog. Gelbildner. Diese gerüstbildenden Substanzen werden unterteilt in organische Gelbildner (synthetisch: Polyacrylsäure, halbsynthetisch: Cellulosederivate, Naturstoffe wie Gummi arabicum, Stärke, Agar-Agar, Gelatine, Pektin, Traganth, Alginate) und in anorganische Gelbildner wie kolloidale Kieselsäure und Bentonit.

Je nach Dispersionsmittel gibt es wäßrige (Hydrogele) und ölige Zubereitungen (Oleogele). Wenn der Verbraucher von einem Gel oder einem Gelee spricht, meint er meist eine klare, durchsichtige, streichfähige, wasserhaltige Zubereitung. Bei den zur Herstellung der Sonnenschutzgele verwendeten gelbildenden Substanzen handelt es sich um organische Makromoleküle, die in der Lage sind, ein Gerüst aufzubauen, dessen Teilchengröße im kolloidalen Bereich (1 bis 100 nm) liegt. Das Gel erscheint dadurch – obwohl es sich nicht um eine echte molekulare Lösung handelt – klar und durchsichtig. Die Gelbildungsfähigkeit ist bei den verschiedenen Substanzen unterschiedlich ausgeprägt:

Während Polyacrylsäure (bei neutralem pH-Wert) schon bei 0,5 bis 1 % ein steifes, streichfähiges Gel ausbildet, sind bei anderen Substanzen, z. B. den halbsynthetischen Cellulosederivaten (Methyl- bzw. Carboxymethylcellulose) oder den Naturstoffen, wie Alginsäure, Carrageen oder Gelatine, Konzentrationen von 5–10 % nötig [292].

Die hydrophilen Gele haben ein gutes Haftvermögen auf der Haut, eine ausgeprägte Kühlwirkung, und sie sind mit Wasser abwaschbar. In der Kosmetik finden diese Gelbildner vor allem Verwendung zur Herstellung von Gesichtsmasken und Gesichtspackungen.

Bei der Verwendung von Hydrogelen als Sonnengelees können nur wasserlösliche Lichtfiltersubstanzen eingearbeitet werden. Sonnenschutzgele auf der Basis der Cellulosederivate hinterlassen oft nach dem Verdunsten des Wassers einen Film auf der Haut, der von vielen Verbrauchern als unangenehm empfunden wird. Polyacrylsäure (z. B. Carbopol 940) wird von der Haut besser aufgenommen und zeigt diese Erscheinung nicht. In der Pharmazie werden deshalb Polyacrylsäuregele, die das tiefere Eindringen der Pharmaka begünstigen, für Zubereitungen mit erwünschter Tiefenwirkung, z. B. bei Sportverletzungen, verwendet [153].

Mit Polyacrylsäure lassen sich auch alkoholische Gele herstellen (meist Isopropylalkohol), dadurch erübrigt sich in vielen Fällen eine zusätzliche Konservierung [153]. Um ein zu rasches Verdunsten der Wasserphase zu vermeiden und um die Geschmeidigkeit zu erhalten, sind den Hydrogelen Feuchthaltemittel wie Glycerol, Sorbitollösung, Propandiol oder Natriumlactat zugesetzt. Wäßrige Gele sind bei fetter Haut angezeigt, während die trockene, rauhe Haut eher mit lipophilen Gelen behandelt wird. Grundlage solcher Gele mit einer öligen Außenphase ist meist die kolloidale Kieselsäure Aerosil, die in einer Konzentration von ca. 5 % sowohl in mineralischen Ölen (z. B. Paraffin) als auch in pflanzlichen Ölen ein streichfähiges Gel ergibt (Oleogel). Solche Oleogele auf der Basis Aerosil werden dann transparent, wenn die zu verdickende Ölkomponente annähernd den gleichen Brechungsindex wie Aerosil aufweist (z. B. Isopropylmyristat, Paraffinöl). In Sonnenschutzpräparaten werden derartige Oleogele als Grundlage nicht verwendet, dagegen gibt es Produkte auf der Basis echter Lipogele. Dabei handelt es sich um flüssige Mischungen halbfester Wachse oder Fette mit den verschiedenen pflanzlichen oder synthetischen Ölen. In solche lipophilen, fettaffinen Gelzubereitungen sind natürlich nur öllösliche Verbindungen als Lichtfilter einarbeitbar. Derartige Präparate haften lange auf der Haut, wirken wasserabstoßend und werden deshalb vom Wassersportler bevorzugt.

Eine Neuentwicklung stellen die sog. Hydrodispersionsgele dar [71 a]. Dabei handelt es sich um milchig-trübe Zubereitungen, die in ihren Eigenschaften zwischen den klassischen Hydrogelen und einer Emulsion anzusiedeln sind. Das Gemisch aus nicht mit Wasser mischbaren Flüssigkeiten (UVB-Filter, UVA-Filter, Vitamin E, Silikonöl) wird durch starkes Homogenisieren sehr fein im wäßrigen Medium (Wasser, Alkohol, Propylenglycol, Polyacrylat als Gelbildner) dispergiert. Die Stabilität und die Lagerfähigkeit wird durch eine geeignete Verdickung der äußeren Phase erreicht. Aufgrund dieses Herstellungsprozesses kann auch der normalerweise im wäßrig-alkoholischen Medium unlösliche UVA-Filter Butyl-methoxydibenzoylmethan verarbeitet werden. In reinen Hydrogelen sind nur wasserlösliche UVB-Filter, z. B. das Natriumsalz der Phenylbenzimidazolsulfonsäure löslich. Um auch im UVA-Bereich wirksam zu sein, konnten bisher nur die Natriumsalze der Benzophenonderivate in Hydrogelen eingesetzt werden. Seit 1992 gibt es mit Mexoryl SX auch einen wasserlöslichen UVA-Filter. Im Vergleich zu den abwaschbaren Hydrogelen können die Dispersionsgele durch Zusatz von Silikonderivaten wasserabweisend gemacht werden. Da das Einarbeiten von lipophilen Bestandteilen in beschränktem Ausmaß möglich ist, lassen sich den Dispersionsgelen auch gewisse pflegende Eigenschaften zuschreiben.

Make-up

Make-up-Präparate sind streichfähige Suspensionen, d. h. es werden Feststoffe in wasserfreie oder wasserhaltige Grundlagen eingearbeitet. Bei diesen Feststoffen handelt es sich um feinste Pulvermischungen (Puder), die je nach beabsichtigter Wirkung anorganische Bestandteile wie Aerosil (kolloidale Kieselsäure), Calciumcarbonat, Magnesiumcarbonat oder verschiedene Metalloxide als Farbstoffe, Silikate wie Kaolin, Bolus oder Talkum und Pigmente wie Titandioxid enthalten.

Als organische Pudersubstanzen dienen Stärke (für Gesichtspuder muß nichtquellende Stärke verwendet werden), Stearate und Lactose. Zur Herstellung eines wasserfreien Make-up werden die Feststoffe in feinster Form in pflanzlichen Ölen, Wachsen oder gehärteten Fetten verarbeitet. Meist handelt es sich um Mischungen dieser lipophilen Substanzen, wobei je nach dem Anteil an flüssigen Bestandteilen ein halbfestes (Pudercreme) oder flüssiges Make-up (»Liquid make up«) entsteht.

Grundlage für die wasserhaltigen Make-up-Präparate sind streichfähige Emulsionen auf der Basis bekannter Salbengrundlagen wie Wollwachs, Lanolin oder Stearatcremes. Häufig verwendet werden abwaschbare Make-up-Produkte auf der Basis von Öl-in-Wasser-Emulsionen. Der Anteil an eingearbeiteten Feststoffen bestimmt die Konsistenz des Make-ups. Der Farbton wird durch die Metalloxide bestimmt, die jeden gewünschten dekorativen Effekt ermöglichen (Schminken).

Zu erwähnen ist noch das Kompakt-Make-up, das einen geringen Fettanteil hat und zu festen Puder-Tabletten verpreßt wird.

Make-up-Präparate haben eine gute Schutzwirkung gegen die Umwelteinflüsse wie Wind, Regen, Schmutz, Staub und Sonne. Die ultravioletten Strahlen werden an der Oberfläche der suspendierten Pulverteilchen reflektiert bzw. gestreut (siehe Kap. 5.3). Die konsequente Anwendung eines Make-ups bietet deshalb auch einen Schutz vor den chronischen Lichtschäden (»beschleunigte Hautalterung«). Ein besonders wirksames Make-up enthält zum Schutz vor intensiver Sonneneinstrahlung für die empfindliche Haut zusätzlich Filtersubstanzen.

Liposome

Liposomen sind kugelförmige Vesikel mit einer oder mehreren geschlossenen Doppelmembranschichten aus Glycerophospholipiden, beispielsweise aus Lecithin (Abb. 54). Weitere Komponenten der Doppelschichten (Bilayer) sind Cholesterol, Ceramide (natürliche Lipidkomponente der Epidermis), Fettsäuren, sowie nichtionische oder ionische Tenside. Vesikel aus nichtionischen Tensiden werden auch als Niosomen bezeichnet. Liposomen bzw. Vesikel sind demnach Assoziationskolloide, wie sie seit langem für Tenside beschrieben worden sind. Wasserlösliche Tenside bzw. Emulgatoren ergeben bekanntlich oberhalb ihrer kritischen Mizellbildungskonzentrationen Kugelmizellen, was auch für Phospholipide zutrifft. Phospholipide, z. B. Diacyl-Glycerol-Phosphatidylethanolamin, deren apolarer Molekülteil eine größere Grenzfläche beansprucht als der polare Bereich, bilden hingegen in Wasser invershexagonale Strukturen. Hierbei sind die Moleküle so angeordnet, daß die polaren Bereiche nach innen und die apolaren nach außen weisen. Sowohl bei den Mizellen als auch den invershexagonalen Strukturen liegen die Lipide bzw. Tenside in Monoschichten vor. Dies ist der entscheidende Unterschied zu den Lipiddoppelschichten von Liposomen [169 a].

Phospholipide, deren polare und apolare Bereiche einen vergleichbaren Flächenbedarf aufweisen, wie beispielsweise Diacyl-glycerophosphatidylcholine mit langkettigen Fettsäuren, ergeben bevorzugt Lipiddoppelschichten und entsprechen daher in ihrer Gestalt den Biomembranen.

Während normalerweise Liposomen und nichtionische Vesikel in hydrophilen Cremegrundlagen, die O/W- und W/O-Emulgatoren enthalten, nicht stabil sind, gelingt die Herstellung stabiler Liposomen bzw. Vesikel in Cremes unter bestimmten Voraussetzungen. Bei Abwesenheit wasserlöslicher O/W-Emulgatoren, die eine Solubilisierung der Vesikel bewirken, können unterschiedliche Typen von Liposomen bzw. Vesikel ohne Solubilisierung in O/W-Cremes eingearbeitet werden [195].

Im Bereich der kosmetischen Produkte erwies sich die Bezeichnung »Liposom« als verkaufsförderndes Argument. Mit einem geschickten Marketing wurden den Liposomen Eigenschaften zugeschrieben, die den Verbraucher offensichtlich überzeugten, denn die Verkaufszahlen dieser Präparate nahmen stark zu. Der Markt der angebotenen Präparate war überdies sehr unübersichtlich, es wurden kosmetische Zubereitungen als Liposome angeboten, die in der Cremegrundlage höchstens einige »Hohlkügelchen« enthielten. Die Kriterien, nach denen

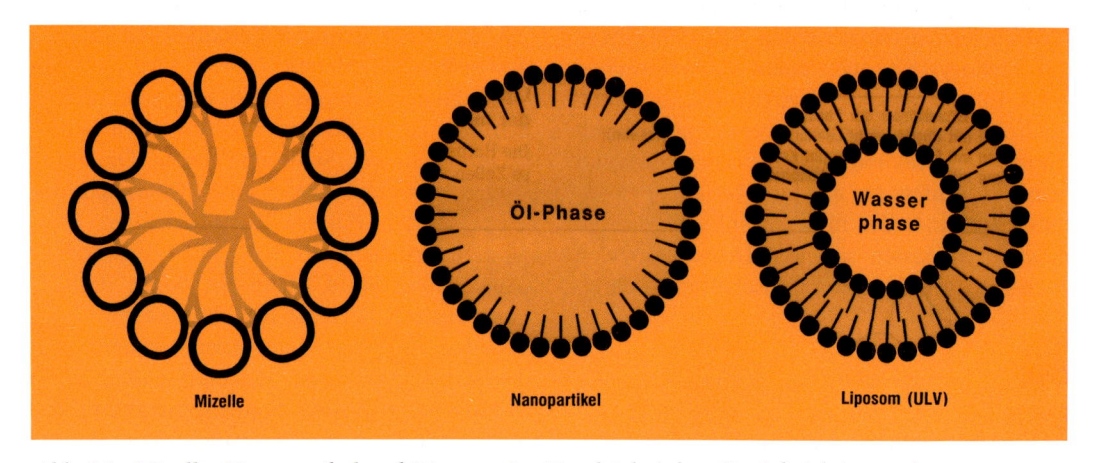

Abb. 54: Mizelle, Nonopartikel und Liposom im Vergleich (ohne Berücksichtigung der unterschiedlichen Größe)

echte Liposomenprodukte erkennbar waren, bereiteten oft Schwierigkeiten [93].

Die Experten äußerten sich über die hochgespannten Erwartungen zunehmend skeptisch [195, 244, 141].

Der Einsatz von Liposomen in kosmetischen Produkten erfüllte nur diejenigen Erwartungen, die die Grundgesetze der Hautpenetration beachten: Liposomen erwiesen sich als ausgezeichnete Vehikel und üben gute Effekte als neuartige Wirkstoffträger aus. Nicht erfüllt werden Erwartungen hinsichtlich Einschleusung unveränderter Liposomen in lebende Hautschichten und Abgabe kosmetischer Wirkstoffe in die tiefere Epidermis, Dermis oder Subcutis. Realität ist, daß Kosmetika auf Liposomenbasis ausgezeichnete Pflegeeigenschaften aufweisen, gut verträglich sind und länger wirken als gleichartige Emulsionen. Zu fordern ist eine regelmäßige Überprüfung der Qualität der ständig neu hinzukommenden liposomalen Kosmetika. Vielleicht sollte man sogar eine Standardisierung ins Auge fassen.

Folgende Aussagen können bisher zu den Erwartungen in der Kosmetik und Dermatologie gemacht werden [244]:

Der am besten dokumentierte Effekt von Liposomen und Niosomen ist ihre Wirkung an der Hautoberfläche. Hier üben sie einen okklusiven Effekt aus aufgrund ihrer Spreitung und Filmbildung auf der Hautoberfläche. Durch die transepidermale Wasserverdampfung wird die Haut automatisch hydratisiert. Ähnliche und selbst bessere Effekte lassen sich mit hautfreundlichen Ölen, W/O-Emulsionen oder W/O-Cremes (Nachtcremes, Pflegecremes) erzielen. Behauptungen, daß Liposomen und Niosomen die Haut ernähren oder aktiv an ihrem Erneuerungsprozeß teilnehmen, sind wissenschaftlich nicht haltbar.

»Leere« wäßrige Liposomen-Dispersionen sind offensichtlich in der Lage, die Lipidbarriere im Innern der Hornschicht positiv so zu verändern, daß die Haut über einen reduzierten transepidermalen Wasserverlust (TEWL) von innen heraus hydratisiert wird. Dies ergibt neue sinnvolle Anwendungsmöglichkeiten für liposomale Produkte in der Kosmetik und Dermatologie. (Zum Einsatz von Liposomen in Sonnenschutzmitteln siehe Kap. 5.3).

Hautzustand

Öle und Emulsionen als Sonnenschutzpräparate zeigen bei den verschiedenen Hautzuständen unterschiedliche Wirksamkeit. In einem direkten Vergleich wurde die Wirksamkeit von Sonnenschutzöl, W/O- und O/W-Emulsionen bei Probanden mit besonders fetter und besonders trockener Haut geprüft [35]. Dabei wurde festgestellt, daß fette und trockene Hautareale durch Öle und W/O-Emulsionen praktisch gleich gut geschützt werden. Die Löslichkeit des Filters in einer der Phasen war von geringem Einfluß. Bei einer O/W-Creme mit einer Kombination aus öl- und wasserlöslichem Lichtschutzfilter (Zweiphasenfiltersystem) wurde ebenfalls bei beiden Hautzuständen eine vergleichbare Wirkung festgestellt.

Flüssig-Emulsionen vom Typ O/W zeigten dagegen im Verhältnis zu den anderen Zubereitungen größere Differenzen. Trockene Hautstellen waren durch diese Emulsionen besser geschützt als fette Hautareale. Eine mögliche Erklärung wird darin gesehen, daß der hohe Wassergehalt flüssiger O/W-Emulsionen bei trockener Haut ein Eindringen der Filtersubstanz in die Hornschicht erleichtert. Auch der bei fetter Haut übliche Lipidfilm auf der Oberfläche scheint eine Rolle zu spielen.

5.8 Spezielle Gesichtspunkte bei der Auswahl eines Sonnenschutzmittels

Die Auswahl eines Sonnenschutzmittels erfolgt in erster Linie nach dem Lichtschutzfaktor, der von den Kriterien »Individuelle Empfindlichkeit« und »UVB-Intensität am Ort der Bestrahlung« bestimmt wird. Es gibt jedoch eine Reihe von Sonderfällen oder besondere Wünsche des Kunden, bei denen neben dem Lichtschutzfaktor auch andere Gesichtspunkte, z. B. Auswahl

einer bestimmten Anwendungsform, zu berücksichtigen sind:
- Liegen pathologische Lichtreaktionen vor z. B. polymorphe Lichtdermatose oder Mallorca-Akne?
- Soll das Produkt wasserfest sein?
- Muß ein Blockerpräparat angewendet werden?
- Welche Produkte sind für Wintersportler angezeigt?
- Wie kann eine unreine bzw. Aknehaut geschützt werden?
- Welches Produkt ist für behaarte Körperstellen richtig?
- Wie können die Lippen wirksam geschützt werden?

Diese Fragestellungen erfordern mehr als die bloße Auswahl des Lichtschutzfaktors: Bei der Empfehlung des geeigneten Produktes müssen Überlegungen angestellt werden in bezug auf Verträglichkeit, Haftung des Produktes auf der Haut, Abwaschbarkeit, Vermeidung bestimmter Hilfsstoffe und ähnliche Gesichtspunkte.

Pathologische Lichtreaktionen

Zu Beginn der Sommerzeit oder vor der Abreise in den Urlaub stellen viele Menschen die Frage: »Ich habe eine Sonnenallergie, was kann ich dagegen tun?« Für den Laien ist jede ungewöhnliche Reaktion der Haut auf Sonnenbestrahlung eine Sonnenallergie, obwohl es eine solche natürlich nicht gibt. Bevor man irgendwelche Ratschläge erteilt, sollte in einem Gespräch mit dem Kunden versucht werden, die Ursache für die Hautreaktionen herauszubekommen.

- Wann treten die Hautreaktionen auf? Schon im Frühjahr in Deutschland oder erst im Urlaub?
- An welchen Körperstellen sind die Hauterscheinungen lokalisiert? Sind sie begrenzt auf die bestrahlten Stellen oder streuen sie?
- Wie äußern sich die Hautreaktionen? Liegen Rötungen vor? Akneartige Knötchen, Pusteln? Entzündete Hautstellen? Stark juckende Ausschläge?
- Erfolgt die Reaktion nach Aufbringen bestimmter Sonnenschutzmittel?
- Werden Medikamente eingenommen?
- Verwendet man häufig dekorative Kosmetika oder Parfüms?
- Liegen spezielle, vom Arzt bereits diagnostizierte Lichtkrankheiten vor?
- Welchen Beruf hat der Kunde?
- Liegt eine Neigung zu allergischen Hautreaktionen vor?

(Ausführliche Beschreibung der pathologischen Lichtreaktionen siehe Kap. 4.10).

Anhand dieser Fragen kann man versuchen, der Ursache der Lichtempfindlichkeit auf den Grund zu gehen und dann zu entscheiden, ob dem Patienten durch Auswahl eines bestimmten Sonnenschutzmittels geholfen werden kann oder ob eine ärztliche Behandlung anzuraten ist.

Lichtabhängige überschießende Hautreaktionen auf Sonnenbestrahlung können folgende Ursachen haben [287]:

1. Mangelnde Ausbildung des natürlichen Lichtschutzes
   Genetisch bedingte Schwäche bei der Ausbildung der körpereigenen Lichtschutzmechanismen (Bräunung und Verdickung der Hornschicht), wie sie oft beim Pigmentierungstyp I und II anzutreffen ist. Eine erhöhte Sonnenempfindlichkeit ist auch mit zunehmendem Alter zu beobachten (Melanin-Bildung abgeschwächt).
   Behandlung: Verstärkter Sonnenschutz durch Kleidung, Sonnenschutzmittel mit hohem Lichtschutzfaktor.

2. Polymorphe Lichtdermatose
   Unter dem Begriff polymorphe Lichtdermatose wird eine Reihe von Lichtkrankheiten der Haut subsumiert, deren auslösende Ursache noch unbekannt ist. Das klinische Bild ist sehr unterschiedlich (polymorph), typisch ist ein stark juckender Hautausschlag, manchmal kleine Bläschen, bevorzugt an Stellen, die nicht an die Sonne gewöhnt sind und plötzlich einer ungewohnt hohen Sonnenintensität ausgesetzt werden.

Ursache für die Auslösung der Reaktionen sind in den meisten Fällen UVA-Strahlen. Behandlung: In schweren Fällen totaler Schutz durch Kleidung, Abhärtung mit künstlichen Bestrahlungsgeräten in der ärztlichen Praxis. Versuch mit β-Karotin-Drgs: Täglich 100–150 mg, beginnend ca. 2–4 Wochen vor Urlaubsantritt. Antihistaminika (Terfenadin, Astemizol) zur Linderung der Beschwerden. In leichteren Fällen genügen evtl. Sonnenschutzmittel mit hohen Lichtschutzfaktoren und wirksamen UVA-Filtern. In der Literatur wird vereinzelt über Erfolge bei der Einnahme von Nicotinsäureamid berichtet [323]; (siehe dazu Kap. 4.12).

Eine Prophylaxe überschießender Lichtreaktionen durch orale Gaben von Calcium in Form von Brausetabletten oder Trinkampullen wird immer wieder empfohlen. Zweifellos wirkt Calcium membran- und gefäßabdichtend; außerdem festigt es die Interzellularsubstanz [109]. Ob aber tatsächlich orale Calciumgaben beim Stoffwechselgesunden derartige Wirkungen bedingen, ist wissenschaftlich umstritten und in exakten Doppelblindstudien nicht abgesichert. Auf der anderen Seite kommt man nicht darüber hinweg, daß viele Patienten über positive Effekte oraler Calciumgaben bei ihren unliebsamen Sonnenreaktionen berichten. Da orale Calciumverabreichung völlig risikofrei ist, lohnt der Versuch, auch wenn die Wirksamkeit unsicher ist.

Die völlige Unterdrückung allergischer Symptome ist mit Calcium allerdings nicht möglich. Es gibt keine Studien, die den Effekt von Calcium bei Lichtdermatosen belegen würden.

Diagnose und Therapie der polymorphen Lichtdermatose erfordern viel Erfahrung, deshalb sollte ein Kunde, bei dem die Ursache der übersteigerten Lichtreaktionen unklar ist, in jedem Fall zu einem Dermatologen geschickt werden.

3. Mallorca-Akne
   Die sog. Mallorca-Akne läßt sich durch folgende Kennzeichen verifizieren und von dem unklaren Erscheinungsbild der polymorphen Lichtdermatose abgrenzen:
   – Knötchen, stark juckend, gerötet, leicht entzündet, Auftreten vor allem bei Frauen im mittleren Alter im Bereich des Dekolletés oder der Oberarme, manchmal auch an den Schultern, nie jedoch im Gesicht (meist vorgebräunt und sonnengewöhnt). Erythematöse Herde an den Unterarmen sind eher der polymorphen Lichtdermatose zuzuordnen.
   – Neigung zu fett-feuchter Haut, in früheren Jahren oft Akne.
   – Häufiger Gebrauch von Emulsionen zur Gesichts- und Körperpflege oder als Sonnenschutz.
   – Nur bei ungewohnt hoher Sonnenintensität im Urlaub, praktisch nie in Deutschland.
   – Reaktionen bei Sonnenbestrahlung unterschiedlich, bei manchen Personen erstes Auftreten der Symptome nach Stunden, bei anderen erst nach 2–3 Tagen. (Siehe Kap. 4.11).
   – Auftreten praktisch nur bei Frauen
   Bei der Mallorca-Akne handelt es sich gewissermaßen um die Kombination einer toxischen Akne mit einer Lichterkrankung. UVA-Strahlen allein lösen die Veränderungen ebensowenig aus, wie die Aufbringung von Fettstoffen oder Emulgatoren ohne UVA. Tronnier empfiehlt deshalb, das Krankheitsbild der Mallorca-Akne aus der Gruppe der polymorphen Lichtdermatose herauszunehmen. Wichtig für eine erfolgreiche Prophylaxe ist aber eine exakte Diagnose, die sich aus der beschriebenen Morphe, dem Verteilungsmuster und dem starken Juckreiz ableiten läßt [304, 305, 309].

Verhinderung der Mallorca-Akne:
– Lichtschutzmittel ohne Fettstoffe und Emulgatoren
  Geeignet sind Sonnenschutzmittel auf der Basis wäßriger Hydrogele oder wäßrig-alkoholische Lösungen. Der Kunde muß jedoch

darauf hingewiesen werden, daß einige Tage vor der Bestrahlung und auch während der Besonnung auf Emulsionspräparate zur Hautpflege verzichtet werden muß. Um die sonnenbedingte Hautaustrocknung zu verhindern, bieten die Firmen entsprechende Après-Sun-Präparate in Gelform an.

In den letzten Jahren ist ein rasanter Anstieg im Verbrauch von Hydrogel-Präparaten zu verzeichnen. Dies zeigt, daß die Verwendung von Hydrogelen bei Mallorca-Akne erfolgversprechend ist und sich beim Verbraucher durchgesetzt hat. Interessant ist, daß diese Zunahme der Gel-Präparate in den Apotheken, im Vergleich zu den anderen Vertriebskanälen, überproportional hoch ist. Ein Beweis dafür, daß Kunden mit Hautproblemen eher die Apotheke zur Beratung aufsuchen.

- Lichtschutzmittel mit UVA-Filtern
  Kunden, die keine Hydrogel-Präparate auftragen wollen, können zusätzlich zum UVB-Schutz Lichtschutzmittel mit hohem Absorptionsvermögen im UVA-Bereich empfohlen werden. In diesem Falle dürfen auch Cremes oder Lotionen angewendet werden, unter der Voraussetzung, daß diese Präparate auch wirksam die UVA-Strahlen abblocken können. Meist handelt es sich dabei um Produkte, mit einer Kombination aus UVB- und UVA-Filtern sowie einem hohen Anteil an Titandioxid.
  Bewährt hat sich vereinzelt die frühzeitige Gabe von Antihistaminika wie Astemizol [99a] oder Terfenadin.

4. Unverträglichkeit von Lichtschutzmitteln und filterhaltigen Kosmetika
   Bei der Beurteilung möglicher Ursachen für ungewöhnliche Hautreaktionen auf Sonnenbestrahlung wird oft außer acht gelassen, daß auch Filtersubstanzen selbst Anlaß für Unverträglichkeitsreaktionen sein können [287]. Auf das Phänomen »Lichtkrank durch Lichtschutz« infolge Umwandlung des Filtermoleküls durch UV-Einwirkung wurde bereits hingewiesen (siehe Kap. 5.3). Erinnert sei an dieser Stelle aber auch an die Hautreaktionen, die durch Duftstoffe, Konservierungsmittel, Antioxidantien und andere Inhaltsstoffe, z. B. Pflanzenauszüge entstehen können.

5. Falsche Präparateauswahl
   Relativ häufig kommt es zu Hautreizungen einfach dadurch, daß die Grundlage des aufgetragenen Sonnenschutzmittels für den vorliegenden Hautzustand nicht geeignet ist. Bei fett-feuchter Haut führt z. B. eine überfettete Grundlage zu einer Follikelreizung. Bei einer extrem trockenen Haut müssen austrocknende Produkte wie Hydrogele oder alkoholische Lösungen vermieden werden und eher solche Präparationen verwendet werden, die Lipide und Feuchtigkeit zuführen.

6. Lichtreaktionen auf Medikamente und Kosmetika
   Grundsätzlich sollte jeder Kunde, der über Lichtreaktionen der Haut klagt, gefragt werden, ob er Medikamente einnimmt, oder solche äußerlich aufträgt. Wichtig auch ist die Frage, ob regelmäßig dekorative Kosmetika angewendet werden. Eine nützliche Übersicht über alle Substanzen, die die Lichtempfindlichkeit der Haut steigern und zu photoallergischen bzw. phototoxischen Reaktionen führen können, ist in Allergicum manuale erschienen [261] (siehe dazu auch Kap. 11.5).

Blockerpräparate

Generell werden alle Sonnenschutzmittel mit Faktoren größer 10 als Blocker bezeichnet. Dabei wird keine Differenzierung gemacht, ob nur UV-Filter verwendet oder auch Decksubstanzen eingearbeitet werden. Übersichtlicher wäre folgende Einteilung:

- Sunblocker: Präparate mit UV-Filtern und Decksubstanzen
- UV-Blocker: Präparate nur mit UV-Filtern

> – Total-Blocker: Lichtschutzpasten ausschließlich mit Decksubstanzen.

Blockerprodukte werden immer dann aufgetragen, wenn vollständiger Schutz der Haut vor den ultravioletten Strahlen beabsichtigt ist (siehe Tab. 41). Eine solche Zielsetzung wäre gegeben, wenn der Kunde auf Sonnenbestrahlung mit krankhaften Lichtreaktionen reagiert. Aber auch bei Hautgesunden gibt es eine Reihe von Gründen für den Einsatz von Blockerpräparaten: Neigung zur Hyperpigmentierung, besonders exponierte Hautstellen (Nasenrücken, Lippen), sonnenentwöhnte Hautstellen, extreme Empfindlichkeit bei hoher UVB-Intensität. Hautstellen ohne Pigmentbildung wie Narben oder Vitiligoherde.

Tabelle 41: Anwendung von Blockerpräparaten

Bei Hautgesunden	Bei Hautkranken
– besonders exponierte Hautstellen (Nasenrücken, Lippen)	– Pigmentstörungen (besonders Vitiligo)
– sonnenentwöhnte Hautstellen	– polymorphe Lichtdermatosen
– extrem hohe UV-Intensität	– sog. »Sonnenallergie«
– Verzögerung lichtbedingter Hautalterung	– Porphyrien
– Verminderung des Risikos des Entstehens von Präkanzerosen	– durch Licht verschlechterte Dermatosen
– hohe Lichtempfindlichkeit	– bei Gefahr phototoxischer bzw. photoallergischer Reaktionen

Lippenschutz

Besonderheiten der Lippen

Die Lippen – genauer gesagt – das Lippenrot als Übergangszone zwischen Gesichtshaut und Mundschleimhaut – unterscheiden sich in ihrem Aufbau in wesentlichen Punkten von der normalen Haut [198 a]. Die Gesichtshaut besteht aus Oberhaut (Epidermis), Lederhaut (Corium), Unterhaut (Subcutis) und wird nach außen von einer mehr oder weniger dicken Hornschicht begrenzt und geschützt. Auf der Hautoberfläche liegt der Wasser-Lipid-Film, dessen Zusammensetzung von der Tätigkeit der Schweiß- und Talgdrüsen abhängt. Außerdem finden sich auf der Gesichtshaut als Hautanhangsgebilde feine Härchen.

Die Lippen dagegen besitzen weder Talg- noch Schweißdrüsen. An ihrer Innenseite befinden sich Speicheldrüsen. Die Lippen werden deshalb hauptsächlich durch den Mundspeichel feucht gehalten. Hervorzuheben ist weiter, daß nur eine sehr dünne Hornschicht vorhanden ist und daß in der Keimschicht nur sehr wenig von dem braunen Hautpigment Melanin produziert wird. Aufgrund dieser Besonderheiten des Lippenaufbaus ergibt sich eine erhöhte Empfindlichkeit gegenüber Umwelteinflüssen und auch eine verringerte Schutzwirkung gegenüber viralen Infektionen. Lippen trocknen sehr leicht aus, werden schnell rissig und springen rasch – vor allem an den Mundwinkeln – auf. Besonders anfällig sind Lippen gegen intensive Sonneneinstrahlung. Im Gegensatz zur übrigen Haut können sich die Lippen nicht durch die Verdickung der Hornschicht oder durch verstärkte Melaninbildung an eine übermäßige Sonneneinwirkung anpassen und schützen. Vor allem die UVB-Strahlen führen bei Überdosierung zu blasigen Verbrennungen und schmerzhaftem Aufspringen der Lippen.

Lippenstift

In unserem Kulturkreis hat der Lippenstift für die Frau als reines Verschönerungsmittel schon seit langem eine besondere Stellung im Rahmen der dekorativen Kosmetik. Die Hersteller können entsprechend dem jeweiligen Modetrend den Wünschen der Verbraucherinnen mit qualitativ hochwertigen Produkten in allen Farbschattierungen nachkommen. An Lippenstifte werden hinsichtlich Unschädlichkeit und Verträglichkeit gleich hohe Anforderungen gestellt wie an andere kosmetische Mittel.

Bei der Verwendung von Lippenstiften dürften im wesentlichen drei Zwecke eine Rolle spielen:

- ein rein *dekorativer Effekt*, der in der Farbgebung dem jeweiligen Modetrend unterliegt und durch Beimengung verschiedener Farblacke erreicht wird,
- ein mehr *pflegender Aspekt*, der dann überwiegt, wenn rauhe, rissige Lippen behandelt werden sollen,
- ein *Schutzeffekt*, der immer dann im Vordergrund steht, wenn die Lippen schädigenden Umwelteinflüssen ausgesetzt sind. Gefährlich sind die UVB-Strahlen, die bei großer Intensität, zu blasigen Verbrennungen führen können. Personen, die zu Fieberblasen (Herpes simplex) neigen, sind besonders auf einen Lippenschutz mit einer guten Filterwirkung angewiesen.

Interessant ist, daß in Ländern, in denen ein farbiger Lippenstift bei den Frauen als Schönheitssymbol gilt, das Lippenkarzinom weniger häufig vorkommt. Diese Tatsache unterstreicht wieder die Bedeutung des UVB als wichtigstes Karzinogen der Umwelt.

Sonnenlichtexpositionen gehören neben Fieber, Streß und verschiedenen Traumen zu den auslösenden Faktoren einer Ausbreitung des *Herpes-simplex-Virus* (Typ 1). UVB-Strahlen schwächen die örtliche Immunabwehr, so daß das Virus seine pathogene Wirkung entfalten kann [6, 10, 221].

Kommt es noch zu einer Austrocknung der Haut, insbesondere an den Lippenrändern kann sich leicht ein Herpes solaris entwickeln; besonders gefährdet sind Skifahrer, Surfer und Segler (Austrocknung durch den Wind).

Das Virus stammt in solchen Fällen selten von einer massiven externen Infektion (Reinfektion), meistens erfolgt eine Reaktivierung der latenten viralen Infektion im sensiblen Ganglion. Nach leichten Prodromalsymptomen (Müdigkeit, Reizbarkeit, Kopfschmerz) spürt der Patient wenige Tage nach der Sonnenbestrahlung zunächst ein leichtes Jucken und Spannen an einer umschriebenen Hautstelle der Lippe, dann treten brennende und stechende Schmerzen hinzu, schließlich erscheint ein rötlicher Fleck an den Lippen, der sich innerhalb von 24 Stunden mit kleinen, stecknadelkopfgroßen Bläschen bedeckt, wobei die Bläschen in einer Gruppe verschieden alt sind.

Die *Behandlung* des Herpes solaris, der sonnenbestrahlungsinduzierten Fieberbläschen an den Lippen, ist vergleichsweise undankbar. Patienten, die den Beginn der Herpeseruption schon frühzeitig spüren, können z. T. mit sehr guten Erfolgen Tromantadin in Salbenform anwenden. Nach Aufschießen der Bläschen wirkt Tromantadin nur noch weit schwächer, auch die Anwendung des Antimetaboliten Ioddesoxyuridin (IDU) als Tinktur unter Zugabe des penetrationsfördernden Dimethylsulfoxid (DMSO) bedingt meist nur eine geringe Verkürzung der Heilungsphase. So bleiben in der Regel nur Lokalantibiotika in Puder- und Salbenform zur Verhinderung einer Sekundärinfektion und unspezifische Antiphlogistika (Phenylbutazon, Natrium acetylosalicylicum) per os zur Verminderung des Spannungsschmerzes und zur Reduktion der Schwellungen. Die früher beliebte Anwendung von 3prozentiger Karbolzinkpaste (Anästhesie und Abätzung durch die Karbolsäure plus Lichtschutz durch Abdeckung mittels Zinkoxid) ist heute aus toxikologischen Gründen in den Hintergrund getreten. Aciclovir (lokal) ist seit Juli 92 zur lokalen Anwendung als Creme rezeptfrei erhältlich, sollte aber wegen der möglichen Resistenzinduktion sehr sparsam eingesetzt werden. Das Virustatikum Aciclovir in oraler Form als Dauerbehandlung sollte schwersten Fällen vorbehalten bleiben (Gefahr der Resistenzentwicklung des Virus). – Bei immer wiederkehrenden Herpes-simplex-Eruptionen ergibt sich oft die Notwendigkeit einer Immunstimulation. Für die Selbstmedikation geeignet ist ein Produkt mit einem Trockenextrakt aus Melissenblättern sowie ein Präparat mit einer Mischung aus Heparin-Natrium und Zinksulfat. Beide Arzneimittel sind rezeptfrei, während Tromantadin nur auf ärztliche Anordnung abgegeben werden darf. Vereinzelt bewährt hat sich das Auftragen einer Vioform-Zinkoxid Lotio.

Aufbau der Lippenschutzprodukte

Grundmasse der Lippenstifte sind im wesentlichen Wachse (Bienenwachs, Carnaubawachs), Hartparaffin, Ozokerit und Ceresin (mikrokristalline, verzweigtkettige Kohlenwasserstoffe). Diese Festsubstanzen werden in ihrer Konsistenz durch Beimischen von Vaseline, Lanolin, flüssigen und halbfesten Fetten verändert. Spezielle Zusätze verhindern das Kleben (z. B. Isopropylmyristat) oder verbessern die Haftfähigkeit. Die Farbgebung erfolgt mit Farblakken, löslichen Farben, die auf ein Substrat niedergeschlagen sind. Daneben gibt es modisch bedingte Perlglanzpigmente. Das häufigste Weißpigment ist Titandioxid. Zur Überdeckung des Eigengeschmacks der Grundlagen dienen besonders ausgewählte Aromaöle, zur Verbesserung der Haltbarkeit sind Antioxidantien zugesetzt.

Lippenstifte, bei denen die pflegende Komponente im Vordergrund steht, enthalten mitunter entzündungshemmende Substanzen, z. B. Kamillenextrakte, Hamamelisextrakte, Bisabolol oder Azulen, und wundheilende, granulationsfördernde Bestandteile wie Dexpanthenol (Panthenol), Allantoin und ungesättigte Fettsäuren.

Lippenstifte, die überwiegend den Schutz vor ultravioletten Strahlen zum Ziel haben, enthalten neben verschiedenen pflegenden Bestandteilen die üblichen lipidlöslichen Lichtfiltersubstanzen in unterschiedlicher Konzentration, meist sind auch noch Decksubstanzen (ZnO, TiO_2) eingearbeitet. Ein extrem stark lichtschützendes Präparat mit entzündungshemmenden und desinfizierenden Bestandteilen, das vor allem von Bergsteigern und Skifahrern in großen Höhen verwendet wird, enthält als Decksubstanz Zinkoxid und Schwefel sowie Phenol.

Kleinkinder

Bei Kleinkindern sind die körpereigenen Schutzmechanismen noch nicht optimal ausgebildet. Die Haut ist extrem anfällig für Erythemreaktionen. Also Sonnenschutzmittel mit hohen Faktoren (Blocker) als Cremes für das Gesicht und Lotionen für den Körper. Die Produkte sollen möglichst wasserfest sein. Problem bei großflächiger Anwendung: Resorption der Filtersubstanzen. Deshalb sollten solche Sonnenschutzmittel für Babys und Kleinkinder gewählt werden, die durch eine entsprechende Formulierung und Auswahl der Filter ein Eindringen in die Haut verhindern. Am besten ist ein hoher Anteil an Pigmenten statt Filtern. Optimal wäre natürlich die alleinige Verwendung von Decksubstanzen anstelle von UV-Absorbern. Allerdings wären solche hochkonzentrierten Lichtschutzpasten problematisch (mangelnde Akzeptanz durch »zähe« Verstreichbarkeit), mit dem verstärkten Einsatz der Mikropigmente sind jedoch kosmetisch bessere Produkte zu erwarten. Abgesehen davon, daß ein Sonnenbrand gerade für Kleinkinder schmerzhaft und bedrohlich ist, belegen mehrere Studien, daß häufige Sonnenbrandreaktionen im kindlichen Alter das Melanom-Risiko erheblich steigern (siehe Kap. 4.8).

Kleinkinder sollten nie längere Zeit der direkten Sonneneinstrahlung ausgesetzt sein, zusätzlicher Schutz durch Textilien wie luftige Hemden und Kopfbedeckung ist empfehlenswert.

Anforderungen an Sonnenschutzprodukte für Kleinkinder:
– hoher Lichtschutzfaktor
– überwiegend Mikropigmente
– schwer resorbierbare UV-Filter
– Schutzwirkung im UVA- und UVB-Bereich
– wasserfest
– feuchtigkeitsspendende und pflegende Eigenschaften

Sport und Sonne

Im Sommer werden viele Sportarten mehrere Stunden im Freien ausgeübt. An einen wirksamen, langanhaltenden Sonnenschutz wird dabei von den wenigsten Sportlern gedacht. Ein Golfspieler z. B. ist in einem sonnenintensiven Urlaubsland oder im Sommer in Deutschland bei einer 18 Lochrunde mindestens 4 Stunden der intensiven Sonneneinstrahlung ausgesetzt: eine Einwirkungszeit, die selbst bei vorgebräunten Personen bei hoher UVB-Intensität zu Sonnenbrand führen kann, von hellhäutigen, empfindlichen Personen ganz zu schweigen. Bei mehrstündigen Ballspielarten wie Fußball oder manchmal auch Tennis werden selten Sonnenschutzmittel verwendet. Hier ist bei den Spielern noch erhebliche Aufklärungsarbeit zu leisten. Sportliche Betätigung ist Energieverbrauch, der sich in einer Überhitzung des Organismus äußert. Dagegen wiederum schützt sich der Körper durch mehr oder weniger intensive Schweißbildung, um eine Kühlung zu erreichen. Diese vermehrte Feuchtigkeit auf der Haut lockert die oberen Hornschichten auf, so daß die ultravioletten Strahlen besser eindringen können. Sport im Freien unter starker Sonne erfordert Sonnenschutzmittel mit hohen Lichtschutzfaktoren, wasserfesten Eigenschaften und einer Schutzwirkung über den gesamten Ultraviolett-Bereich.

Normalerweise erfolgt die Auswahl eines Sonnenschutzmittels nach den Kriterien individuelle Empfindlichkeit und UVB-Intensität (siehe Kap. 5.5). Da der Verbraucher das Bestreben hat, rasch und intensiv braun zu werden, neigt er eher zur Wahl eines Produktes mit niedrigem Faktor. Bei der Beratung eines Sportlers sollte jedoch weniger der Gesichtspunkt »Bräunung« im Vordergrund stehen, sondern der Gedanke des Schutzes. Ein Sportler ist unter Umständen mehrere Stunden einer intensiven Sonneneinstrahlung schutzlos ausgesetzt und kann das Spiel nicht frühzeitig beenden, um sich in den Schatten zu begeben; er benötigt deshalb ein langwirkendes Sonnenschutzmittel. Wichtig ist eine möglichst wasserfeste Präparation, da durch das Schwitzen das Produkt leicht entfernt wird.

Über **Schnorchler** und **Surfer** wurde bereits an anderer Stelle gesprochen (Kap. 5.4). Anzuführen sind noch die **Radfahrer**, bei denen die Vorderseite der Oberschenkel als »Sonnenterrasse« extrem gefährdet ist (besser mit langen Hosen radfahren!). **Tennisspieler** sollten neben dem Gesicht Arme, Beine und Nacken schützen, sofern diese nicht durch Textilien bedeckt sind.

Besonders extreme Verhältnisse herrschen beim Wintersport; deshalb sei auf die Schutzmaßnahmen beim Langlauf oder Alpinskifahren detaillierter eingegangen.

In unseren Breitengraden ist Winterhaut eine sonnenungewohnte Haut. Nach den Zeiten geringer UV-Einstrahlung in den sonnenarmen Herbst- und Wintermonaten ist unsere Haut pigmentärmer, die schützende Hornschicht nicht so wirksam ausgebildet. Wind, niedrige Temperaturen und geringe Luftfeuchtigkeit, Aufenthalt in überheizten Räumen verringern die Widerstandskraft, die Haut neigt zum Austrocknen. Auf übermäßige Sonneneinstrahlung reagiert eine strapazierte, sonnenungewohnte Haut wesentlich empfindlicher. Hinzu kommt, daß verschiedene Klimafaktoren wie Wind, Hitze (Infrarot-Strahlung), Kälte und vor allem das UVA die Sonnenbrandwirkung der UVB-Strahlen um 25–50 % verstärken können und die Erythempersistenz verlängern. Das Entstehen chronischer Lichtschäden wird gefördert.

Besonders die Situation des Wintersportlers erfordert deshalb Maßnahmen, die seine Haut wirksam schützen [30, 94, 138, 152]:

– Schutz vor dem Austrocknen der Haut
 Die trockene Haut in den Wintermonaten beruht auf einer klimatisch bedingten Veränderung des komplexen Wasser-Lipidsystems der oberen Hautschicht. Dieser Wasser-Lipid-Film besteht aus Talg, ekkrinem Schweiß, Bestandteilen des Stratum corneum, wie Keratin, Eiweißspaltprodukten, Hornschichtlipiden, und transepidermal abgegebenem Wasser. Niedrige Luftfeuchte

und Wind sind für das verstärkte Austrocknen verantwortlich. Die Haut wird rauh und rissig, die Oberfläche ist durch feine netzartige Sprünge gekennzeichnet. Besonders anfällig sind die Lippen für derartige Austrocknungsfolgen. Das Erscheinungsbild wird also weniger vom Fettgehalt als vielmehr vom Feuchtigkeitsmangel der Hornschicht geprägt. Die kosmetischen Mittel sollen der Haut Feuchte zuführen, bzw. der Haut helfen, die Feuchte zu bewahren und den Oberflächenfilm der Haut, bestehend aus Hautfett, Wasser und wasserlöslichen Substanzen, zu unterstützen oder wieder aufzubauen (siehe Kap. 8.1). Nach dem Skifahren sollte deshalb die Haut mit einer Feuchtigkeitscreme gepflegt werden.

Hierzu sind Präparate am besten geeignet, die gleichzeitig Fett und Wasser anbieten. W/O-Emulsionen bewirken über einen temporären Abdeckeffekt eine Hydratation der Hornschicht, ein Effekt, der durch einen hohen Wassergehalt in der Emulsionsinnenphase noch verstärkt wird. Zusätzlich eingearbeitete Feuchthaltesubstanzen (Milchsäure, Aminosäuren, Mukopolysaccharide wie Hyaluronsäure) wirken sich sehr günstig aus. Auch Harnstoff bewährt sich zur Behandlung trockener Hautzustände.

Bei Wintersportarten, die mit Bewegung oder hohem Fahrtwind verbunden sind, wird die kalte Luft oft unterschätzt: Der Wind bewirkt ein schnelles und drastisches Absinken der Hauttemperaturen.

Abbildung 55 zeigt die Zusammenhänge von Außentemperatur, Windgeschwindigkeit und die Wirkung auf die Haut. Bei einem längeren Skiabfahrtslauf mit hoher Geschwindigkeit können ohne weiteres auf der Haut Temperaturen bis weit unter Null erreicht werden. Lokale Erfrierungen, vor allem an der oft ungeschützten Nasenspitze oder den Wangen sind die Folge.

Bei Erfrierungen werden – wie bei Verbrennungen – verschiedene Schweregrade unterschieden: Grad 1 – ein erstes Alarmzeichen – äußert sich durch weiße Hautstellen. Grad 2 zeigt Blasenbildung und Erfrierungen. Grad 3 führt zum Absterben tieferer Hautschichten. Bei der Gefahr von Hauterfrierungen muß für eine bessere Durchblutung gesorgt werden, z. B. durch leichtes Massieren der Haut um die betroffenen Stellen. Erfrorene Stellen sollten lokal erwärmt werden, z. B. durch Auflegen warmer Hände auf das Gesicht. Das oft praktizierte Abreiben mit Schnee ist nicht nur unnütz, sondern sogar schädlich: In der ungenügend durchbluteten Haut können dadurch kleine Risse entstehen, die später schlecht heilen und mitunter sogar vereitern. Kleinere Hautareale sollten mit durchblutungsfördernden Salben behandelt werden. Kälte kann aber nicht nur die ungeschützte Haut durch Erfrierungen schädigen, sondern sie stellt auch für den gesunden Organismus eine Gefahr dar. Bei Bergsteigern oder Skifahrern, die von einem Kälteeinbruch überrascht wurden, kann es rasch zu einer lebensbedrohlichen Unterkühlung kommen.

Auf das von Textilien nicht geschützte Gesicht werden extrem fette Salben aufgetragen. Produkte, die viel Wasser enthalten, also Hydrogele, Lotionen oder Cremes auf O/W-Emulsionsbasis, sind ungeeignet. Produkte mit Decksubstanzen, wie Zinkoxid oder Titandioxid, sind reinen Mischungen von Fetten und Wachsen im Kälteschutzeffekt überlegen. An ein Kälteschutzprodukt sind folgende Anforderungen zu stellen:

– wärmeisolierende Eigenschaften;
– noch streichfähig bei Temperaturen unter Null
– dem Hautfett ähnliche Zusammensetzung
– keine Behinderung der Wasserabgabe der Haut
– bei starker Transpiration kein Zerstören des Fettfilms des Schutzproduktes.

Die UVB-Intensität ist bei klarer, reiner Luft – direkt über dem Meer oder in großen Höhen auf dem Berg – größer als in Städten mit hoher Luftverschmutzung. Ähnliche Verhältnisse zeigt der Vergleich Hochgebirge und Flachland. Die Intensität der UVB-Strahlen im Hochgebir-

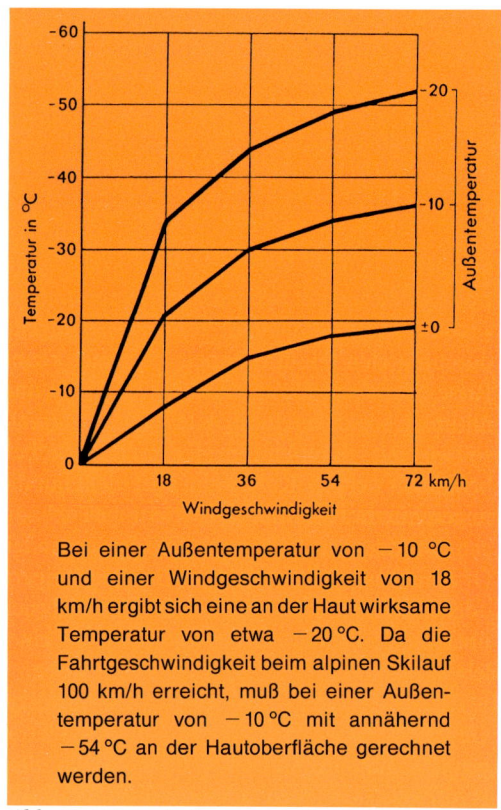

Bei einer Außentemperatur von −10 °C und einer Windgeschwindigkeit von 18 km/h ergibt sich eine an der Haut wirksame Temperatur von etwa −20 °C. Da die Fahrtgeschwindigkeit beim alpinen Skilauf 100 km/h erreicht, muß bei einer Außentemperatur von −10 °C mit annähernd −54 °C an der Hautoberfläche gerechnet werden.

Abb. 55: Korrelation von Außentemperatur und Windgeschwindigkeit, Wirkung auf die Haut [94]

ge ist größer als in den tiefgelegenen Ebenen, weil weniger Luftschichten durchstrahlt werden müssen. Für die Beratung der Kunden ist wichtig zu wissen, daß pro tausend Höhenmeter die UVB-Intensität um 15 bis 20 % zunimmt. Im UVA-Bereich macht sich der Höhenunterschied nicht so stark bemerkbar, weil die längerwelligen Strahlen durch Reflexion und Streuung eine weit geringere Abschwächung erleiden. Dies sind Gegebenheiten, die besonders Skifahrern klargemacht werden müssen, wenn sie vorhaben, sich mit der Seilbahn in das Hochgebirge befördern zu lassen. Hinzu kommt beim Skifahren oder auch beim Langlaufen die intensive Reflexion der UV-Strahlen auf der Schneeoberfläche (bis zu 70 %).

Ein »Sonnenbad« auf der Terrasse eines Bergrestaurants sollte deshalb zeitlich begrenzt und nie ohne wirksamen Sonnenschutz durchgeführt werden. Besonders gefährlich ist es, die Skikleidung auszuziehen und Oberkörper und Arme der Sonne auszusetzen. Die normalerweise von Kleidung bedeckten Hautstellen sind hochempfindlich (nur mäßig verdickte Hornschicht, praktisch kein Melaninpigment) und deshalb extrem erythemgefährdet. Heimtückisch ist Nebel, hinter dem die Sonne nur schemenhaft zu erkennen ist und deshalb den Wintersportler zu einer gefährlichen Sorglosigkeit und Vernachlässigung der Schutzmaßnahmen verführt.

Für den Wintersportler dürfen keine Sonnenschutzpräparate empfohlen werden, die stark wasserhaltig sind, also keine dünnflüssigen Emulsionen (Lotionen) oder O/W-Cremes. In jedem Fall zu vermeiden sind wäßrige Hydrogele, auch wenn sie einen noch so hohen Lichtschutzfaktor aufweisen. Gut geeignet sind W/O-Cremes mit einem geringen Wasseranteil, fette Lichtschutzpasten, reine Lipogele oder Fettstifte, die breiter als normal sind, damit auch größere Hautflächen bequem bestrichen werden können. Überdies bieten wasserfreie Produkte bei Stürzen in den Schnee einen besseren Schutz infolge der wasserabstoßenden Wirkung.

Wie eingangs erwähnt, sollte bei der Beratung eines Wintersportlers nicht primär die Zielsetzung *Bräunung* im Vordergrund stehen, sondern vielmehr die Komponente *Schutz*.

Die Haut wird ja praktisch überfallartig mit einer ungewohnt hohen UVB-Intensität konfrontiert und hat keine Zeit, sich anzupassen. In den Wintermonaten sind die Schutzmechanismen wie Hornschicht oder Melanin wenig ausgeprägt, die Haut ist damit sonnenempfindlicher. Selbst vorgebräunte Personen unterschätzen oft die Intensität der Wintersonne. Hinzu kommt, daß Skifahrer oft Touren machen, den ganzen Tag über unterwegs sind und sich viel länger in der Sonne aufhalten, als sie es eigentlich aufgrund ihres gewählten Lichtschutzfaktors dürften. Besonders bei strahlendem Sonnenschein (Mittagszeit) und der zusätzlichen Lichtreflexion auf der Schneeoberfläche wird dann der Gesichtshaut rasch zuviel an UVB-Strahlen zugemutet.

Durch die Kälte spürt man beginnende Erytheme nicht. Für Schutzmaßnahmen ist es dann zu spät, und jede weitere Sonneneinwirkung verschlimmert das Erythem. Hohe Lichtschutzfaktoren ermöglichen dagegen einen längeren Aufenthalt in der Sonne und verringern das Risiko eines Sonnenbrandes.

Leitlinie für die Beratung muß also sein:

»Schützen vor Bräunen«

Für die Auswahl des geeigneten Faktors bedeutet dies: sonnengewohnt, vorgebräunt: (Pigmentierungstyp III oder IV) Faktor 8 bis 10, sonnenungewohnt, hellhäutig, lichtempfindlich: (Pigmentierungstyp I oder II) Faktor 15 bis 20.

Wintersport
Leitlinie einer Beratung
1. Hohe Lichtschutzfaktoren wählen
2. Produkte mit geringem beziehungsweise fehlendem Wasseranteil auftragen:
   – breite Fettstifte
   – Lipogele
   – Pasten (hoher Anteil an Mikropigmenten)
   – wasserarme W/O-Cremes
3. Lippenschutz mit hohen Faktoren beziehungsweise Totalschutz

---

Hautunreinheiten

Die Bezeichnung »Hautunreinheiten« ist wissenschaftlich nicht exakt. Meist wird dieser Ausdruck zur Bezeichnung für das Vorliegen zahlreicher Mitesser verwendet. Aber auch Pigmentierungsstörungen können den Eindruck von Hautunreinheiten erwecken. Ferner imponieren die nach dem Verschluß von Schweißdrüsenausführungsgängen entstehenden Bläschen und Knötchen (»Miliaria«) ebenfalls als »Unreinheiten«. Solche Bilder sieht man z. B. nach starker Bestrahlung mit künstlichen Sonnen.

Im folgenden sollen als Hautunreinheiten dem üblichen Gebrauch nach die Mitesser abgehandelt werden.

Ursachen

Unter den Ursachen für die Entstehung von Mitessern (»Komedonen«) unterscheidet man anlagebedingte Faktoren, äußere Faktoren, intestinale und hormonale Faktoren, mechanische Faktoren und psychische Faktoren.

An erster Stelle stehen zweifellos die Anlage zur Seborrhoe und zur verstärkten follikulären Verhornung und die äußeren Faktoren wie alkalische Reinigung (Seifenreinigung) und Anwendung ungeeigneter oder zersetzter Pflegepräparationen. Im letzteren Fall spricht man direkt von einer Akne cosmetica. Als Schmierölakne bezeichnet man die großen Mitesser und Knötchen nach dem meist beruflich erfolgenden Kontakt mit komedogenen Fettstoffen. Mechaniker, die ihre öligen Hände immer an den Oberschenkeln abwischen, entwickeln dort eine *Akne ab externis*.

Zu den sekundären äußeren Faktoren zählen die Mikroben (Bakterien und Pilze). Einerseits verursachen Bakterien als echte Parasiten Infektionen (Aknepustel, Abszesse), andererseits bewirken bestimmte Bakterien (Propionibacterium acnes) und Pilze des Genus Pityrosporum durch ihre Triglyceridesterasen eine Spaltung der Triglyceride des Talges und eine Freisetzung von hautreizenden, komedogenen Fettsäuren. Weiter bedingen mikrobielle Enzyme (Proteasen) eine Schwächung der Follikelwandungen, wodurch Mitesserinhalt (Hornschuppen, Talg, Mikroben) in das Hautbindegewebe gelangen und dort zusammen mit den chemotaktischen Faktoren der Mikroorganismen zur Entzündung führen kann (Akneknötchen).

Von großer Bedeutung ist auch der mechanische Faktor, die Manipulation des Patienten an den ihn störenden Mitessern: Das Herumdrücken bedingt ein Einreißen der ohnedies geschwächten Follikelwandung und – siehe oben – führt zum entzündlichen Akneknötchen. Über die mechanischen Manipulationen greift auch der psychische Faktor in die Pathogenese der Akne ein. Bei Nervosität wird die Entstehung der Akne aus Mitessern begünstigt; auf die komplexen Faktoren bei Neurosen und Psychosen (Selbstverstümmelung zur Erregung von Abwehrreaktionen der Umgebung) kann hier nicht weiter eingegangen werden. Zu den inneren Faktoren zählen gastrointestinale Störungen wie Gastritis und Obstipation sowie hormonale Störungen bei Frauen. Auch eine genetisch bedingte Schwäche der Immunabwehr trägt zur Entstehung einer Akne in manchen Fällen bei.

Als Sonderform einer »Akne« sei hier nochmals die Mallorca-Akne erwähnt: Diese Erkrankung resultiert aus dem Zusammenwirken bestimmter Lipide und Emulgatoren (von Kosmetika, von Lichtschutzpräparationen) und UVA. Der Ausdruck »Akne« (= Spitze, Knötchen) ist deshalb berechtigt, weil zahlreiche follikulär stehende Knötchen an den befallenen Partien auftreten; als Leitsymptom gilt aber bei dieser »Akne« der starke Juckreiz.

Als letztes seien noch die verschiedenen Medikamente angeführt, die über eine Follikelreizung zu Hautunreinheiten und akneformen Arzneimittelexanthemen führen können. An erster Stelle sind hier Iod- und Brom-haltige Medikamente zu nennen [225].

Auch manche kosmetischen Mittel enthalten komedogene Substanzen (z. B. Isopropylmyristat, Butylstearat, Natriumlaurylsulfat).

Hautbild

Bei Hautunreinheiten, wie sie in erster Linie auf fetter Haut anzutreffen sind, liegen geschlossene und offene Komedonen (Mitesser) nebeneinander vor. Die geschlossenen Mitesser sind stärker vorgewölbt als die offenen und weisen in der Regel an der Oberfläche eine weiße Farbe auf. Die offenen Komedonen imponieren in schwereren Fällen als breite Krater (maximal erweiterte Follikel), deren Inhalt an der Oberfläche eine dunkle Färbung aufweist. Dringt Mitesserinhalt durch die Follikelwandung hindurch, so entsteht eine Entzündung im perifollikulären Gewebe: klinisch bietet sich das Bild des Akneknötchens. Jede Komedonenhaut ist potentiell aknegefährdet, weshalb entsprechende pflegerische Maßnahmen zu setzen sind, um eine Weiterentwicklung zu verhindern. Akneknötchen heilen ohne Hinterlassung von Narben ab.

Erfolgt eine massive Sekundärinfektion, so entwickeln sich Pusteln und tiefreichende Abszesse. Hier kommt es meistens zur narbigen Ausheilung; Narben und weitgestellte, trichterartig eingezogene Follikel bieten ein kosmetisch wenig ansprechendes Bild. Die weitgestellten Follikel beruhen auf der Schädigung des perifollikulären Gewebes, insbesondere der Elastika, und sind praktisch nicht therapierbar. Schleifungen können versucht werden.

In solchen Fällen gilt in besonderem Maße, daß Vorbeugen besser ist als Heilen. Durch eine gezielte Hautpflege bzw. eine rechtzeitig einsetzende medizinische Therapie läßt sich eine schwere Akne fast immer verhindern.

Behandlung

Wie oben erwähnt, sollte bereits bei den ersten Anzeichen einer unreinen Haut ein vernünftiges Pflegeprogramm begonnen werden: eine gründliche, jedoch alkalifreie Reinigung, eine Bremsung der Seborrhoe und eine fachliche Behandlung der Mitesser. Aknegene äußerliche Kontakte sind ebenso zu meiden wie allgemeine Noxen.

Neben einer sinnvollen Reinigung und einer Hautpflege im üblichen Sinn (siehe Kapitel 7.1) sollte nicht nur die weitere Entstehung von Mitessern verhindert werden, sondern die bestehenden Mitesser müssen vorsichtig und schonend geöffnet bzw. entfernt werden. Hierzu ist zunächst die gesamte Hautpartie mit heißem Dampf (heißer Wasserdampf, heiße Kompressen) zu behandeln. Dann ist durch vorsichtigen Zug nach der Seite (in die vier Windrichtungen) zu versuchen, ob der Propf herausgleitet. Wenn dies nicht der Fall ist, muß die Prozedur am nächsten Tag wiederholt werden. Keinesfalls darf herumgedrückt werden; eine Umwandlung des Mitessers in ein Akneknötchen ist sonst unvermeidlich!

Bestrahlungen mit UVB bringen manchmal

positive Auswirkungen auf das Hautbild (sebosuppressive Wirkung von UVB), sollten aber nur nach Rücksprache mit dem Dermatologen durchgeführt werden. UVA wirkt über die resorptionsfördernde Durchwärmung.

Weiter ist empfehlenswert bei unreiner Haut vernünftigen Rat einzuholen, wie die Lebensführung zu ändern wäre (Diät ohne Schokolade und ohne starke Gewürze usw.). Bei Vorliegen von gesundheitlichen Störungen (hormonale Dysregulationen, Obstipation usw.) ist der Arzt aufzusuchen.

Behandlung einer Akne

Die Aknebehandlung gehört unbedingt in die Hand des Arztes, der jedoch unter Umständen mit einer Kosmetikerin zusammen die Patienten

Tabelle 42: Schema einer Beratung bei unreiner Haut

Hautpflege
- Bei Hautunreinheiten (Mitessern) wichtig, konsequente und richtige Hautpflege, d. h. keine Alkaliseifen oder andere hautreizende Stoffe!
- Zur schonenden Reinigung Syndets mit antibakteriellen Zusätzen.
- Tiefenreinigung: Abrasivbehandlung. Ähnliche Wirkung: milde Peeling-Masken.
- Nach der Reinigung: Auftragen antibakteriell wirksamer Präparate (Hautstellen betupfen).
- Tagespflege: Rasch einziehende, fettarme O/W-Cremes, mattierend, abdeckend.
- Make-up: enthaltene Pulversubstanzen haben aufsaugende Wirkung, getönte Make-ups oder getönte Deckcremes und Stifte psychologisch von Vorteil.
- Leinsamenpackungen zur Beruhigung der irritierten Haut.
- Grundsätzlich gilt: stark überfettete kosmetische Produkte vermeiden!

Entfernung von Komedonen
- Entfernung der Pickel und Mitesser muß sachgemäß erfolgen, am besten durch eine Kosmetikerin, unsachgemäßes Herumdrücken führt zu Entzündungen und begünstigt Sekundärinfektionen.
- Die Folge: es entstehen Pusteln, Zysten, tiefe Knoten, die oft nur narbig abheilen. Der Übergang zur Akne wird durch unsachgemäße Behandlung gefördert.
- Vorgehen: warm-heiße Dampfbäder mit Kamille, feucht-warme Kräuterumschläge, dadurch Aufweichen der Pfropfen. Erniedrigen der Talgkonsistenz.
- Anschließend: Entleeren der Komedonen; nicht durch Druck, sondern durch vorsichtiges Ziehen in alle vier Richtungen.

Hinweise zur Arzneimitteltherapie durch den Arzt bzw. Apotheker
- Bei der lokalen Anwendung von all-trans-Retinsäure nach kurzer Zeit Brennen der Haut, Aufblühen der Pusteln, intensive Schuppung und Hautrötung.
Diese scheinbare Verschlechterung des Hautzustandes darf keinesfalls zum Abbrechen der Therapie führen. Patient muß zum Durchhalten aufgefordert werden. Sonnenstrahlen meiden, Hände nach jeder Anwendung gründlich waschen, andere Lokaltherapeutika oder Schälmittel absetzen, nicht unmittelbar nach dem Waschen auf die feuchte Haut auftragen.
- Bei der Verwendung von Antibiotika: die lokale Therapie nach ca. 8 Wochen abbrechen, dann Pause, evtl. Umsteigen auf Benzoylperoxid.
- Orale Anwendung der Antibiotika: Wechselwirkung mit anderen Arzneistoffen überprüfen.

Lebensführung
- Typische Aknediät gibt es nicht!
Trotzdem empfehlen, daß bestimmte Ernährungsgewohnheiten im Übermaß vermieden werden, z. B. kein Alkohol, keine scharfen Gewürze, keine überfetteten Speisen, kein übermäßiger Genuß von Schokolade und Süßigkeiten, für regelmäßige Verdauung sorgen.

betreuen wird. Drei Säulen der Behandlung (Arzneimitteltherapie):

- Reduzierung der Talgproduktion (antiseborrhoisch),
- Verhinderung bzw. Auflösen von Komedonen (keralytisch, komedonolytisch)
- Bekämpfung schädlicher Hautbakterien (antibakteriell)

Bei starker Infektion sind Tetracycline, Erythromycin oder Clindamycin die Antibiotika der ersten Wahl. Die Antibiotika werden systemisch verabreicht, bei leichteren pustulösen Formen wird von einigen Autoren auch die lokale Antibiotikatherapie propagiert.

Lokal empfiehlt sich Benzoylperoxid wegen seiner schuppenlösenden, mitesseröffnenden und stark desinfizierenden Wirkung.

Retinoide sind Substanzen, die sich chemisch vom Retinol (= Vitamin A) ableiten. Bestimmte Retinoide wirken stark antiseborrhoisch (Reduktion der Talgdrüsenaktivität auf 10 % des Ausgangswertes), antikeratinisierend, proliferationsanregend auf Epidermiszellen und zellteilungshemmend bei pathologisch erhöhter Zellteilungsrate; auf Grund dieser Wirkungen sind solche Retinoide bei Akne therapeutisch wirksam. Für die *Lokal*behandlung wurde Tretinoin (all-trans-Retinsäure) in Konzentrationen zwischen 0,025 und 0,1 % entwickelt. Schwerste Akneformen sind praktisch nur einer Behandlung mit *oralem* Isotretinoin zugänglich (0,2–0,5 mg/kg/d); unter den unerwünschten Effekten der Isotretinoin-Behandlung sei wegen ihrer großen Bedeutung die teratogene Aktivität herausgegriffen: Weibliche Patienten erhalten Isotretinoin nur bei gleichzeitig durchgeführter exakter Kontrazeption.

Akne und Sonnenschutz

Da Hautunreinheiten bzw. Akne vulgaris ihre Ursache vorwiegend in einer Überproduktion der Talgdrüsen haben und damit auf einer fett-feuchten Haut »gedeihen«, ist bei der Auswahl des geeigneten Sonnenschutzmittels vor allem die richtige Anwendungsform von Bedeutung: Es muß jede Präparation mit einem hohen Anteil an Lipiden (reine Lipogele, überfettete W/O-Cremes oder O/W-Cremes, reine Öle) vermieden werden. Geeignet sind: wäßrig-alkoholische Hydrogele, alkoholische Lösungen, mit Einschränkungen je nach Hautzustand lipidarme O/W-Emulsionen. Die Höhe des Lichtschutzfaktors richtet sich nach der Sonnenintensität und der gewünschten Dauer der Bestrahlung. In den meisten Fällen wirkt sich

Leitfaden einer Beratung
1. Kriterien der Auswahl
– Individuelle Empfindlichkeit: Welcher Pigmentierungstyp liegt vor?
– Wie hoch ist die Eigenschutzzeit am Ort der Bestrahlung?
– Geeigneten Lichtschutzfaktor wählen: Leitlinie: Hohe Empfindlichkeit erfordert hohen Faktor
– Besonnungszeit berechnen: Eigenschutzzeit mal Lichtschutzfaktor (Schutzzeit bis Auftreten des chronischen Lichtschadens diskutieren)
2. Breitbandpräparate (UVB- + UVA-Schutz) nötig?
3. Welche Applikationsform ist gewünscht? (Alkoholisch-wäßrige Lösungen, Hydrogele, Lipogele, Pasten, Cremes, Lotionen, Öle, Fettstifte)
4. Liegen spezielle Gesichtspunkte vor?
– Mallorca-Akne
– Wassersport
– Wintersport
– Kleinkinder
– Prä-Akne
– Notwendigkeit für Blocker-Präparate
5. Anwendungshinweise
6. Sind weitere Produkte gewünscht?
– Lippenschutz
– Après-Sun-Präparate
– Selbstbräuner

Tabelle 43: Spezielle Gesichtspunkte bei der Auswahl von Sonnenschutzpräparaten

Hautzustand	Sonnenschutz im Winter	Baby- und Kinderhaut	Wassersport	Pathologische Lichtreaktionen
Fett: – Milch/Lotio – Hydrogel – Schaum – Alkoholische Lösung	W/O Cremes Hoher Fettanteil Hohe Faktoren >10 Feuchthaltesubstanzen	Hoher Faktor Breitbandschutz Pflegende Substanzen, Feuchthaltesubstanzen, Wasserfest Pigmente	– W/O Emulsionen – Öle – Lipogele – Carboset als Filmbildner – Silikonöl	(Polymorphe Lichtdermatosen, Sonnenallergie, Mallorca-Akne) – Hydrogele oder: Totalschutzpräparate
Hautunreinheiten; Akne: – Hydrogel – Lotio – Alkoholische Lösung	Schutz vor: – UV – Kälte – Austrocknung			
Trocken: – Cremes O/W, besser: W/O – Öle – Lipogele				
Behaart: – Hydrogele – Alkoholische Lösung				

wohl dosierte Sonnenstrahlung günstig auf den Verlauf der Akne aus, da durch die Einwirkung ultravioletter Strahlung (UVB) die Talgdrüsenproduktion vermindert wird. Vor dem unkontrollierten Gang in Solarien ist jedoch zu warnen: Eine künstliche Bestrahlung der Aknehaut, um eine Verbesserung des Hautbildes zu erreichen, sollte nur unter Aufsicht eines Dermatologen erfolgen.

Tabelle 43 zeigt einen Überblick über die wichtigsten Gesichtspunkte bei der Auswahl spezieller Sonnenschutzmittel.

Als Zusammenfassung des Kapitels »Sonnenschutzmittel – wie auswählen?« seien nebenstehend nochmals die wichtigsten Punkte für die Beratung aufgeführt (siehe Seite 196).

5.9 Spezielle Zusätze in Sonnenschutzpräparaten

Zu einer optimalen Formulierung bei der Entwicklung von Sonnenschutzmitteln gehören neben der richtigen Filterauswahl und einer geeigneten, verträglichen Applikationsform auch Maßnahmen zur Erhöhung der physikalisch-chemischen Stabilität durch Zugabe von Antioxidantien und die Bewahrung der mikrobiellen Reinheit durch Konservierungsmittel. Darüber hinaus werden Sonnenschutzpräparaten Substanzen zugesetzt, die ganz bestimmte Effekte bewirken sollen, deren Einsatz jedoch unterschiedlich bewertet werden muß. Manche Zusätze sind als durchaus sinnvoll, andere wieder sogar als gefährlich einzustufen.

Duftstoffe

Sonnenschutzpräparaten werden Duftstoffe zugesetzt. Dies hat zum einen psychologische Gründe, zum anderen muß in vielen Fällen der Eigengeruch der Wirkstoffe oder der Grundlagenbestandteile überdeckt werden. Hinzu kommt, daß die Zersetzung des menschlichen Schweißes in der Sonne verstärkt auftritt und unangenehmen Geruch verursachen kann. Zur Geruchsverbesserung werden natürliche ätherische Öle (z. B. Rosen-, Maiglöckchen-, Flieder-, Lavendel-Noten) oder verschiedene synthetische Riechstoffe verwendet [204].

Die Duftstoffe sollten weder primär irritierend auf die Haut wirken noch unter der Einwirkung von Sonnenlicht zu photodynamischen Reaktionen Anlaß geben. Unter diesem Gesichtspunkt sind die synthetischen Produkte als sicherer einzustufen.

Trotz intensiver Verträglichkeitsprüfungen lassen sich in der Praxis Hautirritationen, die besonders unter der Einwirkung von ultravioletten Strahlen provoziert werden, nicht immer vermeiden (siehe Kap. 11.5).

Repellentien

Manche Sonnenschutzpräparate enthalten sog. Repellentien (von repellere = zurücktreiben). Dies sind Stoffe, die nach dem Auftragen auf die Haut eine Anlockung von Insekten verhindern sollen. Bekanntlich sind in unseren Breitengraden die Mücken das größte Ärgernis.

Daneben gibt es eine große Zahl von Insekten, wie Bremsen, Flöhe, Läuse und Wanzen, sowie Spinnentiere, wie Zecken und Milben, die ihre Nahrung aus dem Blut von Warmblütern, also auch von uns Menschen beziehen. Sie dringen zu diesem Zweck mit besonders dafür ausgebildeten Stech- und Saugwerkzeugen in die Haut ein, bis sie auf Blutgefäße stoßen. Dabei werden Substanzen zur Erweiterung der Blutgefäße und zur Verhinderung der Blutgerinnung abgesondert, die zu Juckreiz, Hautrötung, Quaddelbildung, gelegentlich auch zu stärkeren allergischen Reaktionen führen können. Besonders in wärmeren Regionen (Subtropen, Tropen) können mit dem Stich Krankheiten übertragen werden, wie z. B. Malaria (durch die Anopheles-Mücke), Gelbfieber (durch die Gelbfiebermücke), Fleckfieber (durch Läuse). In bestimmten Regionen Europas spielt die beim Biß von Zecken (Holzböcken) übertragene Zeckenenzephalitis (Hirnhaut- und Gehirnentzündung; FSME = Frühjahr-Sommer-Meningo-Enzephalitis; Prophylaxe durch Aktivimpfung) eine ernst zu nehmende Rolle.

Mit solchen Parasiten werden wir in den warmen Monaten des Jahres vorwiegend beim Aufenthalt in der freien Natur, also beim Wandern, beim Camping, beim Joggen, beim Paddeln und, was die krankheitsübertragenden Mückenarten betrifft, durch den modernen Massentourismus in tropische und subtropische Länder konfrontiert. Die Tiere werden durch Duftkomponenten der menschlichen Haut, die sie noch in großer Verdünnung wahrnehmen können, angelockt [274].

Die Wirkung der Repellentien beruht darauf, daß sie in den Lockmechanismus eingreifen, indem sie einen Duftmantel ausbreiten, der für die Insekten einen unangenehmen Aufenthaltsort darstellt. Der eigentliche Wirkmechanismus dieser Abschreckung ist noch weitgehend ungeklärt.

Als Wirksubstanzen in den verschiedenen Repellentpräparaten werden z. B. verwendet: Dimethylphthalat, Ethylhexandiol, Diethyltoluolamid, Caprylsäurediethylamid [32, 63].

Für die Wirksamkeit eines Insektenabwehrpräparates sind die richtige Wahl des Wirkstoffes, die sich an der Insektenart der Einsatzregion orientieren sollte, und die Präparategrundlage von Bedeutung. Aus diesem Grunde hat sich ein Repellent in Lichtschutzmitteln weniger wirksam erwiesen als z. B. höher konzentrierte reine Lösungen.

Als weiterer Einwand gegen den Einsatz von Repellentsubstanzen in Lichtschutzmitteln wurde geäußert, daß unter bestimmten Voraussetzungen die Permeationseigenschaften der Hornschicht verändert würden [252].

Die Verarbeitung von Repellents in Sonnenschutzzubereitungen hat sich deshalb nicht bewährt. Die erforderlich hohen Konzentrationen an Wirkstoff können die Emulsionsstabilität belasten. Überdies steht die unterschiedliche Verwendungszeit dagegen: Sonnenschutzmittel werden untertags, Repellentpräparate eher gegen Abend aufgetragen, da die Mücken erst bei Einbruch der Abenddämmerung stechen. Ist eine kombinierte Verwendung mit Sonnenschutzmitteln jedoch aus bestimmten Gründen erwünscht, so sollten zuerst die Lichtschutzpräparate, wie Creme oder Milch, in die Haut eingerieben und erst dann nach einer halben Stunde das Repellentpräparat aufgetragen werden.

Repellentpräparate werden in einer großen Anzahl von Applikationsformen angeboten (Lösungen, Sprays, Stifte).

Selbstbräunende Verbindungen

Sonnenschutzmitteln werden häufig Wirkstoffe zugesetzt, die mit den Bestandteilen der Hornschicht (Aminosäuren, Proteinen, Keratin) eine chemische Reaktion eingehen. Standardsubstanz ist Dihydroxyaceton, das die obersten Hautschichten braun anfärbt. Über eine Maillardsche Reaktion zwischen Dihydroxyaceton und Substanzen der Hornschicht entstehen bräunlich-gelbliche Produkte, sog. »Melanoide«. Der entstehende Farbton ist auf die applizierte Hautstelle begrenzt, nicht abwaschbar und wird erst mit der normalen Hornschichtabschilferung wieder abgestoßen. Diese Art der Hautanfärbung ist zwar harmlos und absolut hautverträglich, bietet aber *keinen* Schutz vor ultravioletten Strahlen. Die Verwendung von Dihydroxyaceton in Sonnenschutzmitteln hat neben der kosmetischen Zielsetzung einer Vertiefung und Bewahrung der natürlichen Hautbräunung vor allem psychologische Gründe: Nach der Anwendung eines solchen mit selbstbräunenden Substanzen kombinierten Lichtschutzmittels kann der Verbraucher relativ rasch Bräunungsanzeichen auf seiner Haut bemerken, obwohl noch keine echte Pigmentierung im Sinne einer Melaninbildung eingetreten ist. Dies hat zur Folge, daß der ungeduldige Verbraucher zufrieden ist und ein vernünftiges Sonnenverhalten an den Tag legt: er wird ja ohnedies schon schön braun.

Besonders lichtempfindlichen oder wenig vorgebräunten Personen sind derartige Sonnenschutzmittel mit Selbstbräunung zu empfehlen. Auf dem gleichen Prinzip beruht die Beimischung von Walnußschalenextrakt mit dem Wirkstoff Juglon (5-Hydroxy-1-4-naphthochinon) [115], der ebenfalls mit der Hornschicht über eine chemische Reaktion eine Braunfärbung bewirkt.

Unter den hautfärbenden Zusätzen ist auch β-Karotin zu erwähnen, das allerdings die äußere Hautschicht nur oberflächlich anfärbt. Auch bietet β-Karotin bei äußerlicher Anwendung im Gegensatz zu seiner oralen Applikation keinerlei Schutz vor ultravioletten Strahlen.

Gerbstoffe

Gerbsäure hat eine eiweißfällende Wirkung und erzeugt in der Hornschicht eine Art künstlicher Lichtschwiele, wodurch der Schutzeffekt unterstützt wird. Gerbsäure wirkt zudem entzündungshemmend und schwächt damit auch primär auftretende Lichterytheme ab [78]. Eine ähnliche Wirkung kann Quercetin zugeschrieben werden.

Nachteil ist jedoch eine durch die Gerbwirkung bedingte stärkere Austrocknung der Haut, auch Reizeffekte können auftreten. Derartige Zusätze sollten nur bei stabiler, jugendlicher Haut empfohlen werden.

Entzündungshemmer

Entzündungshemmende Zusätze sollen auftretende Erytheme in ihrem Ausmaß (Schmerz, Rötung, Brennen) lindern. Verwendet werden z. B. Dexpanthenol (Pantothenylalkohol), Azulen, Glycyrrhetinsäure, Bisabolol, Allantoin. Derartige Substanzen können leichte Entzündungen der oberen Hautschichten durchaus lindern. Stärker entzündungshemmend wirken

Gerbstoffderivate, denen zudem ein juckreizstillender und lokalanästhetischer Effekt zugeschrieben wird (siehe oben).

Pflanzenauszüge (Kamille, Sonnenhut) finden als entzündungswidrige Zusätze Verwendung. Auch Aloe vera hat zuverlässige Eigenschaften in dieser Richtung.

Bei einem auf guter und befolgter Beratung basierendem Sonnenverhalten sind derartige Zusätze unnötig.

Feuchthaltesubstanzen

Das Einarbeiten von Substanzen, die das Wasserbindevermögen der Hornschicht unterstützen, erscheint sinnvoll, da die Haut beim Sonnenbaden zum verstärkten Austrocknen neigt. Gefördert wird dieser Effekt durch Wind oder besonders durch häufiges Schwimmen (Auslaugeffekt). Oft ist es deshalb nicht ausreichend, der Haut über Emulsionszubereitungen Lipide und Wasser zuzuführen, sondern die Präparate sollten noch zusätzlich sog. Feuchthaltekomplexe enthalten. Mit Beigaben von Natrium-Pyrrolidoncarbonsäure, Harnstoff, Natriumlactat oder Mukopolysacchariden wie z. B. Hyaluronsäure, lassen sich die Feuchtigkeitsverluste der Haut begrenzen.

Ein wesentlicher Faktor für Zustand und Aussehen der Haut ist der Feuchtigkeitsgehalt der Hornschicht, der normalerweise 10 bis 20 % beträgt. Je größer der Wasserverlust, um so mehr wird die Haut rauh und spröde, die Elastizität und Plastizität läßt nach, die Unversehrtheit ist nicht mehr gewährleistet. Unmerkbares Schwitzen, Feuchtigkeitsaufnahme der Haut aus der umgebenden Atmosphäre und Feuchtigkeitsverlust durch ständiges Abdunsten bestimmen den Grad der Hydration. Bei hoher Luftfeuchtigkeit nimmt der Wassergehalt der Hornschicht zu. Starkes Schwitzen, z. B. bei intensiver Sonnenbestrahlung trocknet die Hautschichten aus. Häufiges Einwirken von Wasser oder grenzflächenaktiven Substanzen (Tenside) führen zu einem Verlust an wasserbindenden Substanzen, die als Natural Moisturizing Factor (NMF) zusammengefaßt werden und für das Feuchthalte- und Wasseradsorptionsvermögen der Hornschicht elementare Bedeutung haben. Tabelle 44 zeigt die komplexe Zusammensetzung des Feuchthaltefaktors, der neben den eigentlichen hygroskopischen Verbindungen noch Puffersubstanzen enthält, welche den sauren pH-Wert der Hautoberfläche bewahren.

Ursache einer trockenen, rissigen Haut ist neben einem gestörten Lipidmantel auch ein Mangel an Feuchthaltefaktoren. Es genügt also nicht, Fett in Form eines Öles oder einer Emulsion zuzuführen, sondern man muß der Haut auch ausreichende Feuchtigkeit anbieten, am besten zusammen mit den NMF-Substanzen. Ausgehend von den natürlichen Feuchthaltefaktoren werden folgende Verbindungen eingesetzt [61, 74]:

– Harnstoff
  Der am meisten verwendete Moisturizer. Er bewirkt eine verstärkte Hydratationsfähigkeit und ein verbessertes Wasserbindevermögen der Haut. Dieser Effekt ist durch zahlreiche Untersuchungsergebnisse belegt.
– Glycerol
  Glycerol wird seit Jahrzehnten als Humektant verwendet. 35 % Glycerol verbessern die Wasseraufnahmefähigkeit der normalen Hornschicht. Zusammen mit Harnstoff soll es allerdings dessen Feuchthalteeffekt verschlechtern. Ein hoher Anteil an reinem Glycerol ist dagegen wegen seiner hygroskopischen und damit hautaustrocknenden Wirkung zur Verbesserung des Feuchthaltevermögens der Haut weniger geeignet. Sein Einsatz in kosmetischen Präparaten, z. B. Cremes, als Feuchthaltemittel ist dagegen sinnvoll.
– Aminosäuren in Kombination mit Pentosen
– Saccharoseglutamat und Glucose
– Hexylenglykol
– Natriumpyrrolidoncarbonsäure
– Natriumlactat
– Mukopolysaccharide als die mit Abstand besten Moisturizer

Tabelle 44: Zusammensetzung des Natural Moisturizing Factor (NMF) [26]

Freie Carbonsäuren	40 %
Pyrrolidoncarbonsäuren	12 %
Harnstoff	7 %
Magnesium	1,5 %
Calcium	1,5 %
Kalium	4 %
Natrium	5 %
Lactat, Chlorid, Phosphat, Citrat und Formiat	12 %
Ammoniak, Harnsäure, Glucosamin und andere organische Substanzen	17 %

Als Träger für die Feuchthaltesubstanzen sind am besten Emulsionen geeignet, entweder dünnflüssig als Lotion oder streichfähig als Creme. Eine W/O-Creme wird bei trockener Haut bevorzugt, eine O/W-Emulsion bei fetter Haut. Die Verwendung feuchtigkeitsspendender kosmetischer Zubereitungen ist immer dann angezeigt, wenn die Haut durch äußere Einflüsse zu vermehrtem Austrocknen neigt; so ist z. B. in den Wintermonaten oder nach einem ausgedehnten Sonnenbad bzw. nach intensiver Einwirkung künstlicher ultravioletter Strahlen die Gefahr des Wasserverlustes besonders groß und sollte durch konsequente Pflege mit Feuchthaltepräparaten, die gleichzeitig auch den Lipidfilm erneuern, ausgeglichen werden.

Feuchthaltesubstanzen sind jedoch nicht nur für die Aufrechterhaltung eines normalen Hydratationszustandes der Haut von Bedeutung. Sie sind auch für wasserhaltige kosmetische Mittel wie Hydrogele und O/W-Emulsionen unerläßlich, so daß bei ihrem Fehlen ein Austrocknen der genannten Grundlagen erfolgen würde. Verwendet werden hier Glycerol, Propandiol, Sorbitol und Natriumlactat.

»Vitamine«

Abweichungen vom normalen Hautzustand auf Grund von »Vitamin«-Mangelzuständen lassen sich am besten mit der oralen Applikation von »Vitaminen« beheben. Im Zusammenhang mit den Wirkungen ultravioletter Strahlen auf die Haut ist das α-Tocopherolacetat (Vitamin E) nicht uninteressant. Bei topischer Applikation soll »Vitamin E« kosmetische und auch biologische Wirkungen entfalten:

- Entzündungshemmung,
- Verbesserung des Hautoberflächenreliefs,
- Steigerung des Feuchthaltevermögens der Hornschicht,
- Reduzierung der Ornithin-Decarboxylase-Aktivität nach UVB,
- Reduktion der Lipoperoxid-Bildung in der Haut nach UVB.

Diese Wirkungen des Vitamin E sind inzwischen durch zahlreiche Untersuchungen belegt, die Literatur darüber ist umfangreich. Über den Einsatz und die Möglichkeiten von Vitamin E in kosmetischen Zubereitungen liegen verschiedene zusammenfassende Veröffentlichungen vor [54, 56, 194]. Interessant in diesem Zusammenhang ist der Einsatz von Vitamin E in Sonnenschutzmitteln. Voraussetzung für den Schutzeffekt ist jedoch, daß Vitamin E in ausreichender Menge in die Zelle gelangt, denn nur intrazellulär vorliegendes Vitamin E kann als Radikalfänger wirken und damit eine Strahlenschutzwirkung entfalten.

Vitamin E ist ein Sammelname für die Familie der fettlöslichen Tocopherole, die in der Natur in einigen pflanzlichen Ölen (Weizenkeim-, Sonnenblumen-, Sojabohnenöl) vorkommen, wo sie die mehrfach ungesättigten Fettsäuren vor dem Verderb durch Luftsauerstoff (Oxidation) schützen. Diese Eigenschaft von Vitamin E beruht auf seiner Radikalfänger- oder Antioxidansfunktion.

Vitamin E ist in den Zellen des Körpers in Membranen lokalisiert (Abb. 56). Die mehrfach ungesättigten Fettsäuren in diesen Membranen sind neben Proteinen und der DNA die Hauptangriffsziele der Radikalschädigungen. Die wichtigste Funktion von Vitamin E ist der Schutz der Membranen vor oxidativer und radikalischer Schädigung (oxidativer Streß).

Lichtschutz

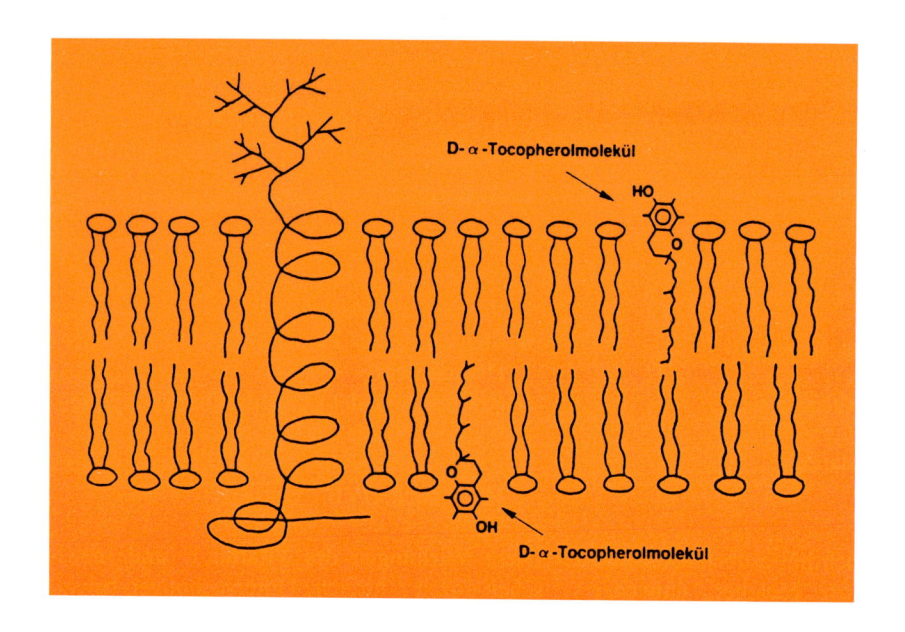

*Abb. 56:
Einlagerung von
D-α-Tocopherol-
molekülen in die
Membran*

Neben der Radikalfängerfunktion hat Vitamin E auch die Fähigkeit, angeregten Sauerstoff (Singulett-Sauerstoff) abzufangen – wichtig bei UV-Schutz –, und die Fähigkeit, die Membranfluidität zu erhalten.

Erstaunlich ist der Lichtschutzeffekt von Vitamin E, dessen UV-Absorptionsmaximum mit ca. 290 nm deutlich unter dem Erythemmaximum von 310 nm der Sonne liegt.

Das Lichtabsorptionsvermögen ist aber nur zum geringen Teil der Grund für seine Lichtschutzwirkung [324]. Daß Vitamin E eine Lichtschutzwirkung im UVB und UVA-Bereich hat, ist eindeutig mit wissenschaftlicher Literatur belegt. So wird beispielsweise die minimale erythemauslösende UV-Lichtdosis (MED) beim Kaninchen durch Auftragen von Vitamin E auf die Haut sowohl vor als auch nach der Bestrahlung deutlich erhöht. In einem anderen Fall konnte im Tierversuch nachgewiesen werden, daß aktue Hautschädigungen, die durch UV-Strahlen ausgelöst wurden, von einer verstärkten Aktivität der Ornithindecarboxylase (ODC) begleitet sind. Diese erhöhte ODC-Aktivität ließ sich durch topisch angewendetes α-Tocopherylacetat wieder erheblich senken.

Auch am UV-Ödem von haarlosen Mäusen konnte die UV-Lichtschutzwirkung von Vitamin E demonstriert werden. In diesem Tiermodell wurden bei topischer Applikation sowohl vor als auch nach der UV-Bestrahlung signifikante ödemhemmende Effekte gefunden.

Über entsprechende erythemhemmende Effekte am Menschen wurde mehrfach berichtet. Es konnte auch ein zusätzlicher Effekt mit Lichtfiltersubstanzen nachgewiesen werden. Eine klinische Bestimmung der Lichtschutzfaktoren von Hautemulsionen mit verschiedenen Konzentrationen von Vitamin E (2–5%) erbrachte das Ergebnis, daß Cremes mit D-α-Tocopherol nur einen Lichtschutzfaktor von ca. 3 erreichen [194].

Bräunungsbeschleuniger

Vielen Urlaubern geht die Bräunung zu langsam voran, wenn sie Lichtschutzmittel verwenden und so einen Teil der UVB-Strahlen von der Haut fernhalten. Deshalb werden zum Teil Lichtschutzprodukte bevorzugt, die eine rasche Bräunung versprechen.

Am Markt finden sich vier Typen solcher Vorbräuner und Bräunungsbeschleuniger:

- Farbstoffe (als Zusatz im Lichtschutzmittel)
- selbstbräunende Substanzen (als Zusatz im Lichtschutzmittel)
- Pre-Tan-Produkte (Melaninvorstufen)
- 5-Methoxypsoralen (= Bergapten)

Vorbräuner auf der Basis von Aminosäurederivaten

Als Vorbräuner sollen solche Produkte bezeichnet werden, von denen der Hersteller eine Steigerung der sonneninduzierten Pigmentierung verspricht, wenn diese Produkte schon einige Zeit vor der Bestrahlung aufgetragen werden. Eine diesbezügliche Anweisung lautet z. B.: mindestens drei Tage vor dem Sonnenbad mindestens einmal täglich anwenden. Diese Gruppe von bräunungsbeschleunigenden Produkten enthält in erster Linie Substanzen, die als Vorstufen der biologischen Melaninsynthese anzusehen sind, also Tyrosin und andere Aminosäuren (N-α-Acetyl-lysin-amid oder DOPA). Hier wurden einige Patente angemeldet. Die entsprechenden Präparate enthalten Bezeichnungen wie »Fast Broncer«, »Pre Tan« oder »Pre Sun«.

Die etwas simple Vorstellung bei der Empfehlung von äußerlich aufzutragenden Melaninvorstufen ist, daß Aminosäuren rasch an und in die Melanozyten gelangen; dort würde dann bei Vorliegen eines Überflusses an Ausgangssubstanzen der Melaninsynthese unter der Einwirkung von Sonnenlicht eine stärkere und raschere Pigmentbildung einsetzen.

Den Anhängern der oben geschilderten Hypothese über die Wirkung von Prämelaninen als Bräunungsbeschleuniger sind zwei Tatsachen entgegenzuhalten:

- Aminosäuren, wie alle Dipole, penetrieren verhältnismäßig schlecht. Deshalb ist es außerordentlich unwahrscheinlich, daß höhere Konzentrationen in den tieferen Epidermisschichten erreicht werden.

- Generell kann bei den bräunungswilligen Urlaubern das Vorliegen eines Mangels an Tyrosin und anderen Ausgangssubstanzen für die Melaninsynthese ausgeschlossen werden. Ein derartiges Defizit besteht nur bei schwersten Stoffwechselstörungen. Somit läßt sich auch durch orale Zufuhr von Tyrosin oder Phenylalanin keinerlei Verbesserung der Pigmentbildung erzielen, weder beim Menschen, noch beim Versuchstier [205]. Die guten Erfolge der Ultraviolettbestrahlung nach hochdosierten Phenylalaningaben konnten nicht allgemein bestätigt werden [39].

Somit ist schon aus theoretischen Überlegungen eine bräunungsbeschleunigende Wirkung lokal angewendeten Tyrosins (und anderer Melaninvorstufen) äußerst unwahrscheinlich.

Weiter konnte nunmehr auch in einer exakten klinischen Studie eine Verbesserung der Ultraviolett-induzierten Hautbräunung durch vorherige Anwendung solcher Bräunungsbeschleuniger ausgeschlossen werden [131]. Anbietern von Melaninvorstufen zur Bräunungsbeschleunigung wäre dringendst zu raten, vor Einführung ihrer Produkte die Wirksamkeit durch exakte klinische Testungen nachzuweisen. Derartige Untersuchungen können wohl wirklich nicht als aufwendig angesehen werden. In einzelnen Patentschriften wurde über eine Bräunungsstimulierung durch äußerliche Anwendung *aromatischer Aminosäuren* und anschließende Sonnenexposition berichtet. Hier sei daran erinnert, daß aromatische Aminosäuren als photochemische Zentren für *Vergilbungsreaktionen* dienen können. Möglicherweise erfolgt über eine derartige Vergilbung eine gelblich-bräunliche Verfärbung der Hautoberfläche nach erfolgter Sonnenexposition. Mit einer Melaninbildung hat sich diese vielleicht manchmal eintretende Farbänderung aber sicher nichts zu tun.

Die Bezeichnung »Schnellbräuner« dürfte also nicht mehr als ein geschickter Werbegag sein, allerdings sind die verwendeten Substanzen wie z. B. Tyrosin harmlos und hautverträglich. Bedenklicher sind dagegen Bräunungs-

Lichtschutz

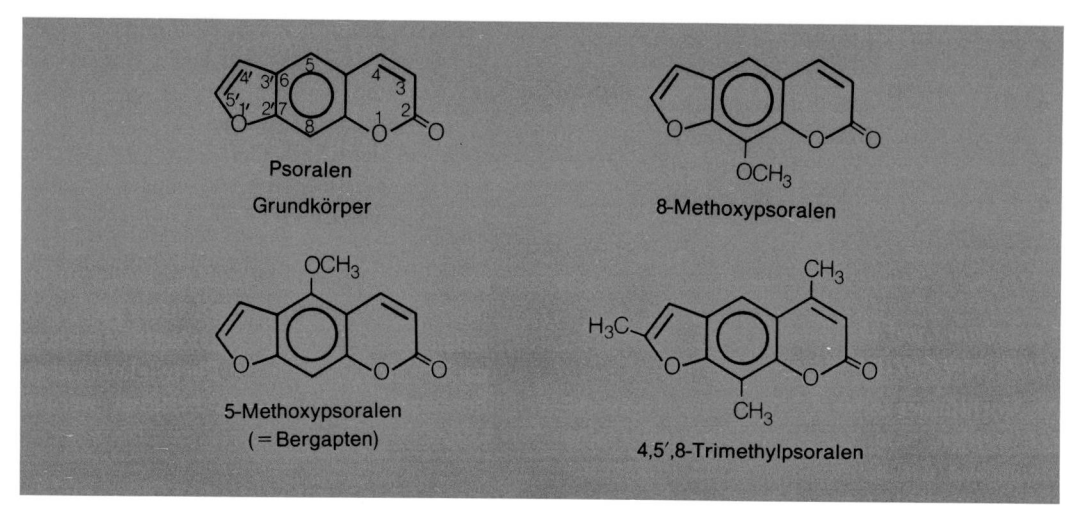

Abb. 57: Die Formeln der drei wichtigsten, beim Menschen eingesetzten Psoralene

beschleuniger auf der Basis von photosensibilisierenden Substanzen.

Psoralene als Bräunungsbeschleuniger

Reaktion der Psoralene mit UVA

Psoralen, 5-Methoxypsoralen und 8-Methoxypsoralen sind natürlich vorkommende Furocumarinderivate. Der Grundkörper Psoralen wurde aus einer Pflanze *(Psoralea caryliflora)* isoliert, was zur entsprechenden Namensgebung führte. Das Formelbild des Psoralens ist in Abb. 57 wiedergegeben.

Unter der Einwirkung von langwelligem Ultraviolett (UVA) entfalten Psoralene ausgeprägte phototoxische Eigenschaften. Sowohl die Doppelbindung im Furanring (Positionen 5' und 4') als auch die Doppelbildung im Pyran-

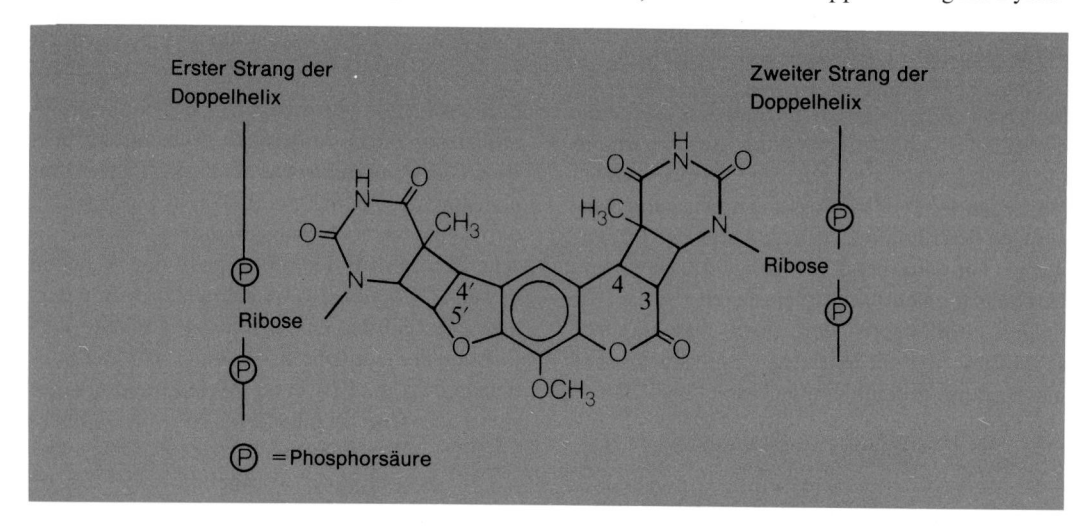

Abb. 58: Kettenverriegelung einer Desoxyribonukleinsäure durch Ausbildung eines bifunktionellen Addukts (Doppeladdukt an zwei Thyminbasen durch Aktivierung des Psoralens in den Positionen 4', 5' und 3, 4)

ring (Positionen 3 und 4) könnten unter Photonen des UVA-Bereichs eine Anregung erfahren und z. B. mit angeregten Atomen des Thymins reagieren. Thymin kommt im Organismus praktisch ausschließlich in den Desoxyribonukleinsäuren vor (zum Aufbau des DNA-Moleküls siehe Abb. 24 in Kap. 4.9).

Mittelwellige Ultraviolettstrahlen (UVB) schädigen die Basen in den Nukleinsäuren (Thymindimerisierung, Cytosinhydratation) und führen deshalb zu einer Störung der Informationsweitergabe (Auftreten von Mutationen).

In Anwesenheit von Psoralenen führt aber auch UVA zu derartigen Veränderungen. So kann eine Ankoppelung der Psoralene an Thyminbasen erfolgen (Entstehung einer Cyclobutanverbindung, sog. monofunktionelle Addukte). Bei noch stärkerer UVA-Intensität kann ein Psoralenmolekül mit zwei Thyminbasen reagieren (Abb. 58). Gehören die Thyminbasen zu zwei verschiedenen Strängen der Desoxyribonukleinsäure, tritt eine Verriegelung der Ketten ein. Damit ist die Zellteilung blockiert. Dieser Effekt wird in der Photochemotherapie (PUVA) bei der Behandlung von Psoriasis vulgaris und Mycosis fungoides ausgenützt.

Wenn in einem Strang der Desoxyribonukleinsäure eine Veränderung eintritt, kommt es zur Aktivierung der Repairmechanismen. Die Repairmechanismen trennen das schadhafte Stück aus dem Strang heraus und ersetzen es durch eine neusynthetisierte Nukleotidsequenz. UVA-Einwirkung führt normalerweise in keinem Gewebe zur Aktivierung der Repairmechanismen, außer es liegen Psoralene vor. Unterbleibt die Exzision der Thymin-Psoralen-Addukte aus dem Desoxyribonukleinsäurestrang, treten von Zellteilung zu Zellteilung in zunehmendem Maß Schädigungen und Mutationen der Tochterzellen auf. Klinisch resultiert hieraus an der Haut der chronische Lichtschaden und die Entstehung von Karzinomen. Daß die bereits unter geringer Energiebelastung auftretenden Monoaddukte für die Karzinomentstehung von grundlegender Bedeutung sind, läßt sich im Tierversuch beweisen (Modell der Ornithindecarboxylase-Aktivierung bei Mäusen): auch monofunktionelle Psoralenderivate, die keine Verriegelung zweier Stränge bewirken können, erweisen sich bei UVA-Bestrahlung als kanzerogen [174].

8-Methoxypsoralen (8-MOP, 8-Methoxsalen, Ammoidin, Xanthotoxin), ein Inhaltsstoff von *Ammi majus L.*, ist das medizinisch bedeutendste Psoralenderivat (Formel in Abb. 57). Bei der Photochemotherapie wird 8-MOP entweder oral verabreicht (0,6 bis 0,8 mg/kg) oder lokal in Form einer 0,15prozentigen alkoholischen Lösung aufgepinselt. Zwei Stunden nach oraler oder lokaler Gabe erfolgt die UVA-Belichtung.

Trimethylpsoralen (Trioxsalen) ist ein synthetisch hergestelltes Psoralenderivat, welches ebenfalls bei der Photochemotherapie eingesetzt wird.

5-Methoxypsoralen (5-MOP, 5-Methoxsalen, Bergapten) findet sich zu durchschnittlich 0,36 % (Schwankungen zwischen 0,1 und 0,5 %) im kaltgepreßten Schalenöl von *Citrus bergamia*, der Bergamotte-Orange [190], außerdem kommt es im Bitterorangen-Öl *(Citrus aurantium amara)* vor. Bergamotte-Öl wurde früher reichlich als Duftnote in Toilettewässern und Kölnischwässern eingesetzt. Seit Bekanntwerden der phototoxischen Wirkung, insbesondere der Auslösung der Berloque-Dermatitis, ging die Verwendung von Bergamotte-Öl in der Kosmetik glücklicherweise stark zurück. 5-MOP eignet sich durchaus zur Photochemotherapie, wobei allerdings etwa doppelt so hohe Dosen verabreicht werden müssen wie von 8-MOP [113].

Klinische Wirkungen

Die lokale Aufbringung von Psoralenen auf der äußeren Haut, gefolgt von Ultraviolett-A-Bestrahlungen (Sonnenexpositionen) führt zu folgenden Effekten:

- Berloque-Dermatitis (starke, lange bestehenbleibende Hyperpigmentierungen nach minimaler Erythemreaktion),

- akute, phototoxische Dermatitis (Gräser-Dermatitis, akute Rötung, meist mit Blasenbildungen),
- chronischer Lichtschaden und Malignomentstehung als Folge der Kernsäureschädigung

Erstgenannter Effekt erklärt die Anwendung von 5-Methoxypsoralen als Bräunungsbeschleuniger *(Nutzen)*, der zweite, aber insbesondere der dritte Effekt stellen die potentielle Gefahr dar *(Risiko)*.

Hyperpigmentierung

Die lokale Anwendung von Psoralenen, gefolgt von einer UVA-Einwirkung, führt zu einer massiven, für das Individuum wohl als maximal anzusehenden Bräunung. Dabei ist es weitgehend gleichgültig, ob ein Bergamotte-Öl-haltiges Kölnischwasser verwendet wurde oder ob der Patient mit Photochemotherapie behandelt wurde. Wichtig ist hier nur, daß die Strahlendosis ein bestimmtes Maß nicht überschreitet. Ansonsten kommt es zu akuten phototoxischen Reaktionen.

Die entstehende Hyperpigmentierung wurde als *Berloque-Dermatitis* bezeichnet. Dieser Name ist unglücklich gewählt, da es sich um keine Hautentzündung handelt. Frauen verwenden (Bergamotte-Öl-haltige) Parfums gerne am Hals und unter den Ohrläppchen. Von dort rinnt das Parfum ins Dekollete. Expositionen gegen Sonnenlicht, auch hinter Fensterglas oder im Auto, machen diese Abrinnspuren als dunkle Streifen sichtbar. Diese Streifen ähneln den Anhängern von Halsketten (frz. berloque = Anhängsel). Die Patienten mit Berloque-Dermatitis suchen ihren Arzt wegen der unerklärlichen Pigmentierungen auf, eine entzündliche Reaktion kommt hier praktisch nie zustande.

Die Beobachtung, daß Psoralene zur Berloque-Dermatitis führen, führte zur Verwendung von 5-Methoxypsoralen (aus Bergamotte-Öl) als Bräunungsbeschleuniger in Lichtschutzmitteln. Durch Einarbeitung dieses Photosensibilisators läßt sich nun auch der UVA-Anteil des Sonnenspektrums, der energetisch das Zehnfache des UVB-Anteils beträgt, zur Anregung der Melaninbildung (indirekte Pigmentierung, Dauerpigmentierung) ausnutzen.

Tierexperimentell ließ sich die Ankurbelung der Pigmentierung auch in Anwesenheit eines UVB-Filters nachweisen: beim Zwergschwein induzieren Sonnenexpositionen in Anwesenheit von 0,003 % 5-Methoxypsoralen (= Bergapten) und von 5 % Ethylhexylcinnamat eine gute Bräunung [256].

Abschließend sei noch darauf verwiesen, daß UVA in Anwesenheit von Psoralenen auch zur Ausbildung der Lichtschwiele führen. In gewissem Sinne nimmt also UVA in Gegenwart der photosensibilisierenden Psoralene die gleichen Eigenschaften an wie UVB: Induktion der Dauerpigmentierung, Ausbildung der Lichtschwiele und Auslösung einer Kernsäureschädigung (chronischer Lichtschaden, Malignombildung).

Akute, phototoxische Reaktionen

Höhere Ultraviolett-A-Dosen lösen in Anwesenheit von Psoralenen eine akute, phototoxische Reaktion aus: es kommt zu Rötung meist mit Blasenbildung (Bild der zweitgradigen Verbrennung, siehe Kap. 11.2). Gut bekannt ist das Bild der *Gräser-Dermatitis*. Nach Kontakt mit einer der zahlreichen, Psoralene enthaltenden heimischen Pflanzen bewirkt Sonnenexposition das Auftreten einer massiven Entzündung mit Blasenbildung. Die Abheilung erfolgt meist unter Hinterlassung einer stärkeren Pigmentierung. – Patienten unter Photochemotherapie dürfen sich deshalb nicht der Sonne aussetzen; auch die Augen sind gefährdet.

Bei lokaler Anwendung von Psoralenen ist zu berücksichtigen, daß phototoxische Reaktionen, im Gegensatz zu photoallergischen Reaktionen, *dosisabhängig* sind. Geringe Konzentrationen (Psoralene als Bräunungsbeschleuniger) bedeuten ein weit geringeres Risiko hinsichtlich akuter, phototoxischer Hautreaktionen als hohe Konzentrationen. Ein vermindertes Risiko hinsichtlich der Entstehung des chronischen

Lichtschadens und der Karzinome besteht jedoch nicht: Monoaddukte entstehen in genügend großer Zahl.

Die Konzeption eines Sonnenschutzmittels mit Psoralenen wirkt irgendwie widersprüchlich: Einerseits verwendet man absorbierende oder reflektierende Substanzen zur Vermeidung unliebsamer Sonnenreaktionen (Sonnenbrand), andererseits inkorporiert man Stoffe mit bekannt phototoxischer Wirksamkeit. Ultraviolett-B wird abgefiltert bzw. reflektiert, Ultraviolett-A erhält durch Psoralene die Wirksamkeit von Ultraviolett-B. Wenn auch niedrige Konzentrationen an 5-Methoxypsoralen keine phototoxischen Reaktionen auslösen – allerdings war in dieser Studie auch keine Ankurbelung der Pigmentierung festzustellen [18] –, so ist doch mit psoralenhaltigen Lichtschutzmitteln größte Vorsicht am Platz.

Chronischer Lichtschaden und Kanzerogenität

Der durch Ultraviolett-B induzierte chronische Lichtschaden mit Ausbildung von Präkanzerosen und Epitheliomen beruht auf den von den Repairmechanismen nicht behobenen Schädigungen der Desoxyribonukleinsäure in den Zellkernen der Epidermis. Durch Ultraviolett-A in Anwesenheit von Psoralenen kommt es zu gleichartigen Schäden.

Speziell im Hinblick auf Lichtschutzmittel ist zu berücksichtigen, daß ohnedies bei Ausnützung der erlaubten Besonnungszeit eine Be- und Überlastung der Repairmechanismen erfolgt. Zusätzliche Schäden durch UVA plus Psoralene bedeuten nicht behebbare Störungen, die das Auftreten des beim Sonnenanbeter ohnedies bevorstehenden Lichtschadens weiter beschleunigen. Auch die Induktion von Hautkarzinomen ist hier anzuführen.

An Bakterien und an Säugetierzellen ließ sich die mutagene und kanzerogene Aktivität von 5-Methoxypsoralen in Zusammenhang mit UVA-Bestrahlungen nachweisen [1, 206]. Auch im Tierversuch, am Standardmodell der haarlosen Maus, zeigt 5-Methoxypsoralen plus UVA die gleiche kanzerogene Aktivität wie 8-Methoxypsoralen plus UVA [174, 24]. In einer Versuchsserie verringerte die Zugabe eines Lichtschutzmittels diese Wirkung [331], in einer anderen nicht [24].

Bekanntlich trägt die Hemmung der zellulären Immunabwehr zur Entstehung der Hautkarzinome beim chronischen UVB-induzierten Lichtschaden bei. Auch UVA und Psoralene hemmen die zelluläre Immunabwehr [179], womit hier wieder die Vergleichbarkeit mit den UVB-Effekten gegeben ist. Potentiell besteht also auch nach stärkeren Sonnenbestrahlungen Psoralen-behandelter Haut die Begünstigung einer Melanomentstehung.

Die Bedingungen bei Photochemotherapie sind photobiologisch, biochemisch, medizinisch und forensisch ganz anders zu beurteilen als bei der Bräunungsbeschleunigung. Insbesondere bestehen in *quantitativer* Hinsicht, sowohl von der Menge an Psoralenen als von den Strahlendosen her, große Unterschiede. *Prinzipielle* Unterschiede liegen aber keine vor.

Wenn also auch die Kanzerogenität der Photochemotherapie beim Menschen noch nicht mit absoluter Sicherheit bewiesen ist, so spricht doch vieles für einen solchen Mechanismus. Zu bedenken ist ferner, daß die bei Photochemotherapie eingestrahlten hohen Energien in erster Linie zur Ausbildung von Kettenverriegelungen führen und weniger zu den viel bedenklicheren Monoaddukten. Und letztlich kann bei einer einschneidenen medizinischen Therapie eine andere Gewichtung der Nutzen-Risiko-Abwägung erfolgen als beim Einsatz von Bräunungsbeschleunigern.

Die Konzentration von 5-Methoxypsoralen (Bergapten) in Sonnenschutzmitteln

Erst in Konzentrationen unter 2 mg/100 g (20 ppm) lassen sich phototoxische Hautveränderungen mit Sicherheit ausschließen [188]. Das Bundesgesundheitsamt strebt an, die Verwendung von 5-MOP in Sonnenschutz- bzw. Sonnenbräunungsmitteln auf eine bestimmte Konzentration zu beschränken. Als technisch unvermeidbarer Grenzwert wird 1 ppm vorgeschlagen.

Der IKW (Industrieverband Körperpflege und Waschmittel e. V.) hat deshalb seine Mitgliedsfirmen im Januar 1984 entsprechend informiert. Beim IKW sind jedoch von den Herstellern keine Meldungen eingegangen, so daß man davon ausgehen kann, daß Sonnenschutzpräparate deutscher Hersteller derartige Substanzen nicht enthalten. Ob und wann die Bundesrepublik Deutschland eine einheitliche Regelung für die Europäische Gemeinschaft anstrebt, ist noch in der Diskussion.

Die üblichen Präparate enthalten zwischen 10 und 60 ppm 5-Methoxypsoralen [190, 199], bergen also noch ein schwaches Risiko für akute phototoxische Reaktionen.

Neuerdings werden Lichtschutzmittel angeboten, die zwischen 27,5 und 275 ppm (2,75 und 27,5 mg/100 g) 5-Methoxypsoralen enthalten. Da solche Konzentrationen mit natürlichem hnrgamotte-Öl nicht ohne weiteres erzielbar sind, wird gesondert noch reines 5-Methoxypsoralen zugesetzt [188]. Eine auch in Deutschland erhältliche Sonnenschutzserie enthält eine Mischung verschiedener Citrusessenzen (Bergamotte, Lemone, Pampelmuse). Je nach Applikationsform werden 2 % bzw. 3 % Bergamotte-Öl verarbeitet (gepreßtes Bergamotte-Öl enthält 0,35 % an 5-MOP). Die Produkte werden nicht nur über den üblichen Lichtschutzfaktor klassifiziert, sondern es ist auch ein sog. »Bräunungsfaktor« angegeben, der je nach Gehalt der Citrusessenz unterschiedlich hoch ist [65, 148, 151] (siehe dazu Kap. 5.4).

Diskussion der Bräunungsbeschleuniger

Die Frage nach Sinn, Unsinn oder Gefährlichkeit der Anwendung sog. Bräunungsbeschleuniger ist je nach dem Produkttyp differenziert zu beantworten.

Kosmetologisch *sinnvoll* und ärztlicherseits unbedenklich oder sogar begrüßenswert ist die Zugabe von Farbstoffen zu Sonnenschutzmitteln. Einerseits ergibt dies einen zusätzlichen Schutzeffekt gegen UVB und andererseits verhindert die rasch einsetzende Bräunung unter Umständen übertriebene Sonnenexpositionen. Auch gegen den Einsatz von Selbstbräunern ist kaum etwas einzuwenden: Die resultierende Färbung ist hier wesentlich haltbarer und dauerhafter als nach Auftragung gewöhnlicher Farbstoffe (Schminken). Zu beachten ist das Fehlen jeglicher Sonnenschutzwirkung durch die bei der Maillard-Reaktion entstehenden Melanoide.

Wenig sinnvoll ist die Anwendung von Aminosäuren (Tyrosin) und anderen »Prämelaninen«. Eine Verbesserung der sonneninduzierten Pigmentierung wird durch derartige Produkte nicht erreicht. Ob tatsächlich das Bewußtsein einen Bräunungsbeschleuniger angewendet zu haben übertriebene Sonnenexpositionen unterbindet, muß dahingestellt bleiben.

Nicht ungefährlich hingegen erscheint die Einarbeitung von Psoralenen (5-Methoxypsoralen = Bergapten) in Sonnenschutzmittel. Da die verwendeten Konzentrationen niedrig sind, besteht eine wohl zu vernachlässigende Gefahr des Auftretens akuter phototoxischer Reaktionen. Wird jedoch die UVB-Schutzzeit der Präparation überschritten, resultiert ein UVB-bedingter Sonnenbrand, der dann zweifellos durch Psoralen plus UVA eine wesentliche Verstärkung erfährt. Eine Gefahr ist jedoch in den einsetzenden Kernsäureschädigungen zu sehen, die selbst mit geringen Psoralenkonzentrationen unvermeidbar sind (siehe Abb. 59). Die entstehenden Thymin-Psoralen-Monoaddukte stören die Informationsweitergabe bei Zellteilungen. Eine Reparatur kann unter den Bedingungen des Einsatzes der Psoralene als Bräunungsbeschleuniger in Lichtschutzmitteln nicht erfolgen. Die Repairsysteme der Zelle sind bereits mit der Behebung der UVB-induzierten Schäden überlastet. Somit wird die Entstehung des chronischen Lichtschadens beschleunigt und die Entstehung von Hautkarzinomen induziert. Namhafte Lichtbiologen fordern deshalb sogar, daß bergaptenhaltige Lichtschutzmittel besonders gekennzeichnet werden sollen! »Their use can cause cancer« [62]. Die Schadeffekte werden sich allerdings erst nach 10 bis 20

Jahren manifestieren, je nach den Lebensgewohnheiten des Anwenders.

Sonstige Substanzen

Abschließend seien einige weitere Möglichkeiten angeführt [53], um die Schutzwirkung von Sonnenprodukten zu erhöhen:

Die Schutzwirkung der alternden Haut wird erhöht, wenn man Wirkstoffe verwendet, die die Mitoseaktivität (Zellteilung) verbessern, die Enzymaktivität in der Haut erhöhen und die Epidermis verdicken. Auch hierfür stehen Verbindungen ganz unterschiedlicher chemischer Konstitutionen zur Verfügung, die die Hautfunktionen aktivieren und die Schutzwirkung erhöhen sollen. Externe Applikationen können an gesunder Haut den Stoffwechsel der Oberhautzellen kaum beeinflussen.

Einer der ersten wissenschaftlich untersuchten Wirkstoffe war das *Pregnenolonacetat*. Dieses Steroid ohne hormonelle Nebenwirkungen stimuliert das Wachstum der Epidermis und die Zellteilung. Das Anwendungspatent ist schon abgelaufen, doch es gibt wieder neue Patente, die die Kombination von Pregnenolonacetat mit Elastin und anderen Wirkstoffen beschreiben. Es soll eine synergistische und potenzierende Wirkung erreicht werden.

»Vitamin-A« (= Retinol)-Derivate erhöhen die Mitoseaktivität und die Enzymaktivität. Ebenso konnte eine Verdickung der Epidermis nachgewiesen werden. *Prolinderivate* sollen die Kollagensynthese in der Haut positiv beeinflussen. Neuerdings werden native *Thymuspeptide* angeboten. Sie sollen das Zellsystem aktivieren und die Regeneration und Proliferation von durch UV-Strahlung und Umwelteinflüssen geschädigten Fibroblasten stimulieren und das natürliche Abwehrverhalten der Haut unterstützen. Diese Wirkung wurde an tierischen und menschlichen Zellkulturen untersucht. Auch *Repairkomplexe* (z. B. Stoffwechselprodukte von Bifidusbakterien) werden eingesetzt, um die UV-bedingten Zellkernschäden zu beheben (Beurteilung dieser Maßnahmen siehe Kap. 4.9).

Zusammenfassend darf zum Thema »Zusätze in Sonnenschutzmitteln« vermerkt werden, daß Sonnenschutzpräparate möglichst überschaubar aufgebaut sein sollten, d. h. eine kosmetisch akzeptable, hautverträgliche, lichtstabile Applikationsform, in die zuverlässig absorbierende UV-Filter eingearbeitet sind. Jegliche Zusätze erhöhen das Risiko lichtbedingter Hautreaktionen und sollten deshalb nur in begründeten Fällen eingesetzt werden. Substanzen mit bekannter photodynamischer Aktivität sind in Sonnenschutzpräparaten unbedingt zu vermeiden.

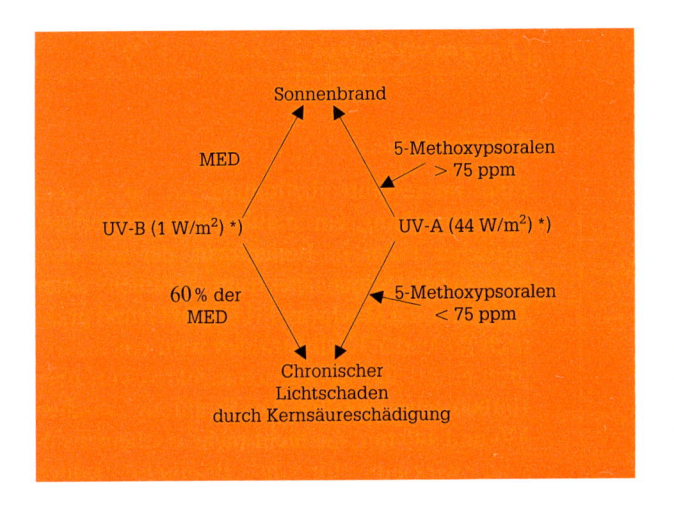

Abb. 59:
Die Wirkung der Psoralene beim Einsatz in Lichtschutzprodukten als Bräunungsbeschleuniger (MED = minimale Erythemdosis Sonnenbrandschwelle)
* Werte der Globalstrahlung

5.10 Physikalischer Lichtschutz

Textilien, Gläser

Die wirksamste Methode, um die Haut vor jeglicher ultravioletter Strahlung sei es künstlicher oder natürlicher Art zu schützen, ist das Abdecken der Körperfläche mit geeigneter Kleidung. Allerdings bewirken nicht alle Textilien eine völlige Abschirmung. Manche Materialien sind für ultraviolette Strahlung durchlässig. Für spezielle Zwecke gibt es deshalb Textilien, die mit Lichtschutzstoffen imprägniert sind (siehe Tabelle 45).

An dieser Stelle sei auch darauf hingewiesen, daß normales Fensterglas entgegen einer weit verbreiteten Meinung keinen absoluten Schutz vor den Erythem-erzeugenden UVB-Strahlen bietet. In Abhängigkeit vom Expositionswinkel vermag Sonnenbestrahlung auch hinter Fensterglas den menschlichen Organismus mehr oder weniger intensiv zu erreichen [79]. Lichtschutzfaktorbestimmungen hinter 3 mm starkem Glas ergaben, daß sowohl unter künstlichem als auch natürlichem ultraviolettem Licht ein Faktor von ca. 6 resultiert. Nach Tabelle 46 beträgt die Durchlässigkeit für den UVB-Bereich bei 3 mm Fensterglas immerhin 35%.

Bei einer hohen individuellen Empfindlichkeit (geringer Pigmentgehalt der Haut, wenig ausgeprägte Lichtschwiele), einer entsprechend großen Strahlintensität und Einwirkungsdauer kann man also auch hinter Fensterglas einen Sonnenbrand bekommen. Das bedeutet aber auch, daß man sich auch hinter dünnen Glasscheiben eine gewisse Bräune aneignen kann, weil die durchgelassenen UVB-Strahlen bei entsprechender Dosierung die Melaninbildung anregen. Hinzu kommt der direkte Pigmentierungseffekt des UVA, das fast vollständig durchgelassen wird. Wichtig ist in diesem Zusammenhang die viel zu wenig berücksichtigte Tatsache, daß Glas, z. B. Auto- oder Fensterglas, infolge dieser UVA-Durchlässigkeit die Haut nicht vor phototoxischen und photoallergischen Reaktionen schützt.

Tabelle 46: Durchlässigkeit verschiedener Gläser
Mittlerer Sonnenhöhenwinkel $R = 50°$ [92, 86]

Bezeichnung	Durchlässigkeit in %	
	UVB 290–320 nm	UVA 320–400 nm
Luft	100	100
Isolierglas Auresin 8644	0,4	19,3
Isolierglas Bronze 6 mm	0,5	36
Fensterglas 3 mm	35	85,3
Verbundfenster	6,5	53,46
Autoglas VW-Secured	9,8	70

Kunststoffolien

Eine interessante Erfindung ist in diesem Zusammenhang ein bläulicher, hochwertiger optischer Filter in Folienform, der aus dem natürlichen Sonnenspektrum Strahlen unter 330 nm völlig abschirmt [317]. Auf Grund praktisch fehlender UVB-Strahlen wird ein theoretisch ermittelter Sonnenschutzfaktor von über 100 000 angegeben [99]. Die Strahlung zwischen 330 und 440 nm, die nicht mehr erythemauslösend wirksam, für die Bräunung jedoch

Tabelle 45: Durchlässigkeit verschiedener Materialien
Mittlerer Sonnenhöhenwinkel $R = 51,5°$ [92, 86]

Material	Durchlässigkeit in %	
	UVB 290–320 nm	UVA 320–400 nm
Luft	100	100
Polyethylen	42	52,3
Polyamid	17,7	37,5
Baumwolle	10,6	20,4
Baumwolle, naß	18,5	35,4

erwünscht ist, wird zu einem Anteil von ca. 55,0 % durchgelassen. Für das sichtbare Licht zwischen 440 und 800 nm ist die Folie nur zu ca. 10,0 % durchlässig, eine angenehme Schattenwirkung ist die Folge. Die Intensität wärmewirksamer Strahlen wird um ca. 15 % reduziert.

Durch diese vorteilhaften physikalischen Eigenschaften in bezug auf das elektromagnetische Sonnenspektrum ermöglichen solche Sonnenschirme einen gefahrlosen ganztägigen Aufenthalt unter der Sonne. Sonnenbrandreaktionen, Augenentzündungen oder die Auslösung UVB-induzierter chronischer Lichtschäden sind nicht mehr zu befürchten (seitliche Streustrahlung ist jedoch zu beachten). Durch die Verringerung der Stärke der Wärmestrahlen ist die Kreislaufbelastung geringer.

Für lichtempfindliche Personen sind derartige Kunststoffolien als Sonnenschirme oder Markisen eine nützliche Erfindung.

Die Lebensdauer dieser Folien ist begrenzt, vor allen wenn zusätzlich Wind und Wetter einwirken. Nach ca. 1000 Stunden intensiver Sonneneinstrahlung ist die Folie nicht mehr verwendbar [317].

5.11 Hinweise zur richtigen Anwendung von Sonnenschutzmitteln

Die Wirksamkeit eines Sonnenschutzmittels hängt aber nicht nur von der richtigen Auswahl des Lichtschutzfaktors ab, sondern vor allem auch von der richtigen Anwendung durch den Verbraucher. Wie erwähnt, müssen viele Urlauber feststellen, daß sie trotz der Anwendung eines Sonnenschutzmittels und trotz der Wahl des richtigen Faktors nach ein oder zwei Tagen einen mehr oder weniger schweren Sonnenbrand verspüren. Ursache ist eine falsche Handhabung des Schutzpräparates. Dazu einige Leitlinien:

1. Sonnenschutzmittel (Cremes für das Gesicht, Lotionen für den Körper) werden grundsätzlich auf die gereinigte Haut aufgetragen, d. h. die Haut ist vorher mit einem Reinigungsmittel, z. B. einer milden Reinigungsmilch von Staub, Schmutz und den Rückständen dekorativer Kosmetika und der Sonnenschutzmittel vom Vortag zu befreien.

2. Der Auftragszeitpunkt sollte mindestens 45 Minuten vor dem Besonnen liegen.

3. Die Applikation sollte gleichmäßig und in ausreichender Schichtdicke durchgeführt werden.

4. Empfindliche Hautareale (Nacktbader) sind mit höheren Lichtschutzfaktoren oder, wenn nötig, mit Totalschutzpräparaten zu bestreichen.

5. Die zusätzliche Verwendung von Duftstoffen, Parfüms oder Erfrischungswässern ist beim Sonnen zu vermeiden (Gefahr phototoxischer Hautreaktionen, die sich meist in fleckiger Pigmentierung äußert).

6. Die errechnete Bestrahlungszeit ist exakt einzuhalten. Ein erneutes Auftragen ist zu unterlassen. Wenn nach Beendigung der erlaubten Besonnungszeit wiederum appliziert wird, liegt die minimale Erythemdosis bereits vor, und jede weitere Exposition führt trotz neuerlich aufgetragenem Sonnenschutzmittel, das die UVB-Strahlen ja nicht quantitativ abfängt, zu spürbaren und mehr oder weniger starken Erythemen. Der Haut muß mindestens 12 Stunden Zeit gelassen werden, die Zellschäden mit Hilfe der Reparaturmechanismen zu beheben (siehe dazu Kap. 4.9).

5.12 Allgemeine Richtlinien für das Sonnenbaden

Ganz generell sollten dem Verbraucher noch folgende Ratschläge mitgegeben werden:

1. Bei bestimmten Krankheiten, wie Kreislaufschwäche, Fieber, Erkältung, allgemeinen Schwächezuständen oder bei einer medikamentösen Therapie jegliche intensiver Sonneneinstrahlung vermeiden.

2. Extreme körperliche Anstrengungen, z. B. intensiver Sport, in der Sonne und in der Hitze vernünftig dosieren. Flüssigkeitsverluste durch starkes Schwitzen mit entsprechenden Elektrolytgetränken ausgleichen.

3. Kopfbedeckung bei längerem Aufenthalt in der Sonne nicht vergessen (Sonnenstichgefahr!). – Außerdem ist ein wirksamer Augenschutz durch gute UV-absorbierende Sonnenbrillen wichtig. Für besonders empfindliche Personen sind Augentropfen mit UV-Filtern ein zusätzlicher Schutz vor Bindehautentzündungen bzw. den strahlenbedingten oft schmerzhaften Hornhautentzündungen.

4. Hellhäutige und zu Sonnenbrand neigende Personen vom Pigmentierungstyp I und II sollten sich anfangs primär im Schatten aufhalten, die Mittagssonne meiden und ihr Sonnenbad mit hohen Lichtschutzfaktoren beginnen. (Vorsicht: Streulicht bei stark reflektierenden Flächen, z. B. hellem Sand, berücksichtigen.)

5. Nach dem Schwimmen Sonnenschutzmittel mit hohen Faktoren auftragen. Die Lichtempfindlichkeit der Haut ist nach dem Bad wesentlich erhöht. Besonders hellhäutige, sonnenungewohnte Personen sind dann erythemgefährdet.

5.13 Vitamin-D-Mangel durch medizinisch induzierten Sonnenschutz

Zu den biopositiven Wirkungen der Ultraviolett-B-Bestrahlung gehört bekanntlich auch die Vitamin-D-Synthese in der Haut. Die Altershaut mit ihren reduzierten Synthesemöglichkeiten bedarf höherer Ultraviolett-B-Dosen als die Haut des Jugendlichen oder Erwachsenen, um die vom Organismus benötigte Menge an Prävitamin-D_3 zu bilden. Nachweislich kann bei alten Menschen, die überhaupt nicht in die Sonne gehen oder die dem ärztlichen Rat einer strikten Sonnenvermeidung exakt folgen, ein Vitamin-D-Mangel auftreten. Dies wird mitunter zu wenig beachtet.

Theoretisch wäre ein Vitamin-D-Mangel auch bei allen Patienten mit Photodermatosen vorstellbar. Hier steht ja ebenfalls die Meidung des Sonnenlichtes an erster Stelle aller empfohlenen Maßnahmen. Angaben in der Literatur finden sich hierzu jedoch keine, wahrscheinlich als Folge des Fehlens größerer homogener Kollektive für entsprechende Untersuchungen. Generell sollte aber bei Verordnung eines exakten Ultraviolett-B-Schutzes, egal aus was für Gründen, auf die Möglichkeit einer Hypovitaminose D Bedacht genommen werden.

Zur Zeit der industriellen Revolution begannen sich die Menschen in überfüllten, verschmutzten Städten zusammenzudrängen. Die Kinder entwickelten unter diesen Lebensbedingungen eine schwere, verstümmelnde Knochenkrankheit, die als Rachitis bezeichnet wurde. Schon im Jahre 1650 wurde die Rachitis als eigenes Krankheitsbild klassifiziert, das zu typischen Deformitäten der langen Röhrenknochen, des Thorax und des Schädels führt.

Über die Ätiologie lagen bereits 1822 recht präzise Vorstellungen vor. Kinder, die in ländlichen Gegenden um Warschau herum wohnten, wiesen nie Rachitis auf, während viele Stadtkinder in Warschau unter dieser Knochenerkrankung litten. Bei Untersuchung aller Lebensbedingungen dieser beiden Kollektive ergab sich als einziger Unterschied die bei den

Stadtkindern fehlende Sonnenexposition. Daraus wurde geschlossen, daß Sonnenbestrahlung Rachitis verhindern kann. Konsequenzen wurden damals zu Beginn des vorigen Jahrhunderts noch keine gezogen.

Siebzig Jahre später wurde erneut auf die Bedeutung von Sonnenbestrahlung für die Verhinderung von Rachitis hingewiesen. Kinder der dritten Welt, die unter schlechtesten hygienischen Bedingungen an der Hungergrenze lebten, waren meist frei von Rachitis, während die Kinder in englischen Städten als Folge der typischen Knochenveränderungen zu Krüppeln heranwuchsen.

Wiederum wurden systemische Sonnenbestrahlungen zur Verhinderung und Heilung von Rachitis empfohlen. Aber auch dieser Ruf verhallte ungehört, da man sich damals einfach nicht vorstellen konnte, daß Sonnenexpositionen in irgendeiner Weise eine schwere Knochenstörung beeinflussen könnten. Autoptische Untersuchungen in Leiden, Niederlande, ergaben, daß um die letzte Jahrhundertwende bis zu 90 % aller Kinder an Rachitits litten.

Erst dreißig Jahre später erkannten zwei Untersuchungsgruppen, daß rachitische Kinder durch Exposition gegen die Strahlung einer Quecksilberdampflampe oder gegen Sonnenlicht geheilt werden können. Weiter wurde versucht, ob nicht auch in Nahrungsmitteln, z. B. in Salaten, Baumwollsamenöl oder Leber, durch derartige Bestrahlungen eine antirachitische Aktivität erzeugt werden könnte. Diese Versuche gelangen.

Rachitisprophylaxe und Rachitisbehandlung

Nach Entdeckung der Vorstufe des Vitamin D, des Provitamin D, bestand die Rachitisprophylaxe und Rachitisbehandlung in der Verabfolgung von Nahrungsmitteln, die nach Zugabe des Provitamins bestrahlt wurden.

In großem Ausmaß wurde z. B. Provitamin D der Milch zugesetzt; anschließend wurde die Milch bestrahlt. Diese einfache Maßnahme führte zum Verschwinden der Rachitis in den USA und in Europa. Der Vitamin-D-Anreicherungsprozeß wurde in den USA streng kontrolliert. Probleme gab es keine.

In Europa hingegen, wo weniger exakte Richtlinien zu befolgen waren, gelangten unbeabsichtigt überhöhte Mengen an Vitamin D in die Milch. Neugeborene erlitten Vergiftungen, die zu Hypercalcämie führten. Bei älteren Kindern und bei Erwachsenen kann eine derartige Hypercalcämie relativ einfach behandelt werden und führt höchstens zu minimalen Spätfolgen. Bei Neugeborenen entwickelt sich aber unter Umständen ein irreversibler Hirnschaden. Aus diesem Grund wurde die Anreicherung von Lebensmitteln mit Vitamin D in Europa verboten.

Heute enthält im nordamerikanischen Kontinent die Milch 400 I. U., also 10 µg Vitamin D_2 oder D_3 in 0,95 l; dies entspricht dem Doppelten der empfohlenen Tagesmenge. – In Europa beginnt man Margarine und einige Zerealien mit Vitamin D anzureichern. Mangelzustände treten immer noch vereinzelt in einigen nordeuropäischen Ländern auf.

Beim Erwachsenen und beim alten Menschen führt ein Vitamin-D-Mangel zur Knochenentkalkung, zur Osteomalzie. Aber schon lange vor dem Auftreten einer voll ausgebildeten Osteomalazie besteht ein gesteigertes Risiko für Knochenbrüche. Dies kann besonders für alte Menschen schwere Folgen nach sich ziehen.

Weiter ist anzuführen, daß ein Vitamin-D-Mangel möglicherweise die Entstehung interner Malignome (Darmkrebs) und vielleicht sogar auch von Melanomen begünstigt. Schon an dieser Stelle sei darauf verwiesen, daß Ultraviolett-B-Expositionen (Sonnenlichtexpositionen) für die Bevölkerung Mitteleuropas weitgehend die einzige, aber unter den derzeitigen Lebensbedingungen für Kinder und Erwachsene sicher völlig ausreichende Vitamin-D-Quelle darstellen. Für den alten Menschen liegen die Bedingungen etwas anders.

Photobiologie von Vitamin D_3

Auf unserem Planeten erfolgt eine Photosynthese von Vitamin D wahrscheinlich schon seit

750 Millionen Jahren. Phytoplankton synthetisiert zum Beispiel Vitamin D, sobald es dem Sonnenlicht für die Produktion von Kohlenhydraten als Energiequelle ausgesetzt ist. Die meisten Pflanzen und Tiere besitzen die Fähigkeit, bei Sonnenlichtexposition Vitamin D zu bilden.

Wird die menschliche Haut der Sonne ausgesetzt, gelangt ein Teil der Ultraviolett-B-Strahlung (UVB 290–320 nm) an die lebenden Oberhautzellen heran. Bei Angehörigen der kaukasischen Rassen sind dies etwa 20 bis 30%, bei Negern wesentlich weniger, bei hohem Pigmentgehalt unter Umständen sogar nur 1%.

In der Epidermis bedingt UVB im Wellenbereich zwischen 290 und 315 nm eine Photolyse von Provitamin D_3 (= 7-Dehydrocholesterol) zu Prävitamin D_3. In der Folge lagern sich bei Körpertemperatur die Doppelbildung des Prävitamins D_3 um und es entsteht Vitamin D_3 (Tab. 47). Spätestens nach drei Tagen ist diese Isomerisierung abgeschlossen. Also kann eine Sonnenlichtexposition von 10 bis 15 Minuten den Körper für die nächsten drei Tage mit Vitamin D versorgen, ohne daß hierzu eine weitere Sonnenexposition nötig wäre.

Vermutungen wurden angestellt, ob es nicht Aufgabe des Pigmentes Melanin sei, die Vitamin-D-Vergiftung bei exzessiver Sonnenbestrahlung zu verhindern. Zweifellos wirkt Melanin als starker UVB-Filter, der die Bildung von Prävitamin D_3 vermindert, aber der wichtigste Regulator der Vitamin-D-Bildung in der Haut ist das Sonnenlicht selbst.

Tabelle 47: Nomenklatur der Vitamin-D-Gruppe

Vitamin D:	Vitamin D_2 und/oder Vitamin D_3
Ergocalciferol:	»pflanzliches« Vitamin D_2
Cholecalciferol (Colecalciferol):	aus dem Provitamin 7-Dehydrocholesterol durch Ultraviolett-B-Bestrahlung in der menschlichen Haut entstehendes Vitamin D_3
Calcifediol:	25-Hydroxycholecalciferol, in der Leber entstehender Metabolit von Cholecalciferol
Calcitriol:	1,25-Dihydroxycholecalciferol. 1,25-Dihydroxyvitamin D_3, in der Niere unter der Einwirkung von Parathormon entstehender Metabolit von Calcifediol. Calcitriol wäre eigentlich als Hormon zu klassifizieren: Entstehung in einem Organ, Wirkort weit entfernt (Knochen etc.). Im Hautorgan hemmt Calcitriol die Proliferation der Keratinozyten und steigert die terminale Zelldifferenzierung. Therapeutische Versuche mit dieser Substanz bei Psoriasis vulgaris waren deshalb naheliegend (cave Hypercalcämie und Nierenschäden bei systemischer Anwendung)

Sonnenlicht reguliert die Bildung von Prävitamin D_3 und Vitamin D_3

Wie oben angeführt erfolgt zunächst bei der Sonnenbestrahlung eine Umwandlung von Provitamin D_3 zu Prävitamin D_3. Aber Prävitamin D_3 ist eine photolabile Substanz; weitere Sonnenbestrahlungen führen zu einer Photolyse von Prävitamin D_3. Es entstehen Lumisterol und Tachysterol, zwei biologisch inerte Produkte (Abb. 60). Deshalb kann die Vitamin-D-Bildung 5 bis 15% der gesamten Provitamin-D_3-Menge an der betreffenden Hautstelle nicht überschreiten, egal wie lange ein Mensch der Sonne ausgesetzt ist.

Nach seiner Entstehung gelangt Vitamin D_3 von der Oberhaut in die Kapillaren der Lederhaut und wird in die Leber transportiert. Dort erfolgt die Hydroxylierung zu 25-Hydroxyvitamin D_3. Wird Vitamin D_3 aus der Haut nicht über den Blutstrom abtransportiert, kann es bei neuerlicher Sonnenexposition rasch zu Supersterol 1, Supersterol 2 und 5,6-trans-Vitamin-D_3 abgebaut werden. Bei Supersterol 1 und 2 dürfte es sich um biologisch inerte Substanzen handeln.

Überraschend ist jedoch die Tatsache, daß es sich beim 5,6-trans-Vitamin-D_3 um ein pseudo-

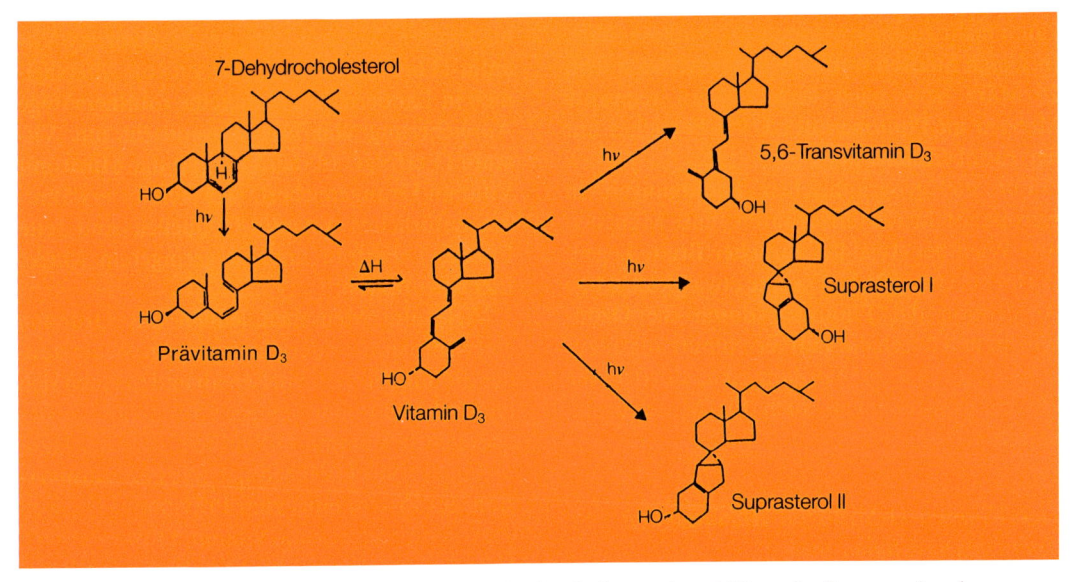

Abb. 60: Die nach Sonnenexposition aus 7-Dehydrocholesterol und Vitamin D_3 entstehenden Photoprodukte

1-α-Analogon handelt, welches in der Leber durch Hydroxylierung in der Position 25 zu Calcitriol, dem 1,25-Dihydroxy-Vitamin-D_3 umgewandelt werden kann. Also reguliert das Sonnenlicht durch seine photochemische Wirkung die Bildung von Prävitamin D_3 und von Vitamin D_3 in der Haut.

Beeinflussung der Vitamin-D_3-Bildung in der Haut

Außer dem Ausmaß der vorhandenen Pigmentierung können noch eine ganze Reihe umweltbedingter und endogener Faktoren die Vitamin-D-Synthese in der Haut beeinflussen.

So tritt z. B. bei der Hautalterung nicht nur eine Änderung der Struktur und der Dicke der Haut ein, sondern es erfolgt auch eine Verminderung der Fähigkeit zur Vitamin-D-Bildung. In der Haut eines Zwanzigjährigen liegt die doppelte Menge an Provitamin D vor wie in der Haut eines Achtzigjährigen. Bestrahlt man junge und alte Versuchspersonen mit den gleichen Dosen artefiziellen Sonnenlichtes, steigt bei den Jungen der Serumspiegel an Vitamin D von unter 5 ng/ml auf 35 ± 3 ng/ml an; bei alten Menschen erreicht dieser Anstieg nur Werte um 10 ± 5 ng/ml.

Bei lichtgeschädigter Haut dürften hinsichtlich der Erschwerung der Vitamin-D-Synthese die gleichen Bedingungen vorliegen wie bei normal gealterter Haut. Eine atrophische, hyperkeratotische Epidermis ist zur Vitamin-D-Bildung nur mehr in geringem Maß befähigt. Durch lokale Anwendungen von Retinsäure lassen sich zahlreiche Auswirkungen der UVB-Schädigung – so auch die Atrophie – beseitigen. Eine damit verbundene Restitution zur ungestörten Vitamin-D-Synthese bei Ultraviolettexposition ist mehr als wahrscheinlich.

Der Wechsel der Jahreszeiten und die geographische Breite bedingen entscheidende Veränderungen der Vitamin-D-Synthese in der Haut. Nach neuesten Erkenntnissen werden in Edmonton, Canada, (52° N) und in Boston, USA, (42° N) bei jahreszeitlich bedingtem, sinkendem Sonnenstand die energiereichen Photonen des UVB-Bereichs durch die Ozonschicht der Stratosphäre fast vollständig absorbiert. Daraus folgt, daß in Edmonton nach dem 15. Oktober und in Boston nach dem 1. November die Exposition der Haut gegen Sonnenlicht kaum mehr zu einer Vitamin-D-Synthese führt. In diesen Städten treffen erst wieder nach dem 15. März bzw. nach dem 1. April relevante Mengen an Photonen des UVB-Bereiches auf der Erdoberfläche auf.

Für die geographischen Bedingungen in Europa ist hierzu anzuführen, daß München und Wien bei etwa 48° nörlicher Breite liegen, Berlin bei etwa 52° N. Da eine etwa gleichartige Absorption der Photonen durch die Ozonschicht und durch die Luftverschmutzung anzunehmen ist wie in Nordamerika, dürften die obigen Feststellungen auch für Mitteleuropa zutreffen.

Der Vitamin-D-Status in Abhängigkeit von Sonnenexpositionen und oraler Vitamin-D-Aufnahme

Vitamin D ist von größter Bedeutung für die Erhaltung eines gesunden Knochensystems im ganzen Leben. Bei Kindern führt ein Vitamin-D-Mangel zu Mineralisationsdefekten im Knochen, bekannt als Rachitis. Die beim Erwachsenen als Folge eines Vitamin-D-Mangels auftretende Form der Knochenstörung ist die Osteomalazie. Bevor jedoch die typischen Symptome des Vitamin-D-Mangels hervortreten, liegt bereits ein erhöhtes Risiko für Knochenbrüche vor; 30 bis 40% der Patienten mit Oberschenkelbrüchen in Großbritannien und in Boston wiesen seinen Vitamin-D-Mangel auf.

Dies hat besondere Bedeutung für alte Menschen, bei denen bereits eine altersbedingte Verringerung der Knochenmasse vorliegt und die öfter stürzen.

Die Beurteilung des Vitamin-D-Status erfolgt in der Regel durch Bestimmung der Serumkonzentration von 25-Hydroxy-Vitamin-D, dem wichtigsten zirkulierenden Metaboliten von Vitamin D. Bei alten Menschen, bei denen sich exogene Aufnahme und endogene Synthese verringern, liegen erniedrigte Serumspiegel von 25-Hydroxy-Vitamin-D vor. Die intestinale Absorption von Vitamin D erfährt im Alter keine Veränderungen, aber oft ist die orale Aufnahme dieses Vitamins vermindert. Die niedrigsten Serumspiegel an 25-Hydroxy-Vitamin-D fanden sich bei Insassen von Altersheimen in Ländern, in denen keine routinemäßige Anreicherung von Nahrungsmitteln mit Vitamin D erfolgt. In den USA ist die Milch mit Vitamin D angereichert, wie bereits erwähnt. An natürlichen Vitamin-D-Quellen sind fette Fische, Lebertran und, in geringerem Maße, Eier anzuführen.

Viele alte Menschen lehnen aus Gründen einer Intoleranz oder eines inneren Widerstandes die angeführten Speisen ab und machen sich dadurch mehr oder weniger vollständig von der endogenen Vitamin-D-Synthese in ihrer Haut abhängig. Nur UVB bedingt eine Photokonversion des Provitamins zum Prävitamin D_3, welches dann weiter zum Vitamin D isomerisiert. Künstliche Lichtquellen emittieren in der Regel kein UVB, weshalb der alte Mensch noch viel mehr als der jüngere von Sonnenbestrahlungen abhängig ist, um einen Vitamin-D-Mangelzustand zu vermeiden.

Zahlreiche Studien haben gezeigt, daß die Serumspiegel von 25-Hydroxy-Vitamin-D bei Menschen, die sich gelegentlich der Sonne aussetzen, deutliche jahreszeitliche Schwankungen aufweisen.

Der Vitamin-D-Status des alten Menschen

Um die Faktoren, die den Vitamin-D-Status alter Menschen beeinflussen, besser kennenzulernen, wurde eine über ein Jahr laufende Studie bei Insassen eines Altersheims in Boston durchgeführt. Hierbei wurden die Veränderungen durch Bewegung im Freien, Diät und zusätzliche Vitamin-D-Einnahmen besonders berücksichtigt.

Der Einfluß von Sonnenbestrahlung und von zusätzlicher Vitamineinnahme ist in Abbildung 61 dargestellt. Die Versuchspersonen wurden in drei Gruppen eingeteilt: Altersheiminsassen, die Vitamin D in Form eines Multivitaminpräparates mit 400 I. U. Vitamin D einnehmen (+D; n=15); Altersheiminsassen, die kein Vitamin D einnehmen (−D; n=23); frei lebende alte Menschen ohne zusätzliche Vitamineinnahme (n = 8). Die Sonnenexposition ergab sich aus der Jahreszeit: Frühling (März, April, Mai), Sommer (Juni, Juli, August), Herbst (September, Oktober, November) und Winter (Dezember, Januar, Februar). Die Serumspiegel an 25-Hydroxy-Vitamin-D wurden für jede der drei Gruppen von Versuchspersonen saisonweise bestimmt. In Abbildung 61 ist der Prozentsatz der Personen mit Konzentrationen unter 15 und unter 10 ng/ml dargestellt.

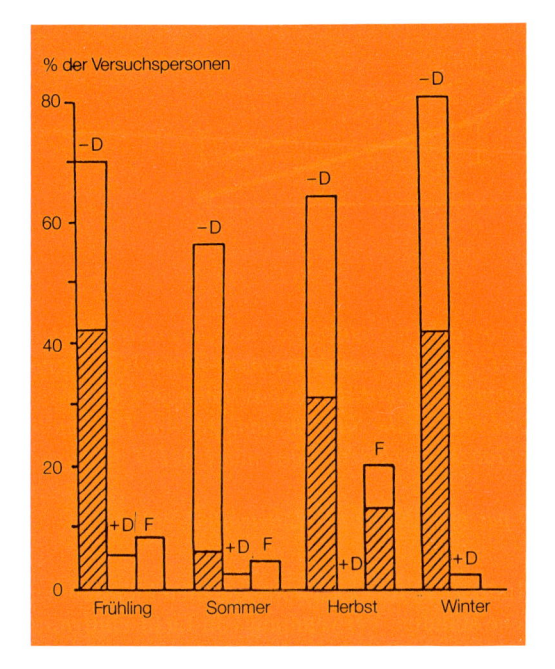

Abb. 61: *Jahreszeitlich bedingte Änderungen des Prozentsatzes freiwilliger Versuchspersonen mit Serumspiegel von 25-Hydroxy-Vitamin-D unter 15 ng/ml (□) und unter 10 ng/ml (▨). Die Versuchspersonen wurden in solche mit +(D) und in solche ohne (−D) zusätzliche Vitamin-D-Gaben unterteilt. Die Freilebenden (F) nahmen keine Vitaminprodukte ein*

Als wichtigstes Ergebnis dieser Studie ist der Unterschied der Serumkonzentrationen von 25-Hydroxy-Vitamin-D zwischen den Altersheiminsassen mit zusätzlicher Vitamineinnahme und ohne zusätzliche Vitamineinnahme anzuführen. Die Zahl der +D-Personen mit Spiegeln unter 15 ng/ml war zu allen vier Jahreszeiten sehr niedrig (unter 5%); in keinem einzigen Fall ergab sich ein Serumspiegel unter 10 ng/ml. Die −D-Versuchspersonen hingegen wiesen das ganze Jahr niedrigere Serumspiegel an 25-Hydroxy-Vitamin-D auf. Im Winter zeigten 19 Personen dieser Gruppe Serumspiegel unter 15 ng/ml und 9 sogar unter 10 ng/ml; im Sommer lag bei 13 Altersheiminsassen ohne zusätzliche Vitamineinnahmen ein 25-Hydroxy-Vitamin-D-Spiegel von unter 15 ng/ml vor. Nur eine einzige Person zeigte einen Serumspiegel von unter 10 ng/ml.

Alte Menschen, die nicht in Heimen leben, genießen größere Freiheiten. Dies spiegelt sich auch in den Ergebnissen der Studie wider. Die zusätzliche orale Einnahme von Vitamin D verliert an Bedeutung, da die unabhängig lebenden alten Menschen mehr ins Freie kommen. Im Frühling und Sommer fanden sich in der Gruppe F annähernd die gleichen 25-Hydroxy-Vitamin-D-Spiegel wie in der +D-Gruppe (Altersheiminsassen mit Vitamineinnahme). Im Winter konnten die Personen der F-Gruppe nicht untersucht werden (Erkrankungen, Überwintern im Süden).

Vitamin D und Sonnenschutz

Das Wissen über die gesundheitsfördernde Wirkung der Sonnenexposition wird heute überschattet von der Besorgnis über die schädigenden Effekte. In groß angelegten Informationskampagnen wird in den USA, in Australien und in Europa versucht, die Menschen zur Anwendung von Sonnenschutzprodukten bzw. zu einem vernünftigen Sonnenverhalten zu veranlassen.

Sonnenschutzprodukte sind so konzipiert, daß sie Strahlen derjenigen Wellenlängen absorbieren, die zum Sonnenbrand und zur DNA-Schädigung führen. Dies ist aber auch der Strahlenbereich, der für die Vitamin-D_3-Bildung in der Haut verantwortlich ist. Es überrascht also nicht, daß sogar die konsequente

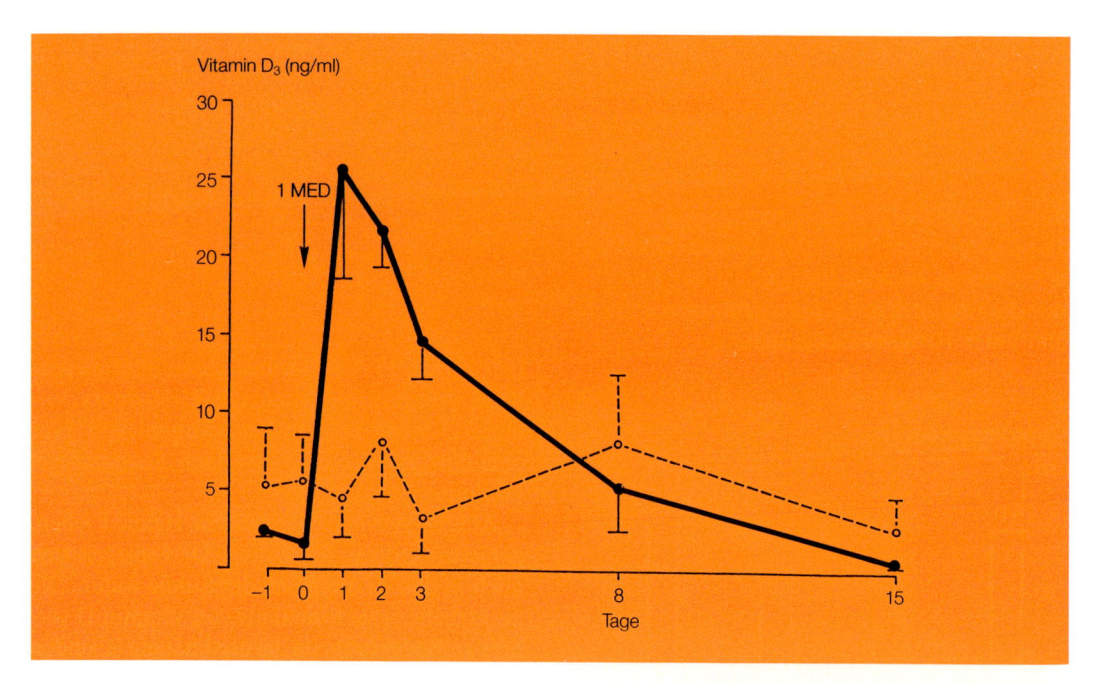

Abb. 62: Die Vitamin D_3-Konzentrationen im Serum von acht normalen Versuchspersonen (Mittelwert ± Standardabweichungen). Vier Personen (○--○) verwendeten eine p-Aminobenzoesäure-haltige Sonnencreme an der gesamten Körperdecke vor der Exposition gegen Ultraviolett B. Vier Versuchspersonen (●--●) verwendeten nur die Salbengrundlage. Am Tag »null« erhielten alle acht Versuchspersonen eine Ganzkörperbestrahlung mit 1 MED Ultraviolett B.
Der Umrechnungsfaktor von ng Vitamin D per ml auf nM per L beträgt 2,599

Anwendung eines Lichtschutzmittels mit einem SPF von nur 8 (LSF nach DIN-Norm von etwa 6) die Vitamin-D-Synthese deutlich vermindern kann (Abb. 62). Bei Kindern und Erwachsenen dürfte die Anwendung von Sonnenschutzpräparationen keine signifikante Auswirkung auf den Vitamin-D-Status nehmen, da es äußerst unwahrscheinlich ist, daß Sonnenexpositionen ausschließlich an Hautstellen erfolgen, die durch Lichtschutzmittel geschützt sind. Und wie erwähnt, reichen schon geringe Strahlendosen für eine ausreichende Vitamin-D-Versorgung des Organismus aus.

Anders ist dies bei alten Menschen, möglicherweise auch bei Menschen mit lichtgeschädigter Haut. Hier liegt nicht nur eine verminderte Möglichkeit für die Vitamin-D-Synthese vor, sondern es besteht auch die medizinische Indikation für einen konsequenten Lichtschutz. Die ständige Verwendung von Lichtschutzmitteln erniedrigt bei alten Menschen die 25-Hydroxy-Vitamin-D-Spiegel im Serum und kann unter Umständen einen Vitamin-D-Mangelzustand bewirken (Abb. 63). Dies bedeutet ein erhöhtes Risiko für Knochenbrüche, z. B. für Oberschenkelbrüche.

Schlußfolgerungen

Der Vitamin-D-Bedarf des Menschen wird in erster Linie durch gelegentliche Sonnenexpositionen gedeckt. Dies muß bei allen warnenden Informationen über die negativen Auswirkungen der Sonnenbestrahlung im Auge behalten werden, um nicht die Perspektive zu verlieren. Die Exposition der Körperhaut gegen 1 MED

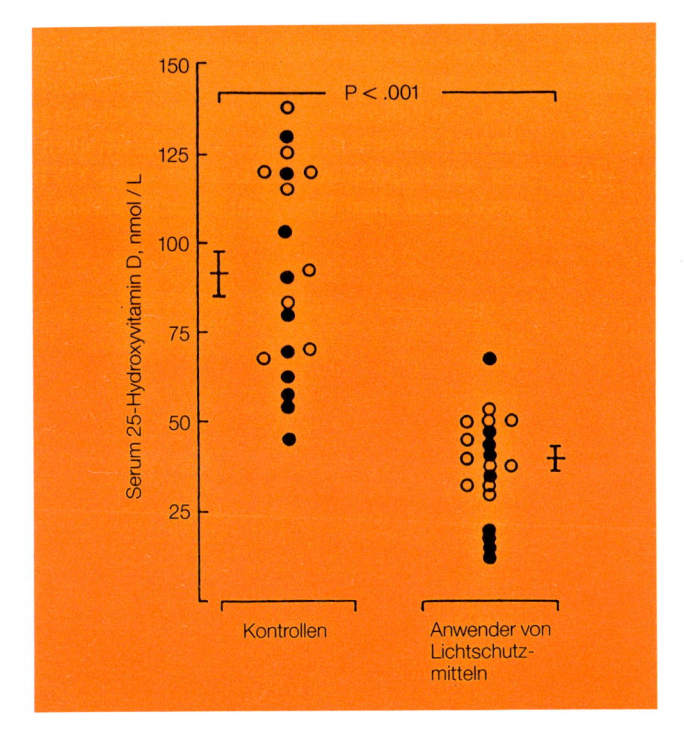

Abb. 63:
Serumkonzentrationen von 25-OH-Vitamin-D bei Langzeitanwendern von Lichtschutzprodukten und bei alters- bzw. geschlechtsentsprechenden Kontrollpersonen aus der gleichen Gegend. Die Blutabnahmen erfolgten bei beiden Gruppen gleichzeitig. Der mittlere 25-OH-Vitamin-D-Spiegel lag bei Langzeitanwendung von Lichtschutzprodukten signifikant niedriger (P<0,001). Zwei Personen dieser Gruppe wiesen einen absoluten Vitamin-D-Mangel auf (Spiegel unter 200 nmol/l). (Personen aus Philadelphia ○, ○, ○, Personen aus Springfield, Ill., ●, ●, ●).

von UVB läßt die Vitamin-D-Menge im Organismus genauso ansteigen wie die orale Einnahme von 10 000 I. U.

Zur Vermeidung einer Hypovitaminose D sollte alten Menschen empfohlen werden, im Frühling, im Sommer und im Herbst in der Zeit zwischen 9 und 16 Uhr ihre Hände, ihre Arme und ihr Gesicht etwa 10 bis 15 Minuten der Sonne zu exponieren (Suberythemdosen bei 40 bis 45° nördlicher Breite). Dies ist mehr als genug, um den Körper mit der notwendigen Menge an Vitmain D zu versorgen. Bei längeren Bestrahlungszeiten müssen Lichtschutzpäparationen mit hohen Faktoren angewendet werden, um der Entstehung eines Lichtschadens vorzubeugen. Im Winter sollten alte Menschen in Nordamerika und Mitteleuropa ihren Vitaminbedarf sicherheitshalber durch orale Einnahmen decken. **Als Tagesdosis empfehlen sich 400 I. U. (=10 μg) Vitamin D, am besten in Form einer Multivitaminpräparation.**

Alle Menschen brauchen für ihre Gesundheit Vitamin D. In Europa ist die wichtigste Quelle für Vitamin D die gelegentliche Exposition gegen Sonnenlicht (Vitamin-Synthese in der Haut) und orale Einnahme von Multivitaminpräparaten mit Vitamin D. Die Nahrung enthält nur wenig Vitamin D, da in Europa keine generelle Anreicherung erfolgt. In den USA wird der Vitmain-D-Bedarf bei Kindern und Erwachsenen durch die angereicherte Milch gedeckt bzw. durch Exposition gegen Sonnenlicht. Alte Menschen weisen oft einen Lactase-Mangel auf, woraus eine Intoleranz gegen Milch resultiert. Damit nimmt die Sonnenbestrahlung der Haut als einzige Vitamin-D-Quelle einen besonders hohen Stellenwert ein. Bei konsequenter Anwendung eines medizinisch indizierten Lichtschutzes besteht dann die Gefahr einer Hypovitaminose, was durch Empfehlung der täglichen Einnahme eines Multivitaminpräparates leicht zu vermeiden ist.

Krebsstatistiken aus sonnenreichen und sonnenarmen Gegenden untermauern die Theorie, daß Calciferole eine Schutzfunktion gegen Brust- und Dickdarmkrebs besitzen. Besonders Menschen, die in Smog-reichen Gebieten leben, weisen eine erhöhte Inzidenz dieser Malignome auf, was auf die im für die Caciferolbildung wichtigsten Teil des Spektrums (290–310 nm) durch SO_2 erfolgende Absorption zurückgeführt wird.

(Ausführliche Literatur zum Thema Vitamin D und Sonnenschutz siehe [243]).

In einem Zeitalter der zunehmenden Warnung vor Sonnenexpositionen und bei der steigenden Zahl von Patienten mit chronischen Lichtschäden und Sonnenkarzinomen sollte die Möglichkeit der Hypovitaminose D beim völlig UVB geschützten alten Menschen bedacht werden.

6. Photoprotektion mit Karotinoiden

6.1 Vorbemerkungen

In vielen Fällen, besonders bei Pigmentmangelsyndromen oder bei den Photodermatosen, reichen die Methoden des *lokalen* Lichtschutzes nicht aus. Aus diesem Grund wurde nach *systemisch wirksamen*, photoprotektiven Substanzen gesucht. Fälschlicherweise, bzw. in Ermangelung besserer Pharmaka, erfolgte der Einsatz der Antimalariamittel bei der Indikation »systemischer Lichtschutz«, die Antimalariamittel entfalten zwar vielerlei pharmakologische Aktivitäten, die bei lichtinduzierten Hautveränderungen wichtig sind (Stabilisierung von Nukleinsäuren, Stabilisierung lysosomaler Membranen, anästhetische Wirkung, Immunsuppression, Hemmung der Prostaglandinsynthese), aber eine Filterwirkung bzw. ein photo-

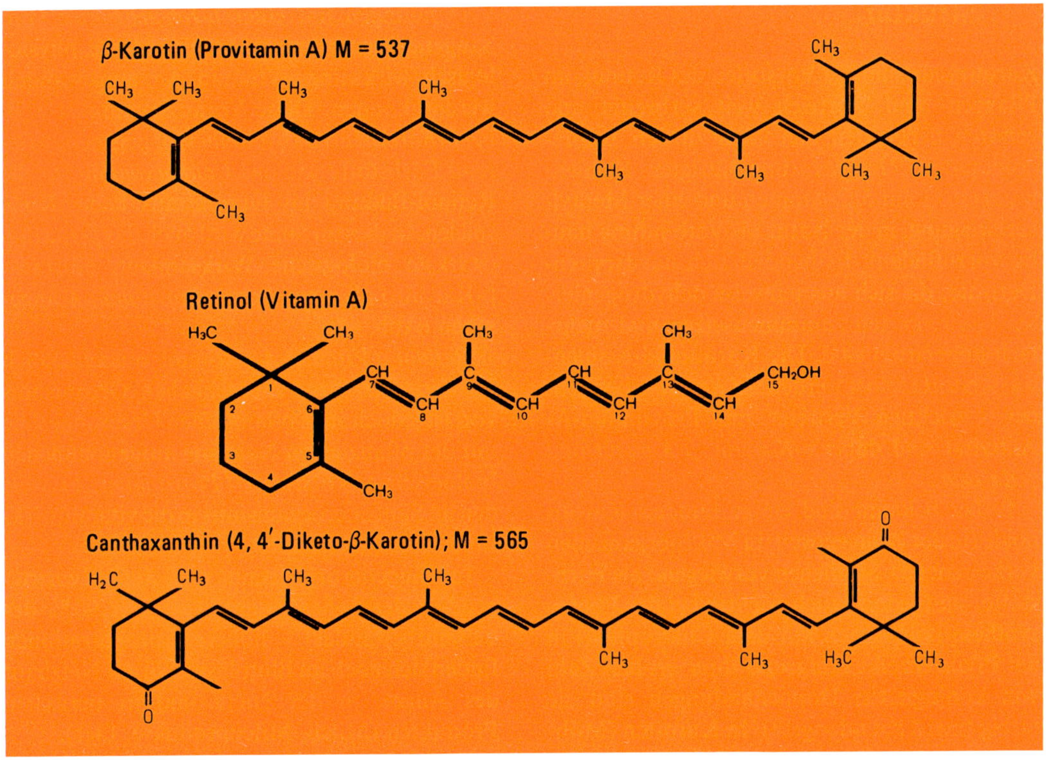

Abb. 64: Strukturformeln von β-Karotin, Retinol und Canthaxanthin

protektiver Effekt kommt diesen Substanzen nicht zu. (Die therapeutische Wirkung von Chloroquin bei der Porphyria cutanea tarda wurde in Kapitel 4.10 besprochen.)

Erst seit der Einführung der Karotinoide β-Karotin und Canthaxanthin stehen dem Arzt Substanzen zur Verfügung, deren orale Verabreichung einen Lichtschutz bedingt. Darüber hinaus führt die Gabe von β-Karotin und Canthaxanthin zu einer Braunverfärbung der Haut, was medizinisch zu einer Kontrastmilderung bei Pigmentierungsstörungen und erscheinungsmedizinisch zur »Bräunung aus der Pillenschachtel« ausgenützt wird (siehe Kap. 10.3). Eine ausführliche Literaturübersicht findet sich bei [233, 247].

6.2 Karotinoide – Vorkommen, Bedeutung und chemische Struktur

Karotinoide sind die Vorstufen des Retinol, im Pflanzen- und Tierreich weit verbreitet und gehören neben den Steroiden zu den Isoprenoidlipiden *(Isopren* = ungesättigter Kohlenwasserstoff mit 5 C-Atomen und einer Methylverzweigung, in der Natur als Verbindung häufig vorzufinden). Es handelt sich um Isopren-Derivate, die sich aus teilweise dehydrogenierten Isoprenresten zusammensetzen und mehrfach ungesättigt sind. Die Karotinoid-Kohlenwasserstoffe selbst werden als *Karotine* bezeichnet – wichtige Vertreter mit Provitamin-A-Aktivität sind dabei α-*Karotin*, β-*Karotin* und γ-*Karotin*.

Bisher bekannt sind einige hundert Karotinoide (in der Pflanzenwelt, in Mikroorganismen vorkommend). Sie dienen vorwiegend als Farbstoffe, sind jedoch auch wichtig bei der Photosynthese (zusammen mit dem Chlorophyll) in der Pflanzenzelle. Aufgrund ihrer großen Zahl von konjugierten Doppelbindungen sind sie farbig (meist rot oder gelb). In Karotten (Möhren) sorgen z. B. α- und β-Karotin, in der Tomate das *Lycopin* für die Rotfärbung, während sauerstoffhaltige Karotinoide wie die *Xanthophylle* eine Gelbfärbung bewirken. Zu den letzteren zählen Stoffe wie das Blattxanthophyll *(Lutein)*, der Maisfarbstoff *Zeaxanthin*, der Safranfarbstoff *Crocetin* und das sehr sauerstoffreiche *Astaxanthin* (Vorkommen in vielen Crustaceen; bedingt u. a. die ansprechende rote Farbe gekochten Hummers, wobei es vor dem Erhitzen als dunkelgrünes Chromoproteid in den Schalen vorliegt).

In der Natur entstehen solche Karotinoide und Xanthophylle hauptsächlich aus der *Mevalonsäure* (Schlüsselsubstanz der Isoprenoidsynthese) durch die Aktivität bestimmter pflanzlicher Enzymsysteme. Die Wirkstoffe werden auch als *Lipochrome* bezeichnet: Aufgrund ihrer langen Kohlenwasserstoff-Ketten sind sie lipidlöslich und infolge der Wasserunlöslichkeit nur in Fettphasen zu finden.

Die chemische Struktur der einzelnen Karotinoide ist auch insofern von Bedeutung, als nur Verbindungen mit einer *β-Ionenstruktur* vom Säugetierorganismus in das eigentliche, physiologisch wirksame »Vitamin A« umgewandelt werden können. Diese Voraussetzung ist z. B. bei *β-Karotin als Provitamin* voll gegeben, während Farbstoffe wie das *Canthaxanthin* für die Retinol-Bildung im Organismus keine Rolle spielen. In diesem Sinne wird auch das *β-Karotin* (stärkste biologische Wirksamkeit: all-trans-β-Karotin) als eigentliches *Provitamin A* angesehen (Abb. 64).

Retinol (Vitamin A) kommt ausschließlich im tierischen bzw. menschlichen Organismus vor, ist jedoch stets pflanzlichen Ursprungs. Die mit der pflanzlichen Nahrung aufgenommenen biologischen Vorstufen *(Provitamine A)* werden im Säugetierorganismus in die vitaminwirksame Form umgebildet.

Im Säugetierorganismus wird *Retinol* vorwiegend in der *Leber* gespeichert (über 90 % des Gesamtbestandes) – höhere Konzentrationen finden sich noch im Blutplasma, in der Netzhaut des Auges, in der Niere und in tierischen Produkten (Milch, Milchprodukte, Eier).

Die höchsten Konzentrationen an Vitamin A überhaupt wurden in der Leber von Eisbären nachgewiesen; Leberöle bestimmter Fische wie z. B. von Dorschen, Thunfischen und Haien enthalten ebenfalls relativ hohe Konzentrationen an Vitamin A, allerdings meist in Form des 3-Dehydroretinols (Vitamin A_2). Fischleberöle waren demgemäß auch bis zur Möglichkeit der vollsynthetischen Darstellung der Wirkstoffe die ergiebigste Quelle für Vitamin A.

Der Gehalt der Pflanzen an Vorstufen des Vitamin A ist sehr unterschiedlich: Relativ arm an Karotinoiden sind z. B. Zerealien, wohingegen in den grünen und gelben Pflanzenteilen, in Gemüsen und Früchten höhere Konzentrationen an Provitaminen A vorzufinden sind (besonders reichlich vorhanden in Kohlarten, Karotten und im Spinat).

Von den in der Natur vorkommenden 200 bis 300 verschiedenen Karotinoiden besitzen im übrigen nur etwa 10 bis 15 Vitamin-A-Aktivität. Bei der Versorgung des Menschen mit diesen Wirkstoffen über die tägliche Nahrung ist darüber hinaus noch zu berücksichtigen, daß außer den recht unterschiedlichen Konzentrationen an vitaminwirksamen Substanzen in den pflanzlichen bzw. tierischen Nahrungsmitteln auch zum Teil erhebliche jahreszeitliche Schwankungen im Gehalt an Provitaminen, bzw. an Retinol selbst zu verzeichnen sind.

So ist z. B. die Konzentration an β-Karotin und Retinol in der Milch und entsprechend auch in der Butter im Winter im allgemeinen niedriger als im Sommer (in Abhängigkeit von der Versorgung der Milchtiere mit Provitamin A über das jeweils zur Verfügung stehende Futter). Bei gegebener einseitiger Ernährungsweise können diese Aspekte für den Menschen im Hinblick auf eine mögliche Unterversorgung durchaus relevant sein (Hypovitaminose A mit Auftreten von Mangelerscheinungen).

β-Karotin

Im Pflanzenbereich und bei vielen Mikroben hat β-Karotin große Bedeutung als Schutzsubstanz gegen letale phototoxische Effekte im Rahmen der Photosynthese. Bei der Photosynthese werden unter Lichteinwirkung aus Kohlendioxid und Wasser Kohlenhydrate aufgebaut. Als »Fänger« für die Lichtenergie dient Chlorophyll, ein zyklisches Tetrapyrrol, welches Magnesium-Ionen komplex gebunden enthält. Die Struktur von Chlorophyll ähnelt der Struktur des Häm (= Ferro-Protoporphyrin), der farbgebenden Gruppe des Hämoglobins (siehe Abb. 65) allerdings ist beim Häm zweiwertiges Eisen im Zentrum des zyklischen Tetrapyrrols gebunden.

Durch Ultraviolett-Bestrahlung wird Chlorophyll aktiviert; es kommt zur Bildung potentiell toxisch wirkender Radikalstrukturen und es entsteht aktivierter Sauerstoff (Sauerstoff im Singulett-Zustand), der hohe zytotoxische Aktivität besitzt (insbesondere für die Lipide der Zellmembranen, siehe Abb. 66). Die Anwesenheit von β-Karotin schützt die Pflanzen- und Mikrobenzelle vor letalen phototoxischen Effekten. – Auch gegenüber Photonen-aktivierten Porphyrinen besteht diese photoprotektive Wirkung des β-Karotins.

Die photoprotektive Wirkung von β-Karotin geht auf die in Nanosekunden erfolgende irreversible Umwandlung in trans-Karotinoide zurück; in anderen Systemen, z. B. bei den biologisch bedeutsamen Porphyrinen, dauert es Mikrosekunden bis zur Energieverwertung. Bei Anwesenheit einer ausreichenden Zahl von β-Karotin-Molekülen werden die einfallenden Photonen rasch abgefangen und damit wird die Aktivierung von Porphyrinen verhindert; die phototoxische Reaktion bleibt aus.

Canthaxanthin

Canthaxanthin (Formel in Abbildung 64) ist ebenfalls ein im Tier- und Pflanzenbereich natürlich vorkommendes Karotinoid-Pigment aus der Klasse der Xanthophylle. Die Erstisolierung erfolgte aus einem Speisepilz (Cantharellus cinnebarius), der zur Gruppe der Eierschwämme (Pfifferlinge) gehört. Canthaxanthin kommt auch im Gefieder exotischer Vögel (z. B. Flamingos) und im Fleisch verschiedener Fische (z. B. Lachse) vor. In seiner chemischen Struktur ist Canthaxanthin dem β-Karotin sehr

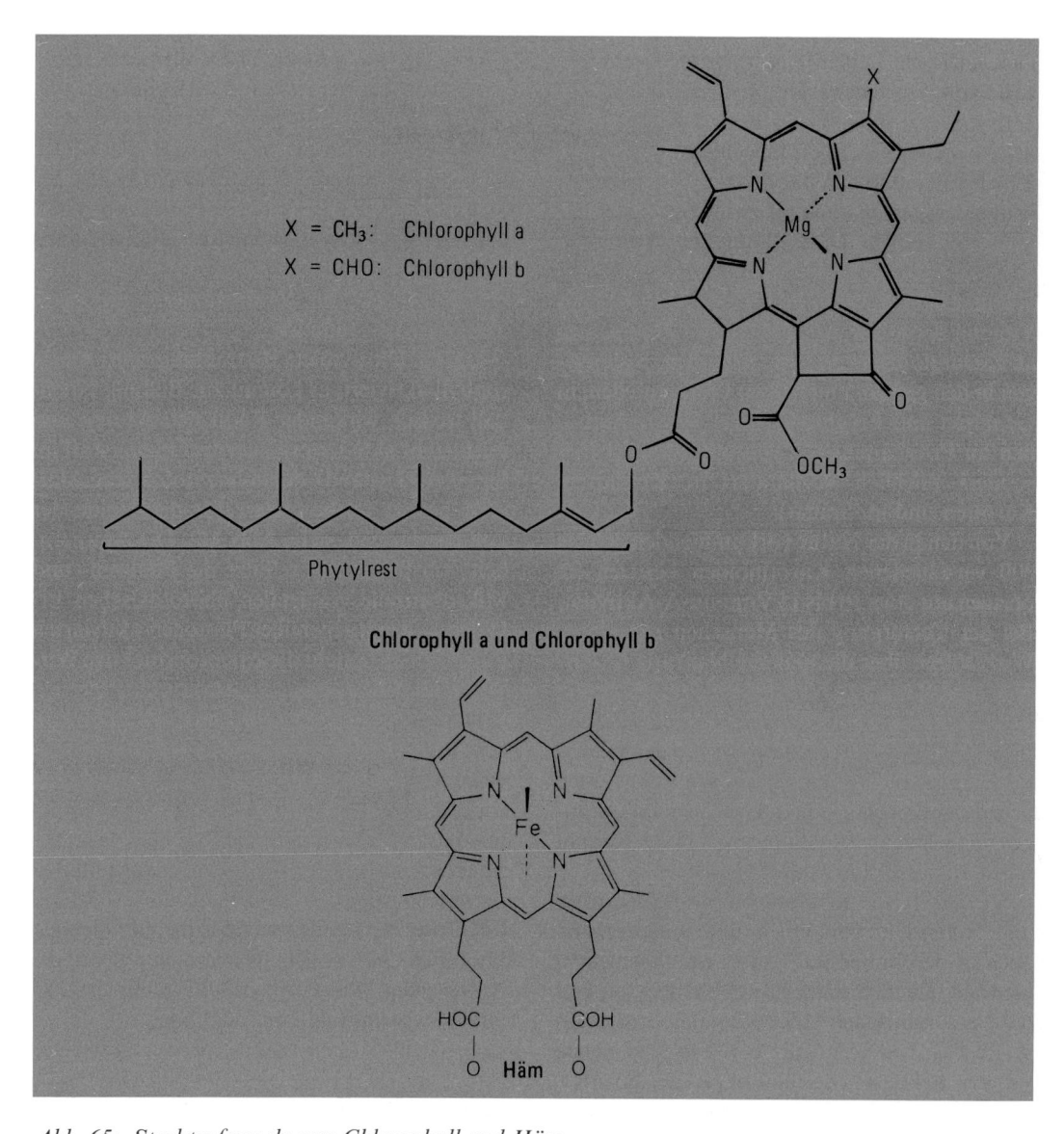

Abb. 65: *Strukturformeln von Chlorophyll und Häm*

ähnlich und unterscheidet sich nur durch das Vorhandensein zweier Ketogruppen; Canthaxanthin kann demnach auch als 4,4'-Diketo-β-Karotin bezeichnet werden. Canthaxanthin weist keinen Provitamincharakter auf, eine Spaltung zu Retinol ist wegen der Ketogruppen nicht möglich.

Mit Ausnahme seiner färbenden Eigenschaft besitzt Canthaxanthin keine nennenswerte Bedeutung für Tier und Pflanze. Eine physiologische Bedeutung als photoprotektive Substanz liegt beim Canthaxanthin nicht vor.

In vitro konnten photoprotektive Wirkungen von Canthaxanthin nachgewiesen werden; auch klinisch ließen sich derartige Effekte zeigen.

Oral aufgenommen führt Canthaxanthin zu einer bräunlich-rosa Verfärbung der Haut.

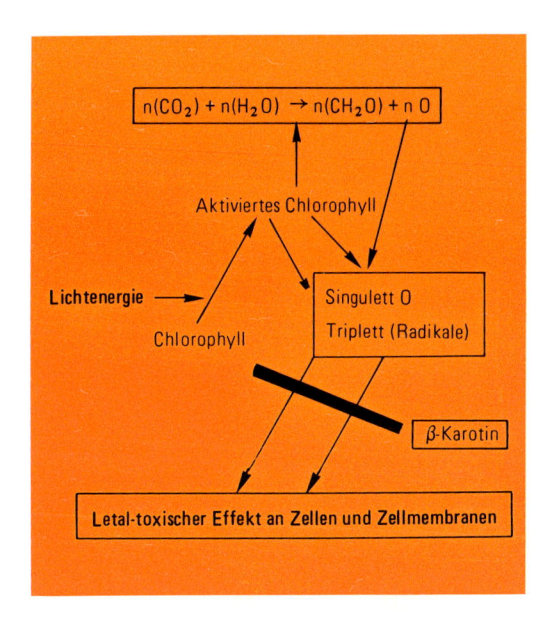

Abb. 66: Photosynthese

6.3 Pharmakologie von β-Karotin und Canthaxanthin

Wirkungen in vitro

Photoprotektion von Lysosomen

Beide medizinisch und erscheinungsmedizinisch eingesetzten Karotinoide β-Karotin und Canthaxanthin schützen Liposomen vor einer Ultraviolett-bedingten Lyse; β-Karotin war in diesen Versuchsserien stärker wirksam als Canthaxanthin.

Photoprotektion von Fibroblasten

Werden Fibroblasten (Zellen des Bindegewebes) in Zellkulturen kurze Zeit (5 Minuten) gegen Hämatoporphyrin (20 mg/l) exponiert, kommt es zu einer Photosensibilisierung der Zellmembranen; eine längerdauernde Exposition (120 Minuten) führt zu einer zytoplasmatischen Photosensibilisierung. In beiden Fällen verursacht eine anschließende Belichtung der Kulturen mit Ultraviolett-A letale phototoxische Effekte. Waren jedoch die Fibroblasten-Zellkulturen mit β-Karotin (7–8 g/l) präinkubiert, so unterblieben diese letalen phototoxischen Effekte.

Photoprotektion von humanen Erythrozyten

In Erythrozytensuspensionen, die phototoxische Pharmaka wie Chlorpromazin oder Demethylchlortetracyclin enthalten, tritt nach Ultraviolettbestrahlungen eine Hämolyse ein. Ebenso erfolgt eine Photohämolyse, wenn in den Erythrozytensuspensionen Protoporphyrin vorliegt, wobei dieses Protoporphyrin entweder direkt oder mit dem Blut eines Protoporphyrie-Patienten zugesetzt werden kann. Die Photohämolyse ist ein oxidativer Prozeß, durch Lipidoxidation erfolgt ein Zugrundegehen der Erythrozytenmembranen. Ebenso wie beim Chlorophyll verursachen Ultraviolettbestrahlungen auch bei Porphyrinen die Entstehung toxischer Radikalstrukturen und aktivierten Sauerstoffs.

Fügt man dem Testsystem Erythrozyten plus phototoxische Substanz (Chlorpromazin oder Demethylchlortetracyclin bzw. Protoporphyrin) β-Karotin zu, so erfolgt eine signifikante Reduktion der nach Ultraviolettbestrahlung eintretenden Hämolyse. Bestrahlt man Erythrozyten von Patienten mit Protoporphyrie, tritt auch ohne Zusatz eines Photosensibilisators Hämolyse ein; auch hier verhindert die Anwesenheit von β-Karotin die Photohämolyse, höchstwahrscheinlich durch Blockade der Lipidperoxidation (siehe Abb. 67).

Müssen die zur Photohämolyse verwendeten Ultraviolettstrahlen zunächst eine Küvette mit β-Karotin passieren, ändert dies nichts am Versuchsergebnis: β-Karotin weist keine relevante Filterwirkung auf, sondern entfaltet seine photoprotektiven Effekte über pharmakodynamische Mechanismen.

Photoprotektion des dermalen Kollagens

Auch an die Ultraviolett-bedingten Veränderungen von dermalem Kollagen des Menschen ließ sich die protektive Wirkung von β-Karotin

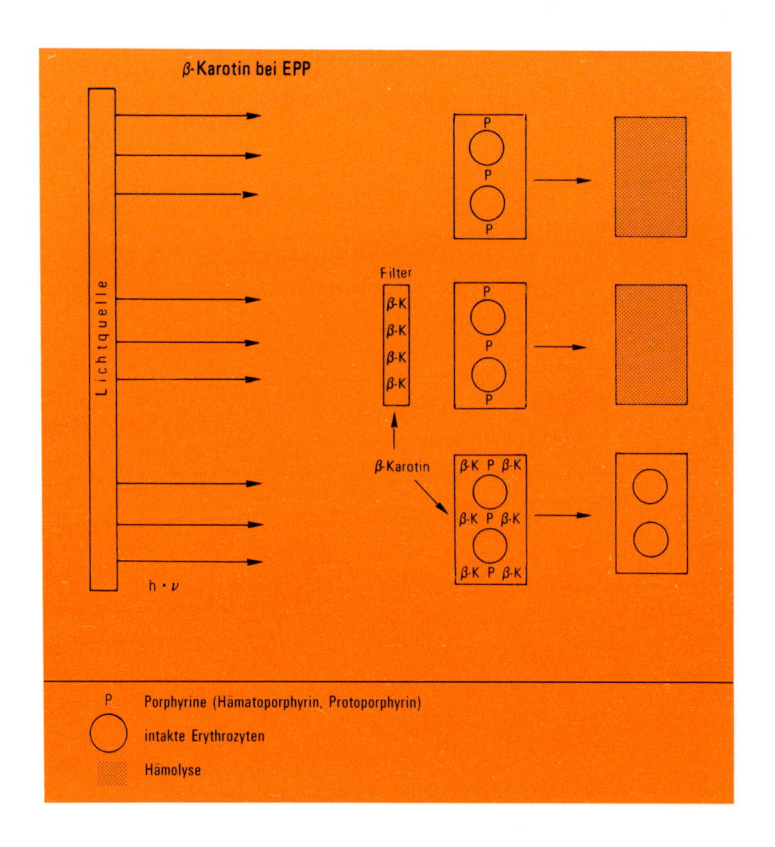

Abb. 67:
Schematische Darstellung der photodynamischen Schutzwirkung von β-Karotin bei porphyrinbedingter Photohämolyse (Modell für die Protoporphyrie)

nachweisen. Am Kollagen der menschlichen Dermis führen Ultraviolettbestrahlungen zu einer Verminderung der Viskosität (Lösung der Tertiärstrukturen) und zu einer Zunahme des Hydroxyprolins (Oxidation peptidgebundenen Prolins). In Anwesenheit von β-Karotin unterbleibt die Oxidation von Prolin, die Reduktion der Viskosität erfolgt in Versuchsansätzen mit β-Karotin viel langsamer, allerdings ergibt sich am Ende des Versuches (30 Minuten) praktisch kein Unterschied gegenüber den unbehandelten Kontrollösungen [227, 247].

Wirkungen in vivo

Photoprotektion von Pflanzen

Die bekannteste und physiologisch bedeutendste Wirkung von β-Karotin ist sein photoprotektiver Effekt in pflanzlichen Zellen. Bei der Photosynthese entstehen über die Aktivierung des Chlorophylls potentiell hochtoxische Radikale und aktivierter Sauerstoff. Ohne Anwesenheit von β-Karotin würden diese Produkte zum Zelltod führen.

Photoprotektion von Mikroben

β-Karotin dient als natürlicher Schutzstoff der zur Photosynthese befähigten Mikroben; Karotinoid-frei gezüchtete Bakterien erfahren durch Ultraviolettbestrahlungen schwerste, meist letale Schädigungen, wenn Photosensibilisatoren wie Chlorophyll, Toluidinblau oder Porphyrine anwesend sind. In all diesen Versuchsserien verhindert die Anwesenheit von β-Karotin bzw. die Zugabe dieses Karotinoids die toxischen Effekte.

Außerdem dient β-Karotin als Lichtschutzstoff in zahlreichen, nicht zur Photosynthese befähigten Bakterien. Myzeten lassen sich durch Zusatz von Hämatoporphyrin ebenfalls gegen Ultraviolettbestrahlungen sensibilisieren: Die Anwesenheit von β-Karotin verhindert auch in diesem Modell die ansonsten eintretenden letalen phototoxischen Effekte.

Photoprotektion im Tierversuch

Durch intraperitoneale Injektionen von Hämatoporphyrin werden Mäuse gegen Ultraviolettbestrahlung sensibilisiert, eine vierstündige Bestrahlung unmittelbar nach der Porphyrininjektion führte bei 21 von 27 Versuchstieren zum Tode. Wurde den Mäusen aber 18 bis 24 Stunden vor den Injektionen und Bestrahlungen β-Karotin verabfolgt, so starben nur 9 von 27 Versuchstieren.

β-Karotin erwies sich in seiner Schutzwirkung bei der photosensibilisierten Maus dem klassischen Neutralisator toxischer Radikale, dem Tocopherol, überlegen. Dies weist auf das Vorliegen anderer Schutzmechanismen als nur auf eine Neutralisierung von Radikalstrukturen hin.

Tabelle 48: Erhöhung der Sonnenbestrahlungstoleranz bei Patienten mit Protoporphyrie unter β-Karotin (120 mg/d über mindestens vier Wochen)

Patientenzahl	Toleranz	
	Ausgangswert	Nach β-Karotin
1	10 min	1 Tag
1	30 min	1 Tag
5	1 h	1 Tag
3	2 h	1 Tag
7	5–30 min	3–6 h
2	5 bzw. 60 min	5 bzw. 60 min

Lichtschutzwirkung der Karotinoide im klinischen Experiment

Daß die orale Einnahme von Karotinoiden in größeren Mengen die Strahlentoleranz der Haut verbessert, ist schon lange bekannt: bereits 1926 wurde der reichliche Konsum von Karottensaft zur Verhinderung stärkerer Erytheme bei der Heliotherapie der Tuberkulose empfohlen. Der eindrucksvollste Beweis für die Lichtschutzwirkung der Karotinoide, in erster Linie des β-Karotins, ist die Steigerung der Sonnenlichttoleranz bei Patienten mit Protoporphyrie. In Tabelle 48 sind die Ergebnisse einer Autorengruppe zusammengestellt.

Zahlreiche Untersucher beschäftigen sich mit dem Nachweis der photoprotektiven Wirkung von β-Karotin und Canthaxanthin an der menschlichen Haut. Die Ergebnisse waren widersprüchlich. Eine ganze Reihe von Autoren berichteten über eine Erhöhung der Erythemschwellenzeiten nach längerdauernder Verabreichung von Karotinoiden, andere Untersucher konnten diese Ergebnisse nicht bestätigen.

Hierzu ist zunächst zu sagen, daß die Bioverfügbarkeit der Karotinoide starken individuellen Schwankungen unterworfen ist. Somit sind homogene Ergebnisse kaum zu erwarten; auch bei Protoporphyrie treten Versager auf. Weiter ist zu berücksichtigen, daß die Intensität der für die Testung verwendeten Strahlenquelle wichtig ist. Treffen in der Zeiteinheit zu viele Photonen auf die Teststelle auf, so entstehen zu viele Radikalstrukturen und zu viel aktivierter Sauerstoff: Die Schutzkapazität des in der Haut vorhandenen β-Karotins wird überlastet, es kommt zur erythematösen Reaktion. – Versuchsserien unter Verwendung des natürlichen Sonnenlichtes als Strahlenquelle hatten durchweg bessere Ergebnisse; hier ließ sich eine Schutzwirkung der Karotinoide nachweisen. Die Praxisnähe der letztgenannten Versuche macht diese für die klinische Beurteilung der Karotinoide weit wertvoller.

Auffallend ist die Tatsache, daß bei krankhaft gesteigerter Sonnenlichtempfindlichkeit die Lichtschutzwirkung des β-Karotins weit stärker ist als bei normaler Verträglichkeit. Zwar läßt sich auch bei gesunden Versuchspersonen ein Ultraviolettschutz nach oralen Gaben von β-Karotin nachweisen, aber die Untersuchungsergebnisse bei Patienten mit Protoporphyrie sind weit eindrucksvoller, da sich Sonnenschutzfaktoren zwischen 5 und unendlich ergeben, wobei unter »unendlich« die Wiederherstellung der normalen Toleranz zu verstehen ist. Durch gleichzeitige Gaben zweier Karotinoide läßt sich die Lichtschutzwirkung erhöhen; ob tatsächlich eine glatte Addition der beiden Dosen angenommen werden darf, muß dahingestellt bleiben. Den eigenen Erfahrungen nach liegt die Lichtschutzwirkung von Canthaxanthin weit unter der von β-Karotin, so daß höchstens ein Drittel der Canthaxanthin-Menge zum β-Karotin zugezählt werden sollte. Also ergäbe eine Dosis von 10 mg β-Karotin plus 15 mg Canthaxanthin eine Lichtschutzwirkung, die der Menge von 15 mg β-Karotin entspricht. Der große Vorteil der kombinierten Gabe von β-Karotin und Canthaxanthin ist in der besser akzeptierbaren Hautfärbung zu sehen, wodurch sich die Compliance erhöht.

Unter Verwendung der wiederholten Lichttreppe ließ sich nach vierwöchiger Karotinoid-Behandlung (2 Wochen 100 mg β-Karotin plus 140 mg Canthaxanthin pro Tag, 2 Wochen 50 mg β-Karotin plus 70 mg Canthaxanthin pro Tag) eine signifikante Reduktion der erythemösen Strahlenreaktionen auf 30 bis 60% der Kontrollwerte feststellen; eine Verminderung der strahleninduzierten Pigmentierung trat nicht ein.

Pharmakokinetik von β-Karotin und Canthaxanthin

Einführung

β-Karotin ist ein normaler Bestandteil des Blutplasmas beim Menschen und ist zum Teil für die gelbliche Farbe des Serums verantwortlich. In Abhängigkeit von der Menge an β-Karotin in der Nahrung schwanken die Plasmaspiegel: Als durchschnittlicher Wert wird meist eine Konzentration von 1 mg β-Karotin pro Liter Plasma angegeben. β-Karotin wird im Plasma mit den low-density-Lipoproteinen transportiert.

Ab einem Blutspiegel von 5 mg β-Karotin pro Liter Plasma spricht man von einer Hyperkarotinämie; das Plasma weist dann eine gelblichziegelrote Farbe auf. Klinisch imponiert die Verfärbung der Haut, die als Karotinodermie bezeichnet wird. Synonyme hierfür sind: Aurantiasis cutis Baelz, Xanthodermie und Karotten-Ikterus. Eine Hyperkarotinämie entwickelt sich bei einseitiger Ernährung wie bei der Karottendiät der Kleinkinder, bei manchen Formen einer Reduktionsdiät (Weight-Watcher-Diät), bei Anorexia nervosa sowie bei bestimmten hormonalen Störungen und Stoffwechselstörungen. Die Erstbeschreibung der Karotinämie erfolgte schon 1919. Die Tatsache der begleitenden Karotinämie und Karotinodermie bei verschiedenen Erkrankungen gab Anlaß zur Entstehung der Fehlmeinung, daß reichliche Einnahme von β-Karotin zu solchen Erkrankungen führen könnte.

Oral aufgenommenes β-Karotin wird zum größten Teil wieder mit dem Stuhl ausgeschieden; besonders wenig β-Karotin kommt zur Resorption, wenn das Angebot in schwer aufschließbaren pflanzlichen Zellen, also z. B. in Karotten, erfolgt.

Ein Teil des resorbierten β-Karotins wird bereits in der Darmwand durch die Wirkung der 15,15-Karotinoiddioxygenase zu Retinol (= Vitamin A) aufgespalten. Die Retinolbildung in der Darmschleimhaut erfolgt nicht nur durch symmetrische Aufspaltung von β-Karotin (1 Molekül β-Karotin ergibt zwei Moleküle »Vitamin A«), sondern es ist auch ein asymmetrischer Abbau möglich. Dieser Prozeß läuft allerdings nur so lange ab, bis die physiologisch günstigsten Serumspiegel an Retinol erreicht sind. Danach ist die Entstehung von Retinol aus β-Karotin blockiert, eine Hypervitaminose A kann also beim Menschen und bei vielen anderen Spezies durch überreichliche Zufuhr von β-Karotin nicht eintreten. Im Gegensatz dazu wird z. B. bei Schafen praktisch alles aufgenom-

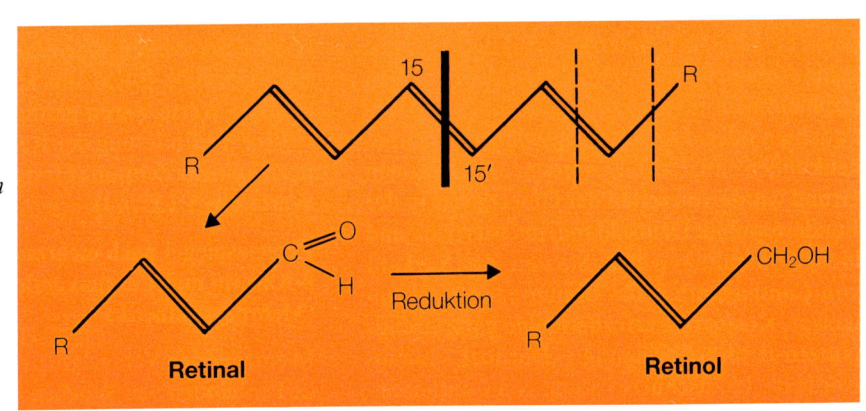

Abb. 68:
Die Spaltung von β-Karotin in der Darmwand, symmetrisch (——) oder exzentrisch (----) im Molekül

Retinal → Reduktion → **Retinol**

mene β-Karotin zu Retinol umgewandelt (Abb. 68). Umgekehrt kennt man aber beim Menschen eine erbliche Stoffwechselstörung, bei der keine Spaltung von β-Karotin zu Retinol erfolgt; diese Erkrankung wird als die *familiäre Hyperkarotinämie mit Hypovitaminose A* bezeichnet.

Bei Hyperkarotinämie kommt es zu einer Ablagerung von β-Karotin in verschiedenen Organen, im Fettgewebe und in der Haut, hier in erster Linie in der Epidermis. Da bei Hyperkarotinämie der Gehalt an β-Karotin in der die Epidermiszellen umspülenden Flüssigkeit zunimmt, wird vermehrt β-Karotin in die Zellen eingelagert. Besonders reichlich findet sich β-Karotin (und Canthaxanthin) im Fettgewebe; zweckmäßigerweise sollte der Chirurg vor Bauchoperationen auf die vorangegangene Einnahme von Karotinoiden hingewiesen werden. – Divergierende Befunde liegen über die Ablagerung von β-Karotin im Auge vor; eine diesbezügliche Beobachtung (»crystalline retinopathy«) aus dem Jahre 1974 konnte in einer 1984 durchgeführten Untersuchungsserie an 16 Patienten mit Plasmaspiegeln von mindestens 6 mg/l über 4 bis 7 Monate nicht bestätigt werden [235].

Im Gegensatz zu β-Karotin ist *Canthaxanthin* kein normaler Bestandteil des menschlichen Plasmas. Nur nach dem Genuß von Eierschwämmen (Pfifferlingen) oder Lachs läßt sich Canthaxanthin im Plasma nachweisen (meist unter 0,1 mg/l). Technisch besteht die Möglichkeit, β-Karotin und Canthaxanthin nebeneinander zu bestimmen. Da Canthaxanthin weltweit als Lebensmittelfarbstoff zugelassen ist – ebenso wie β-Karotin – besteht auch die Möglichkeit eines Auftretens von Canthaxanthin im Plasma nach dem Genuß von Margarine oder von bestimmten Konserven. An Schlachthühner wird oft Canthaxanthin verfüttert, um eine appetitlich gelbe Haut zu erzielen.

Oral angebotenes Canthaxanthin wird zum Teil über die Darmwand resorbiert; bei überreichlichem Angebot von reinem Canthaxanthin (Kapseln oder Dragees) tritt eine Canthaxanthinämie auf. Die höchsten bisher gemessenen Serumspiegel lagen bei 9 mg pro Liter. Ebenso wie β-Karotin wird auch Canthaxanthin im Fettgewebe und in der Haut abgelagert. Die Resorption von Canthaxanthin erfolgt beim Menschen rascher als die Resorption von β-Karotin.

Bei 6 von 50 Patienten, die über längere Zeit höhere Mengen an Canthaxanthin eingenommen hatten, wurden Verfärbungen (»Deposits«) an den inneren Schichten der Retina im perimakulären Bereich festgestellt; subjektive Beschwerden fehlten ebenso wie Veränderungen des Sehvermögens; ganz vereinzelt wurde über eine Verlangsamung der Dunkeladaptation berichtet. Derzeit herrscht noch völlige Unklarheit darüber, in welcher Schicht der Netzhaut, in welchen Strukturen und aus welcher Ursache überhaupt dieses »Goldflitterphänomen« (»Maculopathie en paillettes d'or«) auftritt [14,

102, 117, 177, 322]. Solange es auf diese Fragen keine Antwort gibt, solange muß das Goldflitterphänomen als mögliche Gefährdung des Patienten oder des bräunungswilligen Apothekenkunden angesehen werden. Aus diesem Grund wurde von seiten der Gesetzgeber in der Bundesrepublik Deutschland, in Österreich und in den skandinavischen Staaten der Verkauf von Canthaxanthin für Bräunungszwecke untersagt, Kosmetika erfordern eine ganz strenge Nutzen-Risiko-Abwägung. Darüber hinaus wurde die Lichtschutzwirkung von Canthaxanthin als so niedrig eingestuft, daß dieses Karotinoid auch aus der medizinischen Anwendung als Lichtschutzmittel verbannt wurde. Für oralen Lichtschutz steht derzeit nur β-Karotin zur Verfügung.

Abschließend sei noch auf das Problem eingegangen, daß bei manchen Menschen weder die Einnahme von Canthaxanthin noch die Einnahme von β-Karotin zu einer Farbänderung der Haut führt. Trotz adäquater Dosierung bleibt die Bräunung aus. Bei solchen Personen ist an das Vorliegen einer Fettresorptionsstörung zu denken, in deren Rahmen auch die Resorption der Karotinoide, die zur Gruppe der Lipide gehören, gebremst oder sogar blockiert ist. Empfehlenswert ist bei solchen Patienten die Untersuchung von Leber, Galle und Bauchspeicheldrüse.

Plasmaspiegel nach einmaliger Gabe von β-Karotin und Canthaxanthin (Eindosenkinetik)

In einer experimentellen Studie erhielten sechs gesunde Probanden 60 mg β-Karotin zusammen mit 90 mg Canthaxanthin in einer Dosis verabreicht. 1, 4, 5 und 7 Stunden danach wurden die Serumspiegel von β-Karotin, Canthaxanthin und Retinol gemessen. Dabei kam es zu einem kurzdauernden Anstieg der β-Karotin- und Canthaxanthin-Spiegel. Beim Canthaxanthin war der Anstieg besonders steil, die gemessenen Spiegel unterschieden sich signifikant von den Ausgangswerten. – Weitere Blutuntersuchungen 7 und 14 Tage nach der Einnahme der beiden Karotinoide ergaben praktisch normale β-Karotin-Spiegel; die Canthaxanthin-Werte waren gering erhöht.

Eine Veränderung der Retinol-Spiegel konnte zu keinem Zeitpunkt festgestellt werden (alle Werte um 1 I.E./ml).

Plasmaspiegel nach mehrmaliger Gabe von β-Karotin und Canthaxanthin (Mehrdosenkinetik)

In einer ersten Versuchsserie erhielten 23 gesunde Probanden vier Wochen lang 30 mg β-Karotin zusammen mit 45 mg Canthaxanthin täglich verabreicht. Nach diesen vier Wochen lagen Plasmaspiegel von 2,15 μg β-Karotin pro ml (Ausgangswert: 0,5 μg/ml) und von 3,35 μg Canthaxanthin pro ml (Ausgangswert: unmeßbare Spuren) vor. Die Retinol-Spiegel im Plasma wiesen keine Veränderung auf. .

In einer zweiten Versuchsreihe nahmen 20 gesunde Probanden 20–60 mg β-Karotin zusammen mit 30–90 mg Canthaxanthin ein. Auch diese Studie lief über vier Wochen. In der höchsten Dosierungsstufe erreichte hier der Plasmaspiegel von β-Karotin nach vierzehn Tagen einen Plateauwert von etwa 3 μg/ml (Ausgangswert: um 0,4 μg/ml). Ebenso erfuhr der Canthaxanthin-Spiegel ab der zweiten Woche keine weitere Steigerung mehr. Auch in dieser Studie zeigten sich keine Veränderungen der Retinol-Spiegel im Plasma.

In einer dritten Studie wurden Dosen bis zu 100 mg β-Karotin zusammen mit 140 mg Canthaxanthin an insgesamt 15 Patienten mit verschiedenen Photodermatosen, bzw. mit verschiedenen Pigmentierungsstörungen verabreicht. Die Ausgangswerte betrugen durchschnittlich 0,48 μg β-Karotin pro ml; nur in zwei Sera war Canthaxanthin nachweisbar (124 bzw. 207 μg/ml).

Den vorliegenden Ergebnissen der Versuche zur Mehrdosenkinetik der Karotinoide nach kommt es nach Erreichen bestimmter Plateauwerte zu keinem weiteren Anstieg der Plasmawerte von β-Karotin und Canthaxanthin; nur durch Gabe massiver Dosen lassen sich diese Plateau-Werte überschreiten.

Hautspiegel an Karotinoiden

β-Karotin gehört zu den für die normale Hautfarbe verantwortlichen Pigmentstoffen. Abgeschabtes Stratum corneum enthält regelmäßig Karotinoide. Über den normalen β-Karotin-Gehalt der Haut liegen zwei, miteinander allerdings nicht vergleichbare Angaben vor: 0,21 µg pro g Frischgewicht in der Epidermis bzw. $24,6 \pm 9,9$ nmol/g Protein. Die Konzentration in der Dermis wurde mit 0,07 µg/g Frischgewicht angegeben.

Bei Karotinämie steigt der β-Karotin-Gehalt der Epidermis auf das Vier- bis Fünffache an. Da jedoch β-Karotin nur an die untersten Epidermiszellagen herangebracht wird, dauert es drei bis vier Wochen, bis die maximalen Epidermis-Spiegel an β-Karotin erreicht werden. Diese Tatsache muß beim therapeutischen Einsatz von β-Karotin als Lichtschutzmittel berücksichtigt werden.

β-Karotin läßt sich auch in den Talgdrüsenzellen nachweisen; bei Karotinämie ist der Gehalt hier sogar höher als in den Epidermiszellen. β-Karotin gelangt also auch mit dem Talg an die Hautoberfläche.

Canthaxanthin ist kein Bestandteil der normalen Haut. Bei Canthaxanthinämie wird auch dieses Karotinoid an die Epidermiszellen herangebracht und in diese Zellen eingebaut. Über die erreichbaren Hautspiegel an Canthaxanthin liegen bisher keine Angaben vor. Die Beobachtung des Hautkolorits unter Canthaxanthin-Einnahme erlaubt die Feststellung, daß die maximalen Hautspiegel erst etwa vier Wochen nach Beginn der Einnahme erreicht werden.

Individuelle Faktoren der Resorption, des Transports und der Deposition erklären die breite Variation der durch orale Karotinoidgaben erreichbaren photoprotektiven Wirkung und Hautfärbung.

Anti-Tumor-Wirkung von β-Karotin und Canthaxanthin

Anti-Tumor-Wirkungen im Tierversuch

Im Tierversuch, zumeist an Mäusen, ließen sich von β-Karotin und Canthaxanthin Anti-Tumor-Wirkungen nachweisen. Aus didaktischen Gründen sollte zwischen einer allgemeinen Anti-Tumor-Wirkung (β-Karotin) und einer prophylaktischen Wirkung gegen die Entstehung UVB-induzierter Epitheliome (β-Karotin; Canthaxanthin) unterschieden werden.

Bei haarlosen Mäusen führen UVB-Bestrahlungen zu Epitheliomen; dieses Modell wird zur experimentellen Bewertung von Sonnenschutzpräparaten herangezogen. Die Verabreichung von β-Karotin und/oder Canthaxanthin führt bei diesen Tieren zu einer signifikanten Erniedrigung der Tumorrate. Auch der photokarzinogene Effekt von Benzpyrenen wird durch Karotinoide verhindert. Weiter wurde an Mäusen gezeigt, daß die karzinogene Wirkung von Dimethylbenzanthrazen an der Haut durch Vorbehandlung mit β-Karotin signifikant abgeschwächt wird; Canthaxanthin bleibt in diesem Modell wirkungslos.

Anti-Tumor-Wirkung beim Menschen

Auch beim Menschen wird eine Anti-Tumor-Wirkung des β-Karotins mit größter Wahrscheinlichkeit angenommen. Zwar ließ sich kein signifikanter Unterschied in der Inzidenz gastrointestinaler Malignome zwischen β-Karotin-reich und β-Karotin-arm ernährten Menschen feststellen, aber die breit angelegte Western-Electric-Studie ergab eine signifikant niedrigere Inzidenz von Lungenkarzinomen bei höherer β-Karotin-Einnahme. Die allgemeine Anti-Tumor-Wirkung von β-Karotin auf Basis seines Charakters als Provitamin A ist heute anerkannt. »Oxidationsschutz ist Karzinomschutz«.

Über eine mögliche Verminderung der Inzidenz von UVB-induzierten Hautkarzinomen durch regelmäßige β-Karotin-Einnahme liegen bisher keine Studien vor. Aufgrund der erwiesenen photoprotektiven Wirkung von β-Karotin ist ein solcher Schutzeffekt jedoch anzunehmen und würde helfen, die diesbezüglichen Probleme vieler Weißer in Südafrika und Australien zu lösen.

Daß bei Patienten mit Sonnenkarzinomen die

Einnahme von β-Karotin neu auftretende Tumore nicht verhindert (kontrollierte Versuchsreihe in den USA), ist nicht erstaunlich: Die DNA-Schäden liegen bereits vor und die Konversion initierter, aktivierter Zellklone zu Karzinomzellen läßt sich kaum aufhalten.

Toxikologie von β-Karotin

β-Karotin und Canthaxanthin sind Bestandteile unserer Nahrung. Nach umfassenden toxikologischen Untersuchungen wurden beide Karotinoide weltweit als Lebensmittelfarbstoffe zugelassen.

Die LD_{50}-Werte von *β-Karotin* liegen bei Ratten (intramuskuläre Verabreichung) über 1 g/kg und bei Hunden (orale Gabe) oder 8 g/kg Körpergewicht. Der LD_{50}-Wert von *Canthaxanthin* bei Mäusen (orale Gabe) beträgt 10 g/kg Körpergewicht. Weder bei Mäusen, noch bei Ratten oder Hunden ließ sich eine subchronische oder chronische Toxizität von β-Karotin und Canthaxanthin nachweisen. Auch ein Dreigenerationsversuch bei Ratten ergab keinerlei toxikologische Effekte. Weder beim Hund noch bei der Ratte trat nach massiver Verabreichung von β-Karotin eine Hypervitaminose A auf.

Aufgrund der Ergebnisse zahlreicher umfassender Tierstudien wurde von den Experten der FAO und WHO der ADI-Wert (ADI = acceptable daily intake ist die Tagesdosis, die risikolos über Jahre eingenommen werden kann) für β-Karotin mit 0 bis 5 mg/kg Körpergewicht festgelegt.

Ein 70 kg schwerer Mensch kann also ohne Risiko über Jahre eine Tagesdosis von 350 mg β-Karotin nehmen. Das Überschreiten der ADI-Werte, die bereits über dem Vierfachen einer hochdosierten Dauerbehandlung mit Kapseln liegen, bedeutet aber noch lange nicht, daß toxische Effekte zu erwarten sind!

In bestimmten Gegenden Westafrikas wird β-Karotin-reiches rotes Palmenöl zum Kochen verwendet. Die Menschen weisen dort alle eine Karotinämie und Karotinodermie auf, insbesondere fällt die orangerote Verfärbung der Handteller auf. Toxische Effekte fehlen.

An unerwünschten Wirkungen einer längerdauernden Einnahme von Karotinoiden in Reinsubstanz wird selten über das Auftreten von Diarrhoen und noch seltener über das Auftreten einer Obstipation berichtet. Manche Patienten werden durch die völlig harmlose, gelbrote Verfärbung des Stuhls beunruhigt. Daß orale Einnahme von β-Karotin zu einer Hypervitaminose A führt, kann mit Sicherheit ausgeschlossen werden. Die früher mitunter geäußerte Mahnung zur Vorsicht bei Kindern ist nach den übereinstimmenden Erkenntnissen zahlreicher Untersuchergruppen absolut unnötig [233].

Die fallweise nach einseitiger, β-Karotinreicher Ernährung auftretende Neutropenie (Verminderung der Zahl bestimmter weißer Blutkörperchen im strömenden Blut) geht keinesfalls auf das β-Karotin selbst, sondern auf toxische Substanzen, die in verschiedenen Gemüsen enthalten sind, zurück. Reines β-Karotin führt nie zur Neutropenie.

6.4 Zustandekommen der photoprotektiven Wirkung der Karotinoide

Die photoprotektive Wirkung der Karotinoide bei Mikroben, Pflanzen, Tieren und beim Menschen kommt über zwei Mechanismen zustande.

– *Abfangen toxischer Radikale*
  Durch Bestrahlungen werden »Energiefänger« wie Chlorophyll oder Porphyrine in einen angeregten Zustand versetzt und es entstehen toxisch wirksame Radikale (Triplett-State). In Anwesenheit von β-Karotin können keine toxischen Radikale mehr entstehen, da β-Karotin die eingestrahlte Energie viel rascher abfängt als z. B. die Porphyrine. Allfällige, trotzdem gebildete toxische Radikale (Entstehung trotz der Anwesenheit von β-Karotin nach Aussage der Treffertheo-

rie) werden durch β-Karotin neutralisiert: Eine Übertragung der Energie z. B. auf membranbildende Lipide wird dadurch verhindert (Abb. 69).

Tocopherol ist eine klassische Substanz zum Abfangen toxischer Radikale, erweist sich jedoch in vielen Modellen photoxischer Reaktionen als weit weniger wirksam als β-Karotin. Somit muß noch ein zweiter Mechanismus vorliegen.

– *Entgiftung des Sauerstoffs im Singulett-Zustand*

Nach Aufnahme von Lichtenergie gerät Sauerstoff in einen aktivierten, reaktionsfreudigen Zustand und bewirkt z. B. eine Oxidation von membranbildenden Lipiden. Hieraus resultiert eine massive Schädigung zellulärer und subzellulärer Membranen. So erfolgt die Photohämolyse zum Teil über diesen Mechanismus. β-Karotin ist befähigt, Sauerstoff im Singulett-Zustand zu neutralisieren und das Zustandekommen der Schadeffekte zu verhindern. – Der Schutz dermalen Kollagens gegen ultraviolettbedingte Veränderungen dürfte ebenfalls auf dieser Entgiftung aktivierten Sauerstoffs beruhen.

Vom Canthaxanthin, das weniger ausführlich untersucht wurde, sind ähnliche Effekte anzunehmen. Nach den bisher vorliegenden Ergebnissen ist die photoprotektive Wirkung von Canthaxanthin weit schwächer als die des β-Karotins.

Verlassen werden mußte die Theorie der Filterwirkung: β-Karotin absorbiert bei 357 und 485 nm (Maxima) und Canthaxanthin bei 469 nm. Die direkt schädigende mittelwellige Ultraviolett-Strahlung (UVB) liegt im Wellenbereich zwischen 280 und 315 nm, das bei bestimmten Photodermatosen symptomauslösende langwellige Ultraviolett-A im Bereich zwischen 315 und 400 nm. In vitro ergab sich am Modell der Photohämolyse ein Fehlen jeglicher photoprotektiver Effekte von β-Karotin, wenn es als Filtersubstanz eingesetzt wird. Eine signifikante Erhöhung der Lichttoleranz ist durch die Anwendung β-Karotin-haltiger Externa nicht zu erreichen; nur ein einziger Autor berichtete über eine schwache Erhöhung der minimalen Erythemdosis. Somit muß man auch die Annahme der absorptiven Photoprotektion der Haut durch das im Talg ausgeschiedene β-Karotin fallen lassen (Abb. 70).

6.5 Anwendungsmöglichkeiten für Karotinoide beim Menschen

Für die dermatologische und erscheinungsmedizinische Anwendung von β-Karotin beim Menschen gibt es heute vier Indikationen:

1. Photodermatosen;
2. Prophylaxe ultraviolettbedingter Hautschäden:
   – Verhinderung einer chronischen Lichtschädigung

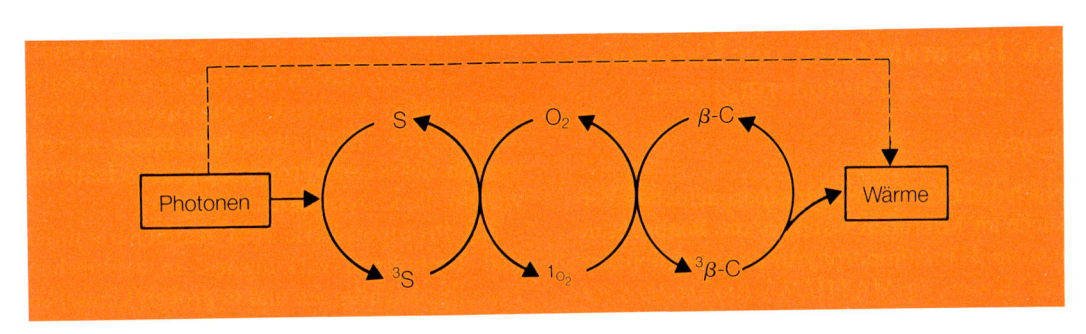

Abb. 69: Physical quenching durch β-Karotin (β−C) (S = sensitizer)

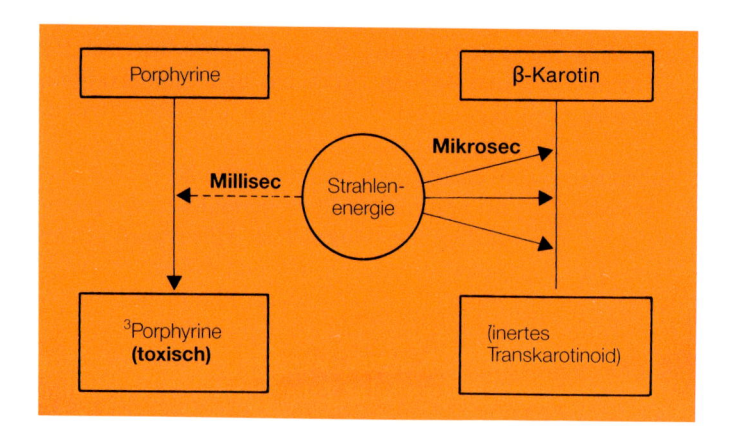

Abb. 70:
Energieablenkung durch β-Karotin – am Beispiel der Porphyrinopathien

- Versuch der Verhinderung einer Karzinomentstehung auf vorgeschädigter Haut
- Verhinderung von Strahlenerythemen auf empfindlicher Haut
- Begleitmedikation bei der Einnahme phototoxischer Medikamente wie Antidepressiva, Antibiotika, Antirheumatika oder Antidiabetika;
3. Kontrastausgleich – besser Kontrastminderung – bei unerwünschten Hautpigmentierungen und unerwünschten Hautbleichungen;
4. orale Bräunung zur Erzielung einer erstrebenswerten Hautfarbe.

Auf die Anwendung von β-Karotin zur allgemeinen internen Karzinomprophylaxe (z. B. Dauermedikation bei starken Rauchern »smokers' vitamin«) kann hier nicht näher eingegangen werden.

6.6 Die orale Gabe von Karotinoiden bei Photodermatosen

Einführung

Nach den Ergebnissen der experimentellen Versuche an Mikroben waren es die Beobachtungen an Hämathoporphyrin-photosensibilisierten Mäusen, die MATHEWS-ROTH dazu veranlaßten, β-Karotin zur Behandlung der Porphyropathien des Menschen einzusetzen. Die therapeutischen Ergebnisse – wobei hier weniger von Therapie als von Strahlenprophylaxe gesprochen werden sollte – waren so ermutigend, daß β-Karotin bei allen Photodermatosen versucht wurde.

Protoporphyrie

Fast alle Porphyrinstoffwechselstörungen sind von Hautsymptomen an lichtexponierten Arealen begleitet, bzw. durch derartige Veränderungen charakterisiert. Die Protoporphyrie ist durch eine Vermehrung von Protoporphyrin ausgezeichnet. An belichteten Körperstellen erfolgt eine Anregung des Protoporphyrins und eine Weitergabe der aufgenommenen Energie an Gewebe und Zellen. Zunächst entwickeln sich Eytheme, Knötchen oder Quaddeln, später entsteht an belichteten Arealen ein derbes Infiltrat, das vielfach zu einem orangeschalenartigen Aussehen führt. Woher das vermehrte Protoporphyrin stammt, ob aus dem Knochenmark oder aus der Leber, ist noch unbekannt. Der besonders im englischsprachigen Schrifttum geläufige Ausdruck »erythropoetische Protoporphyrie« (EPP) ist deshalb besser zu vermeiden, der Name »Protoporphyrie« scheint bei weitem die klarere Bezeichnung.

Bei Protoporphyrie sind Antimalariamittel und Tocopherol wirkungslos. In zahlreichen Einzelbeobachtungen und in großen klinischen Patientenserien erwies sich β-Karotin als ein wirkungsvolles Prophylaktikum gegen die ansonsten eintretenden Strahlenschäden. Sogar die reichliche Einnahme von Karottensaft (ein Liter pro Tag) vermag die Erkrankung zu beeinflussen.

Viele Patienten erfahren eine Erhöhung der Lichttoleranz bis zum Normalwert.

Die Erhöhung der Lichttoleranz ist im klinischen Test oft schwer zu beurteilen. Bei über 80 % der Patienten mit Protoporphyrie wird die Lichttoleranz auf das mindestens Dreifache erhöht [328]. Siehe Tabelle 48.

In allen Patientenkollektiven gibt es einzelne Versager der Karotinoidgaben bei Protoporphyrie. Dies wird entweder auf eine verminderte Resorption im Darm oder auf eine gestörte Transportkinetik zurückgeführt. Von Erfolgslosigkeit sollte man erst sprechen, wenn selbst unter Tagesdosen von 300 mg β-Karotin nach vier Wochen noch strahleninduzierte Hautläsionen auftreten.

Erythropoetische Porphyrie

Da die erythropoetische Porphyrie äußerst selten ist, liegen nur Einzelmitteilungen über eine erfolgreiche Prophylaxe gegen die strahlenbedingten Hautveränderungen durch Gabe von β-Karotin vor. Durch orale Karotinoidmedikation besteht die Möglichkeit, die ansonsten zu einem lichtlosen Dasein verurteilten Patienten wieder in die Gesellschaft zu integrieren.

Hepatische Porphyrien

Bei den hepatischen Porphyrien ist die Therapie der Wahl nach wie vor die Aderlaßbehandlung, aber Gaben von β-Karotin erwiesen sich als wertvoll zur Prophylaxe der strahleninduzierten Hautveränderungen.

Polymorphe Lichtdermatosen

Unter dem Begriff der polymorphen Lichtdermatosen (polymorphous light eruption, PLE) wird heute eine bunte Palette lichtinduzierter Hautveränderungen zusammengefaßt: Lichtekzem, Lichtexanthem, Hydroa aestivalia und vacciniformia, Prurigo aestivale, chronisch-polymorpher Lichtausschlag und anderes mehr (siehe Kap. 4.10 bzw. 4.11). Die therapeutische bzw. besser gesagt prophylaktische Anwendung der Karotinoide hatte bei einem so inhomogenen Krankheitsgut begreiflicherweise ganz unterschiedliche Erfolge.

In einigen Studien erwiesen sich Karotinoide als äußerst wertvoll; so ließ sich auch in einer nach dem Doppelblindversuch angelegten, randomisierten cross-over-Studie an 50 Patienten mit polymorphen Lichtdermatosen ein signifikanter Erfolg der β-Karotingaben nachweisen. Im klinischen Test war jedoch die Toleranzerhöhung gegenüber Bestrahlungen nicht immer zu verifizieren. In einer Vergleichsstudie schnitt β-Karotin schlechter ab als eine Stimulierung der körpereigenen Melaninproduktion durch PUVA (siehe Kap. 10.4).

Lichturtikaria

Als Lichturtikaria bezeichnet man das Auftreten von Quaddeln nach Lichtexposition (siehe Kap. 4.11). Am häufigsten begegnet man der Sonnenurtikaria, den Quaddeln nach den ersten Tagen Sonnenexposition im Jahr. In der überwiegenden Mehrzahl der Fälle handelt es sich bei der Sonnenurtikaria um eine genetisch bedingte, abnorm niedrige Strahlentoleranz nach der lichtarmen Jahreszeit. Nur selten verbergen sich hinter dem Symptom »Lichturtikaria« spezifische Photodermatosen, z. B. Porphyrien.

Eine vier Wochen vor Urlaubsantritt beginnende Einnahme von β-Karotin stellt eine wenig belastende Methode dar, um die Quaddelbildung nach der ersten stärkeren Sonnenexposition zu verhindern. Da die Sonnenurtikaria als Symptom verschiedener Störungen auftreten kann, überrascht es nicht, daß auch Mißerfolge der Karotinoidmedikation bekannt wurden.

Lupus erythematodes

Sowohl in seiner systemischen, als auch in seiner lokalen diskoiden Form ist der Lupus erythematodes (LE) durch Sonnenexposition provozierbar.

In verschiedenen Studien konnte belegt werden, daß eine Dauermedikation mit Karotinoiden bei vielen Patienten einen Schutz gegen die lichtinduzierte Provokation des systemischen und diskoiden LE darstellt.

Xeroderma pigmentosum

Bedauerlicherweise liegt bisher nur ein Fallbericht [91] über die Anwendung der Karotinoide beim Xeroderma pigmentosum (siehe Kap. 4.11) vor. Zweifellos wäre zusätzlich zur Ausschöpfung aller anderen Lichtschutzmaßnahmen gerade bei dieser Erkrankung die orale Gabe von Karotinoiden empfehlenswert.

6.7 Allgemeine Prophylaxe mit Karotinoiden bei Strahlengefährdung

Außer zur allgemeinen internen Karzinomprophylaxe ist die orale Verabreichung von Karotinoiden überall dort indiziert, wo strahlenbedingte Hautschäden zu erwarten sind. Letztlich ist auch die Anwendung von β-Karotin bei Photodermatosen eine Strahlenprophylaxe.

Anwendung von Karotinoiden bei Sonnenempfindlichkeit

Viele Menschen mit erhöhter Sonnenempfindlichkeit müssen die ersten Urlaubstage vorwiegend im Schatten verbringen. Trotzdem entwickeln sich manchmal unliebsame Reaktionen. Bei Sonnenempfindlichkeit erweist sich eine Vorbehandlung mit β-Karotin in vielen Fällen als zielführend, um den Urlaub von Anfang an genießen zu können und mit den üblichen Sonnenschutzmaßnahmen auszukommen. Möglicherweise liegt hier die Prophylaxe einer ganz milden, nicht exakt diagnostizierbaren Photodermatose vor.

Vier Wochen vor Urlaubsantritt sollten je nach Körpergewicht 75–100 mg β-Karotin täglich über vierzehn Tage eingenommen werden, die letzten beiden Wochen vor Urlaubsbeginn genügt die Einnahme von 50–75% der oben angeführten Dosen. Ab Ferienbeginn kann die Karotinoideinnahme meist beendet werden, bei besonders hoher Sonnenempfindlichkeit empfiehlt sich die Fortsetzung der prophylaktischen Karotinoideinnahme in Dosen von 25–50 mg β-Karotin täglich.

Kosmetisch und strahlprophylaktisch optimal ist die Kombination mit einer Vorbräunung (UVA im Sonnenstudio) (siehe Kap. 10.4).

Karotinoide bei Gabe phototoxischer Pharmaka

Bekanntlich soll unter bestimmten Medikationen wie Protriptylin (Antidepressivum), Chlorpromazin (Psychopharmakon), Demethylchlortetracyclin (Antibiotikum), Nalidixinsäure (Harndesinfiziens), Benoxaprofen (Antirheumatikum), Amiodaron (Antiarrhythmikum) und Sulfonamiden (Diuretika, Antidiabetika; Antihypertonika; Chemotherapeutika) eine stärkere Ultraviolettbestrahlung (Sonne ebenso wie Sonnenstudio) vermieden werden, ansonsten besteht die Gefahr phototoxischer Reaktionen (siehe Kap. 11.2). Selbst bei normaler Sonnenexposition werden von vielen Ärzten exakte Schutzmaßnahmen angeraten.

Ergibt sich mit einem bekannt phototoxisch wirksamen Pharmakon die Notwendigkeit zu einer Dauerbehandlung, wäre unter Umständen ein Lichtschutz durch orale Karotinoidgaben empfehlenswert. Die Dosierung sollte anfangs 75–100 mg β-Karotin betragen und kann nach etwa zwei Wochen auf die Hälfte reduziert werden. Bei besonderer Empfindlichkeit müßte auf die Verminderung der Dosis verzichtet werden.

Patientinnen mit höherer Lichtempfindlichkeit sollten bei Verschreibung oraler Kontrazeptiva darauf hingewiesen werden, daß stärkere Sonnenexpositionen besser zu meiden sind. Unter Umständen kann sich auch in solchen

Fällen eine orale Photoprotektion mit Karotinoiden als günstig erweisen.

Karotinoide bei strahlengefährdeter Haut

Bei Vorliegen eines Lichtschadens der Haut, bei Präkanzerosen und bei Strahlenschäden könnte durch orale Gaben von Karotinoiden versucht werden, die Progression des Schadens zu verlangsamen.

Nach großflächigen Verbrennungen an exponierten Hautstellen, nach stärkeren oder wiederholten Sonnenbränden, nach physikalischer Dermabrasion und nach chemischer Hautschälung (Peeling) empfiehlt sich durch längere Zeit ein exakter Ultraviolettschutz. Auch hier kann die photoprotektive Wirkung der Karotinoide mit ihren Annehmlichkeiten gut ausgenützt werden (Anfärbung pigmentarmer Areale, Kontrastausgleich).

Stellen angeborener oder erworbener Amelanose sind außerordentlich ultraviolettempfindlich (Albinismus, Vitiligo, Naevi depigmentosi); hier ist die Indikation für orale Gaben von Karotinoiden eine doppelte: Protoprotektion und Kontrastausgleich. Mitunter ist aber in solchen Fällen die orale Einnahme erfolglos. Man muß bedenken, daß beim »Normalen« die Gabe von β-Karotin zu keiner Erhöhung der MED minimalen Erythemdosis, Sonnenbrandschwelle) führt.

Als Richtlinien für die Dosierung der Karotinoide bei strahlengefährdeter Haut mögen folgende Angaben dienen: zu Beginn 100 mg β-Karotin, nach 14 Tagen Reduktion auf 50–75 mg β-Karotin, nach weiteren 14 Tagen je nach dem klinischen Erfolg und dem erscheinungsmedizinischen Bild Verringerung der Tagesdosen auf 25–50 mg β-Karotin.

In Ländern mit intensiver Sonnenbestrahlung wie Südafrika oder Australien ergeben sich schwere gesundheitliche Störungen für die Angehörigen der weißen Rasse, ganz besonders für hellhäutige, schlecht pigmentierende, sonnenempfindliche Menschen. Schon in vergleichsweise jungen Jahren entwickeln sich zahlreiche Hautkarzinome im Gesicht, im Nacken und an den Handrücken; mitunter entstehen sogar Melanome. Besondere Gefahr besteht bei beruflicher Tätigkeit im Freien. Die Einnahme von β-Karotin könnte eine wesentliche Verbesserung der Situation bringen. Allerdings ist nur eine regelmäßige, praktisch lebenslängliche Einnahme dieses Karotinoids während der lichtreichen Zeit als ausreichende Prophylaxe gegen sonneninduzierte Gesundheitsstörungen der Haut anzusehen. Breite Bevölkerungskreise mißachten leider immer noch selbst die primitivsten Regeln des Sonnenschutzes und unterschätzen die Gefahren der ständigen Insolation. In Australien laufen große Aufklärungskampagnen mit Schlagworten wie »Hautkrebs und der Mythos vom gut gebräunten Australier. Eine tödliche Kombination.« *(Skin cancer and the bronzed aussie myth. A deadly combination.)* Oder »Jedes Jahr opfern sich Australier der Sonne«. *(Every year Australiens sacrifice themselves to the sun.)* Außer auf Epitheliome wird in diesen Aufklärungsschriften auch auf die Lentigo maligna und das maligne Melanom (siehe Kap. 4.8) in Wort und Bild hingewiesen.

Zweifellos noch schwieriger als zum regelmäßigen Gebrauch von Lichtschutzpräparationen mit hohen Schutzfaktoren ist die Erziehung der Bevölkerung zur regelmäßigen Einnahme von β-Karotin. Hierzu stecken die Versuche praktisch noch in den Kinderschuhen. Die Motivation zur Verhinderung sonnenstrahleninduzierter bösartiger Neubildungen der Haut durch Schlucken von Karotinoiddragees gewinnt aber einen besonderen Akzent durch die Tatsache der gleichzeitigen Hautbräunung. Vielfach wird betont, daß die schönste Hautbräunung aus der Kombination von wenig körpereigenem Melanin mit oral gegebenem β-Karotin resultiert. Da der Wunsch nach Bräunung erfüllt wird, könnten sich die Karotinoide besser durchsetzen als Sonnenschutzpräparationen mit hohen Schutzfaktoren, durch deren Anwendung die Bräunung verzögert oder sogar verhindert wird (siehe Kap. 5.3). Die Erkenntnisse der modernen Photobiologie hinsichtlich der Strahlenprophylaxe durch Karotinoide sollten mehr und mehr zur praktischen Anwendung bei hellhäutigen Menschen in sonnenreichen Ländern umgesetzt werden. Es wäre wünschenswert, daß sich die dortigen Ärzte und Gesundheitsbehörden mehr als bisher für die sich hieraus ergebenden Möglichkeiten interessierten. Auf der anderen Seite darf aber kein Sonnenanbeter glauben, daß die regelmäßige, rechtzeitig begonnene Einnahme von β-Karotin gegen den Sonnenbrand und gegen den chronischen Lichtschaden schützt. β-Karotin sollte nur bei krankhafter Empfindlichkeit und bei Photodermatosen empfohlen werden, hier liegt der unschätzbare Vorteil dieser oralen Photoprotektion.

7. Kosmetische Mittel zur Hautpflege

Bei den kosmetischen Mitteln handelt es sich um Stoffe oder Zubereitungen aus Substanzen, die dazu bestimmt sind, äußerlich am Menschen zur Pflege, Reinigung und Schutz der Haut oder zur Verbesserung des Aussehens verwendet zu werden. Die Hauptaufgabe der Kosmetik besteht in Pflege und Gesunderhaltung der Haut. Dabei ist eine richtige, konsequent durchgeführte Hautpflege nicht nur für die Aufrechterhaltung der natürlichen Lebensfunktionen der Haut wichtig, sondern trägt ganz wesentlich zum Erscheinungsbild des Menschen bei. Die Auswirkungen einer gepflegten Erscheinung auf Umwelt, Wohlbefinden, zwischenmenschliche Beziehungen, Psyche, Selbstwertgefühl können nicht hoch genug eingeschätzt werden. Da der soziale Wert des Menschen auch von seinem Äußeren geprägt wird, erfüllen eine regelmäßige Haut- und Körperpflege sowie eine gezielte Handhabung dekorativer Mittel durchaus soziale Funktionen und Erfordernisse des Zusammenlebens. Die Kosmetik hilft dem einzelnen, sich in seiner Umwelt von Lebensgemeinschaft, Gesellschaft und Beruf selbstsicher und seelisch ausgeglichen zu bewegen.

Auf alle Details einer sachgerechten Körperpflege kann im Rahmen dieses Buches nicht eingegangen werden. (In diesem Zusammenhang sei auf das Buch »Pflegende Kosmetik« von Wolfgang Raab und Ursula Kindl verwiesen, das 1990 im Fischer Verlag, Stuttgart, erschienen ist [245].) Die Ausführungen beschränken sich vielmehr auf solche Maßnahmen der täglichen Pflege, die immer dann von Bedeutung sind, wenn Umwelteinflüsse, wie Schmutz, Kälte, Hitze, Trockenheit, Feuchte oder Wind die Haut besonders strapazieren. Ein wesentlicher Aspekt werden die Behebung und Wiederherstellung veränderter Hautfunktionen sein, wie sie durch *Belastung mit ultravioletten Strahlen* eintreten. Vermehrte Austrocknung und Hautentzündungen erfordern unter Umständen eine über die normale Pflege hinausgehende Behandlung der Haut mit bestimmten Wirkstoffen. Aber auch zur Vorbereitung der Haut auf ein Sonnenbad oder auf eine künstliche Bestrahlung ist die sinnvolle Haut- oder Körperpflege eine wichtige Maßnahme. Hauptaufgabe der für diesen Zweck eingesetzten kosmetischen Mittel sind die Regulierung des Feuchtigkeitsgehaltes der Oberhaut und die Aufrechterhaltung eines intakten Hydrolipidfilms als Schutz gegen Umwelteinflüsse und mikrobielle Krankheitserreger.

7.1 Täglicher Pflegeablauf

Auf dem Kosmetikmarkt wird eine Fülle von Hautpflegepräparaten angeboten, die auf den ersten Blick schwer überschaubar erscheinen, hinzu kommt eine verwirrende Bezeichnungsvielfalt der einzelnen Zubereitungen. Die Anwendung wird jedoch übersichtlicher, wenn man sich vor Augen hält, daß alle Kosmetikserien im Grunde auf dem gleichen Prinzip aufgebaut sind:

Reinigen – Tonisieren – Pflegen/Schützen

Tabelle 49 zeigt das Grundschema einer Hautpflege bei verschiedenen Hautzuständen.

Tabelle 49: Grundzüge der Pflegekosmetik bei verschiedenen aktuellen Hautzuständen (Gesichtshaut)

	Normal	Fett-feucht (Prä-Akne)	Trocken-fettarm (Altershaut)
Reinigen	Kräftig, Syndetstücke, Reinigungsmilchen und -lotionen	Kräftig, saure Syndets in jeder Form; Abrasiva	Sanft, mild, schonend; Lotionen, Milchen, hydrophile Öle adsorptive Reinigungsmittel
Tonisieren	Ethanol bis 15%; adstringierende, durchblutungsfördernde Zusätze	Ethanol bis 15%; Campher- und Alaunzusatz; antimikrobielle Zusätze	Ohne Alkohol- oder höchstens bis 5%; pflegende, kühlende, entzündungshemmende Zusätze
Pflegen	Tags leichte O/W-Emulsion, nachts lipidreicher. Immer Feuchthaltesubstanzen	Sehr leichte, lipidaufnehmende O/W-Emulsionen, Zusätze von Antimikrobika. Evtl. Decksubstanzen. Wenig Feuchthaltesubstanzen	Lipidreiche O/W-Emulsionen tags, nachts W/O-Emulsionen. Immer reichlich Feuchthaltesubstanzen
Schützen	Wichtig	Weniger wichtig	Außerordentlich wichtig

Aus diesem Basisschema ergibt sich, daß eine sinnvolle Produktpalette aus Reinigungspräparat, Gesichtswasser sowie Tages- bzw. Nachtcreme besteht. Diese Zubereitungen sind in ihrer Zusammensetzung auf einen bestimmten Hautzustand ausgerichtet und innerhalb einer Serie aufeinander abgestimmt, um in ihrer Gesamtheit die gewünschte Wirkung zu erzielen. Erschwert wird ein Überblick manchmal durch die Tatsache, daß manche Kosmetikserien auf fünf oder sechs verschiedene Hauttypen ausgerichtet sind. Differenzierungen in empfindliche, unreine, anspruchsvolle Haut oder in Mischhaut sind nicht selten.

Immer wieder begegnet man der strikten Einteilung der Hauttypen in Normalhaut, fette Haut und trockene (empfindliche) Haut. Personen, die nach einer einmaligen Hauttypbestimmung ihre entsprechende Pflege-, Schutz- und Reinigungspalette verwenden, werden mit ihrer Kosmetik bzw. den sich aus den Anwendungen ergebenden Resultaten kaum zufrieden sein. Dies geht auf die zuweilen zuwenig beachtete Tatsache zurück, daß bei fast jeder Person der Hauttyp schwankt. Diese Schwankungen können jahreszeitlich, unter Umständen sogar tageszeitlich, hormonal, gesundheitlich, und/oder psychosomatisch bedingt sein. Manche Frauen weisen sogar an unterschiedlichen Stellen im Gesicht einen unterschiedlichen Hauttyp auf. Aus diesem Grund ist man dazu übergegangen, die Hauttypbezeichnung mit dem Präfix »vorwiegend« zu versehen und zusätzlich auf mögliche Schwankungen hinzuweisen. Ferner muß betont werden, daß sich der *aktuelle Hautzustand* nach Hautkonstitution und Drüsenaktivität richtet (siehe Kap. 3.5).

Man sollte also unterscheiden zwischen fett und fettarm einerseits und trocken und feucht andererseits. Jeder Hauttyp wäre danach zu determinieren, also als häufigste Typen fett und feucht gegenüber trocken und fettarm. Mit dieser Klarstellung läßt sich das Verständnis des potentiellen Anwenders kosmetischer Mittel für die ihm zum aktuellen Zeitpunkt am ehesten entsprechenden Präparatetypen steigern. Außerdem akzeptiert der Verbraucher die praktisch immer wieder notwendigen Wechsel der Präparatelinien.

Den obigen Ausführungen Rechnung tragend, sind nunmehr einige Hersteller kosmetischer Mittel dazu übergegangen, Basisserien zu konzipieren, die *je nach dem aktuellen Bedarf* des Anwenders durch Spezialprodukte ergänzt werden können.

Pflegeziel und gewünschte Einzelwirkungen der Präparate richten sich nach dem zu behandelnden Hautzustand:

Die Pflege der fett-feuchten Haut besteht in einer begrenzten Entfettung, Verhütung bakterieller Infektionen und Beruhigung der Talgdrüsen. Die speziell darauf ausgerichteten Zubereitungen sind lipidarm, können Lipide aufnehmen, enthalten antimikrobielle Substanzen, die Gesichtswässer sind alkoholhaltig.

Die Pflege der trockenen Haut besteht in einer Erhöhung des Feuchtigkeitsgehalts und des Wasserbindevermögens der Epidermis sowie in der Erhaltung bzw. Schaffung eines intakten Lipidfilms auf der Haut. Die für diesen Zweck eingesetzten Mittel sind lipidreich, enthalten feuchtigkeitsbindende Substanzen und vermeiden jegliche Zusätze, die ein weiteres Austrocknen fördern könnten.

Reinigen

Bedeutung, Zweck

Der Reinigungsvorgang mit Wasser oder speziellen Waschmitteln hat primär den Zweck, die Hautoberfläche von aufgebrachten Fremdstoffen wie Schmutz und Staubteilchen sowie von hauteigenen, abgestoßenen Bestandteilen zu befreien. Das Zurückbleiben von Umweltpartikeln und die fehlende Entfernung normal abgeschilfernder Hautschüppchen beeinträchtigen das äußere Erscheinungsbild. Ungleiche Verfärbungen, verschiedenartiger Glanz und ungleiches Relief sind die Folge. Auf der Hautoberfläche herrscht normalerweise ein schwachsaures Milieu von pH 5 bis 6, das die Vermehrung pathogener Keime erschwert. Rückstände kosmetischer Mittel, Schmutz und abgestoßene Zellbestandteile können den pH-Wert der Hautoberfläche verändern und die Anfälligkeit für Infektionen und Entzündungen erhöhen. Eine regelmäßige Hautreinigung wird das Überhandnehmen einer unerwünschten Hautflora unterdrücken und so die Bildung der durch mikrobielle Enzyme entstehenden geruchsintensiven Spaltprodukte (z. B. bestimmter Fettsäuren wie β-Oxibuttersäure) verhindern.

Bei jedem Waschvorgang – sei es mit reinem Wasser oder waschaktiven Präparaten – werden jedoch nicht nur auf der Haut liegende Partikel abgelöst, sondern es wird auch der Wasser-Lipid-Mantel mehr oder weniger stark angegriffen. Gleichzeitig werden aus der Hornschicht bestimmte Bestandteile, die für die Regulierung der Feuchtigkeit von Bedeutung sind, herausgelöst. Bei einem Überangebot an Wasser quillt die Haut stark auf, die aufgelockerte Hornschicht erleichtert das weitere Eindringen schädigender Stoffe. Alle Reinigungsprozesse fördern deshalb die Austrocknung der Haut und bahnen den Weg für toxische Einwirkungen. Eine normale Haut kann bei zu häufigem Waschen zu einem trockenen Hautzustand hin verschoben werden. Besonders eine primär trockene Haut sollte deshalb nur mit hautschonenden Reinigungsmitteln behandelt werden. All zu häufiges Waschen und Duschen ist aus den oben genannten Gründen für den Hautzustand oft eine genau so große Belastung wie mangelnde Reinigung. Allerdings bestehen über Anzahl und Häufigkeit täglicher Waschungen unterschiedliche Ansichten, da die Fähigkeit der Haut, Lipidfilm und Säureschutzmantel wieder aufzubauen, unterschiedlich ausgeprägt ist.

Für eine wirksame Hautreinigung reicht Wasser allein nicht aus, da Lipide, Schmutzpartikel und Rückstände kosmetischer Mittel in reinem Wasser nicht aufgenommen werden. Für eine richtige Säuberung müssen sowohl wasserlösliche als auch fettlösliche Bestandteile entfernt werden. Dies gelingt praktisch nur durch den Zusatz grenzflächenaktiver Substanzen.

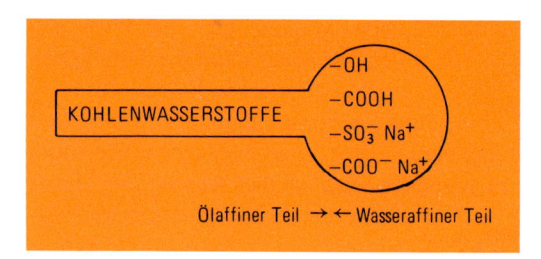

Abb. 71: Schematischer Aufbau eines Tensidmoleküls

Waschaktive Substanzen (Tenside)

Tenside sind Verbindungen, die in ihrem Molekül aus polaren, hydrophilen Zentren (z. B. Hydroxyl-, Carboxyl- oder Sulfonsäuregruppen) und unpolaren, lipophilen Zentren (meist lange Kohlenwasserstoffketten oder alkylierte Benzolringe) aufgebaut sind (Abb. 71).

Je nach ihrer Ladung werden die Tenside in anionische (negative), kationische (positive), amphotere (kationische und anionische Zentren in einem Molekül) und nicht-ionische Gruppen eingeteilt. Da sich ihr Molekül aus einem ölaffinen (lipophil) und einem wasseraffinen (hydrophil) Bestandteil aufbaut (amphiphile Struktur), haben die Tenside einen ausgesprochen grenzflächenaktiven Charakter. Löst man ein Tensid in Wasser, so sammeln sich seine Moleküle primär an der Oberfläche an und senken damit die Grenzflächenspannung Wasser zu Luft. Durch ihre Affinität zu Grenzflächen, z. B. auch zu Feststoffen, erhöhen die Tenside die Benetzbarkeit, eine für den Waschvorgang wichtige Voraussetzung. Positiv in dieser Hinsicht wirkt sich eine weitere Eigenschaft aus: Bei Absättigung aller Grenzflächen mit Tensidmolekülen lagern sich diese mit ihren lipophilen Zentren zu sog. Mizellen zusammen. Die Konzentration, bei der diese Zusammenballung eintritt, wird als kritische, Mizellbildungskonzentration bezeichnet (siehe Abb. 72). In diesen Mizellen werden Feststoffpartikel und Fetteilchen eingehüllt und sind dadurch leichter entfernbar als mit reinem Wasser.

Die Herabsetzung der Grenzflächenspannung Wasser-Luft ergibt die *Schaumaktivität*.

Im einzelnen läßt sich der Reinigungsvorgang dabei in folgende Schritte unterteilen: In der ersten Phase werden die im Wasser gelösten grenzflächenaktiven Substanzen an der Oberfläche absorbiert, wobei die hydrophilen Zentren zur Wasserphase ragen, dadurch kommt es im zweiten Schritt zur Hydrophilierung der Hautoberfläche. In der dritten Phase werden die obersten Zellagen gelockert, durch Kapillarwirkung und durch Lösung der in den Zellspalten vorhandenen Lipide penetrieren die wassergelösten Reinigungsstoffe in die Tiefe. Dabei wird die Neutralisations- und Pufferkapazität der Haut maximal beansprucht. Danach werden im vierten Schritt Talgfett und Lipide emulgiert. Mit der Emulsion ist nun die Herauslösung der Schmutzteilchen und Einhüllung (Mizellbildung) möglich (fünfter Schritt). Der beim

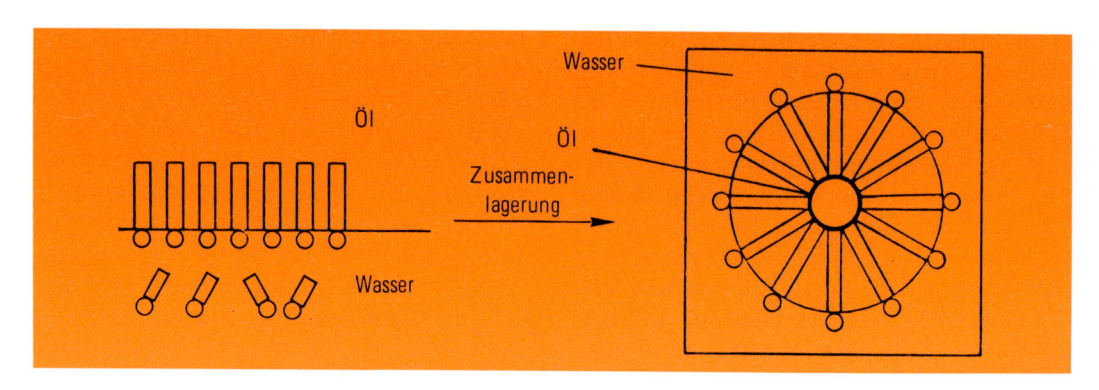

Abb. 72: Schema der Zusammenlagerung von Tensidmolekülen zu einer Mizelle

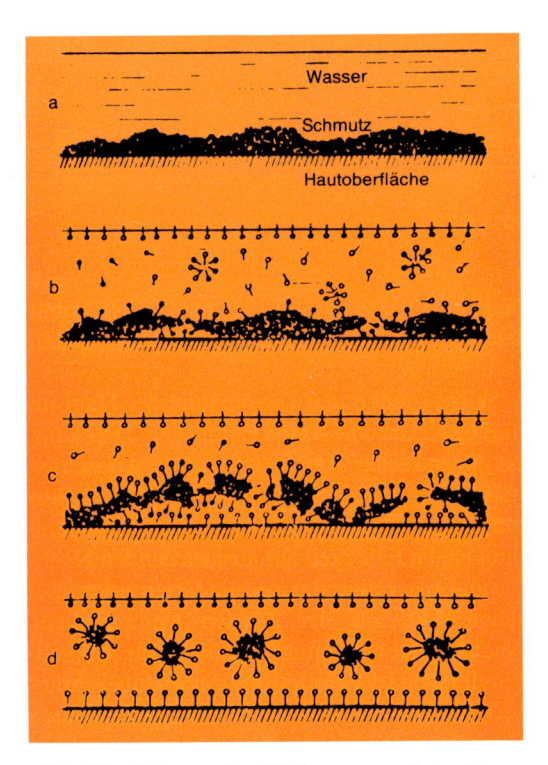

Abb. 73: Schema der Wirkung von Anionics; modifiziert nach [300]

Waschen auftretende Schaum ist ein Zeichen dafür, daß die Schmutzteilchen restlos einemulgiert sind (sechster Schritt). Da der Schmutz durch die Lipide und wasserlöslichen Bestandteile des Keratins festgehalten wird, wird verständlich, daß eine Reinigung immer mit einer Entfettung der Haut einhergeht. Die verschiedenen Phasen der Reinigung sind in Abbildung 73 schematisierend zusammengefaßt.

Die Eigenschaft der Grenzflächenaktivität besitzen auch manche Pflanzeninhaltsstoffe, z. B. die Saponine. Seifenrinde (saponinhaltig) war deshalb schon bei den alten Kulturvölkern ein häufig gebrauchtes Reinigungsmittel. Heute wird sie wegen starker Hautreizeffekte nicht mehr verwendet.

Synthetische grenzflächenaktive Substanzen finden in kosmetischen Mitteln eine breite Anwendung. An vorderster Stelle stehen Badezusätze, Shampoos, Zahnpasten und feste oder flüssige Reinigungspräparate. Auch werden Tenside eingesetzt in Rasiercremes, Mundwässern, Haarfärbemitteln, reinigenden Intimpräparaten; nicht zu vergessen der enorme Verbrauch von Tensiden in der Waschmittelindustrie.

Alkaliseifen

Unter Seifen versteht man Alkalisalze höherer Fettsäuren; Seifen gehören zu den anionischen Tensiden (siehe Abb. 74).

Bis zum Anfang dieses Jahrhunderts wurden Kernseife (fettsaure Natriumsalze) und Schmierseife (fettsaure Kaliumsalze) als Reinigungsmittel verwendet. Der Reinigungseffekt ist aufgrund des ausgeprägten Netzvermögens (Einschluß der Schmutzpartikel in die Seifenmizellen) sehr gut, allerdings haben Alkaliseifen unter kosmetischen Gesichtspunkten erhebliche Nachteile und sind deshalb besonders für empfindliche Haut und langfristige Anwendung ungeeignet. Im wesentlichen sind es folgende Gründe, weshalb fettsaure Alkaliseifen als Reinigungsmittel in der Kosmetik ungeeignet sind:

– Als Salze schwacher Säure mit einer starken Lauge reagieren Seifenlösungen alkalisch. Der normalerweise schwach saure pH der Hautoberfläche wird ins Alkalische verschoben (pH ca. 9–11). Im Normalfall hat die gesunde Haut eine bemerkenswerte Pufferkapazität (Fähigkeit, Säure- oder Basenzusätze auszugleichen und den ursprünglichen pH-Wert wiederherzustellen), so daß derartige Verschiebungen rasch korrigiert werden. Bei längerem Einwirken der alkalischen Noxe z. B. durch zu häufiges Waschen mit Alkaliseifen, durch ungenügendes Nachspülen mit reinem Wasser oder bei krankhaft erniedrigtem Alkalineutralisationsvermögen der Haut können schwere Hautschäden wie z. B. chronische Ekzeme die Folge sein, weil der pH-Wert einige Stunden über 7 bleibt.

– Alkaliseifen bilden mit Calcium- und Magnesiumsalzen, wie sie z. B. in hartem Wasser

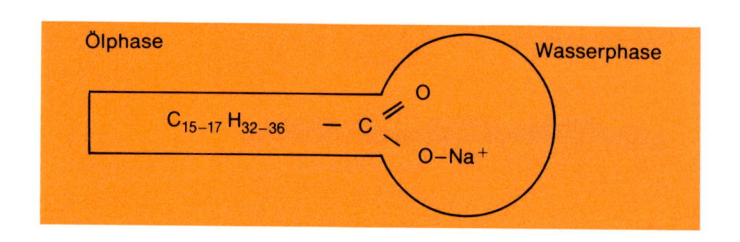

Abb. 74:
Aufbau eines Seifenmoleküls

Ölphase — $C_{15-17}H_{32-36}$ — C(=O)(O⁻Na⁺) — Wasserphase

enthalten sind, unlösliche Verbindungen, die sich als Niederschläge auf der Haut ablagern und Drüsen und Poren verstopfen. Hieraus entwickeln sich Hautunreinheiten mit nachfolgender Entzündung. Besonders die erkrankte Haut darf keinesfalls mit Alkaliseifen gewaschen werden, da die Epidermis meist verletzt ist und die Seifen mit Magnesium- und Calciumionen der tieferliegenden Zellschichten reagieren können. Dadurch wird das Gleichgewicht der Ionen gestört, und es kommt zu einem starken Juckreiz [250]. Die Bildung schwerlöslicher Salze ist auch die Ursache für die schlechte Reinigungswirkung und geringe Schaumbildung der Alkaliseifen in hartem Wasser, das einen hohen Gehalt an Magnesium- und Calciumionen aufweist.

– Alkaliseifen setzen in Wasser Fettsäuren frei, die bei entsprechender Disposition zu einer Follikelreizung führen. Hieraus entwickeln sich Mitesser und akneartige Läsionen.

– Alkaliseifen führen zu einer beachtlichen Quellung der Haut. Dieses Aufquellen und Auflockern der Zellschichten erleichtert das Eindringen von Fremdstoffen und bedingt ein Verstopfen der Talgdrüsen. Zudem können feuchtigkeitsbindende Bestandteile vermehrt ausgespült werden.

Nach einer Reinigung mit Seifen, aber auch mit anderen Waschstoffen, bleibt an der Hautoberfläche ein feiner Überzug zurück. Besonders deutlich wird dieser Effekt an vorgeschädigten Hautstellen. Ein derartiger Überzug verhindert das Aufziehen von Lipiden, egal ob sie körpereigen sind oder aus Pflegegründen aufgebracht wurden. Die Haut bleibt rauh – woraus der Name »Rauhung« für dieses Phänomen stammt und spannt, leicht entwickeln sich Risse und Infektionen.

Seifen greifen den Lipidmantel der Haut an und bewirken eine starke Entfettung. Dies kann bei jugendlicher Haut zu einer unerwünschten reaktiven Steigerung der Talgproduktion führen (Kompensationsphänomen). Bei der Altershaut ist die Fähigkeit zur ausgleichenden Nachfettung als Folge der verminderten sekretorischen Aktivität der Drüsen eingeschränkt. Nach Seifenwaschungen kann sich deshalb durch die starke Entfettung ein unangenehmes Spannungsgefühl entwickeln. Die obersten Lamellen der Hornschicht verlieren ihren Zusammenhalt und richten sich auf. Eine rauhe Hautoberfläche und vermehrte Schuppen sind die Folge.

Wenn der Fettgehalt der Hornschicht zu stark absinkt, kann es zu Hautschäden kommen, von denen die Sebostatiker am schwersten betroffen sind. Man hat versucht, diese Nachteile durch überfettete Seifen auszugleichen. Die Zugabe von Fettstoffen sollte die zu starke entfettende Wirkung der Seifen vermindern. Diese Erwartung erfüllte sich jedoch nicht; oft ziehen die »Rückfetter« auf der schmutzigen Haut auf und verhindern die Reinigung.

Syndets

In der Waschwirkung den Alkaliseifen durchaus gleichzusetzen, aber in der Hautverträglichkeit wesentlich günstiger einzustufen, sind die waschaktiven synthetischen Produkte, die sog. Syndets oder seifenfreien Hautreinigungsmittel. Die modernen Syndets bieten eine Reihe von Vorteilen [250, 282]:

- keine oder nur geringfügige Änderung des pH-Wertes der Hautoberfläche,
- keine Bildung schwerlöslicher Salze oder Niederschläge mit Erdalkalimetallen,
- keine Einschränkung der Waschwirkung oder Schaumbildung in hartem Wasser,
- sehr gute Hautverträglichkeit auch bei Dauereinwirkung.

Zu den ältesten Waschsyndets zählen die Türkisch-Rotöle (Natriumsalze des sulfatierten Rizinusöls), denen rückfettende und hautschonende Eigenschaften bei guter Wirkung zugeschrieben wurden.

Heute gibt es ein kaum überschaubares Angebot an synthetischen Produkten zur Hautreinigung, die entweder in flüssiger oder fester Form Verwendung finden.

Verwendung finden dabei:
1. Aniontenside:
   - Sulfate (Salze von Schwefelsäureestern) z. B. Fettalkoholsulfate
   - Sulfonate (Salze der Sulfonsäuren) z. B. Alkansulfonate
   - Eiweißfettsäure – Kondensationsprodukte
2. Amphotenside:
   z. B. Säureamid – Betainverbindungen

Tabelle 50: Vergleich Seife und Syndet [257a]

Seife	Syndet
pH-Wert der Lösung: ca. 10,5 somit für die Haut relativ stark alkalisch;	pH-Wert der Lösung: meist 5–7, somit im physiologischen Bereich.
pH-Wert ist praktisch nicht veränderbar.	pH-Wert kann in weiten Grenzen eingestellt werden.
Insgesamt wenig Variationsmöglichkeiten wegen der vorgegebenen Eigenschaften des Hauptbestandteiles (=Fettsäure-Alkalisalze).	Fast beliebige Variationsmöglichkeit der Eigenschaften, z. B. von stark austrocknend bis stark rückfettend.
Reinigt und schäumt im harten Wasser schlecht wegen unlöslicher Kalkseifenbildung (spontane Ausfällung kann durch Kalkseifendispergatoren verhindert werden).	Reinigt und schäumt auch in hartem Wasser gut, bildet keine unlöslichen Kalkseifen.
Quillt die Haut etwas auf.	Ergibt keine Verquellung.
Verändert den Hydrolipid-Schutzmantel der Haut bis zu 3 Stunden (was jedoch bei gesunder Haut offenbar keine nachteiligen Wirkungen hat).	Verändert den Hydrolipid-Schutzmantel der Haut in geringerem Maße als Seifen und kann ihn im Hinblick auf den pH-Wert sogar stabilisieren helfen.
Bei kranker Haut kontraindiziert.	Auch bei kranker Haut meist einsetzbar und vielfach heilungsfördernd. Kann je nach Formulierung stärker austrocknen (kann bei bestimmten Hautproblemen vorteilhaft sein), ist bei trockener Haut oder im Winter aber nicht erwünscht, oder auch stärker rückfetten als Seifen.
Saure Feuchthaltemittel oder Wirkstoffe können nicht eingesetzt werden.	Starke Feuchthaltemittel wie Lactate oder Wirkstoffe wie Aminosäuren sind problemlos in die Rezeptur einzubauen.
Gibt einen feinen, cremigen Schaum mit einem angenehm weichen und glatten Gefühl.	Je nach Syndet-Variation von grobblasigerem Schaum und härterem, stumpferem Gefühl bis zu seifenähnlichem Eindruck.

3. Nicht-ionogene Tenside
z. B. Fettalkoholethoxylate

Die kationischen Tenside spielen aufgrund ihrer starken eiweißfällenden Wirkung in der Kosmetik als Reinigungssubstanzen keine Rolle, höchstens als antimikrobielle Zusätze.

Was die entfettende Wirkung auf die Haut anbelangt, so ist diese bei den Seifen im Dauergebrauch intensiver als bei den Syndets. Untersuchungen [159] haben gezeigt, daß bei der Verwendung von Syndets das Herauslösen von Oberflächenlipiden weniger ausgeprägt ist als bei den Seifen. Als hautschonende Waschrohstoffe haben sich besonders die amphoteren Tenside und Eiweißfettsäurekondensate bewährt.

Im Vergleich zu den Seifen weisen Syndets einen stärkeren antimikrobiellen Effekt auf. Viele kationenaktive Syndets dienen als Desinfektionsmittel. Tabelle 50 zeigt die unterschiedlichen Wirkungen der Seifen und Syndets auf die Haut.

Verschiedene Tests in bezug auf die Hautverträglichkeit bzw. das Schädigungspotential haben gezeigt, daß die Syndets günstiger einzustufen sind. Allerdings bestehen hinsichtlich der Hautreizung auch unter den Syndets je nach chemischer Struktur deutliche Unterschiede, eine Feststellung, die auch für Seifen zutrifft (Natrium gegenüber den modernen Triethanolaminseifen!).

Die kosmetischen Hautwaschmittel werden in fester oder flüssiger Form oder als sog. *Waschcremes* oder *Waschgele* angeboten. Grundlage der festen Stücke sind neben der firmenspezifischen Tensidmischung meist höhere Fettalkohole, festes Paraffin, Stearinsäure oder gehärtete Fette. Die *Waschcremes* sind streichfähige Öl-in-Wasser-Emulsionen mit einem hohen Anteil an waschaktiven Substanzen, die bei Verreiben auf der Haut mit Wasser eine Schaumwirkung entfalten. Bei den klaren, aber meist gefärbten *Waschgelen* sind die Tenside in die Gelgrundlage eingearbeitet.

Als »Rückfetter« werden Diethanolamide mit langkettigen Fettsäureestern (z. B. Ölsäure, Laurin- oder Kokosfettsäure), Lecithin und Lanolin, Olivenöloxyethylate (Hydrophilierung von Lanolin bzw. Olivenöl durch Einführung von Polyethylenglykolresten) oder Sojaöl eingesetzt.

Reinigungspräparate

Vor dem Auftragen einer pflegenden Creme oder eines Make-up muß die Haut gründlich gereinigt werden. Ebenso müssen abends Staub und Schmutz aus der Umwelt sowie die Rückstände der tagsüber verwendeten kosmetischen Mittel entfernt werden. Die Kosmetikindustrie bietet zahlreiche Zubereitungen an, die meist als Öle oder Emulsionen eine zuverlässige und hautverträgliche Reinigung erlauben. Für die Säuberung der *sonnenstrapazierten* Haut, die oft auch noch mehr oder weniger starke Entzündung aufweist, sollte wegen der entfettenden Wirkung auf flüssige oder feste waschaktive Pärparate mit hohem Tensidanteil verzichtet werden. Gut geeignet sind hier Reinigungsemulsionen und hydrophile Öle.

Emulsionen

Die hautschonendste Reinigung läßt sich mit einer *Reinigungsmilch* erzielen. Es handelt sich um dünnflüssige Emulsionen mit einem Wassergehalt von ca. 70 % (O/W-Emulsion). Die Ölphase besteht aus gut spreitenden Ölen, wie Isopropylmyristat oder Purzellinölen, meist in Mischung mit flüssigen Kohlenwasserstoffen (Paraffin, Vaselinöl). Zur Konsistenzbildung werden Wachse oder höhere Fettalkohole eingesetzt. Die Stabilität der Emulsion ist durch wirksame Emulgatorkombinationen gewährleistet. Um mikrobielles Wachstum zu vermeiden, sind der Wasserphase Konservierungsmittel zugesetzt.

Emulsionen ermöglichen die Entfernung von fett- und wasserlöslichen Bestandteilen und Fremdpartikeln von der Haut. Eine Reinigungsmilch eignet sich deshalb besonders zur täglichen Säuberung der Hautoberfläche von Schmutz und Staub oder zum Abtragen von

Rückständen dekorativer kosmetischer Mittel. Aufgrund des O/W-Charakters ist die Reinigungsmilch mit Wasser abwaschbar. Bei Reinigungsemulsionen liegt die entfettende und quellende Wirkung verhältnismäßig niedrig. Der Lipidfilm auf der Hautoberfläche wird weitgehend geschont. Für die Behandlung der trockenen Haut ist die Reinigungsmilch so konzipiert, daß auf der Haut Lipide verbleiben. Der Fettgehalt in der Emulsion ist erhöht.

Für sehr *trockene Haut* empfiehlt sich zur Reinigung die *Reinigungscreme*, eine abwaschbare, streichfähige O/W-Creme mit einem hohen Fettanteil, meist Paraffin, das lipophile Schmutzbestandteile besonders gut ablöst.

Für die Reinigung der *fetten Haut* werden Emulsionen mit einem geringen Fettanteil verwendet. Auch werden primär solche Substanzen verarbeitet, die nicht als Lipidfilm auf der Haut zurückbleiben [298]. So kann man z. B. als Verdickungsmittel auf gehärtete Fette oder Wachse verzichten und dafür Cellulosederivate oder Polyacrylsäure als Gelbildner einsetzen. Manchen Lotionen sind zur Erhöhung der Reinigungskraft feinste Feststoffe, wie Seesand, Kunststoffpartikel (Größe: 0,2–1 mm), Natriumchloridkristalle oder kristalline Aluminiumverbindungen zugesetzt. Solche sog. »Abrasionswaschmittel« werden bei Hautunreinheiten oder zur Unterstützung in der Aknetherapie empfohlen. Besonders geeignete Schleifmittel bei guter dermaler Verträglichkeit und ausreichender abrasiver Wirkung scheinen die Derivate des Dimethylpolysiloxans zu sein [160].

Hydrophile Öle

Als Grundstoffe dienen verschiedene Fette und Öle, flüssige Wachse, Fettsäureester und flüssige Kohlenwasserstoffe (siehe Kap. 5.7). Reine Öle sind jedoch für eine zuverlässige Gesichtsreinigung nicht ausreichend, da wasserlösliche Bestandteile nur unvollkommen entfernt werden. Wesentlich wirksamer sind deshalb die sog. *hydrophilen Öle*, die zusätzlich grenzflächenaktive Verbindungen enthalten [266]. Dabei handelt es sich um abwaschbare Öle, die beim Entfernen mit Wasser eine O/W-Emulsion bilden und dadurch den tiefenreinigenden Effekt verbessern. Hydrophile Öle sind angezeigt bei trockener Haut und bewähren sich besonders zum Abtragen farbiger dekorativer Mittel, wie Eyeliner, Schminken u. ä. Bei fetter Haut sind die hydrophilen Öle in der Weise zu verwenden, daß sie in eine größere Menge Wasser eingespritzt werden. Dabei bildet sich eine milchig trübe Flüssigkeit, die man nun zur Reinigung einsetzen kann.

Die hydrophilen Öle lassen sich auch als Badezusatz oder zum Duschen verwenden. Die Ölphase der Badeöle besteht meist aus Sojaöl, Erdnußöl und Paraffin, durch die Zumischung geeigneter Emulgatoren werden die Benetzbarkeit und Verteilung im Wasser ermöglicht, so daß sich beim Einbringen in das Badewasser eine Emulsion bildet. Durch das »Aufziehen« eines Fettfilms auf die Haut wird die »entfettende« Wirkung eines Bades ausgeglichen.

Adsorptive Reinigungsmittel

Bei kranker oder besonders empfindlicher Haut werden Reinigungspräparationen (Feststücke ebenso wie Emulsionen) empfohlen, die neben ganz geringen Mengen eines gut hautverträglichen Syndets große Komplexe enthalten, die aufgrund hydrophiler Komponenten gut wasserlöslich sind und an ihren lipophilen Anteilen Fettstoffe adsorptiv anlagern können. Hierdurch kommt es zu einer Reinigung ohne detersiven Effekt. Die Reinigung ist zwar nicht so gründlich, aber es unterbleibt jegliche Hautreizung. Hautfeuchtefaktoren werden nicht eluiert, der Hydrolipidfilm der Oberfläche wird nur gering geschädigt. Solche adsorptiven Reinigungsmittel, z. B. unter Einarbeitung von Milchproteinen (Molke) oder Hafermehlextrakten, entfalten darüber hinaus auch noch hautpflegende Eigenschaften durch pH-Stabilisierung und Feuchtigkeitsbindung. Hautärzte empfehlen solche Produkte recht häufig, da dadurch keine Störung der dermatologischen topischen Therapie erfolgt.

Tonisieren

Nach der gründlichen Reinigung der Haut wird das Auftragen tonisierender Gesichtswässer empfohlen. Beabsichtigt ist ganz allgemein eine Belebung der Haut, z. B. eine bessere Durchblutung und eine über die Verdunstungskälte einsetzende Erfrischung. Als Lösungsmittel kommen Wasser, verschiedene Alkohole und andere mit Wasser mischbare Flüssigkeiten in Frage. Alkoholhaltige Präparate wirken zusätzlich desinfizierend, sollten aber nicht bei trockener Haut verwendet werden, da ab ca. 15 % eine Entfettung der Haut eintritt. Oft sind auch kleinere Mengen an Campher enthalten, der durchblutungsfördernd und juckreizstillend wirken soll. Menthol hat über die Reizung oberflächlicher Kältenerven einen ausgeprägten subjektiven Kühleffekt. Vielfach zugesetzt werden auch wäßrige Auszüge aus Pflanzen, wie Hamamelis, Kamille, Orangenblüten u. a. Glycerol und Propandiol dienen als Feuchthaltemittel und erhöhen die Geschmeidigkeit beim Auftragen. Mit Puffersubstanzen wird versucht, einen physiologischen pH-Wert einzustellen.

Zur Behandlung einer grobporigen Haut gibt es Gesichtswässer mit adstringierenden Substanzen wie Alaun. Bei Gesichtswässern, die keinen oder nur einen geringen Alkoholgehalt aufweisen, kann auf eine Konservierung nicht verzichtet werden.

Pflegen

Aufgabe der kosmetischen Pflegepräparate ist die Bewahrung einer gesunden Hautbeschaffenheit, die Unterstützung wichtiger Hautfunktionen und die Wiederherstellung vorübergehend gestörter Hautzustände. Im Vordergrund steht dabei die Aufrechterhaltung des Lipidfilms und des Feuchtigkeitsgehaltes der Haut (»Eudermie«). Die Hautpflegeprodukte weisen deshalb in ihren Grundlagen ähnliche Zusammensetzung auf wie die Hydrolipid-Emulsion der gesunden Haut.

Die Wirkung der Hautpflegeprodukte soll möglichst lang andauern, da im Laufe des Tages eine Erneuerung nicht ohne weiteres möglich ist. Andererseits muß aber eine Belastung der Hautoberfläche mit einem zu dicken Film vermieden werden. Für die Lebensbedingungen unserer Zivilisation gilt die Forderung, daß Hautpflegeprodukte gegen Austrocknung schützen müssen. Wasser ist das beste plastifizierende Agens der Hornschicht, Austrocknung führt zu Spannungen, kleinen Einrissen, Juckreiz, Ekzemneigung und Frühalterung. Deshalb enthalten praktisch alle guten Hautpflegeprodukte Substanzen, die der tagsüber eintretenden Austrocknung entgegenwirken.

Wesentlich ist auch ein Schutz der Haut vor schädigenden Umwelteinflüssen, wie Schmutz, Feuchtigkeit, Kälte, Wind und UV-Strahlung. Im Hinblick auf solche Zielsetzungen sind kosmetische Mittel durchaus als wirksam einzustufen. Abzulehnen sind Präparate, die durch allerlei Substanzen eine über die Pflege hinausgehende Wirkung versprechen (sog. »Verjüngungskosmetik«).

Tagescremes

Tagescremes sind streichfähige Emulsionen, Ölanteil und Emulsionstyp richten sich nach dem zu behandelnden Hautzustand. In der Regel liegt eine O/W-Creme vor, die sowohl für trockene als auch für fette Haut eingesetzt wird. Der Unterschied besteht im Anteil der Fettphase, der für trockene Hauttypen bis zu 70 % betragen kann. Da Wasser die Außenphase bildet, sind O/W-Cremes leicht abwaschbar, müssen aber zum Schutz vor mikrobieller Zersetzung konserviert werden. W/O-Cremes werden für sehr trockene Haut eingesetzt und enthalten noch zusätzliche Feuchthaltesubstanzen (siehe Kap. 5.9). Grundsätzlich führen W/O-Cremes zu einer besseren Hydratation der Hornschicht als O/W-Cremes, die äußere Ölphase bewirkt einen Feuchtigkeitsstau, die Wasserabdunstung von der Haut ist blockiert. Nachteil ist manchmal ein leichter Fettglanz auf der Haut, der aber durch geeignete Formulierung und entsprechende Zusätze verhindert werden kann. W/O-Cremes haben auf Grund ihres wasserabstoßenden Effektes eine gute Schutzwirkung gegen Feuchtigkeit und Kälte, die Anfälligkeit für bakterielle Zersetzung ist gering.

Typische Vertreter der Tagescremes sind die Stearatcremes, O/W-Emulsionen, die dadurch entstehen, daß Stearinsäure mit Triethanolamin umgesetzt wird. Stearatcremes haben ein typisches perlglanzartiges Aussehen, ihre Bedeutung für kosmetische Cremes ist heute nicht mehr so groß wie früher.

Um die Haut vor den schädlichen Einflüssen der Sonnenstrahlung zu schützen, gehen immer mehr Hersteller dazu über, in die Tagescremes Lichtschutzfilter mit Breitbandwirkung einzuarbeiten. Vor allem einer möglichen »Beschleunigung der Hautalterung« durch die ultravioletten Strahlen (UVB) soll dadurch vorgebeugt werden (siehe Kap. 4.8).

Getönte Tagescremes verleihen einer blassen Haut eine leicht braune Tönung. Als Farbstoffe sind meist Eisenoxid oder Titandioxid enthalten.

Nachtcremes

Nachtcremes sind in der Regel fettreicher als Tagescremes. Meist handelt es sich sogar um W/O-Emulsionen. Personen mit fetter Haut verzichten deshalb besser auf fettreiche Nachtcremezubereitungen und weichen auf eine ihrem Hauttyp angepaßte O/W-Creme aus.

Nachtcremes werden oft auch als *Nährcremes* deklariert, eine Bezeichnung, die im Grunde unzutreffend und irreführend ist [258]. Ernährt werden können und müssen nur lebende Zellen. Bei der Hornschicht ist eine Ernährung sinnlos; den tiefer liegenden, lebenden Hautschichten von außen ausreichend Nährstoffe zuzuführen, ist nicht möglich. Hauptnährstoffe für die Zellen sind Glucose, Aminosäuren, organische Phosphate und Sulfate, alles Verbindungen, die sehr schlecht in die Haut penetrieren. Ernährt und versorgt mit allen notwendigen Substanzen wird die Haut von innen über das Blutgefäßsystem. Trotz dieser von wissenschaftlicher Seite berechtigten Einwände hat sich die Bezeichnung *Nährcreme* durchgesetzt und wurde auch vom Verbraucher akzeptiert, der im Gegensatz zum Wissenschaftler unter Ernährung der Haut auch die – lipidreichere – Pflege versteht.

Eine weitere geläufige Bezeichnung für Nachtcremes sind »Regenerativcremes«, was aussagen soll, daß in diesen Zubereitungen Wirkstoffe enthalten sind, die für die »Zellerneuerung« nützlich sind und einer »Faltenbildung« vorbeugen sollen. Inwieweit derartige Versprechungen mit den tatsächlichen Effekten übereinstimmen, muß dahingestellt bleiben. Wissenschaftlich bewiesen ist z. B. die regenerative Wirkung der äußerlichen Anwendung von Tretinoin (rezeptpflichtig).

Zur Verwendung pflegender Cremes, wie Tages- und Nachtcremes, ist zu sagen, daß diese grundsätzlich vom Verbraucher viel zu dick auf die Haut aufgetragen werden. Kosmetische Cremes sollten in dünner Schicht angewendet werden, die gleichmäßig verteilt und leicht einmassiert wird. Von einer normal konsistenten Creme können ca. 2 mg pro cm² auf einer fettfreien Hautoberfläche verteilt werden, ohne daß ein sichtbarer bzw. fühlbarer fettartiger Film zurückbleibt. Für das ganze Gesicht wären also grob gerechnet 1 bis 2 g ausreichend. Wird nach der allgemeinen Ansicht – »viel hilft viel« – wesentlich mehr aufgeschmiert, bleibt jeder Überschuß filmartig auf der Hautoberfläche liegen und kann zu unerwünschten Effekten, wie Wärmestau, Behinderung der Abdunstung und kosmetisch nachteiligem Aussehen führen. Zudem werden auf der Haut zurückbleibende Cremebestandteile von Enzymen und Bakterien zersetzt, was zu Hautreizungen oder unangenehmer Geruchsbildung führen kann. Kosmetische Cremezubereitungen sollten deshalb generell nicht zu lange auf der Haut bleiben und spätestens nach 12 Stunden gründlich entfernt werden.

Die Hautkonstitution steht in engem Zusammenhang mit dem Hydratationszustand der Hornschicht und dem Vorhandensein von Hautoberflächenlipiden. Fettende Externa haben eine weichmachende Wirkung auf die Haut.

Wichtig ist dabei das Eindringvermögen der applizierten Lipide zwischen die einzelnen Lagen der Hornschicht.

Untersuchungen zeigten, daß Vaseline und flüssiges Paraffin unabhängig von der Verarbeitungsart zwar schnell in die obere Hornschicht eindringen, dort jedoch verbleiben und nicht bis in die lebenden Schichten weiter penetrieren [310]. Von Bedeutung ist auch die Verweildauer des Externums auf der Haut. Die aufgetragenen Lipide werden im wesentlichen durch Abrieb von der Haut entfernt. Wie stark der Abrieb ist, hängt neben der mechanischen Belastung von der Absorption der Lipide an das Keratin ab. Pflanzliche und tierische Fette haften stärker als mineralische. Auch im günstigen Fall dürfte eine Fettung der Haut nur für 12–24 Stunden möglich sein [74].

Allzweckcremes

Bei den Allzweckcremes handelt es sich um Zubereitungen, bei denen die schützend-pflegenden Eigenschaften überwiegen. Sie sollten die Haut vor Witterungseinflüssen schützen, dienen aber auch zur Pflege besonders strapazierter und rauher Haut. Ihrer Zielsetzung entsprechend sind sie primär auf Kohlenwasserstoffen wie Vaseline oder Paraffin und auf wasserabweisenden Bestandteilen aufgebaut. In vielen Fällen kommen W/O-Emulsionen zum Einsatz, es gibt aber auch O/W-Typen. Da ihre Schutzeigenschaften im Vordergrund stehen, sind sie nicht auf bestimmte Hautzustände abgestimmt.

Gesichtspackungen

Gesichtspackungen gehören zu den ältesten kosmetischen Zubereitungen. Aus der Zeit vor 3000 Jahren sind zuverlässige Dokumente überliefert, die zeigen, daß man damals schon Pflanzensäfte mit Erde zu pastösen Zubereitungen anteigte, um sie auf das Gesicht aufzustreichen.

Auch heute bieten immer mehr Kosmetikhersteller in ihrem Programm Packungen an, wenn eine besonders intensive Hautpflege beabsichtigt ist. In der Literatur wird manchmal zwischen Packung und Maske unterschieden: Unter Packungen werden dabei nicht erhärtende, weiche Zubereitungen verstanden, die mit Wasser abgewaschen werden, während die Gesichtsmaske erhärtet und nach dem Antrocknen als Film abgezogen wird.

Gesichtspackungen, die bestimmte Effekte auf der Haut erzielen sollen, enthalten oft Zusätze, denen z. B. reizlindernde (Allantoin, Panthenol, Azulen, Campher), adstringierende (Aluminiumsalze, Gerbsäure, Milchsäure) oder eine bleichende Wirkung (Peroxide) zugeschrieben wird.

Bei den Gesichtspackungen können folgende Anwendungsformen unterschieden werden:

- Weiche Masken

Dies sind streichfähige, emulgatorhaltige Zubereitungen (Crememaske), welche in dicker Schicht auf dem Gesicht verteilt und nach ca. 20 Minuten Einwirkdauer mit viel Wasser wieder abgespült werden. Crememasken bewirken eine relativ starke Okklusion, die zu einer verstärkten Hydratation der Hornschicht und einer Auflockerung der oberen Zellschichten führt, wodurch das Eindringen von evtl. zugesetzten Wirkstoffen erleichtert wird. Beim Abspülen mit Wasser erfolgt gleichzeitig eine intensive Tiefenreinigung, die auf der Wirkung grenzflächenaktiver Bestandteile beruht.

Sog. *Erfrischungsmasken* zielen auf eine Vermehrung der Feuchtigkeit in der Epidermis und auf eine Durchblutungsanregung ab. Durch Wasserbindung und Gefäßerweiterung quillt die Haut und wird straffer. Die Wirkung eines frischeren Aussehens hält nur für wenige Stunden an.

Sog. *Aufbau- oder Regenerativmasken* versprechen durch zusätzliche spezielle Wirkstoffe, wie Pflanzenauszüge, Kollagen, Elastin, Organextrakte und ähnlichem eine besondere Wirkung auf die Zellen im Sinne einer Anregung physiologischer Stoffwechselvorgänge oder einer Vorbeugung gegen Faltenbildung. Auch bei diesen Masken dürfte der primäre Effekt jedoch in der Regulierung der Hautfeuchtigkeit, in der Durchblutungssteigerung und der Bewahrung des Lipidfilms liegen. Weitergehende spezifische Wirkungen, wie Zellregulierung oder Neuaufbau korealen Bindegewebes besitzen sie nicht.

Wichtig ist die richtige Auswahl der Crememaske, die in ihrer Zusammensetzung auf den jeweiligen Hautzustand abgestimmt sein muß. Je nach Art und Menge der Emulgatoren und verwendeter Hilfsstoffe kann eine Maske z. B. eine mehr entfettende Wirkung haben und ist damit für eine fette Haut besser geeignet als für eine trockene.

● Feste Maske

Anorganische Substanzen, wie Kaolin, Titandioxid, Bentonit, kolloidale Kieselsäure, Talkum, Magnesiumcarbonat, werden mit Wasser zu einer streichfähigen Paste verarbeitet. Als eine Art Bindemittel fungieren hydrophile Makromoleküle zur Gelbildung, z. B. Stärke, Carrageen, Pektin u. ä. Zur Erreichung spezieller Wirkungen werden Pflanzenextrakte, »Vitamine«, adstringierende oder durchblutungsfördernde Substanzen mit verarbeitet. Derartige Suspensionsmasken verteilt man in dicker Schicht auf die Gesichtshaut; während der etwa halbstündigen Einwirkdauer verdunstet die Feuchtigkeit, und die Paste erstarrt langsam zu einer firnisartigen Maske. Um Abblättern oder Sprünge zu vermeiden, darf die Gesichtsmuskulatur während der Einwirkung nicht bewegt werden. Anschließend wird mit viel lauwarmem Wasser die trockene Maske abgetragen. Um oberflächlich haftende feine Maskenreste zu entfernen, wird mit einer dem Hautzustand angepaßten Milch nachgereinigt.

● Filmmasken

Filmmasken sind streichfähige, meist transparente Zubereitungen, aufgebaut aus organischen hydrophilen Makromolekülen, die in Wasser zu einem klaren, durchsichtigen Gel verarbeitet werden. Geeignet sind Naturstoffe, wie Agar, Carrageen, Pektin, Stärke oder synthetische Substanzen, wie Polyacrylate und die Cellulosederivate. Die geleeartige Zubereitung wird auf dem Gesicht verteilt, man läßt ganz antrocknen und zieht die Maske nach ca. 20 Minuten Einwirkdauer wie einen Film ab (Peeling Maske). Dabei werden Hautschuppen, Rückstände von Hautausscheidungen und haftende Schmutzpartikel mit entfernt. Die Nachbehandlung der Haut erfolgt durch Reinigen und Auftragen einer dem Hautzustand angepaßten Creme.

Erstarrende Packungen und Filmmasken sind bei trockener oder leicht entzündeter Haut besser zu vermeiden, da durch das Austrocknen und Abziehen zusätzliche Reizeffekte auftreten können. Individuen, die zu Couperose (Gefäßweitstellung, Gesichtsrötung; Akne rosacea) neigen, dürfen keine durchblutungsfördernden Masken anwenden.

Grundsätzlich sollte bei der Anwendung von Masken jeglicher Art berücksichtigt werden, daß sie in ihrer Zusammensetzung der Hautkonstitution angepaßt werden müssen. Eine Universalmaske für jeden Hautzustand kann es nicht geben. Entscheidend ist der zu behandelnde aktuelle Hautzustand und die beabsichtigte Wirkung. Durch Masken sind intensivere Hautpflegeeffekte zu erwarten als durch Cremes, allerdings sollte die Anwendung höchstens zwei- oder dreimal pro Woche erfolgen.

8. Hautbehandlung nach Sonnenbestrahlung

8.1 Allgemeine Hautpflege nach dem Sonnenbad

Die Bedingungen eines Sonnenbades stellen für den menschlichen Organismus eine ungewohnte, zum Teil extreme Belastung dar, von der besonders unser Schutzschild, die Haut, betroffen ist. Die Strahlen der Sonne haben je nach Wellenlänge unterschiedliche Auswirkungen auf die Haut und deren Funktionen (siehe Kap. 4.). Die hohe Energie der ultravioletten Bereiche wird durch Wechselwirkung mit den Zellbestandteilen von den verschiedenen Hautschichten absorbiert und zum Großteil in Wärme umgewandelt. Verstärkt wird dieser Effekt durch die eigentlichen Wärmestrahlen, das Infrarot. Die Durchwärmung betrifft alle Hautschichten und kann zu einer massiven Austrocknung führen, die immer dann besonders intensiv ist, wenn zusätzlich zur Strahlenbelastung ungünstige Klimabedingungen herrschen.

Unter der Bestrahlung kommt es zu einer verstärkten Schweißbildung, die zunächst die Hornschichten auflockert und ein weiteres Eindringen der Strahlen in die Epidermis erleichtert. Mit zunehmender Verdunstung geht der Haut jedoch nicht nur mehr Feuchtigkeit verloren, sondern es werden auch die wichtigen wasserlöslichen Feuchthaltesubstanzen mit eluiert. Bei der älteren Haut wirkt sich dieser Effekt besonders nachteilig aus, da mit zunehmendem Alter der Natural Moisturizing Factor immer mehr abnimmt.

In der Haut entsteht eine Gefäßerweiterung, wobei nicht immer das Ausmaß eines Strahlenerythems erreicht werden muß. In allen Schichten sind zudem wichtige Stoffwechselprozesse beschleunigt (Repairmechanismen, Pigmentbildung, Zellsynthesen, Abtransport zugrunde gegangener Zellen usw.).

Solange die Strahlenbelastung ein bestimmtes Ausmaß nicht überschreitet, wird unsere Haut damit fertig. Geringere Schäden, wie sie bei nicht spürbaren Suberythemen vorliegen, werden sofort behoben (siehe Kap. 4.9). Da aber die Repairmechanismen dazu viele Stunden brauchen, ist das Wichtigste nach einem Sonnenbad, daß man der Haut vor einer neuerlichen Strahlenbelastung eine genügend lange Erholungsphase (mindestens 12 Stunden) gönnt.

Wenn man das Gefühl hat, zu lange in der Sonne gewesen zu sein (z. B. nach Einschlafen beim Sonnenbad), ist eine sofort einsetzende Hautpflege bzw. Behandlung von Bedeutung. Art und Umfang dieser Maßnahmen richten sich dabei nach dem Zustand der Haut: Nach einem Sonnenbad, das keine Erytheme zur Folge hatte, reicht eine allgemeine Hautpflege aus, die primär das Ziel hat, Feuchtigkeitsverluste auszugleichen. Die Behandlung von Sonnenbrandreaktionen wird von der Schwere der »Verbrennung« bestimmt.

Feuchtigkeitsspendende Zubereitungen

Nach jedem Sonnenbad sind Körper und Gesicht durch Duschen und Waschen mit reinem Wasser von Schweiß und oberflächlichem Schmutz zu befreien. Die Wassertemperatur sollte lauwarm sein, bei Verwendung von zu kaltem Wasser ziehen sich die Poren zusammen, und die Reinigung erreicht nur die Oberfläche.

Danach schließt das allgemeine Schema der Hautpflege an, nämlich: Reinigen, Tonisieren, Pflegen (siehe Kap. 7.1).

Die Körperoberfläche wird mit waschaktiven, festen oder flüssigen Zubereitungen gewaschen. Alkalische Seife oder stark oberflächenaktive Detergentien sollten in jedem Fall vermieden werden, da die Gefahr einer weiteren Austrocknung, einer Auslaugung der NMF-Faktoren und einer zusätzlichen Schädigung der Haut in einer empfindlichen Phase besteht. Für das Gesicht sind die milder wirkenden Reinigungsemulsionen zu empfehlen, mit denen auch tiefer liegende lipidlösliche Teilchen entfernt werden können. Ein tonisierendes Gesichtswasser, oft mit Pflanzenextrakten, kann zusätzlich beruhigen oder Poren schließen. Da ein ausgeglichener Wassergehalt der Epidermis und ein intakter Lipidfilm die wesentlichen Voraussetzungen für eine weiche und geschmeidige Haut sind, ist die wichtigste Aufgabe einer Hautpflege nach dem Sonnenbad die Wiederherstellung des Lipidfilms und ein Ausgleich des Feuchtigkeitsverlustes, zumindest in der oberen Hautschicht. Bestens geeignet sind feuchtigkeitsspendende Zubereitungen, denen Feuchthaltesubstanzen zugesetzt sind (siehe Kap. 5.9).

Für das Gesicht sind Cremes günstig, während großflächige Einreibungen besser mit Lotionen durchgeführt werden. Im Grunde sind für die feuchtigkeitsspendende Hautpflege alle auf dem Kosmetikmarkt angebotenen Körpermilchpräparate oder Körperlotionen geeignet. Die persönliche Auswahl richtet sich in erster Linie nach der Hautkonstitution. Für extrem trockene Haut gibt es spezielle Zubereitungen mit einem besonders hohen Gehalt an Fett und Feuchthaltesubstanzen wie Natriumlactat oder Harnstoff.

Ein besonders intensiver Effekt in bezug auf eine verstärkte Feuchtigkeitszufuhr und Hydratation der Haut kann Crememasken zugeschrieben werden (siehe Kap. 7.1). Manche Firmen bieten dazu eigene »sun mask«-Zubereitungen an, die noch spezielle Substanzen wie Panthenol oder verschiedene Pflanzenauszüge enthalten.

O/W-Emulsionen mit hohem Wassergehalt haben einen zusätzlichen Kühleffekt, der nicht nur auf einem durch Verdunstung bedingten Wärmeentzug beruht, sondern auch auf einer Spannungslinderung der Hautoberfläche.

Après-Sun-Präparate

Zur Behandlung der Haut nach einem Sonnenbad enthalten die verschiedenen Sonnenkosmetikserien sog. Après-Sun-Präparate, deren Auftragung grundsätzlich nach jeder Besonnung empfohlen wird. Es handelt sich um Emulsionen, die nicht nur die schon besprochenen Feuchthaltesubstanzen enthalten, sondern auch eine Reihe von Verbindungen, denen man eine entzündungshemmende Wirkung zuschreibt. Eingesetzt werden aus Pflanzen gewonnene Wirkstoffe, wie Azulen und Bisabolol (Kamille), Glycyrrhizin (Süßholzwurzel), Hamamelin (Hamamelis) oder Gesamtextrakte, z. B. aus Aloe vera oder Kamille.

Weitere Zusätze sind Allantoin, Panthenol, ungesättigte Fettsäuren (früher oft als »Vitamin F« bezeichnet) und öllösliche »Vitamine« wie Retinol (Vitamin A). Adstringierende und besonders gerbstoffhaltige (Tannin) Lotionen sollen die Schwere eines entstehenden Erythems lindern und bringen mitunter eine Erleichterung des Hitze- und Spannungsgefühls. Wegen der starken gerbenden Wirkung auf die Haut (Eiweißfällung) erweisen sich solche Zubereitungen bei Neigung zu unregelmäßiger Pigmentierung und generell bei Menschen in der zweiten Lebenshälfte als eher problematisch.

Präparate mit sog. Repairkomplexen, die Zellbestandteile wie Aminosäuren, Desoxyribonukleinsäuren u. ä. enthalten und die Regenerierung UV-geschädigter Zellen anregen sollen, bringen keine zusätzlichen Vorteile (siehe Kap. 4.9).

8.2 Die Behandlung des Sonnenbrandes

Vorbemerkungen

Viele Menschen bekommen schon nach den ersten Urlaubstagen einen mehr oder weniger schmerzhaften Sonnenbrand. Die Gründe sind vielfältig und reichen von unvernünftig langen Sonnenbadzeiten – nur um schnell braun zu werden – bis hin zur falschen Handhabung der Lichtschutzmittel. Ein Sonnenbrand erfordert Maßnahmen, die über die normale kosmetische Behandlung hinausgehen und die fachliche Beratung durch Arzt oder Apotheker voraussetzen. Unter *Sonnenbrand* soll im folgenden das *Strahlenerythem* verstanden werden. Im medizinischen Sinn unterscheidet man vier Grade der Verbrennung:

1. Grad – Rötung (Erythem);
2. Grad – Blasenbildung;
3. Grad – Nekrose;
4. Grad – Verkohlung.

Nach zu intensiver Sonnenbestrahlung kommen praktisch nur erst- und zweitgradige Verbrennungen vor; extrem selten sieht man oberflächlich drittgradige Sonnenbrände. Solche Fälle sind z. B. dann denkbar, wenn sich Personen, die unter photodynamisch wirksamen Medikamenten stehen, der Sonne aussetzen.

Systemische Behandlung

Die bei der Entstehung eines Erythems auftretenden lokalen Hautreaktionen (Rötung, Druckschmerz, Brennen, ödematöse Schwellungen) gehen im wesentlichen zurück auf endogene Mediatoren wie Histamin, Prostaglandine und verschiedene Kinine, die nach der Lichtexposition in den Hautschichten frei werden (siehe Kap. 4.7). Eine gezielte mediatorspezifische Behandlung des Sonnenbrandes durch die Einnahme bestimmter Arzneisubstanzen erscheint deshalb durchaus sinnvoll und erfolgversprechend. Allerdings muß man berücksichtigen, daß die Wirkung der Mediatorsubstanzen in den verschiedenen Verlaufsformen des Erythems unterschiedlich ausgeprägt ist.

Sofortphase

In diesem Stadium scheint Histamin eine gewisse Rolle zu spielen (siehe Kap. 4.7), so daß unter der Einnahme von Antihistaminika mit einer Linderung der lokalen Hautbeschwerden zu rechnen ist. Antihistaminika sind Substanzen, die aufgrund ihrer ähnlichen Struktur Histamin von den H_1-Rezeptoren kompetitiv verdrängen können. Chemisch gesehen stellen die Antihistaminika basische, lipidlösliche Verbindungen dar, die meist als wasserlösliche Salze (Hydrochloride, Maleate, Citrate usw.) verwendet werden. Ihrer teilweisen unterschiedlichen Struktur liegt ein gemeinsames Bauprinzip zugrunde (siehe Abb. 75).

Das Atom X im Grundgerüst der Antihistaminika kann ein Stickstoffatom (Ethylendiamintyp), ein Sauerstoffatom (Colamintyp) oder ein Kohlenstoffatom (Propylamintyp) sein. Der mit – R – bezeichnete Substituent muß zwei aromatische oder heteroaromatische Ringe enthalten. Eine optimale Antihistaminwirkung wird erreicht, wenn am Stickstoff zwei CH_3-Gruppen sitzen (Beispiele: Pheniramin, Chlorphenoxamin, Diphenhydramin u. ä.).

Neben ihrer Antihistaminwirkung üben die eingesetzten Substanzen auch eine unterschiedlich ausgeprägte, sedierende Wirkung auf das Zentralnervensystem aus, Verkehrsteilnehmer sind deshalb auf eine mögliche Beeinträchtigung des Reaktionsvermögens hinzuweisen. Heute stehen Antihistaminika zur Verfügung, denen der Nachteil der sedierenden Wirkung nicht mehr anhaftet (z. B. Astemizol und Terfenadin). Zur Behandlung der Sofortphase des Sonnenbrandes ist den nicht-sedierenden Verbindungen unter Tags der Vorzug zu geben. Am Abend genommen, ermöglichen die klassischen, sedierenden Antihistaminika zusätzlich zum Antihistamineffekt noch eine bessere Nachtruhe.

Der **lokale** Einsatz von Antihistaminika bleibt ohne Wirkung (keine Wirkstoffpenetration in die erkrankten Hautschichten; Kühleffekt nur durch die Grundlage).

Frühphase

In diesem Stadium sind nicht-steroidale Antiphlogistika angezeigt. Als Wirkstoffe sind z. B. zu nennen: Acetylsalicylsäure sowie die verschreibungspflichtigen Substanzen Indometacin und Diclofenac. Die Wirkung dieser Pharmaka beruht auf einer Hemmung der Prostaglandinsynthese durch Blockade der Cyclooxygenase, des Enzyms, welches die Umwandlung der aus den Phospholipiden der Zellmembranen freigesetzten Arachidonsäure in die verschiedenen Prostaglandine katalysiert. Den Prostaglandinen kommt im Verlauf des Erythems eine entscheidende Bedeutung zu. Ihre Hemmung in der Frühphase vermindert die Stärke und die Heftigkeit des Sonnenbrandes in der Spätphase. In der Medizin werden die erwähnten Antiphlo-

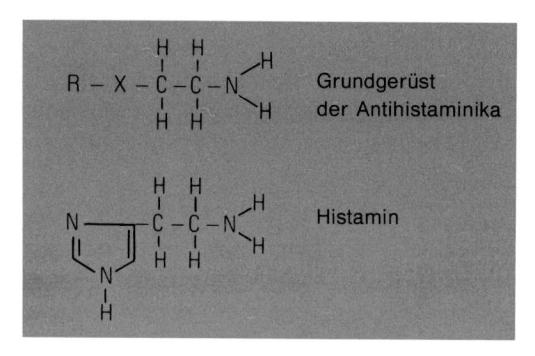

Abb. 75: Strukturelle Ähnlichkeit der Antihistaminika mit dem Histamin

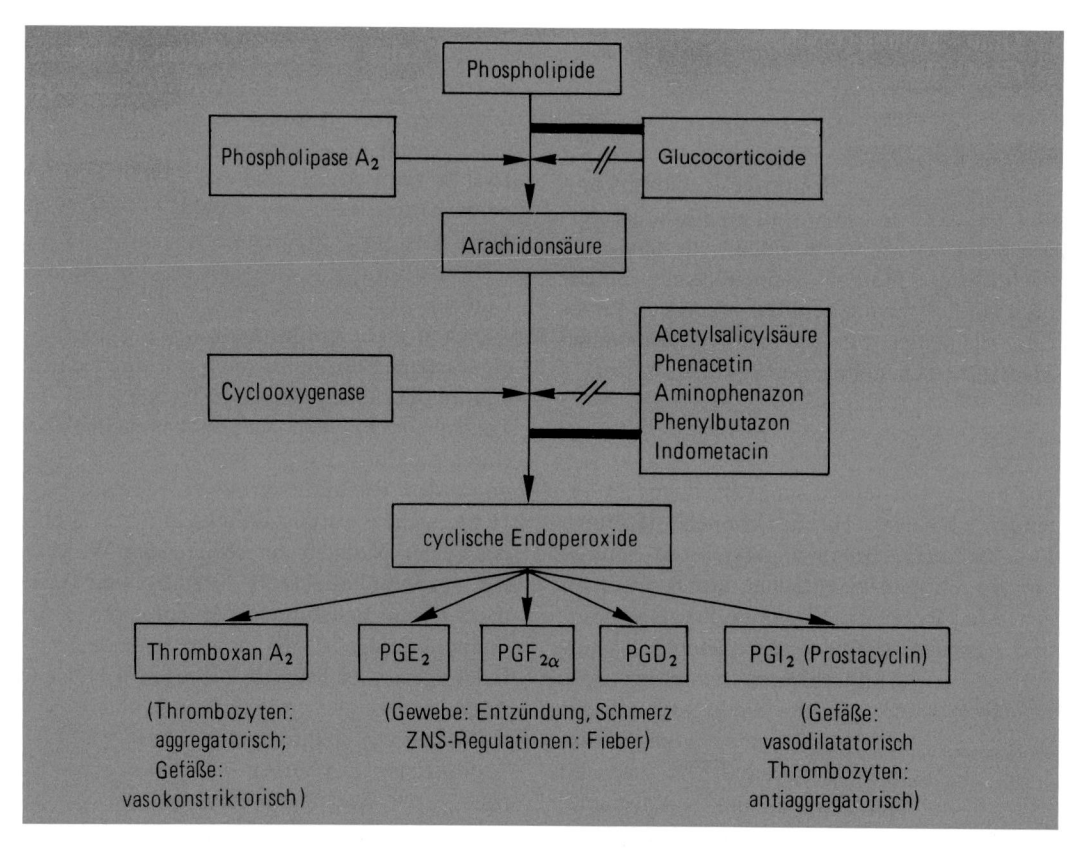

Abb. 76: Vereinfachtes Schema der Prostaglandinsynthese [95]

gistika primär als Schmerzmittel oder als Antirheumatika eingesetzt.

Spätphase

Glucocorticoide (verschreibungspflichtig) hemmen die durch Leukozyten und Zelltoxine verursachte Entzündung und verhindern die Freisetzung der Toxine. Auch die Prostaglandinsynthese wird blockiert, da die Glucocorticoide das Enzym hemmen, welches zur Umwandlung der Membranphospholipide in die Arachidonsäure nötig ist, die die Vorstufe zur Bildung der Prostaglandine darstellt [224].

Vorstehend eine vereinfachte Darstellung der pharmakologischen Beeinflußbarkeit der Prostaglandinbildung (Abb. 76).

Auf die Hemmung der Kininaktivierung sowie auf die Stabilisierung zellulärer und subzellulärer Membranen (Blockade der Freisetzung entzündungsauslösender Enzyme und Zelltoxine) durch Glucocorticoide kann hier nur am Rande verwiesen werden.

Als Vorschlag zur systemischen Behandlung schwerer Sonnenbrände sei folgendes Schema angeführt:
– *Sofortbehandlung* bis zur 12. Stunde: Glucocorticoide (z. B. 100–200 mg Prednisolonäquivalent) plus Indometacin 100–150 mg (oder Acetylsalicylsäure 2–3 g).
– *Spätbehandlung:* Glucocorticoide alle 6 Stunden (50 mg Prednisolonäquivalent) bis zur 48. Stunde. Gleichzeitig – wenn erforderlich – sämtliche Maßnahmen der Schockbekämpfung, Infektionsprophylaxe und Abkühlung.

Lokale Behandlung

Feuchte Umschläge

Bei einem Sonnenbrand liegt ein geringgradiges Ödem mit maximal weitgestellten Gefäßen und stark durchspülten Saftspalten (Interzellulärräume) vor. Als erste wirksame Maßnahme gegen einen sich entwickelnden Sonnenbrand sind deshalb kühlende Umschläge anzuwenden. Dies kann mit feuchten Lappen geschehen; besonders bei großflächigen Verbrennungen am Körper ist das Einwickeln in nasse Tücher nützlich. Neben dem angenehmen Kühleffekt bewirkt die Verdunstungskälte eine Verengung der lokalen Blutgefäße und damit einen Rückgang der Entzündungskomponenten (Schwellung, Rötung, Hitze, Schmerz).

Entzündungshemmende Wirkstoffe in Externa

Prostaglandinsynthesehemmer wie Indometacin, Oxyphenbutazon, Phenylbutazon finden in der medizinischen Therapie auch in Dermatika eine breite Anwendung. Ihre Effektivität zur lokalen Sonnenbrandbehandlung ist nicht gesichert.

Ähnliche Einschränkungen gelten auch für die lokale Erythembehandlung mit Antihistaminikacremes oder Antihistaminikagelen. Obendrein könnte sich ein entzündungshemmender Effekt nur dann auswirken, wenn Antihistaminika-haltige Dermatika in der ersten Phase der sich entwickelnden Frühreaktion des Sonnenbrandes aufgetragen werden. Da jedoch die klassischen Sonnenbrandreaktionen erst viele Stunden nach der Bestrahlung spürbar sind, ist für den Patienten ein für die Wirkung wichtiges, rechtzeitiges Auftragen unmöglich. Von einer prophylaktischen lokalen Anwendung sofort nach jedem Sonnenbad ist wegen der sensibilisierenden Eigenschaften der Antihistaminika abzuraten.

Wesentlich wirksamer in der lokalen Sonnenbrandbehandlung sind die verschiedenen Glucocorticoide einzustufen. Durch Einführung bestimmter Substituenten am Hydrocortison erhält man lipophilere Verbindungen, die in der Lage sind, die Hornschicht besser zu penetrieren. Halogenierte (fluorierte) Steroide weisen eine höhere Aktivität auf, die allerdings nicht ohne weiteres mit dem Halogenierungsgrad korreliert [74]. In Dermatika (Salben, Cremes, Schaumpräparate, Lotionen) haben Glucocorticoide (verschreibungspflichtig) eine starke, entzündungshemmende Wirkung (siehe oben).

Durch Glucocorticoidapplikation wird eine ganze Reihe von Entzündungsphänomenen gehemmt. Gegen eine *kurzfristige* Anwendung von Glucocorticoiden in der lokalen Therapie z. B. zur Behandlung schwerer Sonnenerytheme besteht keinerlei Bedenken. Zur lokalen *Dauertherapie* sind jedoch speziell die halogenierten Glucocorticoide aufgrund zahlreicher unerwünschter Wirkungen ungeeignet. Zu nennen wären die pergamentartige Verdünnung der Epidermis, Teleangiektasien, Pigmentverschiebungen, Hautstreifen sowie akneartige Veränderungen.

Glucocorticoid-haltige Lotionen oder Schaumpräparate bringen bei ausgeprägten Sonnenbränden rasche Linderung. Zusätzlich empfehlen sich mehrmals täglich feuchte Umschläge, oral läßt man Acetylsalicylsäure und eventuell abends ein bis zwei Tabletten eines sedierenden Antihistaminikums anwenden. Ist der Sonnenbrand sehr ausgedehnt, beträgt die Ausdehnung der akut geröteten oder sogar mit Bläschen bedeckten Stellen mehr als 30 % der Hautoberfläche, sollte ein Arzt zugezogen werden: Hier droht eine Verbrennungskrankheit, besonders wenn ein kreislaufschwacher Patient oder ein Kind betroffen ist.

Gerbstoff-haltige Präparate werden nicht immer gut vertragen. Bei vielen Menschen verstärken sie die Austrocknung und bedingen unregelmäßige Pigmentierungen. Generell ist deshalb Vorsicht geboten, trotz ausgezeichneter Effektivität in Einzelfällen.

In diesem Zusammenhang sei nochmals auf die Wirkung der Externagrundlagen hingewiesen, die ebenfalls zu dem entzündungshemmenden Effekt beitragen. Hydrogele, O/W-Emulsionen (Lotionen) oder wäßrige Schüttelmixturen haben durch die Verdunstungskälte der wäßrigen Phase einen ausgeprägten Kühleffekt, der über eine lokale Gefäßverengung zu einer Entzündungsmilderung führt.

Puder

Puder sind pulverförmige Zubereitungen, die zur äußerlichen, arzneilichen oder kosmetischen Anwendung bestimmt sind. Es handelt sich meist um Mischungen verschiedener Rohstoffe mit einer Teilchengröße unter 0,1 mm. Kosmetische Puder sollen kühlend oder abdeckend wirken, zur Feuchtigkeits- oder Fettaufnahme bestimmt sein oder die Gleitfähigkeit auf der Haut erhöhen. Bei den Pudergrundlagen unterscheidet man anorganische und organische Stoffe [60, 292].

Zunächst zu den anorganischen Pudergrundlagen:

- *Talkum*. Talkum ist die wichtigste Pudergrundlage, ein Magnesiumsilikat mit geringen Anteilen an Aluminiumsilikaten. Talkum ist ein Dreischichtsilikat, dessen Schichten sich schon bei geringen Scherkräften gegeneinander verschieben lassen und so die ausgeprägte Gleitfähigkeit bedingen. Das Pulver fühlt sich fettig an, ohne jedoch die Haut zu fetten. Daneben zeichnet sich Talkum durch gute Haftfähigkeit und hohes Aufnahmevermögen für Öle aus. In arzneilichen Pudern, z. B. Wundpudern, sollte Talkum wegen der Gefahr der Granulombildung nicht eingesetzt werden.

- *Ton*. Ton ist ein Zweischichtaluminiumsilikat mit einem guten Haft-, Deck- und Saugvermögen. Getönte Puder-Make-up-Präparate enthalten oft roten Ton.

- *Kolloidale Kieselsäure (Aerosil)*. Dieses Pulver zeigt ein ausgezeichnetes Aufsaugvermögen für Wasser und Öl, es dient deshalb als Sekret- oder Schweiß-aufsaugender Zusatz in Pudern.

- *Zinkoxid*. Zinkoxid zeigt adstringierende, leicht antiseptische Eigenschaften und neutralisiert übelriechende organische Säuren. Es wird deshalb in Pudern als Deodorant eingesetzt. Zinkoxid hat gute Deckeigenschaften.

- *Titandioxid*. Titandioxid ist ein anorganisches Pigment mit ausgezeichnetem Deckvermögen, welches als Grundlage praktisch aller Kompakt-Make-up-Puder verwendet wird.

Zu den organischen Puderrohstoffen sind folgende Substanzen zu zählen:

- *Stärke*. Ein Polysaccharid aus Amylose (20–25%) und Amylopektin (bis zu 75%). Eingesetzt werden Reis- und Weizenstärke, die ein gutes Saugvermögen aufweisen. Für kosmetische Zwecke wird nichtquellende Stärke verwendet (Amylum non mucilaginosum), um ein Verstopfen der Hautporen nach Feuchtigkeitsaufnahme und Quellung zu verhindern. Stärke mattiert die Haut und gibt ihr ein samtiges Aussehen.

- *Stearate*. Salze der Stearinsäure (Aluminium-, Magnesium-, Zinkstearat) haben eine sehr gute Kühlwirkung, sie werden für Gesichtspuder verwendet.

- *Laurate*. Laurate sind weniger glänzend als Stearate und eignen sich gut für Gesichtspuder.

- *Lactose*. Lactose wird für arzneiliche Puder bevorzugt, als Basis für Antibiotikapuder, für antimyzetische Puder oder Wundpuder.

Bei der Behandlung des Sonnenbrandes besteht die Hauptwirkung eines Puders im Kühleffekt und im Herabsetzen der oft schmerzhaften Reibung zwischen entzündeter Hautoberfläche und Kleidung. Günstig wirken überfettete Puder, bei denen die Pulvermischung mit geringen Mengen an Ölen oder Fetten angeteigt wurde.

Schälbehandlung

Sonnenbestrahlungen regen den physiologischen Lichtschutz an und führen außer zur Melaninbildung auch zu einer erheblichen Verdickung der Hornschicht, der sog. *Lichtschwiele* (siehe Kap. 4.9). Diese Hyperkeratose beginnt nach einigen Wochen abzuschuppen. Besonders nach einem Sonnenbrand tritt eine starke Abschilferung ein, meist sieben bis zehn Tage nach der übersteigerten Sonnenexposition. Hier sollte eine Hautpflege mit gut fettenden Cremes einsetzen. Unter Umständen läßt sich die Dauer der Schuppung dadurch verkürzen, daß ein leichtes Schälmittel aufgetragen wird, z. B. eignet sich 1prozentige Salicylvaseline über Nacht recht gut als Externum zur Entfernung störender Schuppen nach Sonnenbestrahlungen.

Sonstige lokale Maßnahmen

Wund- und Heilsalben enthalten entzündungshemmende, granulationsfördernde Bestandteile. Eine typische Zusammensetzung wäre Lebertran, Zinkoxid, Allantoin, Retinol (Vitamin A), Tocopherolacetat (Vitamin E) und essentielle Fettsäuren (Vitamin F), Perubalsam ist wegen seiner hohen allergenen Potenz heute schon obsolet. Derartige Präparate eignen sich jedoch mehr zur Behandlung von Verbrennungsfolgen oder geschwürigen Hautschäden.

Nach Sonnenbränden tritt nur selten eine Situation ein, in der Wund- und Heilsalben indiziert sind. Für die lokale Sonnenbrandbehandlung sind Dermatika mit stark fettenden oder abdeckenden Eigenschaften (Zinkoxid, Titandioxid) zu vermeiden. Gleiches gilt für Externa mit Lokalanästhetika wie Anaesthesin oder Benzocain (Allergiegefahr!). Wenn eine lokale Schmerzlinderung erwünscht ist, können topische Arzneiformen mit Polydocanol (Thesit) verwendet werden, wobei hier eine Kombination mit Harnstoff auch für eine gute Hautfeuchtung sorgt.

Wund- und Brandgele enthalten antiseptische Zusätze, ihre Wirkung beruht vorwiegend auf einer lokalen Gefäßverengung durch die Verdunstungskälte der äußeren wäßrigen Phase.

Schwere Verbrennung

Bei Vorliegen einer schweren Sonnenverbrennung gelten die gleichen Richtlinien der medizinischen Therapie wie bei allen anderen Formen der Verbrennung. Zu beachten ist, daß für die Schwere einer Verbrennung die Ausdehnung der betroffenen Hautstellen im Frühstadium wichtiger ist als der Grad der Verbrennung. Kreislaufschwache Patienten können sich durch Einschlafen auf der Luftmatratze eine Verbrennungskrankheit zuziehen, die ärztliche Behandlung und u. U. sogar stationären Aufenthalt nötig macht. Die Verbrennungskrankheit resultiert aus der Bluteindickung als Folge des Flüssigkeitsverlustes in den physikalisch geschädigten Hautpartien. Bei ausgedehnteren zweitgradigen Verbrennungen kommen noch der Elektrolyt- und Proteinverlust nach außen hinzu. In Abhängigkeit von individuellen Faktoren mündet die Verbrennungskrankheit in einen hämodynamischen Schock. Nur der rechtzeitige Beginn einer Infusionsbehandlung (intravenöse Substitution von Flüssigkeit, Protein und Elektrolyten) verhindert die Weiterentwicklung zum irreversiblen, letalen Schock.

Die Lokalbehandlung eines zweitgradigen Sonnenbrandes, also einer Blasenbildung auf einem massiven Strahlenerythem, erfolgt in der sterilen seitlichen Inzision größerer, prall gefüllter Blasen und der Aufbringung antibiotischer Puder, Cremes oder Salben. Je nach der Ausdehnung der Blasen sollte die Infektionsprophylaxe auch systemisch, z. B. durch Injektion von Depotpenicillin, durchgeführt werden. – Im weiteren Verlauf nach etwa 5 Tagen liegen als Folge der Abtragung oder Abstoßung der Blasendecken Wundflächen vor, die mit antibiotischen Wund- und Heilsalben nach den üblichen Richtlinien behandelt werden. – Zweitgradige Sonnenbrände hinterlassen häufig erscheinungsmedizinisch störende fleckige Pigmentierungen als Folge der Schädigung und Konfluenz von Pigmentzellen. Erst nach Jahren klingen diese Pigmentverschiebungen ab.

8.3 Die Behandlung der Strahlen-induzierten vorzeitigen Hautalterung (chronischer Lichtschaden)

Zeitaltern ist genetisch determiniert und nicht zu beeinflussen. Mit zunehmender Zahl von Informationsweitergaben bei den Zellteilungen treten immer mehr Störpunkte in den Tochterzellen auf, woraus morphologische und funktionelle Veränderungen resultieren. Die zweite, gewissermaßen spezifisch dem Hautorgan eigene Alterungsform ist das *Umweltaltern,* das auf äußere Belastungen zurückgeht. An erster Stelle steht hier die Einwirkung von Ultraviolettstrahlung B. (Ausführliche Angaben dazu in Kapitel 4.8)

Vorbemerkungen

Betrachtet man das Gesicht und die Handrücken der meisten Menschen und vergleicht dieses Bild mit dem Zustand der Haut an den seitlichen Oberkörperpartien oder mit der Bauchhaut, so erkennt man ganz deutlich, daß das Zeitaltern dem Umweltaltern gegenüber in den Hintergrund zu setzen ist. Bedeckte Haut oder durch genetische Anlagen gegen diese Art der Umweltbelastung gut geschützte Haut wirkt wesentlich jünger.

Tritt der Faktor des Umweltalterns besonders deutlich hervor, so spricht man von *vorzeitig gealterter* Haut und meint damit die ausgeprägten Hautalterungszeichen im Gesicht und im Décolleté von vergleichsweise noch jungen Sonnenanbeterinnen. Eine solche vorzeitig gealterte Haut weist bald das Bild des chronischen Lichtschadens auf *(Dermatoheliose):* ausgeprägte Zeichen einer Altershaut mit aktinischen Keratosen. Aktinische Keratosen beginnen als rötlich-bräunliche Rauhigkeiten, die langsam dicker werden und zu Knötchen mit rauher, trockener, warziger Oberfläche heranwachsen. Bei Abkratzen der festhaftenden Auflagerungen kommt es zu einer kleinen Blutung. Ein mitunter plötzlich einsetzender Wachstumsschub läßt aus diesen Keratosen regelrechte Hauthörner (Cornua cutanea) entstehen. Aktinische Keratosen entarten häufig zu Plattenepithelkarzinomen (Kap. 4.8). Patienten mit stärkerer Dermatoheliose, mit schlaffer, lederartiger, fleckiger, runzeliger, gelblicher, von einzelnen festhaftenden Schuppen besetzter Haut sollten sich in regelmäßigen Abständen einem Dermatologen vorstellen.

Die wichtigsten Unterschiede zwischen gealterter und lichtgeschädigter Haut sind in Tabelle 51 zusammengestellt.

Zweifellos bestehen zahlreiche Ähnlichkeiten, insbesondere in der klinischen Erscheinung (trockene, runzelige, stumpfe Hautoberfläche usw.). Das Alter eines Menschen wird in erster Linie aus der Betrachtung der Gesichtshaut abgelesen, und hier bestehen bei praktisch allen Menschen mehr oder weniger stark ausgeprägte Zeichen einer Lichtschädigung wie Altersflecken, Keratosen, Elastose, Teleangiektasien usw. Desalb werden vielfach die genannten Symptome in das Bild der »alten Haut« miteinbezogen, obzwar sie auf zeitgealterter Haut (seitliche Stammpartien) fehlen.

Im feingeweblichen Bild zeigt die gealterte Haut das Bild einer allgemeinen Verlangsamung der Entwicklungsvorgänge. Alle Zellen, Schichten und Strukturen weisen deutliche Zeichen einer Atrophie auf.

Bei der chronischen Lichtschädigung findet sich hingegen eine chronische Entzündung, die letztlich zu Zerstörungen der Matrix führt.

In funktioneller Hinsicht weisen Altershaut und Lichtschädigung Gemeinsamkeiten auf; die eintretenden Veränderungen sind beim chronischen Lichtschaden meistens viel stärker ausgeprägt: verminderte immunologische Reaktivität, verminderte Penetration, verringerte transepidermale Wasserabgabe (TEWL), verminderte Durchblutung, verminderter Zusammenhalt zwischen Epidermis und Dermis, leichte Verletzlichkeit und häufiges Auftreten von Blutblasen.

Tabelle 51: Unterschiede zwischen gealterter und lichtgeschädigter Haut

	Genetische Alterung	Lichtschaden
Klinisches Bild	Dünne, trockene, runzelige, blasse Haut. Verletzlich. Durchscheinende Gefäße; evtl. kleine Angiome. Elastizitätsverlust	Extrem trockene, schuppige, juckende, stumpfe, leicht gelbliche Haut. Tiefe Runzeln. Mitesser, Wärzchen, Altersflecken, Linsenflecke. Schlaffes Bindegewebe. Elastose, meist Rhombenzeichnung. Aktinische Keratosen.
Histologisches Bild	Atrophie aller Schichten und Zellen. Dünne Oberhaut. Fehlende Grenzzone und Papillen. Elastika unverändert, Kollagenbündel unorientiert. Verminderung der Kapillaren.	Akanthotische Epidermis, Atypien und Dysplasien der Zellen, Anhäufung großer Melanosomen. Amorphe Massen in der Dermis – Elastose Abnorme Kapillaren, Teleangiektasien
Wertung	Subjektiv: »alt« Ärztlich: dem Alter entsprechend	Subjektiv: »über die Maßen gealtert« Ärztlich: Präkanzerose

Die Altershaut als Zielorgan der Kosmetik

In Europa ebenso wie in den USA sind etwa 12 % der Bevölkerung über 65 Jahre alt. Zwei Drittel dieser Menschen leiden an Hautproblemen, die in der weitaus überwiegenden Zahl auf fehlende oder falsche Reinigungs- und Pflegemaßnahmen zurückgehen [239]. Durch Anwendung der für den alten Menschen sinnvollen Produkte kann jedoch das Auftreten von Hautstörungen vermieden werden.

Die Reinigung bei Altershaut muß mit sauren Detergentien erfolgen. Alkalische Produkte (alkalische Seifen) sind besser zu meiden, da beim alten Menschen die Alkalineutralisationszeit wesentlich verlängert ist. Bei längerdauernder Durchbrechung des Säuremantels drohen Infektionen und ekzematöse Reizungen. Auch bei den sauren Reinigungsmitteln ist solchen Produkten der Vorzug zu geben, die keine überstarke Entfettung bedingen und nicht alle Feuchthaltefaktoren entfernen. Produkte mit pflegenden Zusätzen sollten regelmäßig verwendet werden, starke Detergentien mit hoher Schaumaktivität sind besser zu meiden (siehe Kap. 7.1) [238]. Ausgezeichnet für Altershaut sind die rückfettenden Bäder.

Die Hautpflege beim alten Menschen soll in der konsequenten Restitution des zu wenig gebildeten Hydrolipidmantels der Oberfläche bestehen [239]. Man empfiehlt eine überfettete Creme (O/W-Emulsion mit Lipidanteil über 50%) als Tagescreme und eine W/O-Emulsion als Nachtnährcreme. Die eingesetzten Lipidkomponenten sollen weitgehend der Zusammensetzung des normalen Hauttalgs entsprechen. Hier bewährten sich z. B Jojoba-Öl und Schibutter (Sheabutter) als tragende Bestandteile der Vehikel. Alle zur Pflege der Altershaut eingesetzten Präparate, egal ob O/W- oder W/O-Emulsionen, müssen reichlich Feuchthaltefaktoren anbieten, z. B. Hyaluronsäure, Kollagen oder Elastin.

Aus der Pathologie der Altershaut ergibt sich ganz zwangsläufig die Überlegung, daß eine Anregung des Zellstoffwechsels wesentlich zur Verbesserung des Zustandsbildes beitragen könnte. Aus diesem Grund wurde zahlreichen Pflegeprodukten eine Komponente zugegeben, von der eine anregende Wirkung auf einen verlangsamten, defekten Zellstoffwechsel angenommen werden durfte. Von vielen derartigen »Aktivatoren« (Enzymen, Coenzymen, Metaboliten, Extrakten aus tierischen Geweben oder Pflanzen, »Vitaminen«, »Provitaminen«) konnte eine anregende Wirkung auf den Zellstoffwechsel von isolierten Geweben, Zellkulturen oder -suspensionen in vitro bewiesen werden. Schwer zu beantworten ist natürlich die Frage, ob solche Effekte an den lebenden Oberhautzellen auch bei *äußerlicher* Anwendung solcher Aktivatoren auszulösen sind. Hier ist eine kritische Skepsis nicht unberechtigt. Sicherlich hat die Zugabe solcher Zellstoffwechselaktivatoren keinerlei negative Auswirkungen, die Verträglichkeit ist ausgezeichnet, eine sensibilisierende Potenz war nicht festzustellen.

Neben dem Schutz vor Austrocknung (siehe oben) ist auch bei Altershaut der Schutz gegen Ultraviolett-B-Strahlung von großer Bedeutung. Am besten bewährt sich die Anwendung von Lichtschutzmitteln mit vergleichsweise hohen Faktoren (siehe Kapitel 5.8). Als Grundlage der Lichtschutzmittel sollten Emulsionen gewählt werden, die auf den trocken-fettarmen Hautzustand abgestimmt sind.

Alte Menschen sollten den Kontakt mit organischen Lösungsmitteln, Klebern, Zement usw. besser vermeiden (Tragen von Schutzhandschuhen).

Bei Vorliegen eines chronischen Lichtschadens konnten bisher nur die gleichen Reinigungs-, Pflege- und Schutzmaßnahmen empfohlen werden wie bei »normaler« Altershaut (siehe oben). Eine Besserung des Zustandes ließ sich zwar erzielen, aber zumeist nur in bescheidenem Maße. Viele störende Symptome wie zum Beispiel die aktinischen Keratosen, galten weitgehend als unbeeinflußbar. Jüngste experimentelle Forschungsergebnisse und klinische Beobachtungen konnten nunmehr einen Weg zur signifikanten Besserung des Zustandes bei »vorzeitig« gealterter lichtgeschädigter Haut zeigen: die äußerliche Anwendung von Retinsäure (= Tretinoin).

Die Wirkung der Retinsäure bei vorzeitig gealterter Haut

Retinoide sind natürlich vorkommende oder synthetisierte Analoga des Retinols, mit oder ohne biologische Retinolwirkungen. Die dermatologisch ausgenützten Hauptwirkungen der Retinoide sind

- antikeratotisch,
- antiseborrhoisch (13-cis-Retinsäure oral!) und
- antikanzerogen.

In Abbildung 77 ist die Formel der Retinsäure wiedergegeben.

Tretinoin (all-trans-Retinsäure, »Vitamin-A«-Säure) wird seit etwa 30 Jahren in der lokalen Behandlung von Verhornungsstörun-

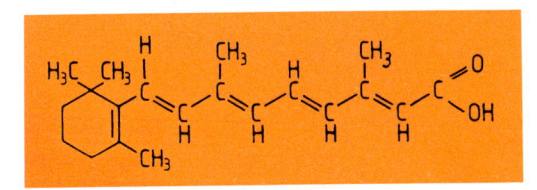

Abb. 77: Strukturformel der Retinsäure (Tretinoin)

gen eingesetzt. Seit etwa 20 Jahren nehmen lokale Tretinoinanwendungen einen festen Platz in der Therapie der Akne vulgaris ein.

Bei Aknepatienten mit lichtgeschädigter Haut wurde nun beobachtet, daß sich unter Tretinoinanwendungen nicht nur die Akne besserte, sondern auch eine Rückbildung der Lichtschäden erfolgte. In der Zellkultur, in biochemischen Versuchsmodellen, an der Haut von Versuchstieren und an menschlicher Haut entfaltet Tretinoin eine ganze Reihe von Wirkungen, die eine Besserung lichtgeschädigter Haut erwarten lassen:

- Verdünnung der Hornschicht und Steigerung der Abschuppung (Schäleffekt),
- Anregung der Zelldifferenzierung, Steigerung der Mitosen, Chemoprävention maligner Tumore,
- Beeinflussung der Dispersion von Melanosomen (Aufhellung der Haut), gleichmäßige Verteilung der Melanozyten, Verkleinerung der Melanosomen, verminderte Weitergabe der Melanosomen an Epidermiszellen,
- Steigerung der Kollagensynthese, Förderung der Wundheilung, Bildung neuer Gefäße, Rückbildung der Elastose bei Mäusen,
- Immunstimulation, Immunmodulation,
- Entzündungshemmung durch Blockierung der Prostaglandinbildung (Hemmung der Lipoxigenaseaktivität).

Diese Wirkungen von Tretinoin kommen über eine Beeinflussung der Transkription und der Genexpression zustande. Die Wirkung verschiedener spezifischer Wachstumsfaktoren wird moduliert, membranständige Rezeptoren werden beeinflußt. Gene, die für Stoffwechsel, Syntheseleistung und Strukturbildung verantwortlich sind, werden aktiviert oder gebremst.

Retinol (= Vitamin A_1) oxidiert unter bestimmten Bedingungen zu Retinal (Retinaldehyd) und weiter zu all-trans-Retinsäure (= Tretinoin, Vitamin-A-Säure). Die Verwandtschaft zwischen Retinol und Tretinoin ist nur rein chemisch, wie in Tabelle 52 zusammengestellt.

Keinesfalls ist es angängig, wie dies vor einigen Jahren erfolgte, klinische Ergebnisse der Tretinoinanwendung auf lichtgeschädigter Haut zur Bewerbung von Kosmetika mit Retinol heranzuziehen. Zwar ist nicht auszuschließen, daß ein ganz geringer, quantitativ zwar nicht zu schätzender, aber unter Normalbedingungen sicher unter 0,1 % liegender Teil von äußerlich aufgebrachtem Retinol zu Tretinoin oxidiert, aber um signifikante Mengen kann es sich dabei sicherlich nicht handeln. Sonst würden bei Verwendung der üblichen kosmetischen Cremes mit Retinol Retinoidreaktionen auftreten. Eine übliche Vitamincreme [190] enthält zum Beispiel 2,5 % Retinolpalmitat, was etwa 1,3 % Retinol entspricht. Würde auch nur 1 % hiervon zu Tretinoin oxidiert, ergäbe dies eine Tretinoinkonzentration von 0,01 % – und ein kosmetischer Einsatz von Retinol würde sich verbieten. Und selbst bei einer Oxidation von 0,1 % würden merkbare Effekte hervortreten, was aber bei äußerlicher Retinolanwendung nicht der Fall ist. Somit kann von Retinolhaltigen Präparationen kein restituierender Einfluß auf lichtgeschädigte Haut erwartet werden.

Ergebnisse der Anwendung von Tretinoin auf lichtgeschädigter Haut

In zahlreichen klinischen Studien wurde die signifikante Besserung des Zustandsbildes lichtgeschädigter Haut (Abb. 78) nach lokaler Anwendung von Tretinoin (0,05 oder 0,1 %) bestätigt; die Besserung konnte klinisch, histologisch und durch Prüfung der Hautfunktionen

Hautbehandlung nach Sonnenbestrahlung

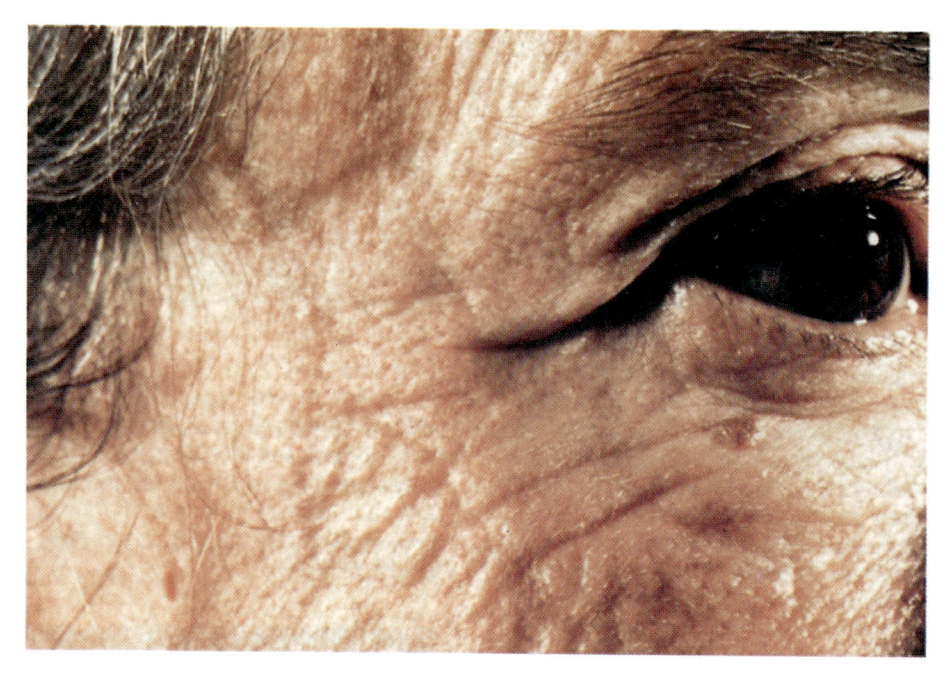

Abb. 78: Lichtgeschädigte Haut vor Tretinoinbehandlung

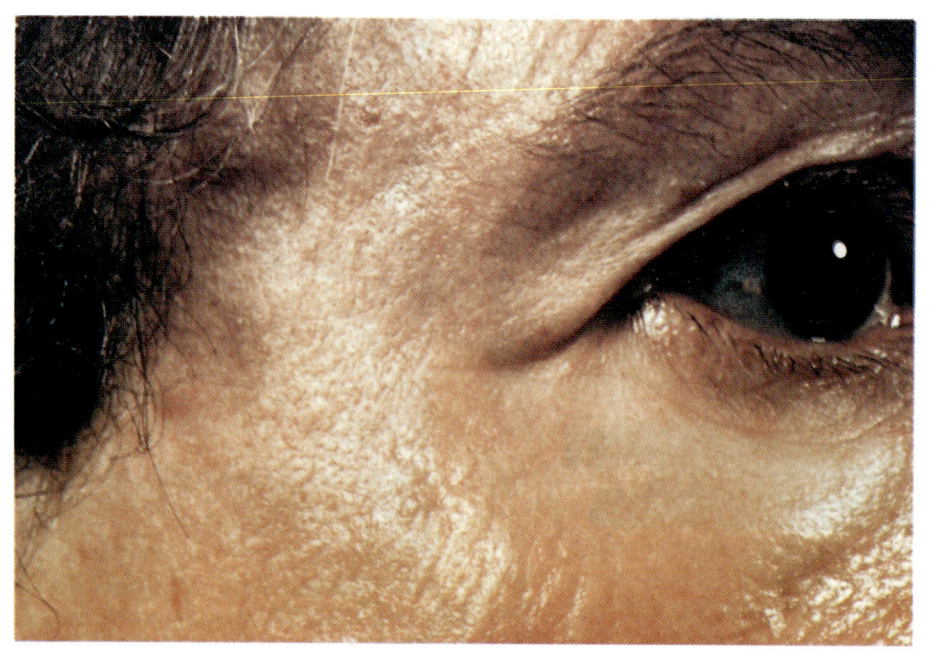

Abb. 79: Lichtgeschädigte Haut: Zustand nach 8monatiger täglicher Anwendung von 0,1prozentigem Tretinoin

verifiziert werden und zeigte sich in den Ergebnissen vergleichender experimenteller Untersuchungen vor und nach Behandlungsdurchführung.

Nach drei bis fünf Wochen beginnt sich das klinische Bild zu bessern. Die Haut wird glatt und weich, es zeigte sich ein rosafarbener Glanz. Die Altersflecken blassen ab, Alterswärzchen und Altersmitesser verschwinden. Nach einigen Monaten stoßen sich die meisten aktinischen Keratosen ab, die Altersflecken sind kaum noch zu sehen. Die Durchblutung nimmt zu, die meisten Runzeln verschwinden (Abb. 79). Das für Lichtschädigung typische Hautrelief bildet sich zurück, die transepidermale Wasserabgabe steigt an (bessere Hautdurchfeuchtung). Eine endgültige Beurteilung, was Tretinoin im gegenständlichen Fall zu leisten imstande ist, kann erst nach sechsmonatiger Behandlung erfolgen.

Falsch wäre es, ein Verschwinden tieferer mimischer Falten zu erwarten. Auch größere Linsenflecke können durch die lokale Anwendung von Tretinoin nicht zum Verschwinden gebracht werden.

Nach einem ersten Behandlungszyklus von sechs bis acht Monaten hält der gute Hautzustand weiter an, auch wenn nun die Häufigkeit der Tretinoinapplikationen auf jeden zweiten oder dritten Tag gesenkt wird. Günstig ist es, im Herbst zu beginnen und vor dem nächsten Sommer die Zahl der wöchentlichen Applikationen zu reduzieren. Im Herbst kann dann wieder kurzfristig auf tägliche Behandlungen

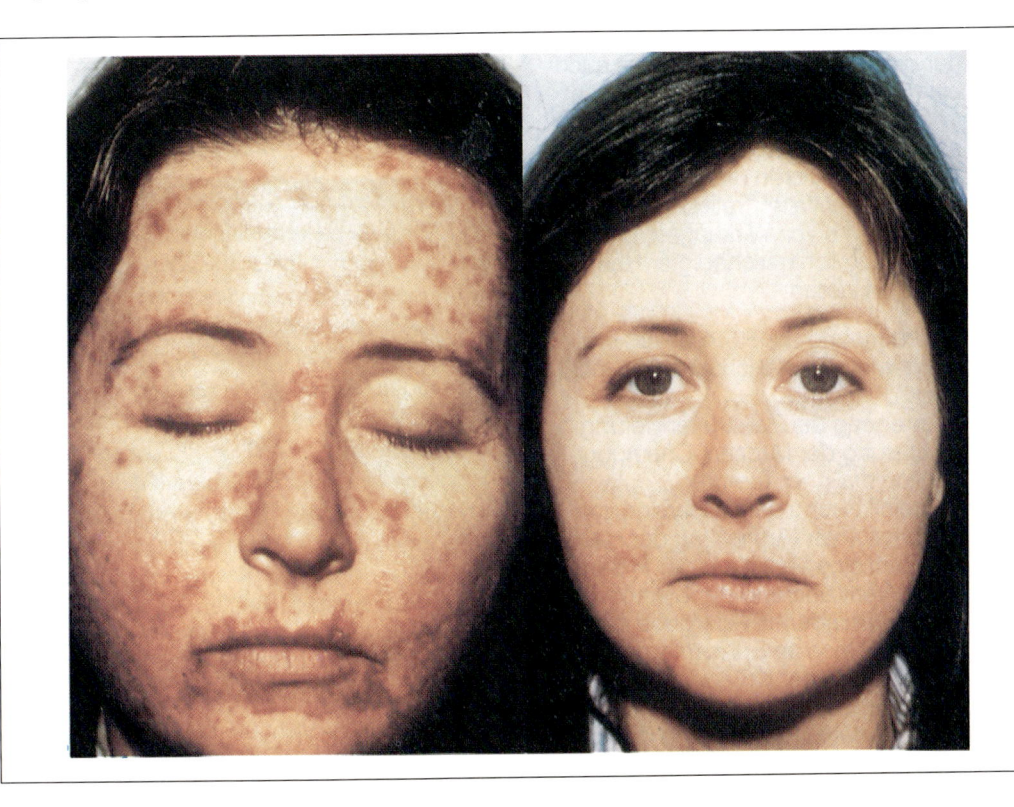

Abb. 80: Retinoid-Reaktion. Links: Massive Retinoid-Reaktion nach achtwöchiger Anwendung von 0,1prozentigem Tretinoin, Entzündung der klinisch manifesten und subklinischen aktinischen Keratosen. Rechts: Vier Monate später, die Keratosen sind verschwunden, die Haut ist weich und glatt

übergegangen werden. Nach den vorliegenden Erfahrungen im Schrifttum und nach den eigenen Ergebnissen läßt sich die Tretinoinbehandlung erfolgreich und ohne nennenswerte Komplikationen über mindestens fünf Jahre durchführen. (Diese Behandlungsform ist derzeit noch zu jung, längere Beobachtungszeiträume gibt es nicht.) Bei Absetzen der Behandlung, z. B. bei einer mehrwöchigen Unterbrechung, bleibt der erreichte Zustand bestehen, ein Rezidiv tritt nicht ein.

Bei fast jedem Patienten entwickelt sich nach Anwendung von Tretinoin eine Retinoid-Reaktion: Rötung, Juckreiz, leichtes Brennen und Schuppung. Je empfindlicher die Haut ist, um so stärker tritt die Retinoid-Reaktion auf. Mit zunehmender Dauer der Behandlung bildet die Haut eine Toleranz aus. Deshalb sollte zunächst die Applikation der Tretinoin-haltigen Präparation nur jeden zweiten Tag erfolgen, nach 7 bis 10 Tagen kann dann auf tägliche Anwendung übergegangen werden. Mit 0,1prozentigem Tretinoin muß man naturgemäß vorsichtiger umgehen als mit 0,05prozentigem. Eigene Erfahrungen zeigen, daß mit 0,05prozentigem Tretinoin sehr gute Effekte erzielt werden können. – Kommt es im Laufe der Behandlung zu einer Retinoid-Reaktion, sollte die Häufigkeit der Tretinoin-Anwendung kurzfristig zurückgenommen werden. Nach zwei bis drei Monaten sind Retinoid-Reaktionen nur noch eine Seltenheit und treten nur bei unsachgemäßer Applikation auf (Intertrigobereiche wie Nasolabialfalte bei ungenügender Entfernung). Bei manchen Patienten sollte dann auf zweimal tägliche Anwendungen gesteigert werden.

Etwa drei Monate nach Behandlungsbeginn entwickeln sich bei vielen Patienten an den Tretinoin-behandelten, lichtgeschädigten Arealen kleine, rote, zu Blutungen neigende Punkte. Dies sind Stellen klinisch manifester oder subklinischer aktinischer Keratosen. Die meisten dieser Punkte verschwinden bei weiterer Fortführung der Behandlung (Abb. 80).

Zu beachten ist, daß die unter topischen Tretinoinanwendungen eintretende Verdünnung der Hornschicht die Lichtempfindlichkeit erhöht (Einsatz von Lichtschutzpräparaten mit höheren Faktoren, Vermeidung direkter Sonnenexpositionen, Unterbrechung der Tretinoinbehandlung im Sonnenurlaub).

Bei topischen Anwendungen führt Tretinoin unter Umständen zu der oben besprochenen,

Tabelle 52: Unterschiede zwischen Retinol (Vitamin A_1) und Tretinoin (Vitamin-A-Säure)

	Retinol	Tretinoin
Chemie	Alkohol	Säure
Funktionelle Gruppe	$-CH_2OH$	$-COOH$
Reaktionspartner in der Zelle	CRBP (cellular retinol-binding protein)	CRAB (cellular retinoic acid-binding protein)
Penetration in die Zelle mittels	RTP (retinol-transport protein)	RATP (retinoic acid transport protein)
Dermatologisch relevante physiologische bzw. pharmakologische Wirkungen	Steuerung der Glykoprotein- und Mukopolysaccharid-Synthesen	Steuerung wichtiger Gene für Synthese- und Stoffwechselvorgänge
Orale Gabe	Behebung von Retinol-Mangelerscheinungen	Toxisch (Therapieversuche bei Psoriasis vulgaris wurden deshalb abgebrochen)
Topische Anwendungen	Unwirksam	Hochaktiv (antikeratotisch, antiseborrhoisch, antikarzinogen). Indiziert bei Verhornungsstörungen, Akne vulgaris und Lichtschädigung

leicht vermeidbaren und gut beherrschbaren Retinoid-Reaktion. Systemische toxische Effekte sind auszuschließen, insbesondere tritt kein Blutspiegel an Tretinoin auf. Die meisten Patientinnen mit lichtgeschädigter Haut sind schon über das gebärfähige Alter hinaus, aber nicht alle, so daß der sichere Ausschluß teratogener Wirkungen lokaler Tretinoinanwendungen betont werden muß.

Histologie

Nach mindestens dreimonatiger Anwendung von Tretinoin lassen sich im feingeweblichen Bild lichtgeschädigter Hautstellen folgende Veränderungen (Verbesserungen) feststellen:

Epidermis

– Verschwinden der Zellatypien und Zelldysplasien,
– Verschwinden der klinisch sichtbaren und subklinischen aktinischen Keratosen,
– Zeichen metabolischer Aktivität in allen Zellen, Erneuerungszeit 16 statt 23 Tage wie an den Kontrollstellen, Markierung mittels ^{3}H-Thymidin von 16 statt 4 % der Basalzellen,
– Aufbau einer regelmäßigen »jugendlichen« Schichtenfolge, Entwicklung eines Stratum granulosum, Lockerung der kompakten Strukturierung, Dickenzunahme um 40 % gegenüber 10 % auf der Vehikel-behandelten Kontrollseite,
– Verdünnung der Hornschicht auf 60–70 % der früheren Dicke, Verschwinden der hyperkeratotischen und parakeratotischen Bezirke, Verengung der Poren, Lösung der Komedonen,
– gute Anfärbbarkeit der Interzellularräume, Produktion von Mukopolysacchariden,
– Vermehrung der Langerhans-Zellen, Zeichen metabolischer Aktivität auch in diesen Zellen,

– gleichmäßige Verteilung der Melaningranula, Verkleinerung der Melanosomen, Verschwinden der Melanosomenanhäufungen in umschriebenen Zellgruppen des Rete Malpighi.

Dermis

– Verminderung der Zahl kleiner, inaktiver Fibrozyten zugunsten großer aktiver Zellen im Bindegewebe,
– Neubildung kollagener Fibrillen unterhalb der Basalmembran, Tieferrücken der elastotischen Massen
– Neubildung kleiner Gefäße im Stratum papillare, Vermehrung der dermalen Gefäße, alle Endothelzellen mit Zeichen metabolischer Aktivität.

Die aufgezählten Veränderungen im histologischen Bild wurden jeweils mit der Vehikel-behandelten Kontrollseite verglichen und zum Großteil als statistisch signifikant erkannt.

Penetration und Durchblutung

Durch funktionelle Untersuchungen ließen sich folgende Verbesserungen an lichtgeschädigter Haut als Folge lokaler Tretinoinanwendungen feststellen:

– Anstieg der transepidermalen Wasserabgabe (dünnere Hornschicht, breitete Interzellularräume),
– beschleunigte Penetration, nachgewiesen am Nicotinsäureesterythem und an der DMSO-Quaddel; kürzere Dauer der Erfolgsreaktion durch rascheren Abtransport des Wirkstoffs,
– verbesserte Durchblutung.

Wertung von Tretinoin bei lichtgeschädigter Haut

Mit der Retinsäure steht nun erstmalig eine Substanz zur Verfügung, deren lokale Anwendung eine wesentliche Verbesserung des Hautzustandes beim chronischen Lichtschaden (Dermatoheliose, vorzeitig gealtete Haut, Photoaging) bringt. Besonders herauszustellen ist, daß Präkanzerosen zur Abstoßung gebracht werden, womit das Auftreten der ansonsten auf lichtgeschädigter Haut nicht so seltenen Plattenepithelkarzinome verhindert wird. Es sei in diesem Zusammenhang darauf verwiesen, daß sich bei den Angehörigen der weißen Rasse etwa 98 % der Hautkarzinome an sonnenexponierten Körperstellen entwickeln (siehe Kap. 4.8).

Diesem Nutzen steht nur ein geringes, kalkulierbares Risiko gegenüber: das Auftreten von Brennen und Rötung auf den Applikationsstellen, was durch Veränderung der Anwendungsintervalle leicht beherrschbar ist. Resorptive Wirkungen nach lokalen Retinsäure-Behandlungen können ausgeschlossen werden.

(Ausführliche Literatur zum Thema »Behandlung der lichtgeschädigten Haut« in [249]).

9. Pigmentstörungen

9.1 Depigmentierungen

Vitiligo

Erscheinungsbild

Die Vitiligo ist durch das in jedem Lebensalter mögliche, ohne erkennbare äußere Ursachen erfolgende Auftreten alabasterweißer, runder oder unregelmäßig begrenzter Flecken an der Körperdecke charakterisiert. Oft ist die umgebende Haut dunkler gefärbt, was den erscheinungsmedizinisch so störenden Kontrasteffekt weiter verstärkt. Zumeist beginnt die Erkrankung an den Beugeseiten der Handgelenke, an den seitlichen und vorderen Halspartien oder im Gesicht. Fast immer liegt ein annähernd symmetrischer Befall der beiden Körperhälften vor. Nicht selten sind lichtgeschützte Hautareale wie Achselhöhlen, Genitalregion und Analregion mit ergriffen, was eine pathogenetische Bedeutung der Sonnenbestrahlung für das Zustandekommen der Vitiligo ausschließen läßt. Über lange Perioden verläuft die Erkrankung progredient, kann aber jederzeit zum Stillstand kommen; Spontanremissionen sind selten und betreffen meist nur wenige, erst kurze Zeit depigmentierte Areale.

Die Größe der einzelnen weißen Flecken ist ganz unterschiedlich. Man sieht ebenso oft einzelne große wie zahlreiche ganz kleine Herde. In exzessiven Fällen ist das gesamte Integument vitiliginös verändert. (Verwechslung mit Albinismus möglich Kap. 9.1)

Das Verhalten der auf vitiliginösen Arealen wachsenden Haare ist uneinheitlich. Meist sind diese Haare normal pigmentiert, selten sind sie pigmentlos. An dieser Stelle ist festzuhalten, daß die Haut um die Follikelöffnungen herum noch am längsten ihr Pigment behält und daß eine allfällige Repigmentierung eines Vitiligo-Herdes meist von den Follikelöffnungen ihren Ausgang nimmt. Auch die durch therapeutische Maßnahmen bedingte Repigmentierung erfolgt entweder vom Rand her oder von den Follikelostien aus.

Im feingeweblichen Bild der Vitiligo läßt sich nur das Fehlen von Pigmentzellen feststellen. Die Zahl der Zellen mit der Fähigkeit zur Pigmentbildung ist vermindert. An den Rändern von Vitiligoherden ist die Pigmentierung und die Zahl der Melanozyten häufig erhöht.

Entstehung

Über die Ursache der Erkrankung wurden bisher vier Hypothesen aufgestellt [214]:

- Die Vitiligo ist eine Erkrankung des Nervensystems. Für diese Hypothese spricht der deutlich symmetrische Befall der äußeren Haut. Andererseits fehlen jegliche andere Zeichen einer Nervenkrankheit wie vegetative Störungen, sensorische Sensationen usw.

- Die Vitiligo entsteht durch herdförmige Ausbreitung eines Hemmstoffs der Pigmentbildung. Diese Hypothese läßt die Frage nach der Art und Herkunft des Hemmstoffs ebenso unbeantwortet wie die Frage nach der Ursache der evidenten Verminderung der Melanozytenzahl.

- Vitiligo ist die Folge der Ausbildung von Melanozyten, welche die Fähigkeit zur Pigmentbildung verloren haben. Warum es auf

einmal zur Ausbildung biochemisch defekter Melanozyten kommen soll, bleibt unklar.
- Die Vitiligo ist eine Autoimmunkrankheit, die durch das Auftreten von Antimelanozyten-Antikörpern charakterisiert ist. Völlig offen bleibt die Frage, wodurch die Produktion solcher Antikörper hervorgerufen wird und welche lokalen Faktoren für die Melanozytenzerstörung an den vitiliginösen Arealen verantwortlich sind. Die Tatsache, daß die antiallergisch wirksamen Glucocorticoide bei Vitiligo zur Repigmentierung führen, wurde zur Untermauerung der Immunhypothese herangezogen. Diese ist jedoch nicht unbedingt stichhaltig, da Glucocorticoide z. B. auch gegen den Hemmstoff der Pigmentbildung wirksam sein oder auf andere Weise einen Melanozytenschutzeffekt entfalten könnten.

Unser derzeitiges Wissen bestätigt nur die Meinung von Hippokrates, daß die Vitiligo keine Krankheit im eigentlichen Sinne darstellt. Der Vitiligo-Patient leidet an der erscheinungsmedizinischen Störung oder sogar Entstellung, wenn freigetragene Körperstellen betroffen sind. Je nach psychischer Konstitution kann die Belastung durch eine sichtbare Vitiligo enormes Ausmaß annehmen (Erregung von unangenehmem Interesse, Minderung besseren Fortkommens, Minderung der Heiratsfähigkeit, soziale Beeinträchtigung durch allgemeine, mitunter auch nur eingebildete Ablehnung durch die Umgebung und Behandlung als Aussätziger). Bei der »Beschau der Aussätzigen« im Mittelalter wurden Vitiligopatienten zweifellos aus der menschlichen Gemeinschaft ausgestoßen.

Eine länger bestehende ausgeprägte Vitiligo verändert unter bestimmten ungünstigen Vorbedingungen die Persönlichkeitsstruktur und macht menschenscheu. Zweifellos verbessern psychische Belastungen die Vitiligo nicht, und so kann sich hier ein Teufelskreis ergeben. Dies sollte der beratende Therapeut berücksichtigen und deshalb die Probleme seines Vitiligo-Patienten ernst nehmen.

Vitiliginöse Hautstellen weisen einen verringerten Schutz gegen ultraviolette Strahlen auf. Es fehlt das Melanin und die Möglichkeit der Melaninbildung zum Schutz der Nukleinsäuren. Vitiliginöse Haut vermag nur eine Lichtschwiele auszubilden. Die Erythemschwelle ist abnorm niedrig, kann aber durch Gewöhnung (Ausbildung einer Lichtschwiele) erhöht werden. Immer wiederkehrende Sonnenbrände sind anfangs die Regel.

Behandlung

Für die Behandlung der Vitiligo stehen im wesentlichen drei Wege zur Verfügung:

- *Maximale Stimulierung der Pigmentbildung*
Mit künstlichen UVA-Bestrahlungen nach vorheriger lokaler oder systemischer Gabe phototoxischer Substanzen (Methoxypsoralen) läßt sich eine maximale Stimulierung der Pigmentbildung erzielen [68, 178, 203]. Die wenigen, im Vitiligoherd noch vorhandenen geschwächten Melanozyten können so zur Pigmentbildung angeregt werden. Bei dieser Behandlung muß die umgebende normale Haut exakt abgedeckt werden, um nicht den gegenteiligen Effekt zu erzielen, nämlich Bräunung der Umgebung und damit Verstärkung des erscheinungsmedizinisch störenden Kontrastes gegen den Vitiligoherd.

Zur Erfolgsquote ist zu sagen, daß sich selbst bei langdauernder Behandlung nicht einmal in der Hälfte der Fälle eine befriedigende Repigmentierung erzielen läßt. Oft aber tritt als Folge ungenügender Abdeckung eine verstärkte Randpigmentierung (gesteigerter Kontrasteffekt!) auf. Die Indikation zur Photochemotherapie der Vitiligo sollte mit äußerster Vorsicht und nach gründlicher Abwägung von Nutzen und Risiko gestellt werden.

Die Gabe von Phenylalanin, der Ausgangssubstanz der Melaninsynthese, in Dosen von 50 mg/kg Körpergewicht/Tag mit anschließenden UVA-Bestrahlungen soll bei Vitiligo eine Pigmentbildung induzieren können [39]; in weiteren Prüfungen konnten die ersten, günstigen Ergebnisse nur zum Teil bestätigt werden.

– *Anwendung von Glucocorticoiden*
Lokale Injektionen schwer löslicher Glucocorticoidkristalle bewirken bei vielen Patienten eine Repigmentierung von Vitiligoherden. Diese Art der Behandlung ist nur bei einer geringen Ausdehnung der Erkrankung möglich. Die erste Behandlungsserie sollte 5 Injektionen in wöchentlichen Intervallen umfassen. Pro Sitzung werden z. B. 0,5 bis 1 ml (= 10 mg) Methylprednisolon in 10 bis 20 kleinen Injektionen verteilt intraläsional angewendet. Je nach Erfolg und Dauer werden nach 4 bis 6 Wochen erneut 3 Sitzungen anberaumt.

Sind nach den ersten drei bis vier Injektionen keinerlei therapeutische, d. h. repigmentierende Effekte zu erkennen, sollte die Behandlung als nicht zielführend abgebrochen werden.

Nicht vorhersehbar ist, wie lange die eingetretene Repigmentierung bestehen bleibt. Bei manchen Patienten genügt die erste Injektionsserie für eine jahrelang bleibende Repigmentierung, bei anderen Patienten müssen in immer länger währenden Abständen erneut Glucocorticoide injiziert werden. Da auch nach intraläsionalen Injektionen eine Verteilung von Glucocorticoid im Gesamtorganismus erfolgt, läßt sich häufig ein repigmentierender Effekt auch an nicht direkt behandelten Herden feststellen. Erfahrungsgemäß erweist sich bei lokaler Injektionstherapie Methylprednisolon günstiger als fluorierte Glucocorticoide. Die in vielen Fällen die Behandlung limitierende atrophogene Wirkung ist bei Methylprednisolon weniger ausgeprägt. Vorteilhaft ist der Zusatz von Lidocainhydrochlorid (lokalanästhetische Wirkung). Für systemische Glucocorticoidgaben besteht aus medizinischen Gründen keine Berechtigung. Schon die lokalen Injektionen bringen eine Belastung des Gesamtorganismus mit sich, worauf ärztlicherseits geachtet werden muß. Äußerliche Glucocorticoidapplikationen bleiben erfolglos, im Gegenteil, häufig tritt eine Abschwächung der Pigmentierung ein, was bei der kombinierten modernen Bleichbehandlung auch ausgenützt wird.

– *Minderung der erscheinungsmedizinischen Störung durch Pigmentangleichung*
Das störende Bild der Weißflecken auf der Haut kann durch zwei Mechanismen gelindert werden, einmal durch die orale Gabe von β-Karotin, zum andern durch die Verwendung von Schminken. Wie im Kapitel 10.3 ausführlicher beschrieben, führt die orale Aufnahme von β-Karotin zu einer Bräunung der Haut. Die Behandlung sollte durch 7–10 Tage mit 3mal 15–25 mg β-Karotin pro Tag begonnen werden. Dabei kann je nach dem erzielten Pigmentierungsgrad der vitiliginösen Areale auf die Hälfte bis zu einem Drittel der oben genannten Dosen reduziert werden. Die genannte Behandlung ist absolut gefahrlos und kann auch lebenslänglich durchgeführt werden. β-Karotin ergibt auch den hier wichtigen Sonnenschutz. Der erzielbare Farbton ist aber kosmetisch nur selten befriedigend. Die Anwendung selbstbräunender Cremes auf Vitiligoherden bringt nicht immer den gewünschten Erfolg, da der Farbton nicht exakt an die Umgebung angepaßt werden kann. Besser sind wasserfeste Schminken oder die fachmännisch durchgeführten Camouflagen, die in allen Farbnuancen zur Verfügung stehen und zu jeder Jahreszeit eine exakte Anpassung ermöglichen. Diese Schminken sind wasserfest, aber nicht abriebfest. Für den Patienten bedeutet dies den Aufwand des täglich neuen Schminkens.

Albinismus

Der Albinismus ist durch ein teilweises oder den gesamten Organismus betreffendes angeborenes, komplettes Fehlen des Melanin-Pigments gekennzeichnet. Die Melanozyten, also die pigmentbildenden Zellen, sind zwar vorhanden, das Enzym Tyrosinase, welches für die Bildung des Melanins in den Melanozyten benötigt wird, ist jedoch gestört [162]. Die Patienten entwickeln nur geringen Schutz gegen ultraviolette Strahlen (Lichtschwiele) und erfahren bereits in jungen Jahren Schäden an der Haut, welche ein normal pigmentierter Mensch erst nach jahrzehntelanger Sonnenexposition entwickelt. Interessant sind in diesem Zusammenhang die in tropischen Gegenden gemachten Beobachtungen, daß Negerkinder mit Albinismus bereits in früher Kindheit Hautkrebs entwickeln und zu einem hohen Prozentsatz daran sterben. Patienten mit Albinismus müssen unbedingt für einen dauernden Lichtschutz Sorge tragen.

Weitere Depigmentierungen

Von meist nur untergeordneter Bedeutung sind die generalisierten Hypopigmentierungen bei Hypophysen- und Schilddrüsenstörungen. Seltenere lokale Pigmentmangelerscheinungen sieht man als Folge angeborener Mißbildungen (Muttermale, Naevi depigmentosi) oder als Relikt nach exogen toxischer Schädigung der chemisch sensitiven Melanozyten (toxische Vitiligo, z. B. nach Hydrochinonethern).

Abschließend sei noch auf Depigmentierungen durch Mikroorganismen hingewiesen. Hier erfolgt entweder durch den Mikrobenrasen eine Absorption der auftreffenden bräunenden Ultraviolettstrahlen (z. B. bei der saprophytären Mykose »Pityriasis versicolor«) oder toxische Produkte der Mikroben zerstören, bzw. bleichen das Melanin der Haut (Pityriasis alba, eine seltenere tropische Mykose). Hypo- oder amelanotischen Arealen begegnet man häufig an Stellen von Narben oder von abgelaufenen Hautentzündungen *(Leukoderme)*. Als *Pseudoleukoderme* bezeichnet man die scheinbare Aufhellung von Hautstellen durch Hyperpigmentierung der Umgebung. Beispiel: Psoriasisherde, die mit differenten Topika behandelt wurden. Die Plaque heilt ab, die umgebende Haut erfuhr durch die Therapie mit Bestrahlungen, Teer oder Anthralin eine Hyperpigmentierung.

Auch einige wenige Pharmaka können zu Depigmentierungen der Haut führen: Mephenesin (Muskelrelaxans), Chlorbenzol-2,4-disulfonamid (Diuretikum), Methylthiourazil (Thyreostatikum) und Dimercaptopropanol (Antidot bei Metallvergiftungen). Chloroquin (Antimalariamittel) verursacht in erster Linie eine Depigmentierung der Haare. Als Ursachen der depigmentierenden Wirkung werden mehrere Mechanismen diskutiert: Störung der Melaninsynthese, Enzymhemmungen, Blockierung wichtiger Kationen. Pharmaka, welche die Hypophysenfunktion bremsen, können über diesen Weg auch den Pigmentgehalt der Haut verringern. Auch auf die irreversible Depigmentierung nach Kontakt mit Hydrochinonethern (Berufssubstanzen in der Gummiindustrie) oder mit quecksilberhaltigen Desinfizientien sei gesondert hingewiesen.

9.2 Melanin-bedingte Hautbräunung

Dunkle Hautverfärbungen

Beim Auftreten auffallend dunkler Stellen an der äußeren Haut darf nicht ohne weiteres auf einen vermehrten Gehalt an Hautpigment (Melanin) geschlossen werden, da eine Dunkelfärbung auch auf anderen Ursachen in der Oberhaut und sogar in der Lederhaut beruhen kann. Die Bildung einer verdickten Hornschicht an der Oberhaut bedingt eine dunklere Färbung der betroffenen Hautstelle im Vergleich zur Umgebung. So geht die Dunkelfärbung der Haut ungepflegter Personen nicht ausschließlich auf Schmutzbeläge zurück, sondern beruht auch auf der verdickten *Hornschicht*. Weiter ist zu bedenken, daß bestimmte Farbstoffe eine feste Verbindung mit dem Hornmaterial eingehen und so zu einer nicht entfernbaren Dunkelfärbung führen. Man denke nur an die nikotingefärbten Finger bei starken Rauchern oder an den stark hornschichtbindenden Farbstoff Dihydroxyaceton, der für kosmetische Zwecke zur Hautbräunung herangezogen wird (siehe Kap. 10.2).

In der *Lederhaut* treten mitunter Ablagerungen auf, die ebenfalls zu einer Dunkelfärbung der Haut führen. Am bekanntesten sind wohl die von außen eingebrachten Tätowierungsfarbstoffe oder die Pulvereinsprengungen [215]. Unter den Ablagerungen körpereigener Produkte steht der Blutfarbstoff und seine Abbauprodukte an erster Stelle. Eine Hautblutung nimmt von blaurot bis grün und braun alle Farbschattierungen an, je nach Grad des Abbaus von Blutfarbstoff. Abbauprodukte des Blutfarbstoffs können auch auf dem Blutweg in die Haut gelangen und zwar bei Patienten mit Leber- oder Gallenstörungen. Die Leber ist für den Abbau des Blutfarbstoffs, die Galle für die Ausscheidung der Abbauprodukte verantwortlich. Liegen hier Funktionsstörungen vor oder tritt ein krankhaft gesteigerter Abbau von Blutfarbstoff ein, so nimmt die Haut einen gelblichbräunlichen – in schwersten Fällen sogar grünlichen – Farbton an. Man spricht von *Gelbsucht*. Der Blutfarbstoff enthält Eisen. Da Eisen aber befähigt ist, die Bildung von Hautpigment anzuregen, können sich an Stellen von Blutaustritten in die Haut dunkle, Melanin-bedingte Pigmentierungen entwickeln. Im Gegensatz zum Blutfarbstoff, der meist rasch abgebaut und abtransportiert wird, bleiben die Melaninbedingten Verfärbungen lange Zeit bestehen. Besonders störend sind solche Dunkelfärbungen nach Herumdrücken an Akneknötchen und Mitessern oder nach Blutaustritten an den Unterschenkeln z. B. nach Venenverödungen.

Die *Melanin-bedingten* Hyperpigmentierungen lassen sich nach ihrem Erscheinungsbild in zwei Gruppen unterteilen:

– *Braune Pigmentierung*
  Eine braune Hyperpigmentierung ist stets Ausdruck von Melaninvermehrung in der Epidermis und beruht fast immer auf einem erhöhten Transfer von Melanosomen in die umgebenden Keratinozyten, selten nur findet sich eine Vermehrung aktiver Melanozyten.

– *Blaue bis blaugraue Pigmentierung*
  Blaue oder blaugraue Hyperpigmentierungen weisen auf eine Melaninablagerung in der Dermis hin.

Angeborene Störungen

Fast bei jedem Menschen liegen angeborene Melanin-bedingte unerwünschte Hautbräunungen vor: die sogenannten Naevi pigmentosi oder Pigmentmale. Mitunter treten diese Naevi erst im späteren Leben deutlich hervor, die Anlage besteht aber seit Geburt. Tiefe Pigmentmale erscheinen als blaue Naevi. Eine besondere Störung der Pigmentierung liegt dann vor, wenn die Oberhautzellen das ihnen von den Pigmentzellen übergebene Melanin nicht halten können: Das Melanin tropft in die Lederhaut ab. Man spricht hier von einer *Pigmentinkontinenz;* die Störung imponiert als großflächige braune Flecken, mitunter in segmentaler Anordnung. Da auch Nervenzellen zur Pigmentbildung befähigt sind, begegnet man bei einer angeborenen Störung des Nervensystems der *Neurofibromatosis Recklinghausen* (Pigmentflecken an der Haut). Die Farbe erinnert an Milchkaffee, so daß sich der Name Café-au-Lait-Flecken eingebürgert hat.

Streifige Hyperpigmentierungen unter den Nägeln gehen oft auf genetische Faktoren zurück; bei fast allen Negern treten derartige hyperpigmentierte Längsstreifen an den Nägeln *(Melanonychia striata longitudinalis)* auf, bei Orientalen nur in etwa 10 % der Fälle und bei Angehörigen der weißen Rasse in etwa 1 %. Auch melanozytäre Naevi können derartige Bilder hervorrufen. Da sich aber auch Melanome oder Melanommetastasen unter der Nagelplatte entwickeln können, sollten alle subungualen Hyperpigmentierungen einem Facharzt gezeigt werden.

Hormonale Störungen

Hormone können die Pigmentierung der Haut beeinflussen. An erster Stelle sind hier die Hormone der Hirnanhangdrüse (Hypophyse) zu nennen. Liegt eine Überfunktion der Hypophyse vor *(Morbus Cushing),* so kommt es zu auffallender Dunkelfärbung der Haut. Darüber hinaus tritt eine vermehrte Produktion von Hypophysenhormonen ein, wenn ein von der

Hypophyse gesteuertes Organ ausfällt. Kommt es z. B. zu einem Versagen der Nebennierenrinde *(Morbus Addison)*, so setzt eine massive Ausschüttung von Hypophysenhormonen ein. Damit verbunden ist eine tief dunkle Pigmentierung der Haut, aber auch der Schleimhäute. Obwohl bei Schilddrüsenstörungen die Pigmentierung meist gehemmt ist, kennt man Bilder, bei denen über eine vermehrte Sekretion von Hypophysenhormonen ebenfalls eine Melanin-bedingte Dunkelfärbung der Haut eintritt.

Eine kosmetisch unerwünschte Ankurbelung der Pigmentbildung wird auch durch weibliche Geschlechtshormone ausgelöst. Am bekanntesten sind die Pigmentstörungen in der *Schwangerschaft*. Die überstarke Pigmentierung setzt zwar meist nur an belichteten, sonnenexponierten Hautstellen ein, aber man kennt auch Pigmentierungen an bedeckten Stellen, z. B. an der Verbindungslinie zwischen Nabel und Schamhügel. Im Gesicht entwickeln sich nach Sonnenbestrahlung in kosmetisch besonders störender Form dunkelbraune, oft schmutzigbraun wirkende, unregelmäßig begrenzte Flekken um die Augenhöhlen (Schwangerschaftsmaske). Nach Beendigung der Schwangerschaft verschwinden die Pigmentierungen ohne weitere Behandlung bzw. sie blassen langsam ab.

Die Zufuhr weiblicher Geschlechtshormone (»Antibabypille«) von außen kann zu den gleichen Veränderungen am Pigmentsystem führen wie die verstärkte Produktion der Hormone im Organismus. Die meisten oralen Kontrazeptiva enthalten weibliche Geschlechtshormone. Patientinnen, die zu auffallenden Pigmentierungen neigen, sind besonders eindringlich vor solchen unerwünschten Effekten zu warnen. Generell ist deshalb Frauen unter der Antibabypille von stärkeren Sonnenbestrahlungen ohne entsprechenden Lichtschutz abzuraten. Die *Chloasmen* verursachen ein kosmetisch äußerst störendes Bild und erfordern langdauernde Behandlung. Unter den Kontrazeptiva entwickeln sich störende Hyperpigmentierungen ausschließlich an Sonnenlicht-exponierten Hautstellen.

Stoffwechselstörungen

Porphyrien: Bei Porphyrien ist der Abbau des Blutfarbstoffs gestört. Die Störung betrifft in der Regel die Leber, selten begegnet man in Mitteleuropa den Porphyrien, die vom blutbildenden System ausgehen. Krankhafte Abbauprodukte des Blutfarbstoffs kreisen im Blut und bedingen eine erhöhte Lichtempfindlichkeit mit verstärkter Pigmentierung und Blasenbildung an den belichteten Hautpartien (siehe Kap. 4.10).

Lebererkrankungen: Auch andere Leberstoffwechselstörungen als die klassischen Porphyrien können mit einer verstärkten Melaninproduktion einhergehen. Deshalb ist bei auffallend starker Pigmentierung die Leberfunktion zu untersuchen.

Hämochromatose: Bei der Hämochromatose handelt es sich in erster Linie um eine Ablagerung des eisenhaltigen Blutpigments in allen Organen, auch in der Haut. Die Dunkelfärbung der Haut geht – wie bei traumatisch bedingten Blutaustritten – auf das Blutpigment und seine Abbauprodukte zurück. Nun bewirkt aber Eisen eine Ankurbelung der Melaninbildung, weshalb bei Hämochromatose – ebenso wie an Stelle von Blutaustritt aus den Hautgefäßen – häufig eine Melanin-bedingte Hyperpigmentierung auftritt und bestehen bleibt.

Morbus Wilson: Der Morbus Wilson ist eine Erkrankung, die primär zu Veränderungen im Zentralnervensystem führt und durch einen erhöhten Kupferspiegel in allen Organen charakterisiert ist. Das Kupfer in der Haut stimuliert ebenso wie Eisen die Pigmentbildung. Viele Patienten mit Morbus Wilson weisen deshalb eine verstärkte Hautpigmentierung auf.

Mangel an Nicotinsäureamid: Bei Mangel an Nicotinsäureamid, einer Substanz mit Vitamincharakter in der Nahrung, kommt es an belichteten Hautstellen zu Rötungen und zu verstärkter Pigmentbildung. In klassischer Weise wird bei dieser Mangelkrankheit (Pellagra) das Casalsche Halsband beschrieben, eine Dunkelfärbung des Halses mit einem spitzen Ausläufer über der Brust (siehe Kap. 4.12).

Medikamente

Bestimmte Medikamente können in der Lederhaut abgelagert werden und zu dunklen Verfärbungen führen [65a]. Als Beispiel sei das alte Malariamittel Atebrin genannt. Bei überreichlicher Einnahme dieses Medikaments kommt es zum sogenannten »Atebrinikterus«, der allerdings die Schleimhäute freiläßt. Auch die modernen Antimalariamittel werden in der Haut abgelagert, allerdings wird dieser Effekt erst bei Gabe höherer Dosen (Rheumatherapie mit Chloroquin) deutlich. Die Ablagerung in der Cornea läßt sich schon nach Gabe geringer Dosen nachweisen. Der Farbstoff von Karotten, das β-Karotin, wird ebenfalls in der Oberhaut und in der Lederhaut abgelagert.

Nur mehr selten begegnet man heute den Ablagerungen von Silbersalzen *(Argyrose)* oder von Goldsalzen *(Chrysiasis)* in der Haut. Nach langdauernder Goldtherapie eines rheumatischen Leidens kann eine Ablagerung histiozytär gespeicherter Goldsalze in der Lederhaut erfolgen. Bevorzugt an lichtexponierten Stellen und in Arealen mit lockerem Bindegewebe sieht man unscharf begrenzte, grauschwarze, metallisch glitzernde Flecken. Nur ganz selten findet sich ein Goldglitzern. Auch Goldsalze regen die Melaninbildung an.

Ebenso wie von Goldsalzen kann auch eine Ablagerung von Silbersalzen in der Lederhaut erfolgen. Das klinische Bild der *Argyrose* ähnelt der Chrysiasis; an der Haut entwickeln sich blauschwarze bis grauschwarze Flecken. Bei bestimmter Disposition genügen oft geringe Silbersalzmengen für eine Argyrose der Haut. Wenn sich bei Verdacht auf Argyrose anamnestisch eine langdauernde Einnahme von Silbersalzen gegen Hyperacidität erheben läßt, oder wenn der Patient häufig silbersalzhaltige Nasentropfen bzw. Ätzlösungen anwendet, ist die Diagnose klar. Nicht so ohne weiteres zu erkennen ist die Argyrose bei ständiger Einnahme von Raucherentwöhnungstabletten und Raucherentwöhnungskaugummi, die sämtlich ebenfalls Silbersalze enthalten, was aber nicht allgemein bekannt ist. Vom Patienten wird dies kaum als relevant betrachtet und dem Arzt deshalb auch nicht mitgeteilt.

Bei der früher geübten systemischen Verabreichung von Quecksilbersalzen kam es mitunter zu einer *Hydrargyrose* der Haut, zu bläulichen – oft als Cyanosezeichen verkannten – grau- bis blauschwarzen Flecken im Gesicht und an den Injektionsstellen. Wie alle anderen Metalle regen auch Silber und Quecksilber die Melaninbildung an.

Amiodaron verursacht eine ganz besondere Form von Hyperpigmentierungen an belichteten Hautstellen (Gesicht, Unterschenkel). Je nach der verabreichten Dosis bestehen Unterschiede im Farbton: Tagesdosen von 300–600 mg (Indikation: Angina pectoris) führen zu blaugrauen bis blauroten Verfärbungen, Tagesdosen von 200 mg (Indikation: Arrhythmien) verursachen zuweilen rote bis braunrote Flecken (lichtinduzierte Ablagerung körpereigener Lipofuszine).

Akridinfarbstoffe und *Chinolinderivate* bedingen eine Anregung der Melaninsynthese. *Polyvinylpyrrolidon* wird unter anderem auch in der Lederhaut gespeichert. Die Polyvinylpyrrolidonthesaurismose der Haut zeigt sich in Form kleiner, runder bis polygonaler, roter bis braunroter juckender Knötchen, meist im Halsbereich. Diese Symptome finden sich nur nach langdauernder Anwendung von Polyvinylpyrrolidon bei Diabetes insipidus. Kurzfristige Gaben von Polyvinylpyrrolidon als Plasmaexpander verursachen keine Thesaurismose der Haut.

Die Anwendung photodynamischer Substanzen auf oder in der Haut steigert die nach Bestrahlungen mit Ultraviolett auftretende entzündliche Reaktion und die nachfolgende Pigmentierung. Bei auffallender Hautbräunung muß in Einzelfällen an Kontakt mit phototoxischen Substanzen oder an die Einnahme phototoxisch wirkender Medikamente gedacht werden (siehe Kapitel 11.).

Gegen die direkte Stimulierung der Pigmentbildung durch bestimmte, lebensnotwendige, über Jahre und Jahrzehnte einzunehmende Medikamente läßt sich kaum etwas unternehmen. Die Möglichkeiten der Bleichung unerwünschter, Melanin-bedingter Pigmentierungen sind begrenzt (siehe Kapitel 9.2). Aber zumindest sollte der Patient auf die Notwendigkeit eines vernünftigen Lichtschutzes hingewiesen werden, damit die photodynamische Komponente solcher Pharmaka möglichst wenig Schaden anrichtet.

Vergiftungen

Arsen wird heute nicht mehr in der Therapie eingesetzt. Aus historischen Gründen sei jedoch die *Arsenmelanose* angeführt, die auf eine Hemmung der Melanosomenaggregation durch zytostatisch wirksame Arsenverbindungen zurückgeht. Außer der Arsenvergiftung ist noch die *Tetrachlorbiphenylvergiftung* zu nennen, die zu einer Hypermelanose der Haut führt. Vor etwa 10 Jahren gelangte in Japan ein Reisöl auf den Markt, welches Tetrachlorbiphenyl enthielt. Schwangere Frauen, die derartiges Reisöl zu sich nahmen, gebaren dunkelbraune Kinder (Cola coloured babies). Übrigens verursachen fast alle *Zytostatika* über den oben geschilderten Mechanismus Hyperpigmentierungen. Die *Plumbosis cutis* ist eine heute sehr selten gewordene Hautverfärbung bei Bleivergiftung (Bergwerksarbeiter).

Hautblutungen

Zunächst bedingen Hautblutungen Verfärbungen durch den ausgetretenen eisenhaltigen Blutfarbstoff und durch dessen Abbauprodukte. Das im Blutfarbstoff enthaltene Eisen kann jedoch die Pigmentbildung anregen, so daß an Stellen von Hautblutungen Melanin-bedingte Hyperpigmentierungen zurückbleiben. Ein auffallend langes Bestehenbleiben der Pigmentierung nach einem Blutaustritt unter der Haut muß an das Vorliegen einer Melanin-bedingten Hyperpigmentierung denken lassen. Von Bedeutung sind solche unerwünschten Melanin-bedingten Hautbräunungen nach Herumdrücken an Mitessern und Akneknötchen im Gesicht sowie bei Blutungen in das gestaute Gewebe nach Krampfaderverödungen an den Unterschenkeln.

Hautentzündungen

Hautentzündungen vermögen auch ohne vorangegangene Bestrahlung die Pigmentbildung anzuregen. Nach Abheilung des entzündlichen Prozesses liegt eine kosmetisch störende Dunkelverfärbung vor. Chronische Ekzemherde oder umschriebene Hautveränderungen bei chronischer Schuppenflechte (Psoriasis) hinterlassen nicht selten eine Hyperpigmentierung. Auch von einigen anderen, selteneren Hautkrankheiten ist bekannt, daß ihre Läsionen pigmentieren bzw. unter Hinterlassung einer Hyperpigmentierung abheilen (siehe Kap. 9.1).

Nach entzündlichen Hautveränderungen kann also sowohl eine Melanin-bedingte Bräunung als auch eine Bleichung (Melaninmangel) zurückbleiben. Der Bleichung als *Leukoderm* steht das *Pseudoleukoderm* gegenüber, welches auf eine Dunkelfärbung der Umgebung zurückgeht, also nicht als echte Bleichung angesprochen werden kann.

Pigmentierte Hautgeschwülste

Der Vollständigkeit halber seien hier nur kurz die pigmentierten Geschwülste der Haut zusammengestellt. Von vier Zelltypen können derartige Geschwülste ihren Ausgang nehmen:

– Melanozyten (gutartige Geschwülste = Naevi, bösartige Geschwülste = Melanome);

– Oberhautzellen (pigmentierte Hautkarzinome, so zu beurteilen wie nicht pigmentierte Hautkarzinome);

– Vorstufen der Melanozyten (tiefe Blaue Naevi);

– Nervenzellen (bei Neurofibromatose).

Pigmentmale des Kindes und des Jugendlichen sind gutartige Geschwülste. Die im mittleren Lebensalter auftretenden Pigmentmale mit der Bezeichnung Lentigines (dunkle, linsengroße Knötchen) weisen manchmal Übergänge zu bösartigen Tumoren auf.

Sommersprossen und Chloasmen

Bei den Sommersprossen (Epheliden) ebenso wie bei den Chloasmen handelt es sich um fleckförmige Pigmentierungen, meist im Gesichts- und Halsbereich. Kleinere Pigmentierungen nennt man Sommersprossen, größere Herde (ab Münzgröße) Chloasmen. Ursachen dieser fleckigen Pigmentierungen sind abgelaufene, übermäßige Sonnenexpositionen oder hormonale Störungen, meist geringen Grades. Am bekanntesten sind die Chloasmen um die Augenpartien von schwangeren Frauen (Schwangerschaftsmaske) oder von Frauen, die orale Kontrazeptiva einnehmen.

Die MFD (= minimal freckling dose, Schwellendosis für die Auslösung von Sommersprossen, engl. »freckles«) liegt bei entsprechend disponierten Personen beim Sechs- bis Zehnfachen der MED, der minimalen Erythemdosis.

Linsenflecken (Lentigines, Leberflecken)

Im Gegensatz zu den Sommersprossen weisen Linsenflecke nicht nur eine Hyperpigmentierung auf, sondern es finden sich hier auch eine Verdickung der Oberhaut sowie Infiltrate in der Lederhaut. Ein Zusammenhang mit Sonnenexpositionen besteht bei den Linsenflecken nicht.

Genau zu beobachten sind jedoch Linsenflecken in lichtexponierter Altershaut oder vorzeitig gealterter Haut, also bei einem chronischen Lichtschaden. Hier können sich nämlich bösartige Linsenflecken entwickeln (vgl. ABCDE-Regel in Kapitel 4.8). Bei Verdacht auf das Vorliegen einer derartigen *Lentigo maligna* muß der Herd sofort exzidiert werden, unter den gleichen Kautelen wie ein Melanom. – Auf Grund der großen praktischen Bedeutung sind in Tabelle 53 die Charakteristika von Linsenflecken und Sommersprossen einander gegenübergestellt.

Tabelle 53: Sommersprossen und Linsenflecken

	Sommersprossen	Linsenflecke
Klinisches Bild	Zahlreiche, teils deutlich abgegrenzte, manchmal konfluierende Flecken	Einzelstehende, scharf begrenzte Flecken Oberhaut verdickt Coriale Infiltrate
Pigmentierung	Zartbraun, nach Besonnung dunkelnd	Tiefbraun, gleichbleibend
Wertung	Erscheinungsmedizinische Störung	Erscheinungsmedizinische Störung
Prognose	Gut	Gut. Ausnahme *Lentigo maligna* in lichtexponierter, strahlengeschädigter Haut – Melanomentstehung möglich

Altersflecken

In ihrer Genese von Sommersprossen nicht allzu verschieden, treten beim alten Menschen fleckige, meist tief dunkle Pigmentierungen auf (Gesicht, Handrücken). Hier ist der Zusammenhang mit erfolgten Sonnenexpositionen meist augenscheinlich. Genau genommen handelt es sich hier nicht um »Altersflecken«, sondern um Lichtschadensflecke. Altersflecken gehören zu den Symptomen des chronischen Lichtschadens.

Behandlung der Hyperpigmentierungen (Bleichmittel)

Allgemeines

Der Melanin-bedingte Pigmentierungsgrad der menschlichen Haut läßt sich durch Einflußnahme an drei Stellen des Pigmentsystems verändern [216].

- Einflußnahme am Melanin: Hemmung der Melaninbildung durch Blockierung des biochemischen Prozesses oder Bleichung des gebildeten Melanins.
- Einflußnahme an den Melanosomen: Blockierung der Melanosomenbildung, Hemmung der zur Dunkelfärbung führenden feinen Verteilung der Melanosomen.
- Einflußnahme an den pigmentbildenden Zellen: Zerstörung der Melanozyten.

An dieser Stelle sei darauf verwiesen, daß die kosmetische Störung einer Melanin-bedingten Hyperpigmentierung in der überwiegenden Mehrzahl der Fälle auf dem hervorgerufenen Kontrasteffekt beruht. Deshalb sollte bei Vorliegen derartiger Störungen immer überlegt werden, ob nicht durch Nachdunkelung der Umgebung in einfacherer Weise der gewünschte Effekt zu erzielen wäre. Bei großflächigen Hyperpigmentierungen können diese vor Sonnenstrahlen und damit verbundener weiterer Nachdunkelung durch Auftragen von Sun-Blockerpräparaten geschützt werden (siehe Kap. 5.8).

Die eigentliche Bleichbehandlung wird durch lokale Aufbringung von Wirkstoffen durchgeführt.

Zum gegenwärtigen Zeitpunkt können nur drei Wirkstoffe als effektive und weitgehend bedenkenlos anwendbare Substanzen zur lokalen Bleichbehandlung empfohlen werden:

- Hydrochinon (in Konzentrationen bis maximal 5%)
- all-trans-Retinsäure (»Vitamin-A-Säure«)
- Glucocorticoide

Hydrochinon

Hydrochinon (=p-Dihydroxybenzol=p-Hydroxyphenol) hemmt den ersten Schritt des biochemischen Prozesses der Melaninbildung, die Oxidation von Tyrosin zu Dihydroxyphenylalanin (=DOPA) unter der Einwirkung der aktivierten Phenoloxidase (alter Name: Tyrosinase) (siehe Kap. 4.9). Hydrochinon wirkt auf Melanozyten nicht zytotoxisch.

Die Bleichwirkung des Hydrochinons bei epikutaner Anwendung ist schon seit fast 50 Jahren bekannt; allerdings hellt Hydrochinon in 5prozentiger Konzentration die *normal pigmentierte* Haut selbst bei langdauernder Anwendung nicht auf. Hyperpigmentierungen wie Chloasmen oder Altersflecke werden in etwa 30 bis 50% der Fälle blasser. In den medizinisch vertretbaren Konzentrationen bis zu 5% hat Hydrochinon eine zu schwache Wirkung, um als Träger einer effektiven, sicheren Bleichbehandlung bezeichnet werden zu können.

Höhere Konzentrationen von Hydrochinon wirken stärker bleichend. Manche Hersteller erhöhen deshalb den Hydrochinon-Gehalt ihrer 5prozentigen Präparationen, vereinzelt bis auf 7%, ohne Deklaration [300]. Eingesetzt wurden Konzentrationen bis zu 20%, zum Beispiel von Mulatten in Südafrika zur Aufhellung ihrer Gesichtshaut. Die mit der Anwendung hochkonzentrierter Hydrochinonpräparationen verbundenen Risiken sind hoch: Irritationen, Sensibilisierungen und resorptive Effekte, die bis zur exogenen Ochronose (schwärzliche Pigmentablagerungen) mit schwerster Nierenschädigung gehen können.

In der modernen Bleichbehandlung wird 5prozentiges Hydrochinon zusammen mit all-trans-Retinsäure und Glucocorticoiden eingesetzt.

All-trans-Retinsäure (»Vitamin-A-Säure«, Tretinoin)

Beim Einsatz 0,1prozentiger all-trans-Retinsäure-haltiger Externa zur Aknebehandlung wurde nach monatelanger Anwendung bei stark pigmentierten Individuen eine Aufhellung der Haut beobachtet. Das Zustandekommen dieses Effektes ist noch unklar. Diskutiert wird eine Beeinflussung der Melanosomendispersion und eine Hemmung der Zytokrinie, der Weitergabe der Melanosomen von den Melanozyten an die

Epidermiszellen. Auch ein relatives Pigmentbildungsdefizit bei beschleunigter Epidermisproliferation wäre vorstellbar (siehe Kap. 8.3).

Die oben geschilderte Beobachtung führt zu einer systematischen Untersuchung der Bleichwirkung von all-trans-Retinsäure. Die Ergebnisse dieser Untersuchung rechtfertigen den Einsatz dieser Substanz in 0,1prozentiger Konzentration im Rahmen der modernen kombinierten Bleichbehandlung, zusammen mit Hydrochinon und Glucocorticoiden.

Glucocorticoide

Der Melaningehalt der Haut von Eurasiern erfährt durch Glucocorticoide keine Verminderung, zumindest nicht bei Vorliegen einer normalen Pigmentierung. Im Gegensatz dazu konnte immer wieder beobachtet werden, daß Injektionen von Glucocorticoiden bei Negern zur Aufhellung der Injektionsstellen führen. Sogar eine langdauernde äußerliche Anwendung hochpotenter (doppelt fluorierter) Glucocorticoide bedingt ein Hellerwerden der Applikationsstelle. Auch dieser Effekt ist ausschließlich bei Negern zu beobachten.

Die Verminderung des Pigmentierungsgrades der menschlichen Haut wird auf die antianabolen und katabolen Wirkungen der Glucocorticoide zurückgeführt.

Trotz der fehlenden Bleichwirkung von Glucocorticoiden auf die normal pigmentierte Haut des Eurasiers ergab sich bei Ausarbeitung der modernen kombinierten Bleichbehandlung, daß die Zugabe von Glucocorticoiden die Effektivität erhöht. Im übrigen sei daran erinnert, daß Hydrochinon ebenfalls für sich allein einen Bleicheffekt auf normal pigmentierte Haut vermissen läßt.

Die moderne kombinierte Bleichbehandlung besteht in der äußerlichen Anwendung folgender Wirkstoffkombination:

5 % Hydrochinon,
0,1 % all-trans-Retinsäure,
1 % Hydrocortison oder
    0,1 % Dexamethason [155].

Die genannte Wirkstoffkombination ist ausgezeichnet verträglich. Unerwünschte Veränderungen der Pigmentierung wie nach Anwendung substituierter Phenole treten nicht auf, selbst bei protrahierter Behandlung.

Die Erfolge der kombinierten Bleichbehandlung bei unerwünschten, Melanin-bedingten Hautpigmentierungen liegen höher als bei allen anderen, medizinisch vertretbaren Bleichbehandlungen [104]. Die Anwendung sollte nach folgendem Schema erfolgen: sieben bis zehn Tage zweimal täglich (alle zwölf Stunden), danach nur noch einmal täglich. Mit Erfolgen darf erst nach einem Zeitraum von 28 bis 42 Tagen gerechnet werden.

Ein Abbruch der Behandlung wegen Erfolglosigkeit sollte erst nach einem Anwendungszeitraum von drei Monaten erfolgen. 80 bis 90 % aller Fälle von Chloasmen und Sommersprossen sprechen auf die moderne kombinierte Bleichbehandlung an. Bei pigmentierten Altersflecken ist höchstens bei jedem zweiten Patienten mit einer deutlichen Besserung zu rechnen.

Bleichbehandlungen sollten ausschließlich in der lichtarmen Jahreszeit durchgeführt werden.

Andere Methoden der Hautbleichung

Kosmetische Maßnahmen wie Aufbringung von Gurkenmilch oder Zitronensaft sind zu wenig verläßlich, um als Bleichbehandlung im eigentlichen Sinne aufgefaßt werden zu können. Ähnlich einzuschätzen sind Versuche der Anwendung von Pflanzenextrakten aus der Brunnenkresse.

Auch Panthenol und Ascorbinsäure sind als Bleichmittel wirkungslos.

Peroxide und Chlorate bleichen zwar das Haarpigment, sind aber im Hinblick auf den Pigmentierungsgrad der Haut wirkungslos. Dies dürfte auf einer ungenügenden Penetration der Wirkstoffe beruhen.

Quecksilbersalze verbieten sich heute aus toxikologischen Gründen, selbst bei lokalen Anwendungen. Darüber hinaus waren derartige

Präparate (z. B. 3prozentiges Quecksilberpräzipitat) im Hinblick auf Hyperpigmentierungen auch nicht sonderlich erfolgreich.

Dicarbonsäuren und bestimmte Lipidfraktionen aus den Erregern der Pityriasis alba (depigmentierende, saprophytäre Hautmykose) sind heute noch im Versuchsstadium. Azelainsäure, die Heptandicarbonsäure, soll über eine kompetitive Hemmung der Tyrosinase eine depigmentierende Wirkung besitzen [216]. Allerdings manifestiert sich dieser Effekt vorwiegend an Melanomzellen, weniger an normalen Pigmentzellen.

Mercaptoamine bleichen zwar die Haut sehr gut, lassen sich aber wegen ihrer irritierenden Wirkung und wegen ihres üblen Geruchs klinisch nicht einsetzen.

Heute nur noch in besonderen Fällen und mit aller gebotenen Vorsicht eingesetzt werden die melanozytotoxischen Substanzen. Zu dieser Gruppe zählen der Monomethyl-, der Monoethyl- und der Monobenzylhydrochinonether und das tertiäre Butylbrenzkatechin. Diese Stoffe penetrieren in die Melanozyten und werden in den Melanosomen zu hochtoxischen Produkten verarbeitet. Daraus ergibt sich die Zytotoxizität für die Melanozyten: Eine irreversible Hautbleichung ist die Folge. Diese meist kosmetisch störende, weil konfettiartige Depigmentierung greift auch auf normale Haut in der Umgebung der hyperpigmentierten Areale über. Darüber hinaus wirken die melanozytotoxischen Substanzen bisweilen irritierend und nicht selten auch sensibilisierend. Die einzig sinnvolle Anwendung dieser Substanzen besteht in der Depigmentierung einzelner normalpigmentierter Restherde bei ausgedehnter Vitiligo. Hierzu eignet sich z. B. eine Salbe mit 20% Monobenzylhydrochinonether.

10. Künstliche Bräunung der Haut

Unter künstlicher Bräunung sind alle Maßnahmen zu verstehen, die der Haut ohne Einwirkung der Sonnenstrahlen ein gebräuntes Aussehen verleihen. Als *erste Methode* wäre die Anwendung von Schminken anzuführen. Schon die alten Ägypter kannten die färbende Wirkung verschiedener Pflanzenextrakte, die sie z. B. aus den frischen Schalen grüner Walnüsse oder aus den Blättern und Stengeln des Hennastrauches gewannen. Auch beherrschte man schon meisterhaft die Technik, Körper und Gesicht mit öligen oder wäßrigen Anreibungen färbender Mineralienpulver zu verschönern, Zubereitungen, die im Prinzip noch heute als Schminken verwendet werden. Dabei handelt es sich um Farbstoffpräparationen, die lediglich physikalisch an der Hautoberfläche haften, im Gegensatz zu den selbstbräunenden Präparaten, die eine echte chemische Bindung mit Bestandteilen der Hornschicht eingehen.

Die *zweite Methode* der künstlichen Bräunung ist die Einnahme von Karotinoiden (siehe Kap. 10.3). Ausgangspunkt war die Beobachtung, daß Säuglinge und Kleinkinder nach einer Überfütterung mit Karotten eine gelblich-braune Hautfärbung zeigten. Ursache sind die in den Karotten reichlich vorhandenen Karotinoide, deren wichtigster Vertreter, das β-Karotin, in großen Mengen synthetisch hergestellt werden kann und als Lebensmittelfarbstoff zugelassen ist (siehe Tab. 54). Auch im pharmazeutischen Bereich findet β-Karotin eine breite Verwendung, z. B. als Bestandteil von Drageeüberzügen. Im kosmetischen Bereich nützte man die eintretende hautverfärbende Wirkung und verabreichte die Karotinoide β-Karotin und Canthaxanthin in Form von Kapseln oder Dragees [223, 228, 229]; heute steht nur β-Karotin zur Verfügung.

Die *dritte Methode* der künstlichen Bräunung ist die Bestrahlung der Haut unter Verwendung technisch hergestellter Lichtquellen, die in der Lage sind, ultraviolette Strahlen unterschiedlicher Art und Stärke zu emittieren.

Während die Bräunung der Haut mit ultravioletten Strahlen, wie sie im natürlichen Sonnenspektrum vorkommen oder von künstlichen Lichtquellen erzeugt werden, bei zu langer Einwirkung und Überschreitung einer bestimmten Dosis zu nicht unerheblichen Hautschäden führen kann, ist die Anwendung von Schminken, Selbstbräunungscremes und β-Karotinhaltigen Bräunungspillen als harmlos und unbedenklich einzustufen. Wer also lichtbedingte Hautschäden, wie Sonnenbrand, chronischen Lichtschäden oder mögliches Karzinomrisiko vermeiden will, auf die modisch erwünschte Bräune jedoch nicht verzichten möchte, der

Tabelle 54: Häufig mit Karotinoiden gefärbte Lebensmittel

Süßspeisen und Konditoreiprodukte	
Fruchtsäfte	Biskuitstangen
Limonaden	Marzipan
Sirupkonzentrate	Kaugummi
Brausepulver	Eisspezialitäten
Gummidrops	Pudding
Lutschbonbons	Joghurt
Gelatinestückchen mit Zuckerüberzug	Margarine
Kuchen und Plätzchen	

muß auf solche Methoden der Bräunung zurückgreifen, die ohne die Anwendung künstlich erzeugter oder natürlicher ultravioletter Strahlen auskommen. Gleiches gilt für Personen, die sich aufgrund krankhafter Hautreaktionen dem Ultraviolettlicht nicht aussetzen dürfen.

10.1 Physikalische Anfärbung (Schminken, Make-up)

Allgemeines

Die einfachste Art und Weise, seiner Haut einen braunen Farbton zu verleihen, ist das Auftragen entsprechend gefärbter Schminken oder Make-up-Präparate. Die Kunst der dekorativen Kosmetik wurde schon von den Ägyptern im alten Reich etwa 3500 v. Chr. bis zur Perfektion beherrscht. Man verdankt diese Überlieferung dem Totenkult der Ägypter, die an das Weiterleben nach dem Tode glaubten und deshalb ihre Toten einbalsamierten und ihnen die für das Jenseits nötigen Bedarfsgegenstände mit ins Grab legten. Bei den Frauen fand man Salbentöpfe, Schminktiegel, Spiegel, Duftöle und verschiedene andere kosmetische Beigaben. Auch kannte man damals schon die wichtigsten Grund- und Hilfsstoffe, die zur Zubereitung kosmetischer Mittel nötig waren. Besonders die Schminktechnik, das Verschönern des Gesichtes mit bestimmten Farbzubereitungen, wurde zu einer Kunst entwickelt.

Das Auftragen von gefärbten Zubereitungen ist auch heute noch die einfachste Methode, seiner Haut den entsprechend pigmentierten und erwünschten Farbton zu verleihen.

Pigmente, Farbstoffe

Bei den Schminken handelt es sich um streichfähige, feine Suspensionen, bestehend aus einer herkömmlichen Salbengrundlage oder einer Ölmischung mit eingearbeiteten feinen Puderrohstoffen in hoher Konzentration. Als farbgebende Komponente werden Mischungen organischer und anorganischer Pigmente verwendet, die in Wasser und organischen Lösungsmitteln unlöslich sind und im Trägermaterial eine *suspensoide* Verteilung nach Art einer Suspension ergeben. Für das anfärbende Verhalten der Pigmente sind neben der chemischen Konstitution die Kristallform und die Partikelgröße entscheidend. Die große Bandbreite aller farbgebenden Schattierungen erreicht man durch Zumischen von natürlich vorkommenden oder synthetisch hergestellten Farbstoffen aus der Natur oder von bestimmten synthetischen Kosmetikfarbstoffen, die meist in der Grundlage löslich sind und oft erst in gelöster Form ihre Farbkraft entwickeln.

Die Kosmetikindustrie bietet eine Vielzahl von braunen oder nur leicht hautgetönten Präparaten an, so daß es für den Verbraucher kein Problem ist, dem jeweiligen Hauttyp entsprechend die geeignete Farbnuance auszuwählen,

Tabelle 55: Farbstoffe in kosmetischen Mitteln

Wasserlösliche Kosmetikfarben	Rhodanin, Eosin, Phloxin, Uranin, Pyronin, Naphtholgrün B
Fettlösende Farbstoffe	Fettfarbe rot, Viktoriagelb, Ceresgrün, Sudanblau
Anorganische Pigmente	Titandioxid (weiß), Eisenoxidhydrat (gelb), Eisen(III)-oxid (rot), Kohlenschwarz, Ultramarin (Aluminium-Natrium-Schwefel-Silikat), Chrom(III)-oxid (grün), Aluminium, Silber, Gold, Calciumcarbonat, Calciumsulfat, Bariumsulfat, Zinkoxid, Zinkstearat, Wismutoxychlorid
Organische Pigmente	Clivienrot, Korallenrot, Kirschrot, Extraktrot, Rubinextrakt, Phthalgrün
Naturfarben	Curcumin (gelb), Lactoflavin (gelb), Karmin (rot), Chlorophyll (grün), Zuckercouleur (braun), β-Karotin (gelb), Bixin (gelb), Canthaxanthin (orangerot), Anthozyane (blau)

um eine ansehnlich braune Gesichtshaut aufzuweisen und ein sportliches Aussehen vorzutäuschen.

Tabelle 55 zeigt, welche Substanzen für die Herstellung farbgebender, dekorativer kosmetischer Mittel eingesetzt werden.

Eigenschaften

Angefärbt werden natürlich nur solche Körper- oder Gesichtsstellen, die von den farbigen Suspensionspräparaten bedeckt werden. Auf das gleichmäßige Auftragen ist deshalb größte Sorgfalt zu legen, um scharfe Ränder zur unbehandelten Haut zu vermeiden. Ein Nachteil der Schminken ist deshalb die zeitraubende Prozedur des Auftragens. Da diese Schminken oder hautgetönten Make-up-Präparate nur oberflächlich über rein physikalische Anziehungskräfte auf der Haut haften, färben sie stark auf Textilien wie Hemdkragen oder Blusen ab. Festkörper, die größer als 200 µm sind, bleiben auf der Hautoberfläche liegen und sind mechanisch leicht entfernbar. Dies geschieht mühelos durch Verwendung von Reinigungsemulsionen, hydrophilen Ölen, speziellen tensidhaltigen Gesichtswässern und durch intensives Nachwaschen mit Wasser. Bei kleineren Partikeln ist jedoch oft auch durch intensives Waschen ein völliges Entfernen schwierig, da ein Teil der Feststoffe je nach Art und Größe in unterschiedlicher Menge in die oberen Hornschichten eindringt. Jedoch können nur Feststoffe unter 50 µm Durchmesser in die Hornschicht eindringen, in tiefere Anteile der Hornschicht gelangen nur solche mit 25 µm und darunter [333]. Mit der Neubildung der Hornschicht werden die Partikel nach oben herausgeschoben.

Bei Verwendung gefärbter dekorativer Kosmetika ist zu bedenken, daß die verschiedenen Farbstoffe eine unterschiedliche allergene Potenz aufweisen und manchmal auch hautirritierend wirken. Daneben sind es Parfümöle, bestimmte aus chemischen Reinigungsprozessen der Vehikel stammende Produkte, Konservierungsmittel oder Grundlagenbestandteile, die allergische Kontaktreaktionen auslösen können. Bei einem derartigen Verdacht ist es für den Arzt entscheidend, das Allergen zu identifizieren. Andererseits müssen Arzt und Apotheker allergische Patienten bei der Auswahl kosmetischer Mittel beraten können. Erfreulicherweise setzt sich bei immer mehr Kosmetikaherstellern die von den Dermatologen schon lange mit Nachdruck erhobene Forderung durch, die verwendeten Inhaltsstoffe zumindest qualitativ anzugeben. Vorschläge für eine weitergehende, vernünftige und praktikable Art der Deklaration kosmetischer Präparate wurden von dermatologischer Seite zur Diskussion gestellt [125].

Auf die komedogene Wirkung bestimmter zur Anfärbung der Gesichtshaut verwendeter Farbstoffe sei hier nur am Rande verwiesen.

Camouflage

Der Ausdruck »*Camouflage*« leitet sich vom französischen Ausdruck für »Tarnung« ab (*se camoufler* = sich verstecken).

Mit den oben erwähnten farbgebenden Schminken oder Make-up-Präparaten kann man die Haut nicht nur jedem modebedingten Farbtrend anpassen, sondern man vermag auch entstellende, angeborene oder durch Krankheit erworbene Hautanomalien zu verdecken. Dieses spezielle Anwendungsgebiet der Maskierung oder Camouflage bestimmter Körperstellen erstreckt sich auf alle medizinisch nicht korrigierbaren Farbänderungen der Haut sowie auf einige andere nur schwer behebbare und störende Hautveränderungen. Dazu gehören Feuermäler, weiße Flecken (Vitiligo), Chloasmen, Sommersprossen, Altersflecken, Tätowierungen und Narben ohne wesentliche Reliefstörung [65a].

An Präparate für eine derartige Camouflage werden noch höhere Anforderungen gestellt als an gute Schminken. Das heute zur Verfügung stehende Sortiment derartiger Zubereitungen bietet eine allen Ansprüchen gerecht werdende Palette mit zahlreichen Farbnuancen. Die Präparate sind wasserfest, so daß der Patient auch in extremen Situationen wie Regen, Schwimmen oder starkes Schwitzen keine »Demaskierung« fürchten muß. Die Schminke bleibt bis zu Temperaturen von ca. 45 °C stabil, ist außerdem sonnenbeständig und wirkt lichtschützend. Allerdings sind die Camouflagepräparationen nicht abriebfest (Verunreinigung des Kopfpolsters, häufige – meist tägliche – Erneuerung nötig).

10.2 Anfärbung durch chemische Reaktionen (Selbstbräunende Zubereitungen)

Daß manche Substanzen mit dem Keratin der Tierhäute, der Haare und der Wolle eine chemische Farbreaktion eingehen, wußte man schon aus der Textilchemie und der Küppen-Färberei. Ähnliche Versuche am Menschen scheiterten jedoch daran, daß die Haut durch solche Substanzen zu stark irritiert wurde oder der Farbton nicht natürlich wirkte. Letztlich hat sich hier eine Klasse von Wirkstoffen durchgesetzt, die den Anforderungen an moderne kosmetische Mittel gerecht wird. Diese Wirkstoffe sind nicht reizend, leicht zu handhaben, und der resultierende Farbton ist lichtecht und nicht abwaschbar.

Chemie und Wirkungsweise

Verwendet werden Substanzen mit einer benachbarten Keto-Alkohol- oder Aldehyd-Alkoholgruppierung, also Ketole oder Aldole, die überwiegend zur Klasse der Zucker gehören (siehe Abb. 81).

In der Literatur [283] sind eine Reihe von Substanzen beschrieben, die diese strukturellen Voraussetzungen erfüllen, allerdings konnte der entstandene Farbton nicht in allen Fällen befriedigen. Der wichtigste und nach wie vor am häufigsten eingesetzte Grundstoff ist das Dihydroxyaceton (DHA), ein im menschlichen Körper vorkommender dreiwertiger Zucker. DHA reagiert mit den Proteinen und Aminosäuren der Hornschicht, wobei sich die Aminogruppe der Aminosäuren mit der Ketogruppe des DHA im Sinne einer Maillard-Reaktion umsetzt (Schiff'sche Base). Der Farbton kommt über eine Polymerisation zustande, deren einzelne Reaktionsschritte noch nicht ganz abgeklärt sind. Die Entstehung von Pyrrolderivaten wird diskutiert (siehe Abb. 82).

Die Reaktion läuft auch im Dunkeln ab, allerdings wurde beobachtet, daß Lichteinwirkung die chemische Umwandlung des farblosen DHA in entsprechende Farbstoffe beschleunigen kann [297]. Der entstehende Farbton ist abhängig von der Art der Aminoverbindungen. Diese Art der Bräunung ist eine rein chemische Reaktion der Hornschicht und hat mit einer Neubildung von Melanin nichts zu tun. Die mit DHA am Keratin entstehenden gefärbten Produkte werden als *Melanoide* bezeichnet.

Die Intensität der Verfärbung ist von der Dicke der Hornschicht abhängig. Stark verhornte Stellen wie Handballen und Fußsohlen werden stärker angefärbt. Das Gesicht nimmt weniger Farbton an als die Extremitäten, allerdings sind die individuellen Unterschiede sehr groß. Mit bestimmten körpereigenen Produkten wie Tryptophan und Alanin führt DHA zu einem mehr gelben Farbstoff, besonders bei hellhäutigen Personen mit schlecht durchbluteter Haut wirkt die Farbe oft gelbstichig. Man hat deshalb versucht, mehrere Substanzen zu mischen, um einen ansprechenden Braunton zu erreichen. Kosmetisch ansprechende, tiefbraune Farbtöne wurden mit einer Kombination aus Dihydroxyaceton und Mucondialdehyd erreicht [283]. Auch die Kombination von meso-Weinsäuredialdehyd mit Hydrochinon (Juglon, Lawson, siehe weiter unten) wird vorgeschlagen. Bei 10 bis 15% aller Menschen wird die Haut infolge einer besonderen, individuellen Hautkonstitution mit DHA überhaupt nicht angefärbt.

Wie an histologischen Schnitten gezeigt werden konnte, nehmen nur die obersten Schichten der Hornschicht den Farbton an. Schleimhäute färben sich nicht. Die Bräunung tritt nach etwa 2–4 Stunden ein, wobei eine Anwendungswiederholung nach 2–3 Stunden zu optimalen

Ergebnissen führt. Die Verfärbung hält – je nach der Geschwindigkeit der Abstoßung der oberen Hornschichten – 3 bis 7 Tage an, nimmt dann langsam ab, um binnen 5 bis 15 Tagen völlig zu verschwinden.

Zu erwähnen ist in diesem Zusammenhang auch das Juglon, das aus den Schalen frischer Walnüsse extrahiert wird (Abb. 83). Wie jeder weiß, der einmal frisch geerntete Nüsse geschält hat, färben die Inhaltsstoffe frischer Nußschalen die Haut braun bis gelbbraun. Auch die Haare nehmen durch Walnußextrakte einen braunen Farbton an. Zugrunde liegt eine chemische Reaktion, die nicht in allen Schritten geklärt ist.

Der Vollständigkeit halber erwähnt werden muß noch das in den Hennablättern enthaltene Lawson (2-Hydroxy-1-4-naphthochinon), das vor allem zum Anfärben der Haare verwendet wird (orange-gelber Farbton).

Abschließend sei nochmals auf die Unterschiede zwischen den Selbstbräunern vom Typ des Dihydroxyacetons und den sog. Pre-Tan-Produkten hingewiesen. Die Anfärbung der *Selbstbräuner* erfolgt ohne Sonnenlichteinwirkung und resultiert aus einer chemischen Reaktion zwischen dem Aldol oder Ketol und bestimmten Proteinkomponenten des Keratins. Die *Pre-Tan-Produkte* hingegen – egal ob sie Aminosäuren, Peptide, DOPA oder »Prämelanin-Komplexe« enthalten – müssen vor der Sonnenbestrahlung aufgetragen werden; in der Sonne tritt eine Vergilbung der aromatischen Komponenten der Aminosäuren ein (siehe Kap. 5.9). Damit kommt es mitunter zu einer leichten Braungelbfärbung der Oberhaut. Den meisten der angebotenen Pre-Tan-Produkte kann man aber nur völlige Wirkungslosigkeit bestätigen. Zweifellos ist die Angabe falsch, die angebotenen Aminosäuren und Melaninvorstufen würden zu den lebenden Melanozyten penetrieren und dort die unter Sonneneinwirkung einsetzende Pigmentbildung erleichtern oder beschleunigen. Erstens gelangen äußerlich auf normale Haut aufgebrachte Substanzen nicht so ohne weiteres in die tieferen Oberhautschichten und zweitens findet sich keinerlei Anhaltspunkt für die Vermutung, beim normalen Menschen bestünde ein Mangel an derartigen Aminosäuren, woraus eine Limitierung der Pigmentbildung resultieren könnte.

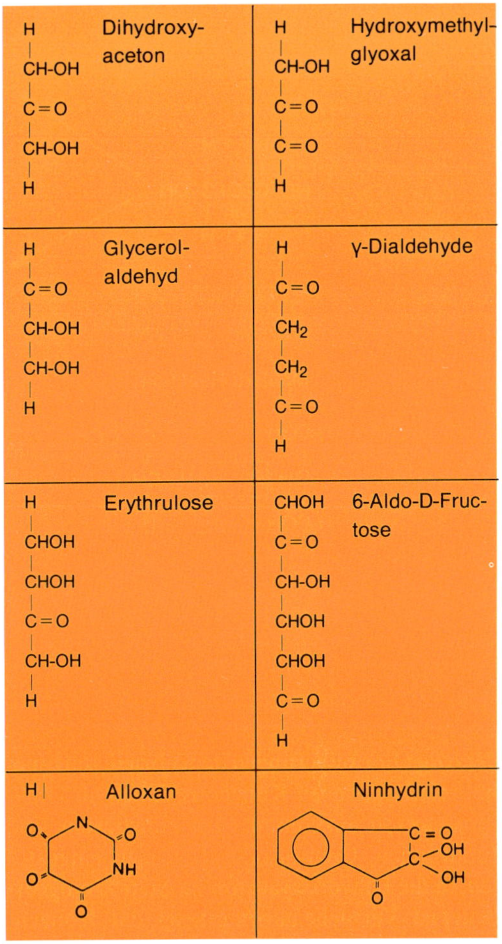

Abb. 81: Wirkstoffe von selbstbräunenden Präparaten [31]

Anwendung selbstbräunender Präparate

Wegen der geringen Öllöslichkeit der chemischen Substanzen lassen sich als Trägerstoffe keine reinen Öle verwenden. Wäßrig/alkoholische Lösungen können oft nicht gleichmäßig aufgetragen werden und führen deshalb leicht zu Fleckenbildung. Auf der anderen Seite haben

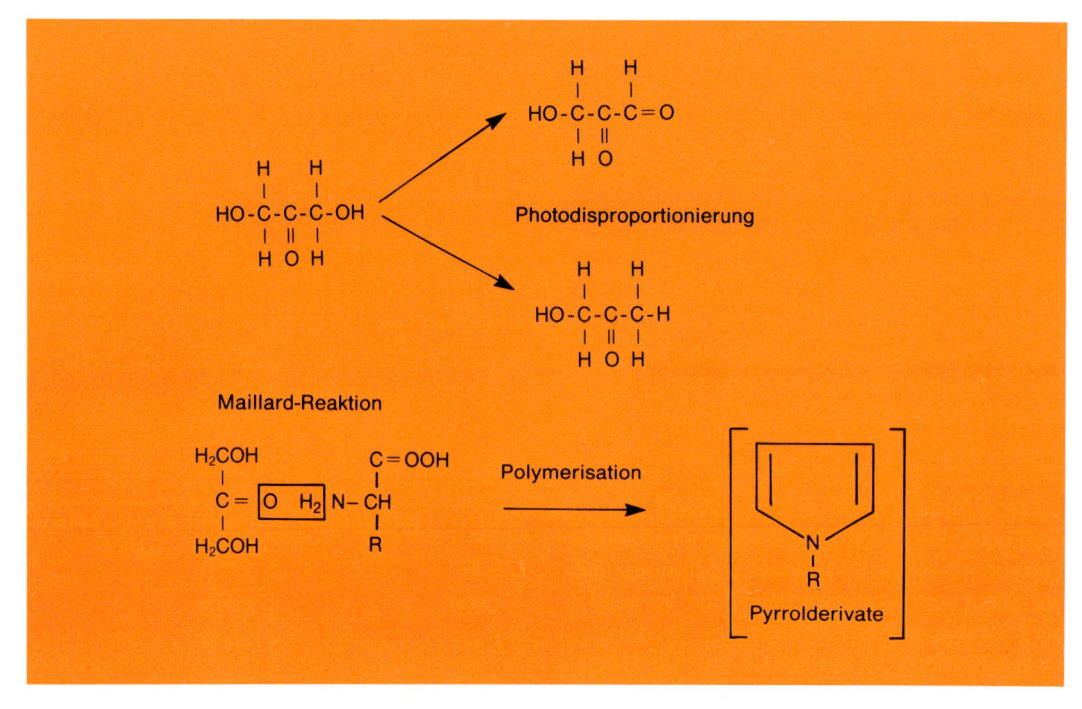

Abb. 82: *Wirkungsmechanismus von selbstbräunenden Präparaten*

derartige Formulierungen den Vorteil, daß man mit relativ geringen Konzentrationen an Dihydroxyaceton auskommt. Am günstigsten sind Emulsionen, Cremes oder Lotionen einzustufen, in die Dihydroxyaceton zu ca. 6 % eingearbeitet ist. Versuche haben gezeigt, daß Konzentrationen über 30 % zu keiner weiteren Farbvertiefung führen.

Beim Auftragen selbstbräunender Präparate im Gesicht ist eine gleichmäßige Verteilung besonders wichtig. Nur solche Hautstellen werden angefärbt, die mit der Präparation unmittelbar in Kontakt kommen. Deshalb ist darauf zu achten, daß auch Nacken und Hals mit einbezogen werden, andernfalls sind scharfe Abgrenzungen zur unbehandelten Haut die Folge. Die entstandene Hautfärbung ist zwar durch starkes Reiben entfernbar (evtl. mit Bimsstein), nicht jedoch durch Waschen mit Wasser oder mit öligen Lösungen. Unangenehm wirkt die Tatsache, daß Textilien, z. B. helle Blusen oder Hemdkragen, durch dauerndes Scheuern an den gefärbten Hautstellen die Farbe annehmen.

Wichtig ist den Verbraucher darauf hinzuweisen, daß eine noch so starke Anfärbung *keinen Schutz vor ultravioletten Strahlen* bietet. Weder UVA- noch UVB-Strahlen werden abge-

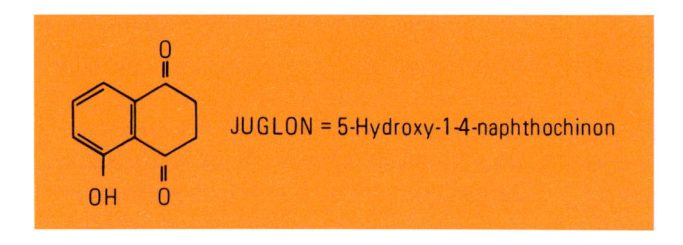

Abb. 83:
Strukturformel von Juglon

schirmt. Auch die mit den Naphthochinonen erzielbare Hautanfärbung bietet keinen Schutz gegen ultraviolette Strahlen. Eine reine Juglonlösung (Chloroform-Methanolgemisch) zeigt zwar im kurzwelligen ultravioletten Bereich eine deutliche Absorption, die aber sehr scharf auf den Bereich zwischen 230–280 nm begrenzt ist [207]. Von einer Kombination zwischen Dihydroxyaceton und Lawson wird berichtet, daß die nach dem Auftragen auf die Haut entstehende Färbung der Hornschicht die Durchlässigkeit für Infrarot-Strahlen und sichtbares Licht herabsetzt [199].

Obwohl also die chemische Farbreaktion der Hornschicht keinen Schutz vor den ultravioletten Strahlen bewirkt, sind manchen Lichtschutzpräparaten solche selbstbräunenden Substanzen wie Dihydroxyaceton zugesetzt. Dies hat mehr einen psychologischen Grund: Nach der Anwendung eines solchen mit selbstbräunenden Substanzen kombinierten Lichtschutzmittels sind bald Bräunungsanzeichen zu beobachten, obwohl noch keine echte Pigmentierung im Sinne einer Melaninbildung eingetreten ist. Dies hat zur Folge, daß der ungeduldige Verbraucher, der schnell braun werden will, davon abgehalten wird, sich an den ersten Urlaubstagen zu intensiv und langdauernd der Sonne auszusetzen. Besonders bei lichtempfindlichen oder nicht vorgebräunten Personen wird mit diesem Trick eine Überdosierung der erythemerzeugenden Sonnenstrahlen vermieden.

Beurteilung der Selbstbräuner

Selbstbräunende Präparate mit Dihydroxyaceton oder chemisch ähnlich reagierenden Substanzen sind absolut unschädlich. Es wird nur die tote Zellschicht der obersten Hornlagen der Haut angefärbt, eine Schädigung tieferer Hautschichten ist ausgeschlossen. Da Nebenwirkungen nicht auftreten – die Substanzen sind nicht toxisch und Sensibilisierungen äußerst selten –, ist gegen eine langdauernde Anwendung selbstbräunender Zubereitungen überhaupt nichts einzuwenden. Die Food and Drug Administration, die strenge Überwachungsbehörde der USA, hat DHA als »Colour Additive« zur Herstellung von Arzneimitteln und kosmetischen Mitteln ohne Zertifikat zugelassen [283]. Unter den Bedingungen der externen Anwendung beim Menschen ist von DHA, einem im Organismus vorkommenden Zucker, eine kanzerogene Wirksamkeit auszuschließen.

Bedeutung haben die selbstbräunenden Präparate jedoch nicht nur zum Zweck der kosmetischen Bräunung erhalten, ihr Einsatz hat sich bei Pigmentstörungen, z. B. Vitiligo oder großflächigen Chloasmen, zum Farbausgleich bewährt.

Einschränkend ist allerdings festzuhalten, daß Selbstbräuner als alleinige Pigmentierungsträger nur in Ausnahmefällen befriedigend sind, da der resultierende Farbton kaum der natürlichen gesunden Hautfarbe entspricht.

10.3 Orale Anwendung von Karotinoiden

Kontrastausgleich bei Pigmentstörungen

Sowohl unerwünschte, Melanin-bedingte Pigmentierungen als auch unerwünschte Hautbleichungen stören in erster Linie durch den Kontrasteffekt gegenüber der normal pigmentierten, umgebenden Haut. Da die Möglichkeiten einer gezielten Pigmentierungsanregung bzw. Bleichung begrenzt sind, bleibt meist nur ein Pigmentausgleich durch lokale (Schminken; wasserfeste Schminken; keratinbindende Farbstoffe) oder allgemeine Maßnahmen (orale Karotinoidgaben) übrig.

Besondere Bedeutung gewinnt der Pigmentausgleich durch die zunehmende Zahl iatrogen bedingter Hyper- und Depigmentierungen (siehe Kapitel 9.).

Anwendung bei unerwünschten Hautbleichungen

Zur Behandlung unerwünschter Hautbleichungen (Vitiligo, Leukoderm, Narben, Naevi depigmentosi, Albinismus) eignen sich orale Gaben von β-Karotin und/oder von Canthaxanthin. Bei der Vitiligo, der wohl häufigsten und zweifellos wichtigsten Erkrankung aus dieser Gruppe, kann in etwa der Hälfte der Fälle zumindest eine wesentliche Verbesserung erzielt werden.

Im Gegensatz zur PUVA-Behandlung tritt bei der Karotinoidbehandlung der Vitiligo keine Hyperpigmentierung der umgebenden normalen Haut ein, wodurch der Kontrasteffekt verschlechtert würde (siehe Kap. 9.1).

Bei Vitiligo und Albinismus ergibt sich durch die Verabreichung von Karotinoiden ein zusätzlicher Lichtschutzeffekt, der bei diesen beiden Hypopigmentierungen besonders wichtig ist.

Ob im Einzelfall Narben und Leukoderme einer Karotinoidbehandlung unterzogen werden sollen, muß jeweils gesondert entschieden werden. Zweifellos lohnt sich in jedem Fall der Versuch, diese völlig ungefährliche Form eines Pigmentausgleichs einzusetzen. Obendrein ist der Zeitaufwand einer Dragee-Einnahme minimal im Vergleich zum aufwendigen Schminken.

Durch die Herausnahme von Canthaxanthin aus den Karotinoid-Dragees ist zwar der Einsatz dieser Produkte für Zwecke des medizinischen Lichtschutzes nur gering abgeschwächt, aber das erscheinungsmedizinische Resultat der Dragee- bzw. Kapseleinnahme hat sich drastisch verschlechtert. β-Karotin allein bringt in der überwiegenden Mehrzahl der Fälle einen Farbton, der unnatürlich wirkt und deshalb von den Patienten abgelehnt wird. Somit ist der Einsatz von Karotinoiden für Zwecke des Kontrastausgleichs bei Pigmentstörungen in den meisten mitteleuropäischen Ländern äußerst limitiert. In Ländern, in denen ein Canthaxanthin-Verbot besteht, muß man mit Schminken und selbstbräunenden Produkten auskommen.

Anwendung bei Hyperpigmentierungen

Oral verabreichte Karotinoide bedingen ein Dunklerwerden der normalen, die Hyperpigmentierungen umgebenden Haut und vermindern so den störenden Kontrasteffekt. Bei verschiedensten Formen fleckiger Hyperpigmentierungen wie Altersflecken, Chloasmen, Epheliden und Lentigines führen Gaben von Canthaxanthin und β-Karotin zumindest zu einer Besserung des Gesamteindruckes. Eine völlige Pigmentangleichung ist fast nie möglich. Besonders in Kombination mit einer Bleichbehandlung (siehe Kap. 9.2) lassen sich jedoch bei vielen Fällen von Hyperpigmentierungen zufriedenstellende Erfolge erzielen.

Anwendung zur Deckung dermaler Störungen

Die durch orale Gaben von β-Karotin und/oder Canthaxanthin eintretende Färbung der Haut schwächt den erscheinungsmedizinisch störenden Effekt dermaler Veränderungen ab. Zum Beispiel können durch Karotinoidgaben unschöne Teleangiektasien im Gesichtsbereich in ihrem optischen Eindruck gebessert werden. Durch die gebräunte Haut hindurch stören die blauroten Gefäßzeichnungen weit weniger.

Ebenso lassen sich auffällige Gefäßzeichnungen an den Beinen durch Anfärbung der Haut mit Karotinoiden kaschieren.

Anwendung zur kosmetischen Bräunung

Die Bräunung aus der Pillenschachtel mittels oraler Einnahme von Karotinoiden ist heute auf β-Karotin beschänkt und hat den anderen Methoden (Sonne, Solarium, »Selbstbräuner«) gegenüber Vor- und Nachteile. Als *Vorteile* sind zu nennen: Heimbehandlung, geringer Zeitaufwand für eine Ganzkörperbräunung, keinerlei Hautbelastung, gleichzeitiger Lichtschutz, wasser- und abriebfester Farbton.

Als *Nachteile* der Hautbräunung mittels Karotinoiden sind anzuführen: individuell unterschiedliche, mitunter unnatürliche Farbtönung und gelbrote bis gelbbraune Verfärbung der Handteller (und Fußsohlen), in störender Weise meist erst bei Überdosierung; das Vorliegen von Schwielen begünstigt das Auftreten dieser unerwünschten Verfärbung.

Die zur kosmetischen Bräunung notwendigen Tagesdosen an Karotinoiden müssen individuell gewählt werden (Faktoren der Resorption, des Transports, der Disposition; Berücksichtigung des Körpergewichts). Nach einer Anflutzeit von 14 Tagen mit 75–100 mg β-Karotin bewegen sich die üblichen Tagesdosen um 25–50 mg β-Karotin. Die Verbraucher finden die für sie optimale Dosis meist sehr rasch heraus.

Von seiten der Dermatologen bestehen keinerlei Vorbehalte gegen die orale Bräunung mit β-Karotin.

10.4 Künstliche Bestrahlung (Solarien)

Allgemeines

Seit einigen Jahren erleben wir einen regelrechten Solarienboom: Die Bräunungscenter schießen wie die Pilze aus dem Boden, fast jeder Fitneßclub besitzt sein eigenes Bestrahlungsgerät, sogar die großen Hotels bieten neben Schwimmbad, Sauna, Sportraum auch ein Solarium an. Der Verkauf an Heimgeräten steigt rapide, die Hersteller kämpfen um jeden Kunden und versuchen, ihre Geräte mit Werbesprüchen, die intensive Bräunung versprechen und jegliches Risiko verneinen, an den Verbraucher zu bringen. Womit hängt dieser Boom an Bräunungsgeräten zusammen?

In erster Linie beruht wohl die Nachfrage nach künstlichen Strahlern auf dem derzeit herrschenden Modetrend: *Braunsein ist in.*

Zum andern stehen heute dem Verbraucher Geräte zur Verfügung, die in ihrer technischen Konzeption eine enorme Entwicklung und Verbesserung durchgemacht haben. Die modernen Bräunungsanlagen emittieren überwiegend UVA in hoher Dosierung und nur einen geringen Anteil an UVB-Strahlen. Das Strahlenspektrum der modernen Geräte ist in bezug auf die Bräunung günstiger und hinsichtlich des Sonnenbrandrisikos weniger bedenklich als die früheren Geräte. Selbst im Vergleich zum Strahlungsspektrum der natürlichen Sonne ist die Pigmentierungsstärke größer und die Gefahr von Erythemreaktionen geringer bzw. bei manchen Geräten überhaupt nicht gegeben. Akute Lichtschäden in Form schmerzhafter Erytheme treten praktisch nur noch bei bewußt übertriebener oder unsachgemäßer, der Geräteanleitung nicht folgender Handhabung auf. In der Boulevard-Presse aufgebauschte Berichte von Personen mit »verbrannter Haut« gehören der Vergangenheit an. Selbstverständlich ist aber die Möglichkeit phototoxischer Reaktionen zu berücksichtigen (siehe Kap. 11.2).

Einen wesentlichen Fortschritt bedeutete die Entwicklung solcher Gerätetypen, die ausschließlich UVA aussenden. Da UVB-Strahlen völlig fehlen, sind Sonnenbrände oder Karzinome auch bei noch so langer Einwirkungsdauer nicht zu befürchten. Während Gerätehersteller und Betreiber von Sonnenstudios verständlicherweise eher dazu neigen, die unbestrittenen Vorteile der modernen Geräte hervorzuheben (»Gesunde UVA-Bräune«), stehen auf der anderen Seite die warnenden Stimmen vieler Dermatologen, die besonders im Hinblick auf mögliche Langzeitschäden, wie chronischen Lichtschäden und Elastose Bedenken äußern. Man befürchtet, daß die Auswirkungen des Solarienbooms erst in ca. 10 Jahren manifest werden. Diese Einwände beziehen sich jedoch nicht auf die grundsätzliche Verwendung künstlicher Lichtquellen zum Zweck der kosmetischen Bräunung – schließlich wird künstliches erzeugtes Ultraviolett auch in der dermatologischen Praxis zur Verbesserung des Hautbildes mit Erfolg eingesetzt [50, 281, 296]. Gewarnt wird jedoch vor den Folgen einer unvernünftigen, kritiklosen Dauerbehandlung der Haut, nur um ganzjährig dem derzeitig herrschenden Modetrend nachzukommen.

Die Gefahr der Übertreibung ist natürlich bei den Heimgeräten besonders groß. Man braucht ja nur in ein Nebenzimmer, in den Hobby- oder Sportraum zu gehen und schon kann man sich täglich bequem über eine längere Zeit besonnen (oder braten).

Gegen eine vernünftige Bestrahlung mit einem qualitativ hochwertigen Gerät, zum Beispiel um sich eine ansehnliche, normale Grundbräunung aufzubauen oder um seine Haut kurmäßig auf einen Sonnenurlaub vorzubereiten, bestehen keine Einwände. Dem Verbraucher stehen für solche Zwecke eine Reihe verschiedenartiger Gerätetypen zur Auswahl. Die Unterschiede bestehen in der *Art der Lichtquelle*, in der *Stärke der bräunenden Emission* und *im* Strahlenspektrum.

Künstliche Lichtquellen

Künstliche Strahlungsquellen sind seit langem bekannt und werden als medizinische Bestrahlungsgeräte in Form von Heimsonnen und Solarien verwendet. Zur Erzeugung *ultravioletter* Strahlen erlangten dabei Gasentladungsstrahler die größte Bedeutung; besonders bewährten sich Quecksilberdampflampen. Die geringe chemische Aggressivität des Quecksilbers und der bei relativ niedrigen Temperaturen erzielbare hohe Dampfdruck sind Eigenschaften, die sich vorteilhaft auf die technische Realisierbarkeit auswirken. Solche Entladungslampen bestehen aus einem Glas- oder Quarzrohr, in dem sich in einer Edelgasatmosphäre eine kleine Quecksilbermenge befindet. An den beiden Rohrenden sind zwei Elektroden befestigt, zwischen denen nach Anlegen einer Spannung elektrischer Strom durch das Gas fließt (siehe Abb. 84). Dabei bewegen sich die elektrisch geladenen Teilchen, Elektronen und Ionen, zwischen den Gasatomen hin und her. Beim Zusammenstoßen zwischen beschleunigten Elektronen und neutralen Gasatomen wird aus dem Atom entweder ein Elektron herausgeschlagen, d.h. das Atom wird ionisiert oder eines der Elektronen, die den Atomkern umkreisen, wird von einem Zustand niederer Energie auf einen Zustand höherer Energie angehoben, d.h. es wird angeregt. Bei der meist spontan erfolgenden Rückkehr des Elektrons aus dem angeregten Zustand in den energieärmeren Grundzustand wird die Energiedifferenz als Strahlung emittiert [147]. Das Spektrum besteht dabei vorwiegend aus einzelnen Linien. Die Strahlungseigenschaften der Lampe hängen vom Fülldruck des Quecksilbers in der Entla-

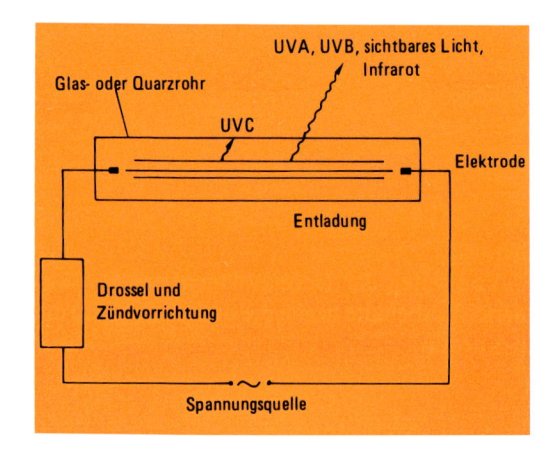

Abb. 84: Quecksilber-Entladungslampe [147]

dung und von evtl. zugesetzten Dotierungssubstanzen ab.

Zur UV-Erzeugung lassen sich zwei Lampentypen, Niederdrucklampen und Hochdruckstrahler, unterscheiden.

Niederdrucklampen

Quecksilberdampf-Niederdrucklampen produzieren überwiegend UVC-Strahlen. Bei der Entladung werden Linien um 185 und 254 nm emittiert. Da jedoch die Strahlung um 185 nm in der Lage ist, Luftsauerstoff zu ionisieren, was zur unerwünschten Ozonbildung führt (Reizwirkung auf die Schleimhäute der Atemwege), wählt man für die Wand der Entladungsröhre Quarzglassorten, welche die Linie um 185 nm vollständig absorbieren und die Linie um 240 nm durchlassen [147]. Strahlen dieser Wellenlänge haben drastische Auswirkungen auf das Leben vor allem der niederen Organismen. Alle wesentlichen Bausteine der Zellen gehen mit den UVC-Strahlen eine intensive Wechselwirkung ein: Aminosäuren absorbieren im Bereich von 220 bis 240 nm, die Bestandteile der Nukleinsäuren (z.B. Adenin, Guanin, Cytosin, Thymin) reagieren besonders stark mit Strahlen um 260 nm, die Desoxyribonukleinsäure zeigt ein ausgeprägtes Absorptionsverhalten im Bereich zwischen 250 bis 265 nm. Die eingestrahlte Energie führt zu erheblichen Veränderungen in den Molekülstrukturen dieser wichtigen Zellbausteine, die Zelle wird in ihren elementaren Funktionen gestört, was letztlich den Zelltod zur Folge hat [97].

Niederdrucklampen, die überwiegend im UVC-Bereich ausstrahlen, werden deshalb zur Keimreduzierung in Arbeitsräumen (Luft, Oberflächen, Geräte, Einmalspritzen, Einmalnadeln u. ä.) eingesetzt. Zur Abtötung von Bakterien und Viren genügen im allgemeinen geringere UVC-Bestrahlungsdosen als für Pilze und Hefen. Vegetative, in der Teilung befindliche Formen sind wiederum empfindlicher als Sporen.

Auch auf den menschlichen Organismus haben UVC-Strahlen gesundheitsschädigende Auswirkungen. Betroffen sind vor allem die oberen Hautschichten und die Augen. Obwohl die UVC-Strahlen nur eine geringe Eindringtiefe haben und von den oberen Hornschichten abgeblockt werden, kommt es wegen der hohen Energie der UVC-Strahlen sehr rasch zu hautschädigenden Prozessen. Schon nach relativ niederen Dosen werden Erytheme produziert. Auch die karzinogene Wirkung ist unbestritten. Die Augen reagieren mit schmerzhafter Konjunktivitis und Keratitis. Personen, die aus beruflichen Gründen unter UVC-produzierenden Lampen arbeiten, müssen deshalb ihre Haut und ihre Augen wirksam schützen (UV-undurchlässige Kleidung und Handschuhe, UV-absorbierende Brillen).

Zur kosmetischen Bräunung sind derartige Lampentypen absolut ungeeignet. Man hat deshalb versucht, die Strahlenemission in den UVA- und UVB-Spektralbereich zu verschieben, der für die Haut weniger schädlich und für die Bräunung nützlicher ist. Dies gelang mit der Entwicklung der sog. Leuchtstofflampen.

UVA-Leuchtstofflampen

Geräte und emittierte Strahlung

Bei diesen Leuchtstofflampen handelt es sich um stabförmige Lichtquellen von 136 bis 2 376 mm Länge und einem Durchmesser von 16 bis 54 mm. Das Innere ist mit einem Edelgas oder Edelgasgemischen gefüllt der gesättigte Quecksilberdampfdruck liegt im Niederdruckbereich. Der Unterschied zu den Niederdruckstrahlern liegt darin, daß die Innenwand des Kolbens mit einem Leuchtstoff beschichtet ist, der die kurzwelligen UVC-Strahlen bei 185 und 254 nm absorbiert (siehe Abb. 85). Gleichzeitig wird diese Leuchtstoffschicht durch die Quecksilber-Niederdruckentladung zur Strahlenemission angeregt, wobei je nach Zusammensetzung des Leuchtstoffes verschiedene Spektren erzielt werden können.

Diese in den meisten Bräunungszentren verwendeten Lampen enthalten als Leuchtstoff aktivierte Silikate und Phospate [185], wodurch überwiegend UVA im Bereich von ca. 320 bis ca. 440 nm ausgesendet wird (»Blacklight-Lampen«). Die pigmentierungswirksame Bestrahlungsstärke der UVA-Leuchtstoffröhren ist jedoch vergleichsweise gering. Um überlange Bestrahlungszeiten zu vermeiden, werden in einem Gerät mehrere Röhren zusammengefaßt.

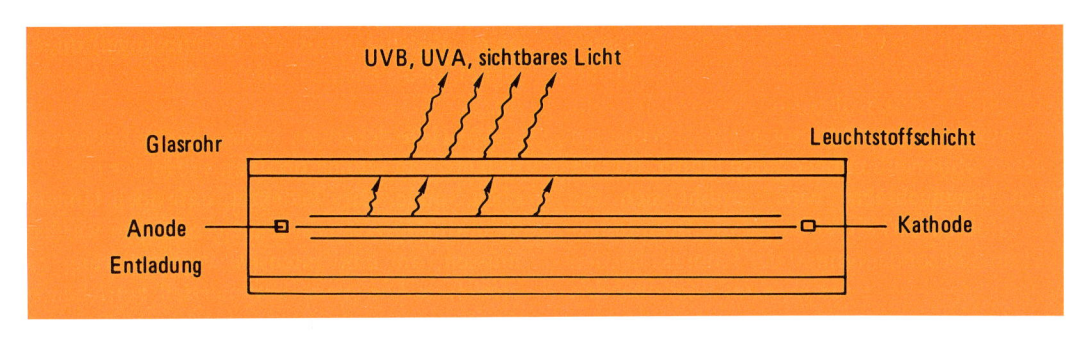

Abb. 85: UV-Leuchtstofflampe [147]

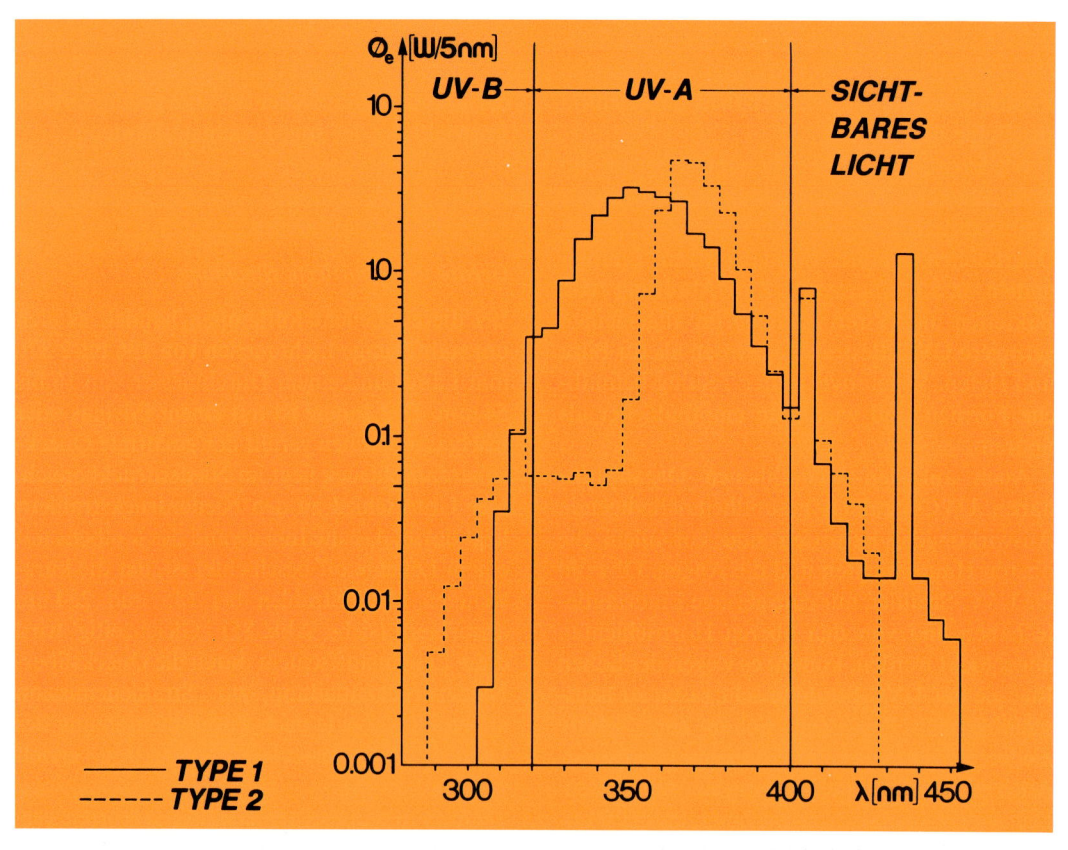

Abb. 86: Verteilung der Bestrahlungsstärke zweier 100 W UVA-Leuchtstofflampen (Blacklight) [183]

Zusätzlich müssen diese möglichst nahe an die Haut herangebracht werden. Wenn in einem Gehäuse z. B. 10 UVA-Leuchtstofflampen von 1,5 m Länge, die mit 80 Watt betrieben werden, installiert sind, so ergibt sich auf einer Liegefläche von 1,9 × 0,7 m bei einem Bestrahlungsabstand von 0,5 m eine pigmentierungswirksame Bestrahlungsstärke von rund 55 Watt pro m^2 und eine Schwellenbestrahlungszeit bis zur Bräunung von ca. 30 Minuten [185]. Wenn ein solcher »Sonnenhimmel« noch näher an die Haut herangebracht wird, erhöht sich die Bestrahlungsstärke und damit die Bräunungswirkung. Besonders eng ist der Kontakt bei den Sonnenliegen, bei denen man auf einer über den 10 Röhren befindlichen UV-durchlässigen Acrylglasplatte liegt. In den Sonnenstudios wird meist eine Kombination aus Liege und dem in der Höhe verstellbaren Sonnendach verwendet (Sun-Fluter).

Für manche Verbraucher sind solche Vorrichtungen wegen des eintretenden klaustrophobischen Effektes (Klaustrophobie = Platzangst, Bedrückung durch Raummangel) ungeeignet, und sie lehnen solche »Sandwichliegen« ab.

Mit Hilfe derartiger Sonnenbänke kann man sich etwa so schnell bräunen wie in der natürlichen Sonne. Dies bedeutet, daß doch längere Bestrahlungszeiten in Kauf genommen werden müssen, um eine intensive Pigmentierung zu erreichen. Die meist kommerziell betriebenen Sonnenstudios verwenden solche Anlagen aus mehreren gebündelten Leuchtstofflampen. Da

Künstliche Bestrahlung

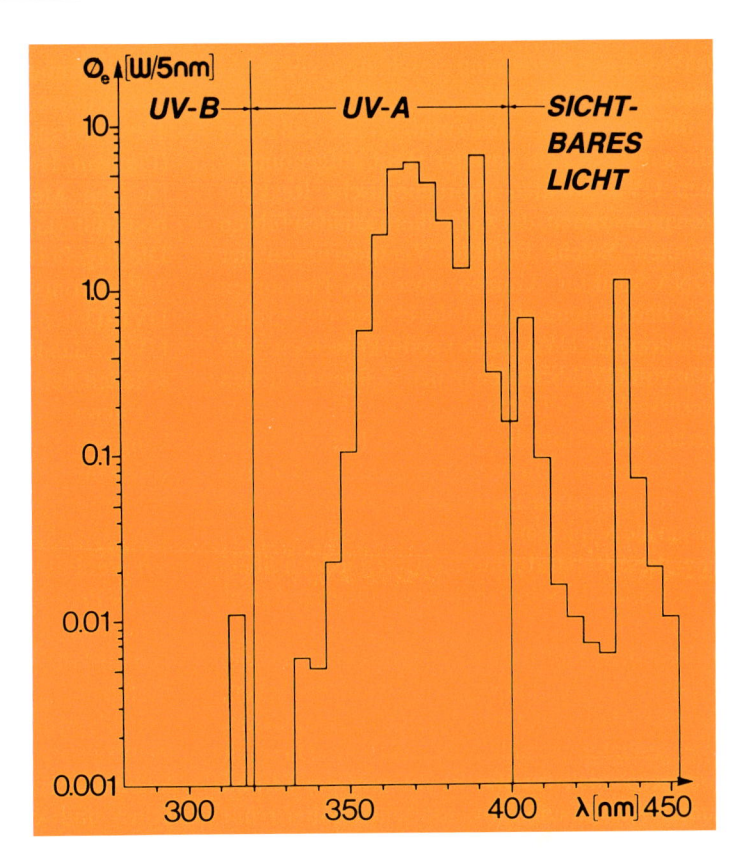

Abb. 87:
Verteilung der
Bestrahlungsstärke einer als
UVB-frei deklarierten
UVA-Leuchtstofflampe
(Blacklight) [183]

diese Geräte im Energieverbrauch und im Preis auch für den Verbraucher erschwinglich sind, hat der Heimgerätemarkt einen enormen Aufschwung genommen. Hersteller und Betreiber der Sonnenstudios werben damit, daß bei den UVA-Leuchtstofflampen nur »reines UVA« produziert würde. Je nach Röhrenfabrikat und Art des Filters ist jedoch mit einem UVB-Anteil zwischen 0,3 bis 1,5% zu rechnen [183] (siehe Abb. 86).

Die erythemwirksame Bestrahlungsstärke dieser Geräte beträgt etwa 0,09 Watt/m², was zu einer Schwellenbestrahlungszeit des Erythems von rund 45 Minuten führt. Die UVB-Strahlung wird durch den Phospor im Leuchtstoff und durch die Niederdruckentladung der Quecksilberlinie bei 313 nm erzeugt. Selbst als »UVB-frei« deklarierte Leuchtstofflampen weisen bei dieser Linie noch einen geringen Anteil von ca. 0,05% UVB auf (siehe Abb. 87). Die Schwellenbestrahlungszeit für Direktpigmentierung beträgt durchschnittlich 30 Minuten, das bedeutet, daß vor dem Auftreten eines spürbaren Erythems die Bräunungsreaktion in Gang gesetzt wird. Damit sind die UVA-Leuchtstofflampen im Emissionsspektrum für Pigmentierung günstiger als die Sonne und zum Zweck der künstlichen Bräunung sehr gut geeignet.

Beurteilung

Bei maßvoller Nutzung und richtiger Handhabung ist es durchaus möglich, eine intensive Bräune der Haut zu erzielen, ohne daß spürbare oder gesundheitsschädliche Erytheme befürchtet werden müssen. Ein Sonnenbrand kann praktisch nur durch bewußtes Überschreiten der Bestrahlungszeiten provoziert werden. Durch eingebaute automatische Schaltuhren wird bei modernen Geräten der Bestrahlungsvorgang begrenzt, so daß auch Personen, die während der Besonnung einschlafen, vor Schädigung geschützt sind.

Berücksichtigt werden muß jedoch, daß selbst die ganz wenigen, von der Haut aufgenommenen UVB-Quanten photochemische Reaktionen provozieren, die zu Zellkernschäden führen können. Solche Defekte, Veränderungen der DNA-Struktur, können über das Phänomen der Photoaugmentation durch das gleichzeitig einwirkende UVA noch verstärkt werden. Mit den von UVB-Strahlen in den Zellbestandteilen verursachten Schäden wird unsere Haut jedoch fertig, weil sofort die wirksamen Reparaturmechanismen in Aktion treten (siehe Kap. 4.9). Bei einem kritiklosen Dauergebrauch, zu dem vor allem die bequemen Heimgeräte verführen, werden diese Reparaturmechanismen jedoch überlastet und die Schäden können überhand nehmen.

In jedem Fall sollten deshalb zwischen zwei Bestrahlungen mindestens 24 Stunden liegen, um den Hautenzymen genügend Zeit zu lassen, die gesetzten Schäden zu beheben. Dies gilt übrigens auch für die Besonnung am Strand unter Ausnützung von topischen Filtern mit bestimmten Schutzfaktoren.

Untersuchungen an der sog. Göttinger Nacktmaus, die mit UVA-Leuchtstofflampen mit einem geringen UVB-Anteil von 0,6% bestrahlt wurde, ergaben, daß sich zwischen der 28. und 48. Bestrahlungswoche multiple Hauttumore entwickelten, bei denen es sich histologisch um gutartige, verhornende Tumore, Krebsvorstufen und infiltrierend wachsende Hautkarzinome handelte. Außerdem traten am Hautbindegewebe Veränderungen auf, die der menschlichen, UV-bedingten vorzeitigen Hautalterung (aktinischen Elastose) ähnlich waren [5]. Selbst nach einer Reduktion des UVB-Anteils auf ca. 0,02% konnte im korialen Bindegewebe noch immer eine ausgeprägte Elastose festgestellt werden. Allerdings fehlten Veränderungen am Kollagen [4]. Die Frage, welche Rolle UVA im Prozeß der lichtbedingten Hautalterung spielt, kann aus diesen Versuchen nur bedingt abgeleitet werden, da die Tiere nicht mit reinem UVA bestrahlt wurden. Auch sind solche Tiermodelle nicht ohne weiteres auf die Verhältnisse beim Menschen übertragbar: Die Tiere verfügen über keine Schutzmechanismen (Pigment, Hornschicht) und wurden über einen für den Menschen unrealistischen Zeitraum bestrahlt (täglich 16 Stunden über 400 Tage). Die Ergebnisse erhärten jedoch den Verdacht, daß chronische Einwirkung auch geringster UVB-Dosen – vor allem in Kombination mit UVA – das Risiko für einen chronischen Lichtschaden beträchtlich erhöht.

Interessant ist deshalb in diesem Zusammenhang eine Studie, bei der der Frage nachgegangen wurde, ob eine kontinuierliche künstliche Bräunung über mehrere Monate an der gesunden menschlichen Haut zu histologisch faßbaren Veränderungen führt [279]. Zehn hautgesunde Probanden wurden ein- bis dreimal in der Woche bis zu einer Gesamtzahl von 60 Sitzungen im Jahr mit einer herkömmlichen Anlage – bestehend aus 2×10 Niederdruck-UVA-Leuchtstofflampen – bestrahlt. Nach diesem Zeitraum wurden im dermalen Bindegewebe keine nennenswerten Veränderungen der elastischen und kollagenen Fasern festgestellt, die Bindegewebsstrukturen stellten sich altersentsprechend unverändert dar. In der Epidermis zeigte sich je nach Hauttyp eine verstärkte Bildung von Melaninpigment sowie die Entwicklung einer ausgeprägten Lichtschwiele. Allerdings fanden sich auch »sunburn cells«, wofür man den geringen UVB-Anteil der verwendeten Strahlenquelle verantwortlich macht. Die Frage, ob diese epidermalen Veränderungen auf die Dauer zu Folgeschäden an den Hautschichten führen können, konnte auch in dieser Studie nicht mit Sicherheit beantwortet werden.

Außerdem ist die Frage nicht zu klären, ob diese Versuchsanordnung den tatsächlichen Gegebenheiten einer jahrelangen Ultraviolettexposition gerecht wird. Man empfiehlt im Umgang mit künstlichen Strahlungsquellen eine vorsichtige und einschleichende Dosierung, die Strahlenbelastung soll nur langsam gesteigert werden, um die Adaptionsfähigkeit der Haut und die individuelle Lichttoleranz zu

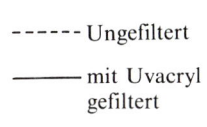

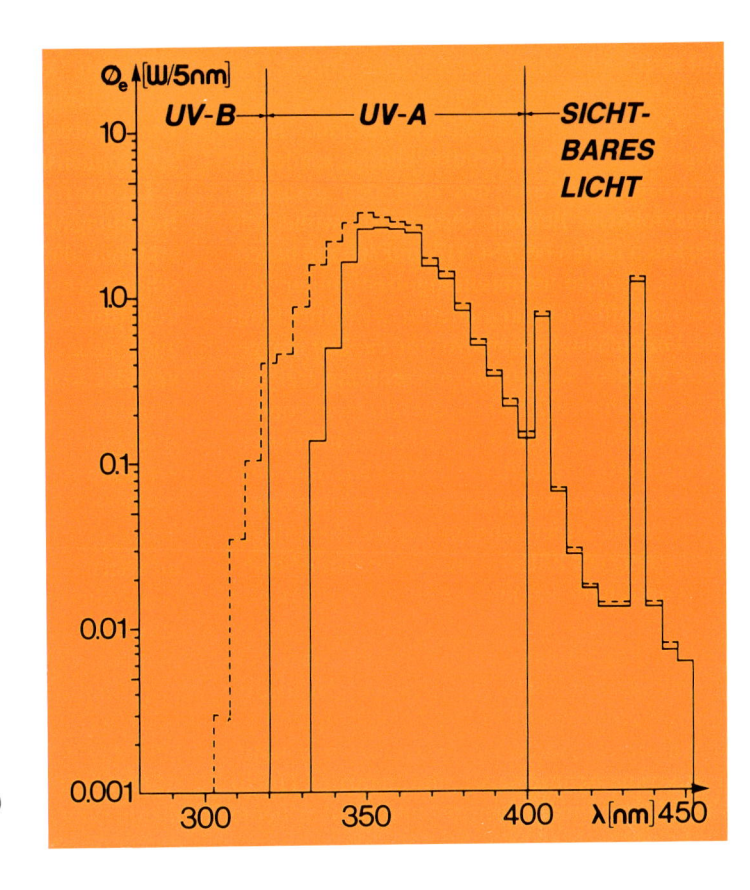

Abb. 88:
Verteilung der Bestrahlungsstärke einer ungefilterten und gefilterten 100 W UVA-Leuchtstofflampe (Blacklight) [183]

steigern. Da UVA-Leuchtstofflampen je nach Qualität der Röhren durchaus noch einen geringen Anteil an UVB-Strahlen aussenden, erscheint es vernünftig, während der Bestrahlung ein UVB-absorbierendes Lichtschutzmittel aufzutragen. Die größere Sicherheit erkauft man sich jedoch mit einer abgeschwächten Bräunungsreaktion; da es keine reinen UVB-Filter gibt, wird auch das direktbräunende UVA abgeschwächt.

Sicher vermieden werden mögliche UVB-Schäden in der Haut durch solche Besonnungsanlagen, die keinerlei UVB-Anteil aussenden. In diesen Geräten wird an Stelle der üblichen Acrylglasplatten ein spezieller Kunststofffilter (Uvacryl) mit einer hohen photochemischen Stabilität verwendet, der *jegliche* UVB-Strahlung abblockt. Das Emissionsspektrum ist streng auf den Bereich zwischen 330 und ca. 430 nm begrenzt [183] (siehe Abb. 88).

Durch Auswahl spezieller Leuchtstofflampen kann bei einer Kombination von 10 Niederdrucklampen die pigmentierungswirksame Bestrahlungsstärke auf 80–90 Watt/m² vergrößert werden (Uvarium). Die Schwellenbestrahlungszeit für die Direktpigmentierung wird schon nach 20 Minuten erreicht. Erytheme im Sinne des typischen Sonnenbrandes sowie Schäden an den Kernbestandteilen sind aufgrund der fehlenden UVB-Anteile nicht mehr zu befürchten. Die Energiebelastung des Hautbindegewebes kann aber durchaus zu einer Elastose führen.

Hochdruckstrahler

Heimsonnen

Die erste Generation der künstlichen Ultraviolettquellen war die Quecksilberhochdrucklampe, ein langgestreckter Brenner aus Quarzglas mit zwei Elektroden an den beiden Enden. Das Entladungsgefäß ist mit einer bestimmten Menge Quecksilber und einem Edelgas, meist Argon, gefüllt. Die Hochdrucklampe sendet ein Linienspektrum aus, das über den gesamten ultravioletten Bereich verteilt ist, wobei die stärksten Linien bei 254, 313 und 366 nm liegen. Durch gezielte Beimischung bestimmter Zuschlagsstoffe im Quarzmaterial der Röhre kann die Durchlässigkeitsgrenze auf ca. 280 nm gesetzt werden, so daß die Aussendung frei von UVC-Strahlen wird. Die später als Heimsonnen verwendeten Hochdruckstrahler enthielten ein bewegliches, verstellbares Glasfilter, mit dem die Zusammensetzung des ausgestrahlten Spektralbereichs variiert werden konnte. Bei völliger Schließung des Filters wurde die gesamte Strahlung unterhalb 300 nm unterdrückt. Bei diesen Geräten muß die erlaubte Bestrahlungszeit streng eingehalten werden, da es sonst auf Grund des hohen UVB-Anteils und der niedrigen Erythemschwellenzeit in kürzester Zeit zu massiven entzündlichen Reaktionen kommt. Für kosmetische Zwecke sind derartige Hochdrucklampen nicht geeignet und werden heute praktisch auch nicht mehr eingesetzt.

Hochleistungsstrahler – Geräte und emittierte Strahlung

Eine weitere Verbesserung in der Entwicklung künstlicher Lichtquellen für die kosmetische Bräunung sind solche Besonnungsanlagen, die ausschließlich UVA emittieren und gleichzeitig eine pigmentierungswirksame Bestrahlungsstärke erreichen, die den Effekt der reinen UVA-Leuchtstofflampen um ein Vielfaches übertrifft. Diese neuartigen Strahler bestehen aus einem zylindrischen Quarzgefäß, in dem sich in einer Edelgasatmosphäre ein Gemisch aus Quecksilber und speziellen Metallhalogeniden befindet. Während des Betriebs stellt sich über die Temperatur im Strahleninneren ein so hoher Druck ein, daß derartige Geräte als Hochdruckstrahler bezeichnet werden. Die mit diesen Geräten erzielbare pigmentierungswirksame Bestrahlungsstärke liegt bei über 500 Watt/m^2, bei einer Schwellenbestrahlungszeit von knapp 3 Minuten. Die gesamte Bestrahlungsstärke beträgt etwa 1 000 Watt/m^2. Dies ist etwa der Wert der Globalstrahlung bei 90° Sonnenstand [184].

Die enorme, schon nach kurzer Zeit sichtbare Bräunungswirkung ist nicht allein damit zu erklären, daß unter der Einwirkung von UVA schon vorhandene Melaninvorstufen nachdunkeln (direkte Pigmentierung), sondern es muß auch neues Melanin in erheblichem Umfang gebildet worden sein. Diese melanogenetische Wirkung hat man reinem UVA bisher abgesprochen. Tatsächlich haben klinische Reihenversuche gezeigt, daß Hautpartien, *die vorher nachweislich nicht mit UVB bestrahlt worden waren,* neben der sofort auftretenden Direktpigmentierung auch eine sehr nachhaltige Dauerpigmentierung durch neugebildetes Melanin aufwiesen, die zum Teil nach Monaten noch sichtbar war. Außerdem wurden Reflexionslichtmessungen bestrahlter Hautfelder durchgeführt, aus deren zeitlichem Ablauf sich ablesen läßt, daß bei diesen hohen UVA-Bestrahlungsstärken auch in erheblichem Maß Indirektpigmentierung auftritt. Für dieses Phänomen wurde die Bezeichnung *Spontanpigmentierung* vorgeschlagen [184]. An dieser Stelle sei nochmals darauf verwiesen, daß nach moderner Ansicht kein prinzipieller Unterschied in der durch hohe Dosen an UVA induzierten Melaninbildung und der klassischen, indirekten Pigmentierung durch UVB-Strahlung besteht.

Das Besondere an diesen sog. Quecksilberdampf-Hochleistungsstrahlern ist jedoch, daß durch ein aufwendiges Filtersystem jegliche UVB-Strahlung abgeschirmt wird: Die spektrale Verteilung reicht von 330 bis 450 nm mit einem deutlichen Maximum bei 370 nm (siehe Abb. 89).

Auf Basis von Quecksilberdampf-Hochleistungsstrahlern wurden Geräte entwickelt, die sich durch einfache Änderung der vorgeschalteten Filter für alle Formen der Phototherapie und kosmetischen Bestrahlungsanwendungen (SUP, PUVA, reines UVA, Ultraviolettlicht plus sichtbares Licht plus kurzwelliges Infrarot) adaptieren lassen.

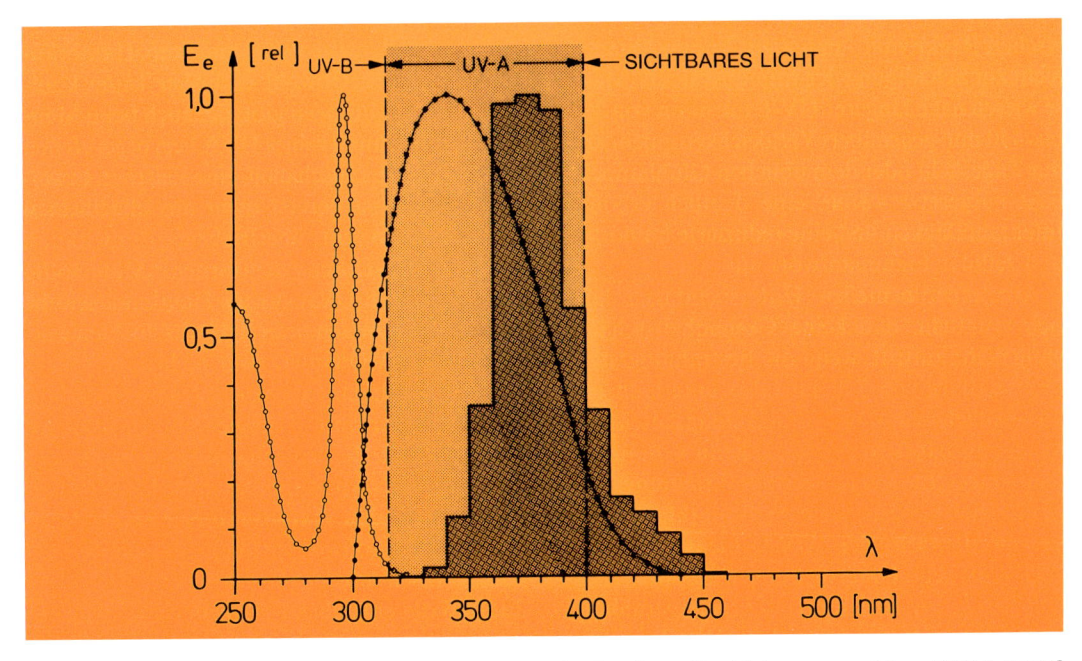

Abb. 89: *Spektrale Verteilung eines dotierten Quecksilberdampfhochleistungsstrahlers (UVA SUN® 5000,* **Raster**)*. Daneben die theoretische erythemwirksame UVB-Kurve (-○-○-) und die pigmentierungswirksame UVA-Kurve (-●-●-)* [180]

Beurteilung der Hochleistungsstrahler

Der große Fortschritt dieser Hochleistungsbestrahlungsgeräte besteht in zwei Eigenschaften: Zum einen wird eine pigmentierungswirksame Bestrahlungsstärke erreicht, die schon nach wenigen Minuten sichtbare und langanhaltende Hautbräunungen bewirkt, zum anderen sind diese Geräte absolut frei von jeglichem UVB-Anteil.

Hautschäden, die auf UVB-Strahlen zurückgehen, sind deshalb nicht zu erwarten. Klinische Untersuchungen haben ergeben, daß selbst bei beliebig langen Bestrahlungszeiten, die sich zum Teil über mehrere Stunden erstrecken, keine Strahlenerytheme erzeugt werden. Histologisch fanden sich in der Epidermis keinerlei Veränderungen oder Schäden, die auf »sunburn cells« hindeuteten. Auch eine Verdickung der Hornschicht im Sinne der sog. Lichtschwiele dürfte nicht induziert werden [180]. Da UVA keine Veränderungen an den Nukleoproteinen und den DNA-Strukturen im Zellkern verursacht, ist die Induktion präkanzeröser Hautveränderungen praktisch auszuschließen.

In Tierversuchen wurde Immunsuppression durch UVB und hohe Dosen von Licht (400 bis 800 nm) nachgewiesen.

Das langwellige UVA dagegen zeigte eher eine immunitätssteigende Wirkung. Ähnliches konnte in vivo an gesunden Personen mit den handelsüblichen UV-Bräunungsgeräten nachgewiesen werden.

Geräte mit UV-Strahlung im Bereich von UVB und UVA_2 – selbst wenn dieser Spektralanteil nur knapp 0,1 % betrug! – schädigen das Immunsystem, wobei die Zahl der T-Helfer-Lymphozyten und die Ratio T4/T8-Lymphozyten mathematisch-statistisch gesenkt wurde. Wird die Strahlung unterhalb von 340 nm und die oberhalb von 440 nm ausgefiltert, so erhält man »UVA_1-Strahlen« von 340 bis 440 nm. Dieser Bereich ergibt, selbst bei extrem hoher Dosierung, keine Veränderung der immunologischen Reaktivität, und somit kommt es auch nicht zur Schädigung des Immunsystems. Mäuse wiesen nach längerer UV-Exposition von 280 bis 440 nm gegenüber Vergleichsgruppen, die nur Tageslicht oder dem üblichen Glühlampenlicht ausgesetzt waren, eine deutlich erhöhte Infektanfälligkeit und eine reduzierte humorale und zellulär Immunantwort auf.

Aus experimentellen Untersuchungen läßt sich ermitteln, daß keine Gesundheitsschädigung mehr auftritt, wenn die Bestrahlungsstärke unterhalb von 340 nm (also unterhalb des unschädlicheren UVA_1-Bestrahlungsbereiches) kleiner als 0,003 W/m² ist. So kann z. B. innerhalb einer Stunde eine geringe Bräunungswirkung erzielt werden, wenn die Bestrahlungsstärke im Bereich des UVA_1-Lichts bei ca. 100 W/m² liegt. Untersuchungen am Menschen haben ergeben, daß für Teilkörperbestrahlung mit UVA_1-Licht Werte wie 1 400 W/m² nicht zu Hautschäden führen.

Aus den Untersuchungen wird geschlossen [288], daß für die rein kosmetische Bräunung mit UV-Bestrahlungsgeräten **nur der Spektralbereich des UVA_1** von 340 bis 440 nm verwendet werden sollte. In diesem UV-Bereich kann ein gesunder Mensch eine intensive Bräunung ohne gesundheitlichen Schaden erzielen.

Demnach sollten UV-Bräunungsgeräte zur Vermeidung von Gesundheitsschäden folgende Forderungen in bezug auf die Hautbestrahlungsstärke erfüllen [288]:

Wellenlängen kleiner als 340 nm
< 0,003 W/m²

Wellenlängen zwischen 340 und 440 nm
100 – 1 400 W/m²

Wellenlängen zwischen 440 und 460 nm,
< 35 W/m²

Damit sind derartige Hochleistungsstrahler mit reinem UVA hinsichtlich Strahlenerythem, akuter Oberhautschädigung und Karzinomrisiko als unbedenklich einzustufen und zur Hautbräunung geeignet. Obwohl es bisher keine klinischen Beobachtungen gibt, die auch beim Menschen einen durch reines UVA hervorgerufenen chronischen Lichtschaden, eine Elastose, beweisen würden, ist vorerst mehr aus allgemeinen Überlegungen vor übertriebener Einwirkung hoher UVA-Dosen zu warnen. Man sollte bedenken, daß UVA bis ins Hautbindegewebe vordringt. In diesen tieferen Hautschichten werden die UVA-Quanten zwar nicht von Zellbestandteilen (höchstens von Arzneistoffen) absorbiert, aber ihre Energie wird in Wärme umgewandelt. Bei den von den modernen Hochleistungsstrahlern freigesetzten enormen Dosen an UVA wurden Wärmeerytheme an der Haut beobachtet (Soforterytheme), die sich jedoch relativ rasch wieder zurückbildeten. Welchen Einfluß die entstehende Wärme auf die Strukturen der elastischen und kollagenen Fasern und den Wassergehalt der tieferen Hautschichten hat, ist noch weitgehend unklar. Die Auslösung einer Elastose ist wahrscheinlich (siehe Kap. 5.3).

Bei vernünftiger und richtiger Nutzung dieser Hochleistungsgeräte, die unbestritten einen wesentlichen Fortschritt in der Entwicklung künstlicher Strahlungsquellen darstellen, ist es gefahrlos möglich, sich die gewünschte Bräune anzueignen, ohne daß hinsichtlich Sofortreaktionen (Erytheme) oder Spätreaktionen (Karzinome, Lichtschaden der Oberhaut) ein Risiko bestünde.

Als Richtlinie für die Bestrahlung mit solchen Hochleistungsgeräten wird z. B. zur Urlaubsvorbereitung empfohlen, sich an 10 aufeinanderfolgenden Tagen eine Stunde lang täglich zu besonnen, um eine gewisse Grundbräune zu erreichen. Danach wird etwa alle zwei Wochen eine Bestrahlungsstunde zur Bräunungserhaltung angeraten [182], je nachdem wie rasch die Haut zum Verblassen neigt.

Reines UVA könnte theoretisch auch zur Behebung von UVB-verursachten Zellkernschäden Bedeutung eingesetzt werden. Durch UVA werden Enzyme aktiviert, die in der Lage sind, die durch UVB verursachten Dimere in der

Tabelle 56: Globalstrahlung und Bestrahlungsgeräte zur kosmetischen Bräunung [181]

Strahlungsquelle	Schwellenbestrahlungszeiten[1] (Minuten)	
	Erythem	Direkt- bzw. Spontanpigmentierung
SONNE Globalstrahlung, 90° Sonnenstand, 0,24 STP, wolkenlos	15	33
Quecksilberdampfniederdrucklampe: 1. »UVA-Leuchtstofflampe«[2] 2. »UVA-Leuchtstofflampe«[2] mit UVB-Absorptions-Filter	ca. 15–240 ∞	ca. 30–60 ca. 30–60
Quecksilberdampfhochdruckstrahler: 1. Heimsonne[2] 2. Dotierte Hochleistungsstrahler mit komplett abgefiltertem UVB	ca. 0,2–5 ∞	ca. 60–600 ca. 2–10

1 Berechnet nach DIN 5031 bzw. DIN 5050.
2 Große Bandbreite, je nach Gerätetyp und Anschlußwert verschieden.

DNA-Struktur wieder zu lösen und die Funktionsfähigkeit der Zelle wieder herzustellen. Zumindest an Einzellern, die mit UVB bestrahlt wurden, konnten durch UVA angeregte Reparaturmechanismen die Schäden wieder rückgängig machen. Eine weit größere Rolle unter den Reparaturmechanismen scheint aber die Dunkelreparatur zu spielen, da hierbei nicht nur Dimere beseitigt werden, sondern auch andere durch UVB an der DNA verursachte Schäden (siehe Kap. 4.9).

Tabelle 56 zeigt einen vergleichenden Überblick der Eigenschaften künstlicher Lichtquellen, die zur kosmetischen Bräunung eingesetzt werden.

Benutzung künstlicher Besonnungsanlagen

Voraussetzungen

Jede Bestrahlung – sei es unter einer künstlichen Lichtquelle oder mit der natürlichen Sonne – bedeutet eine Kreislaufbelastung für den menschlichen Organismus. Personen, die unter einem labilen Blutdruck leiden oder sich in einem allgemeinen Schwächezustand befinden, ist von dem Besuch eines Solariums abzuraten.

Durch eine übermäßige Bestrahlung mit ultravioletten Strahlen in einer akuten Krankheitssituation können die Abwehrkräfte des Organismus zusätzlich belastet werden (z. B. kann eine Herpesinfektion provoziert werden). Auf der anderen Seite wirken UV-Strahlen auch stimulierend auf viele biologische Vorgänge, so daß sich in der Regenerierungsphase, z. B. nach länger dauernder Krankheit und Bettlägrigkeit, eine wohldosierte Bestrahlung durchaus günstig auswirken kann. Des weiteren müssen Personen, die auf ultraviolette Strahlen überempfindlich reagieren, z. B. Hautausschläge oder Hautjucken bekommen, eine künstliche Bestrahlung vermeiden, es sei denn, die Bestrahlung erfolgt aus medizinischen Gründen unter Anleitung eines Facharztes, der die Patienten vorher mit bestimmten Medikamenten behandelt und dann einer ausgewählt dosierten Bestrahlung unterzieht. Um unliebsame Überraschungen in Form plötzlich auftretender überschießender Hautreaktionen zu vermeiden bzw. um überhaupt die Bräunungsbereitschaft der Haut zu prüfen, empfiehlt es sich, vor jeder Bestrahlung eine *Testung* vorzunehmen. Dies geschieht zum Beispiel mit einem Testhandschuh, der 6 verschließbare Öffnungen aufweist. Der Handschuh wird bis zum Ellbogen hinaufgezogen, die Löcher sitzen an der Vorderseite des Unterarmes, einem besonders zarten und reaktiven Hautgebiet. Dann wird jede Öffnung in steigenden Bestrahlungszeiten nach Art einer Lichttreppe der künstlichen UV-Bestrahlung ausgesetzt. Entzündliche Reaktionen bei Vorliegen pathologischer Bedingungen werden dadurch aufgedeckt und die Testperson kann an großflächigen Bestrahlungen gehindert werden.

In einem Bräunungscenter mit einem reinen UVA-Hochleistungsstrahler trat bei 950 von 1 000 Personen, die diesem Handschuhtest unterworfen wurden, eine deutliche Pigmentierung auf, 20 Menschen zeigten überhaupt keine Reaktion, und bei 30 mußte eine leichte Hautreizung in Form einer Rötung festgestellt werden [182]. Derartige Hauttests sind besonders dann wichtig, wenn jemand unter einer medikamentösen Therapie steht. Es gibt eine Reihe von Arzneisubstanzen, die als Photosensibilisatoren wirken und die das UVA zu einer gefährlichen Strahlung machen (siehe Kap. 11.). Besonders bei den leistungsstarken UVA-Geräten könnten großflächige verbrennungsartige Hautreaktionen die Folge sein. Als Beispiel für mögliche Wechselwirkungen zwischen Arzneisubstanz und UVA sei ein Test angeführt, bei dem eine Reihe gesunder Personen einem UVA-Strahler in einer Dosis ausgesetzt wurden, die zehnmal so hoch lag, wie an einem Sommermittag. Bei gleichzeitiger Medikamenteneinnahme zeigten vier von 10 Probanden nach Exposition mit Nalidixinsäure (Harndesinfiziens) eine erhöhte Empfindlichkeit. Das gleiche wurde bei 2 von 10 Probanden nach Hydrochlorothiazidgabe und bei einem von 10 Probanden nach Doxycyclingabe festgestellt [254].

Vor einem Gang ins Solarium sollte deshalb jeder, der Medikamente einnimmt, Arzt oder Apotheker um Rat fragen. Da die Arzneisubstanzen entsprechend ihrer Halbwertszeit (Zeit, bis zu der die Hälfte des Wirkstoffes abgebaut und ausgeschieden ist) verschieden lange im Organismus verweilen, sollte man nach dem Ende bestimmter medikamentöser Therapien sicherheitshalber noch einige Tage warten, bis man sich einer künstlichen oder ausgiebigeren natürlichen Bestrahlung aussetzt. Von zunehmender Bedeutung ist die Kenntnis der durch Licht provozierbaren Hautveränderungen und des Licht-Köbners infolge der zunehmenden Zahl von künstlichen Bestrahlungen zur Hautbräunung. Jeder dermatologische Patient sollte unbedingt mit seinem Facharzt Rücksprache halten, ehe er sich in ein Solarium begibt. Umgekehrt sollte das Personal in den Bräunungsstudios Kunden mit Hautveränderungen zur Einholung ärztlichen Rates auffordern, ehe die erste Bestrahlung gegeben wird.

Bei allem Respekt vor der Überlastung des Personals in manchen Bräunungsstudios, für zwei Fragen muß einfach die Zeit reichen:

- Nehmen Sie regelmäßig Medikamente ein?
- Stehen Sie in hautärztlicher Behandlung?

Auch die Frage nach dem Beruf kann sich mitunter als nützlich erweisen: Personen, die regelmäßig mit phototoxisch wirksamen Produkten umgehen, ist von der künstlichen Bestrahlung abzuraten. Dies trifft besonders zu auf Beschäftigte in der Teerproduktion, in Kokereien, im Straßenbau, in der Lack- und Farbenbranche, Isolierer sowie Bauarbeiter.

Zu möglichen Hautreaktionen geben auch eine Reihe kosmetischer Produkte Anlaß. Dies gilt vor allem für dekorative kosmetische Mittel, die Farbstoffe enthalten, z. B. Wimperntusche, Lidschatten, Lippenstiftfarben, Augenbrauenfarben u. ä. Vor jeder Bestrahlung müssen diese Kosmetika möglichst ganz entfernt werden. Da sich derartige Substanzen in der Hornschicht anreichern und nur schwer durch einmaliges oder mehrmaliges Waschen entfernbar sind, empfiehlt es sich, schon einige Tage vor der Bestrahlung auf jegliche dekorative kosmetische Mittel zu verzichten. Daneben ist bei Ganzkörperbestrahlungen eine möglichst konsequente Reinigung des gesamten Körpers ratsam. Aber auch bei der Wahl des Reinigungsmittels ist Vorsicht geboten, da bestimmte Rückstände auf der Haut – insbesondere die antimikrobiellen Zusätze und die Parfüms – als Photosensibilisatoren wirken können. Ein intensives Nachspülen mit klarem Wasser ist zu empfehlen. Männer sind nach der Anwendung eines Rasierwassers zu befragen.

Nicht vergessen werden darf eine richtige und konsequente Hautpflege nach jedem künstlichen Sonnenbad. Besonders unter den leistungsstarken UVA-Strahlern kann die Haut viel Feuchtigkeit verlieren und zum Austrocknen neigen. Obwohl es praktisch unmöglich ist, den Feuchtigkeitsverlust der tieferen Hautschichten durch kosmetische Mittel von außen auszugleichen, ist es für eine glatte, geschmeidige und weiche Haut wichtig, daß zumindest der Wasserverlust an der Oberfläche kompensiert wird. Nach dem Abduschen des Schweißes wird man deshalb Feuchtigkeitsemulsionen oder Feuchtigkeitscremes auf Körper und Gesicht auftragen. Die Kosmetikindustrie bietet eine ganze Palette von Körperlotionen oder Körpermilchpräparaten an, die Feuchthaltesubstanzen enthalten und die Hydratation der Haut regulieren (siehe Kap. 5.9).

Bei den Heimgeräten vom Typ der UVA-Leuchtstoffröhren, die noch einen Restanteil an UVB ausstrahlen, ist unbedingt die Zeitdauer der Bestrahlung durch eine automatische Schaltuhr zu begrenzen, um Überdosierungen an UVB durch Einschlafen zu vermeiden. Besonders wichtig ist dies bei den Heimsonnen älterer Bauart, die aber heute glücklicherweise kaum noch verwendet werden.

Personen mit mehr oder weniger großflächigen braunen Flecken an Gesicht und Körper (Sommersprossen, Altersflecken, sog. Schwangerschaftsmaske u. ä.) müssen berücksichtigen, daß diese Stellen durch die hohen UVA-Dosen stärker gebräunt werden als angrenzende Hautstellen. Um Unterschiede in der Bräunungsintensität zu vermeiden, sollen Hyperpigmentierungen mit Breitbandlichtschutzfiltern oder wenn nötig sogar mit Totalschutzpräparaten abgedeckt werden (siehe Kap. 5.8).

Patienten mit Mallorca-Akne (siehe Kap. 4.11) erfahren auch durch künstlich erzeugtes UVA eine Auslösung ihrer Photodermatose, sofern auf der Hautoberfläche Spuren von Lipiden oder Emulgatoren vorhanden sind. Zwar wird kein Besucher eines Sonnenstudios Lichtschutzpräparationen anwenden, aber Reste der verwendeten Kosmetika genügen völlig als chemische Schadkomponente. Wenige Stunden nach der künstlichen Besonnung tritt ein starker Juckreiz auf. Zunächst wird dies nur auf einen Feuchtigkeitsverlust zurückgeführt, aber auch die beste Après-sun-Kosmetik vermag diesen Juckreiz nicht zu lindern, noch kann sie bei der nächsten Bestrahlung das Wiederauftreten verhindern. Solchen Patienten wird die Anwendung lipid- und emulgatorfreier Hautpflegeprodukte schon sieben Tage vor dem geplanten Besuch im Sonnenstudio empfohlen. Während der ganzen Bestrahlungsserie sind dann nur noch solche Produkte zu verwenden.

Empfehlungen zur Begrenzung gesundheitlicher Strahlenrisiken bei der Anwendung von Solarien und Heimsonnen

Eine Expertenkommission hat darüber beraten,

Tabelle 57: Einteilung der Geräte nach der Erythemschwellenzeit (Hautrötung/Sonnenbrand) [44]

Typ	Bezeichnung des Gerätetyps	$t_{s,er}$ in Minuten
1	nicht erythemwirksam	> 1800
2	sehr geringe erythemwirksame Leistung	> 600 bis 1800
3	geringe erythemwirksame Leistung	> 120 bis 600
4	mittlere erythemwirksame Leistung	> 30 bis 120
5	hohe erythemwirksame Leistung	> 10 bis 30
6	sehr hohe erythemwirksame Leistung	> 3 bis 10

wie das gesundheitliche Strahlenrisiko bei der Anwendung von Solarien und Heimsonnen begrenzt werden kann, ohne die gewünschte kosmetische Wirkung zu verhindern. Es werden konkrete Schutzhinweise und Empfehlungen für Bestrahlungszeiten für die Benutzer und Anwender von Solarien gegeben, wobei der jeweilige Hauttyp des Benutzers und der jeweilige Typ der Besonnungsanlage berücksichtigt werden. Durch zusätzliche Maßnahmen sollen Risikogruppen erfaßt und akute und chronische Schädigungen begrenzt werden.

Die Empfehlungen [21] befassen sich nicht mit photobiologisch positiven Wirkungen.

Das Bundesgesundheitsamt, beraten durch die Kommission für Nichtionisierende Strahlen[1] und weitere, für die Beratung hinzugezogene Sachverständige[2], hat gemeinsam mit Mitarbeitern des BGA[3] und des Bundesministeriums für Jugend, Familie, Frauen und Gesundheit (BMJFFG) Informationen über gesundheitliche Risiken bei der Anwendung von Solarien erarbeitet und empfiehlt die folgenden Schutzmaßnahmen:

Schutzhinweise für den Benutzer

An den Geräten oder im Bestrahlungsraum sind deutlich lesbar die folgenden Schutzhinweise anzubringen:

> *Vorsicht: UV-Strahlung kann Schäden an Augen und Haut verursachen!*

---

1 Mitglieder der Kommission: E. GERKE, Wuppertal; F. HILLENKAMP, Münster; J. KROCHMANN, Berlin; G. STÜTTGEN, Berlin.
2 Weitere Sachverständige: R. BIRNGRUBER, München; O. BRAUN-FALCO, München; P. G. FISCHER, Düsseldorf; D. HAINA, Neuherberg; J. KLEINSCHMIDT, München; M. LANDTALER, München; R. PEUKER, Köln; B. RASSOW, Hamburg; H. TRONNIER, Dortmund; A. WISKEMANN, Hamburg.
3 Mitarbeiter des BGA: Institut für Strahlenhygiene, Neuherberg: J. BERNHARDT / G. HINZ / A. KAUL / F. KOSSEL / K. MARTIGNONI / R. MATHES.

Allgemeine Schutzhinweise:

- Bei Vorliegen von Hautkrankheiten vor Bestrahlung Arzt befragen.
- Bei krankhafter Hautreaktion infolge Sonneneinwirkung nicht bestrahlen.
- Sofort den Arzt aufsuchen, wenn sich Entzündungen oder Blasen bilden.
- Schutzbrille tragen oder zumindest Augen schließen. An den Augenlinsen operierte Personen müssen unbedingt eine Schutzbrille tragen, um eine Gefährdung der Augen auszuschließen.
- Bereits einige Stunden vor der Bestrahlung alle Kosmetika entfernen.
- Keine Sonnenschutzmittel verwenden.
- UV-Bestrahlung bei Einnahme von Medikamenten: Es gibt Medikamente, die als Nebenwirkung die UV-Empfindlichkeit der Haut erhöhen; im Zweifelsfalle den Arzt fragen.
- Nur einmal pro Tag eine Bestrahlung mit Solarien oder Heimsonnen vornehmen. Sonnenbäder am gleichen Tag vermeiden. Pausen zwischen den Bestrahlungsserien einlegen.
- Lesen Sie sorgfältig die Gebrauchsanweisung. Dort finden Sie weitere Regeln und Hinweise.

Gerätespezifische Schutzhinweise:

- Die für Ihren Hauttyp empfohlenen Bestrahlungszeiten nicht überschreiten. Empfohlene Anfangsbestrahlungsdauer für normal pigmentierende Haut: ... Minuten.
- Bei wenig pigmentierender Haut (blonde Haare, blaue Augen, helle Haut und Neigung zu Sonnenbränden): ... Minuten.
- Den angegebenen Mindest-Bestrahlungsabstand nicht unterschreiten. Mindestbestrahlungsabstand: ... cm.

Wichtige Regeln und Hinweise für Benutzer und Anwender

- Der Text der Schutzhinweise ist zusammen mit diesen Regeln und Hinweisen in die

Gebrauchsanweisungen von Solarien und Heimsonnen aufzunehmen. Diese sind dem Benutzer auf Wunsch auszuhändigen.

- Die Gebrauchsanweisung ist zu befolgen. Diese ist bei gewerblicher Anwendung von Solarien deutlich lesbar auszuhängen.

- Die Benutzer sind auf Umstände, die eine Solarienanwendung verbieten, wie Sonnenunverträglichkeit, bestimmte Hautkrankheiten, bestimmte Medikamente und Kosmetika hinzuweisen.

- Schädliche Wirkungen von UV-Strahlen für das Auge sind Augenentzündungen, Linsentrübungen und Netzhautschäden.
Zur Vermeidung von Augenentzündungen und Linsentrübungen sind bei der Anwendung von Solarien die Augen zu schließen oder geeignete Schutzbrillen aus UV-strahlenundurchlässigem Plastikmaterial oder Schutzbrillen nach DIN 4647, Teil 2, Schutzstufe 3–3 oder 3–4 zu tragen. An den Augenlinsen (grauer Star) operierte Personen müssen unbedingt Schutzbrillen tragen, um eine Exposition der Augennetzhaut (Retina) auszuschließen. Der Betreiber muß die geeigneten Schutzbrillen bereithalten. Bei Heimsolarien muß geeigneter Augenschutz vom Hersteller des Gerätes beigelegt werden.

- Schädliche Wirkungen von UV-Strahlen für die Haut sind das Erythem als akute Wirkung sowie die Alterung der Haut und der Hautkrebs als mögliche chronische Wirkungen. Zusätzlich kann nach UV-Bestrahlung eine Photoüberempfindlichkeitsreaktion auftreten.
Werden UV-Bestrahlungsgeräte mit sehr hohen Bestrahlungsstärken eingesetzt, kann das Risiko für eine Photoüberempfindlichkeitsreaktion sehr groß, bzw. die Schwellenbestrahlungsdauer für phototoxische und photoallergische Reaktionen sehr kurz sein (Zeitraum von Sekunden).
Für die chronischen UV-Wirkungen ist die Datenlage für die Hautalterung bisher ungenügend, für die Karzinogenese werden spektrale Wirkungsfunktionen derzeit diskutiert, eine allgemein anerkannte Wirkungsfunktion liegt bisher aber nicht vor. Es gibt jedoch Hinweise, daß der spektrale Wirksamkeitsverlauf für Photokarzinogenese ähnlich dem Wirkungsspektrum für das Erythem verläuft. Als Maß für das Hautkrebsrisiko kann daher die Erythemwirksamkeit der Strahlung gelten. Für UV-Bestrahlungsgeräte zur Hautbräunung sollte die Schwellenbestrahlungsdauer für das Erythem größer als 0,5 h sein, wenn man eine Schwellenbestrahlung für das Erythem von 250 J/m² zugrunde legt und die Erythemwirksamkeit des UV-Spektralbereiches von 250–400 nm berücksichtigt. Die Schwellenbestrahlung für das Erythem sollte während einer Bestrahlung keinesfalls überschritten werden.

- Die Anfangsbestrahlungsdauer für die ungebräunte, besonders empfindliche Haut kann anhand individueller Hauttests bestimmt werden. Als grober Anhaltspunkt kann ein Wert für die Bestrahlung der wenig pigmentierenden Haut (Hauttyp II) von etwa 50 J/m² gelten, wobei die angegebene Bewertung der Erythemwirksamkeit zugrundegelegt wird. Die Anfangsbestrahlungsdauer ergibt sich dann, indem die erythemwirksame Schwellenbestrahlungsdauer durch fünf dividiert wird. Der nicht pigmentierende Hauttyp I sollte grundsätzlich nicht der Strahlung von Solarien und Heimsonnen ausgesetzt werden.

- Zur Vermeidung phototoxischer und photoallergischer Reaktionen, insbesondere nach vorheriger Einnahme bestimmter Medikamente, wird empfohlen, eine Vorbestrahlung eines Körperteiles (z. B. Arm) mit der halben Bestrahlungsdauer der empfohlenen Anfangsbestrahlungsdauer bzw. mit der vom Hersteller angegebenen Bestrahlungsdauer durchzuführen. Die Kontrolle erfolgt nach 24 und 48 h. Die Vorbestrahlung ist nach einem Medikamentenwechsel zu wiederholen; gegebenenfalls ist der Arzt zu befragen. Bei Anwendung bekannter Photosensibilisatoren sollte auf jegliche Art kosmetischer Bestrahlung verzichtet werden. Die Vorbestrahlung sollte unbedingt durchgeführt werden, wenn entweder die definierte Schwellenbestrahlungsdauer des UV-Bestrahlungsgerätes für das Erythem oder die Schwellenbestrahlungsdauer für direkte Pigmentierung nach DIN 5050 kürzer als 0,5 h ist.

- Das Bestrahlungsgerät darf nicht in Betrieb gesetzt werden, wenn die Zeitschaltuhr oder die Filter defekt oder andere Mängel erkennbar sind.
- Reparaturen sind fachkundig vorzunehmen, die angegebenen Werte sind nach der Reparatur und nach Lampenwechsel zu überprüfen und die Kennzeichnung der Anfangsbestrahlungsdauer und der Schwellenbestrahlungsdauer sowie die übrige Kennzeichnung nach DIN 5050 (1985) gegebenenfalls zu ändern.
- Es ist zu fordern, daß die Anwender kommerzieller Solarien ihre Sachkunde durch entsprechende Schulung nachweisen, insbesondere um Risikofälle zu erkennen und von einer Solarienbehandlung auszuschließen. Auf die Einhaltung der allgemeinen Unfallverhütungsvorschriften (VBG 1) sowie auf die Grenzwertempfehlungen der Internationalen Strahlenschutzassoziation (IRPA/INIRC) sei hingewiesen.

Nutzen und Risiko künstlicher Bestrahlungen

Bei der Diskussion über Nutzen und Risiko künstlicher Bestrahlungen ist die Zielsetzung in Betracht zu ziehen. Die Risiken einer künstlichen Besonnung zum Zweck der kosmetischen Bräunung sind anders einzuschätzen als eine medizinische Lichttherapie, die in vielen Fällen eine echte Risiko-Nutzen-Abwägung erfordert. Bei *kosmetischer* Bestrahlung, also bei Bestrahlung zum ausschließlichen Zweck der Hautbräunung, darf keinerlei Risiko gegeben sein. Vor jeder *therapeutischen* Lichtanwendung sind eine Reihe absoluter und relativer Kontraindikationen abzuwägen, bevor die bei vielen Krankheitsbildern hilfreiche Phototherapie eingesetzt werden kann. In manchen Kosmetikinstituten werden künstliche Lichtquellen zur Verbesserung des Hautbildes bei Akne, Ekzemen, Hautunreinheiten oder Seborrhoe eingesetzt. Bei leichteren Formen dieser Hautzustände sind unter Einwirkung von ultravioletten Strahlen durchaus Erfolge zu erzielen. Grundsätzlich gehört jedoch die gezielte Behandlung krankhafter Hautzustände unbedingt in die Hand des Dermatologen.

Als gesicherte Indikationen für eine UV-Therapie konnten sich bisher eigentlich nur der gesamte Symptomenkomplex der Rachitis sowie bestimmte Formen der Tuberkulose etablieren. Bei der Rachitisbehandlung spielt neben der oralen Gabe von Calciferol (Vitamin D_3) auch die lichtbedingte Umwandlung von Ergosterin zum aktiven Ergocalciferol (Vitamin D_2) eine wichtige Rolle (siehe Kap. 5.13). Allerdings ist dabei das Vorhandensein von UVB-Strahlen von Bedeutung.

Bei der Diskussion über Nutzen und Risiko künstlicher Bestrahlungen sollen deshalb die Indikationen für eine Lichttherapie außer acht gelassen und nur der überwiegend nichttherapeutische Einsatz mit seinen Vor- und Nachteilen besprochen werden.

Einen Nutzen haben künstliche Lichtquellen in jedem Fall für solche Personen, die auf Grund ihrer zivilisatorischen und beruflichen Lebensgewohnheiten unter einem Sonnendefizit leiden. So hat man z. B. bei Bergarbeitern, welche die meiste Zeit unter Tag arbeiten, eine verstärkte Infektanfälligkeit festgestellt und versucht, diesen Mangel an UV-Strahlen durch künstliche Besonnungen auszugleichen. Von praktischer Bedeutung ist dabei die Beeinflussung der allgemeinen Reaktivität und des Energiestoffwechsels. Infektionskrankheiten, insbesondere grippalen Infekten, kann vorgebeugt werden. Die körperliche Leistungsfähigkeit soll meßbar erhöht werden [325]. Hier zeigt sich wieder einmal, wie unterschiedlich die Effekte verschiedener Strahlendosen sind; geringe UVB-Dosen erhöhen die Widerstandskraft gegen Infektionen, hohe Dosen begünstigen über die bekannte immunsupressiven Wirkung das Zustandekommen von Infektionen.

Ein Strahlungsdefizit ist auch in den Wintermonaten vorstellbar, vor allem in Großstädten mit starker Luftverschmutzung oder bei ganztägigem Aufenthalt in geschlossenen Räumen, deren Fenster keine UV-Strahlen durchlassen. Für eine solche sonnenentwöhnte und damit im Sommer besonders sonnenempfindliche Haut stellt eine künstliche Besonnung eine nützliche Urlaubsvorbereitung dar. Mit Hilfe einer je nach Hauttyp langsam beginnenden und sich dann allmählich steigernden künstlichen Bestrahlung läßt sich auf gefahrlose Weise eine ansehnliche Hautbräune erzielen als durch die für die Haut oft ungewohnte UVB-intensive Urlaubssonne. So sind lange Sonnenbäder im Hinblick auf akute und chronische Lichtschäden sicher bedenklicher als die vernünftige Nutzung eines Solariums.

Heutzutage werden die Sonnenstudios aber weniger zur Urlaubsvorbereitung der Haut benutzt, vielmehr sind sie eine bequeme Möglichkeit, sich das ganze Jahr über eine modische Hautbräune anzueignen und zu erhalten. Die positiven Auswirkungen einer braunen Gesichtsfarbe, die den optischen Eindruck von Gesundheit, Vitalität und Erfolg vermitteln soll, auf die Psyche, auf die allgemeine Stimmungslage und das Selbstbewußtsein, sind die Hauptbeweggründe für den Gang in ein Solarium.

Nun ist gegen eine gut gebräunte Haut im Grunde nichts einzuwenden, denn sie erfüllt auch eine wesentliche Schutzfunktion. Ferner muß eine mit künstlichen Ultraviolettstrahlen erzeugte Bräune nicht unbedingt negative Auswirkungen auf den Hautzustand haben. Die Gefahr der künstlichen Bräunung durch Strahlengeräte liegt ausschließlich in der übertriebenen Anwendung. Das Risiko läßt sich jedoch weiter vermindern, wenn nur solche Bräunungsstudios aufgesucht oder nur solche Heimgeräte verwendet werden, bei denen ausschließlich mit reinem UVA bestrahlt wird. Strahlenerytheme oder Zellkernschäden, die in der Folge zu präkanzerösen Hautsituationen führen, sind dabei auch bei gehäufter Anwendung nicht zu befürchten.

Für die Auswirkungen reiner UVA-Bestrahlungen auf das dermale Bindegewebe im Sinne einer Elastose gibt es bisher keine klinisch experimentellen Beweise. Bis die beim Menschen Auslösung von Veränderungen im Hautbindegewebe mit Sicherheit ausgeschlossen werden kann, müssen noch weitere Untersuchungen durchgeführt werden. Vor der endgültigen Klärung dieser Frage sollte die Nutzung dieser künstlichen Bestrahlungsgeräte zum ausschließlichen Zweck einer dauerhaften kosmetischen Bräunung dem Hauttyp entsprechend mit Vernunft und in Maßen erfolgen. In jedem Fall sollte sich der bräunungswillige Verbraucher vorher genau informieren, welcher Bauart und Qualität die Geräte sind, mit denen er sich bestrahlen lassen will. Allerdings ist es für den Laien ziemlich schwierig, sich exakt zu orientieren und die zahlreichen Geräte zu beurteilen. Auch das in den Sonnenstudios arbeitende Personal ist meist überfordert, um fachlich fundierte Auskünfte zu geben. Anzeigen und Prospekte sind für den Laien keine Hilfe, da generell nur von »UVA-Bräunung« gesprochen wird. Über die wichtigen Unterschiede in der erythemwirksamen und pigmentierungswirksamen Bestrahlungsstärke werden keinerlei Angaben gemacht. Auch ein oft vorhandener Anteil an UVB im Emissionsspektrum wird nicht beachtet oder bagatellisiert.

Der Fachnormenausschuß Lichttechnik im deutschen Institut für Normung hat deshalb für nichttherapeutische UV-Bestrahlungsgeräte eine Kennzeichnung und Typeneinteilung vorgeschlagen, die dem Verbraucher die Orientierung erleichtern soll. Die Anlagen werden in drei Typen eingeteilt, die eine bestimmte Normbezeichnung ergeben, die dann zusammen mit den Tabellen am Gerät befestigt wird. Für die besprochenen Hochleistungsgeräte würde sich z. B. folgende Normbezeichnung ergeben (siehe Tabellen 57, 58, 59):

Bestrahlungsgerät DIN 5050 – 1 – A – 1

Tabelle 58: Einteilung der Geräte nach der Pigmentierungsschwellenzeit (Bräunungswirkung) [44]

Typ	Bezeichnung des Gerätetyps	$t_{s,pi}$ in Minuten
A	sehr hohe pigmentierungswirksame Leistung	< 3
B	hohe pigmentierungswirksame Leistung	< 3 bis 10
C	mittlere pigmentierungswirksame Leistung	< 10 bis 30
D	geringe pigmentierungswirksame Leistung	< 30 bis 120
E	sehr geringe pigmentierungswirksame Leistung	< 120 bis 360

Im Zusammenhang mit den Tabellen kann der Verbraucher das Gerät aufschlüsseln. An diesem Beispiel bedeutet diese Signatur, daß er hier ein nicht erythemwirksames Bestrahlungsgerät mit einer sehr hohen pigmentierungswirksamen Leistung zur Ganzkörperbestrahlung benutzt.

Ein noch nicht geklärtes Problem ist die Auswirkung regelmäßiger Solariumbesuche auf das Immunsystem; bei einem Kollektiv gesunder Personen ließ sich nach 12 Tagen je 30minütiger Bestrahlung (10,6 % UVA und 0,04 % UVB) eine Verminderung der allergischen Reaktionen vom Spättyp feststellen. Auch Verschiebungen in den Lymphozytenpopulationen gaben Hinweise auf eine verminderte Reaktivität.

Die *klinische Relevanz* der geschilderten Veränderungen ist jedoch mehr als umstritten. Wiederholt wurde der Verdacht geäußert, daß bei homosexuellen Kontakten in Fitneßzentren nach Bestrahlungen Infektionen mit HIV-Virus (AIDS) besonders gut übertragen werden könnten, da eine kurzzeitige Immunsuppression vorläge. Die hierzu mitgeteilten Kasuistiken sind aber absolut nicht als zwingend anzusehen, genausogut hätte die Übertragung auch ohne Bestrahlung erfolgen können. – Gesichert ist aber die Auslösung einer latenten Herpessimplex-Infektion; nach künstlichen Bestrahlungen wurde in sehr seltenen Fällen ebenso wie nach übertriebener Sonnenexposition das Aufflammen von Fieberblasen beobachtet.

Der regelmäßige Besuch eines Sonnenstudios zum Zwecke der Erhaltung eines gut gebräunten Aussehens sollte dem behandelnden Arzt in jedem Falle mitgeteilt werden, ebenso wie die regelmäßige Einnahme von Karotinoiden. Der Arzt ist genauso wie die Umgebung des Bräunungsfetischisten vom äußeren Eindruck abhängig: ein gut gebräuntes Hautkolorit kann unter Umständen dazu führen, daß eine ernsthafte Krankheit übersehen, bzw. erst später erkannt wird. Um dies zu vermeiden, sollte der Patient seinen Arzt auf alle Fälle darüber informieren, daß sein »gutes Aussehen« möglicherweise täuscht. Dies ist übrigens ein Punkt, der auch für die Anwender von Selbstbräunern und für die Einnehmer von Karotinoiden Geltung hat.

Tabelle 59: Einteilung der Geräte nach der Nutzflächengröße [44]

Typ	Bezeichnung des Gerätetyps	Länge in cm	Breite in cm
		Mindestabmessungen eines in der Nutzfläche liegenden Rechtecks	
3	Gesichtsbestrahlungsgerät	≥ 30	≥ 30
2	Teilkörperbestrahlungsgerät	≥ 60	≥ 60
1	Ganzkörperbestrahlungsgerät	≥ 170	≥ 60

Therapeutische Anwendung künstlicher Strahler

Zur Behandlung dermatologischer Läsionen wird heute gezielt entweder UVA oder UVB eingesetzt. Mit Abstand kommt dem UVA größere Bedeutung zu; insbesondere entwickelte sich die UVA$_1$-Behandlung zu einem Pfeiler der Neurodermitis-Therapie [187a]. UVB spielt weniger bei Erkrankungen des ekzematösen Formenkreises eine Rolle als vielmehr bei der Schuppenflechte.

Generell werden folgende therapeutische Effekte von Ultraviolett diskutiert: Allgemeinwirkungen, Durchblutungsförderung, Normalisierung des Stoffwechsels, Reduktion überschießender Zellteilungen und damit auch Verringerung der Aktivität von Talgdrüsen, Minderung des Kontrasteffektes einzelner Läsionen und Normalisierung der Hautfeuchte.

Die Angabe, daß sich UVA-Bestrahlungen wegen ihrer immunmodulierenden Aktivität zur Behandlung einer Photodermatose, des Lupus erythemathodes einsetzen lassen, bedarf noch weiterer Überprüfung.

SUP-Phototherapie

In den letzten Jahren rückten phototherapeutische Maßnahmen besonders bei der Behandlung der Psoriasis vulgaris immer mehr in den Vordergrund. Neben der PUVA-Behandlung hat sich auch die reine Bestrahlung ohne Photosensibilisatoren in vielen Fällen als äußerst effektiv erwiesen. An erster Stelle steht hier die selektive Ultraviolett-Phototherapie (SUP), die verwendeten Metallhalogen-Dampfstrahler emittieren im Grenzbereich zwischen UVA und UVB bei 292,5 bis 335 nm [318]. Es handelt sich um erythemerzeugende Strahlung mit allen anderen Nachteilen der UVB-Belastung der menschlichen Haut. Die Effektivität der SUP-Behandlung ist geringer als die Effektivität der PUVA-Therapie. Aber in Kombination mit Bädern, z. B. Thermalsole [278], oder in Kombination mit oralen Retinoiden werden auch durch die SUP-Behandlung die Wirkungsquoten der PUVA-Behandlung erreicht [208, 299].

In Abbildung 90 findet sich als Beispiel das Spektrum der Saalmann-SUP-Lampe wiedergegeben.

Ärztlicherseits nicht unbedingt zu begrüßen sind die Initiativen mancher Psoriasis-Patientengruppen, die sich einen SUP-Strahler oder – noch schlimmer – eine herkömmliche UVB-strahlende Quecksilberdampflampe anschaffen und ohne ärztliche Kontrolle Bestrahlungen durchführen. Derartige Behandlungen müssen unbedingt ärztlich überwacht werden.

Photochemotherapie (PUVA)

Bevor auf die zu großer therapeutischer Bedeutung herangewachsenen Photochemotherapie im heutigen Sinne eingegangen wird, muß

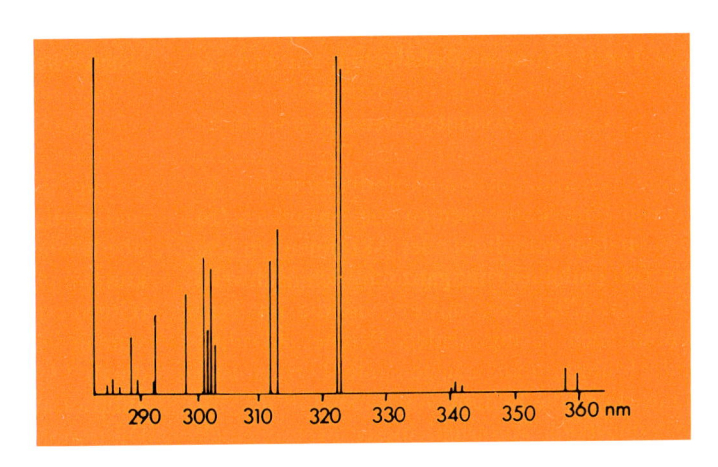

Abb. 90:
Spektrum der SUP-Lampe [278]

zunächst einmal die Entwicklung dieses Behandlungsprinzips erörtert werden.

Schon im Jahre 1925, also vor fast 70 Jahren, erschien von *Goeckerman* aus der Mayo Clinic in den USA der erste Bericht über eine kombinierte Anwendung von Steinkohlenteer und Ultraviolett bei Psoriasis. Dies war die erste Publikation über einen erfolgreichen Einsatz der Photochemotherapie, will man von den historischen Hinweisen zur Sonnenexposition der Vitiligo nach oraler Einnahme von Samen der Pflanze Ammi majus Linné absehen.

Im *Steinkohlenteer* liegen 10 000 verschiedene Substanzen vor, teils mit irritierenden Wirkungen, teils mit phototoxischen Aktivitäten. Eine Vergleichbarkeit verschiedener Teerchargen ist nur sehr bedingt gegeben; die Zusammensetzung der verschiedenen »Steinkohlenteere« variiert beträchtlich, und die vermutlich aktiven Substanzen liegen in ganz unterschiedlichen Konzentrationen vor. Betont werden muß, daß bei therapeutischer Anwendung von Teer auf der äußeren Haut keine Gefährdung hinsichtlich der Entstehung eines Karzinoms gegeben ist. Anders ist dies bei beruflichem Kontakt oder im Rahmen von Kombinationsschäden wie zum Beispiel bei Fischern, die in der Sonne geteerte Netze knüpfen und mit den Lippen festhalten; unter diesen Bedingungen können Lippenkarzinome entstehen, an deren Genese Substanzen des Teers mitbeteiligt sind.

Außer zu toxisch-irritativen Reaktionen führt Teer auch zu photodynamischen Reaktionen des Typ I (Nukleinsäurevernetzung) und des Typ II (Sauerstoffbeteiligung; am wichtigsten ist die Entstehung von Sauerstoff im Singulettzustand). Gesamtteer bedingt eine starke photodynamische Reaktion des Typ I, während diese Aktivität von den photodynamisch wirksamen Einzelkomponenten wie Anthracen (zu 1% im Teer enthalten) oder Akridinen (zu 2% im Teer enthalten) nur ganz schwach nachweisbar war [202]. Gesamtteer und die im Teer enthaltenen Komponenten Pyrene, Akridine oder Fluoranthren bedingen unter Ultravioletteinwirkung die Bildung von Sauerstoff im Singulettzustand. Aufgrund dieser experimentell erarbeiteten Tatsachen läßt sich die Feststellung treffen, daß Teer im Rahmen einer Photochemotherapie ähnlich wirksam ist wie die Psoralene: es entwickeln sich photodynamische Reaktionen des Typ I und des Typ II. Erst mit den Psoralenen wurde die Photochemotherapie auf eine exakte pharmakologische und physikalische Basis gestellt.

Im Hinblick auf die Beteiligung von Sauerstoff bei photodynamischen Reaktionen sei noch darauf hingewiesen, daß hier fünf Möglichkeiten vorliegen, über die zum Teil auch Radikalstrukturen entstehen:

- Bildung von Sauerstoff im Singulettzustand, was zweifellos von größter Bedeutung für die verschiedensten biologischen und phototoxischen Phänomene ist (Zellmembranschädigung, Lipidoxidation usw.)
- Entstehung von atomarem Sauerstoff (O)
- Entstehung des Peroxid-Anions (O_2^-)
- Entstehung des Hydroxid-Radikals (•OH), (direkte Schädigung der DNA!)
- Entstehung von Wasserstoffperoxid (H_2O_2)

Von der Photochemotherapie exakt abzutrennen ist das Behandlungsprinzip der *Photoaktivierung von Pharmaka;* z. B. kann bei dermatologischer Behandlung eine Substanz auf die Läsion aufgebracht werden und durch eine nachfolgende Ultraviolettbestrahlung erfährt diese Substanz eine Steigerung ihrer therapeutischen Aktivität. Dies konnte bei der topischen *Dithranol*-(= Anthralin-)Behandlung der Psoriasis gezeigt werden [232]. Anthralin hemmt wichtige, bei der psoriatischen Stoffwechselsteigerung massiv gesteigerte Enzymaktivitäten und reduziert die Sauerstoffveratmung der überlebenden Haut. Setzt man die Hemmwirkung von Dithranol auf die G-6-PDH-Aktivität (Glucose-6-Phosphat-Dehydrogenase) zur gesamten Hemmung aller oxidativen Prozesse durch Dithranol in Beziehung, läßt sich ein antipsoriatischer Index errechnen. Bei frischem Dithranol beträgt dieser antipsoriatische Index

15. Nach Ultraviolettbestrahlung steigt diese Indexzahl stark an und erreicht nach 20 Minuten 750. Das heißt, daß das Dithranolmolekül durch die Bestrahlung eine Umwandlung erfuhr und nunmehr wesentlich stärker hemmend auf Enzyme und Gewebsatmung einwirkt. Eine zweistündige Lagerung einer frischen Dithranolpräparation bei Hautoberflächentemperatur führt ebenfalls zu einer Erhöhung des antipsoriatischen Index, jedoch nur auf 150. Ohne hier auf nähere Einzelheiten einzugehen (ausführliche Literatur und Versuchsergebnisse bei [232]), soll nur die Tatsache einer Ultraviolett-bedingten Steigerung der therapeutischen Aktivität eines Pharmakons betont werden. Im Gegensatz zur Photochemotherapie fehlt hier jegliche Reaktion mit biologischem Material, es erfolgt ausschließlich eine Veränderung des aufgetragenen Pharmakons. Im Rahmen der *Ingram*schen Psoriasisbehandlung wird bereits seit Jahrzehnten Dithranol zusammen mit Ultraviolett eingesetzt.

Prinzip

Das Prinzip der PUVA-Therapie (Abkürzung für Psoralen+UVA) besteht in der UVA-Bestrahlung eines lichtempfindlichen Organismus. Die Photosensibilisierung kann durch orale Einnahme von Psoralenen erfolgen, oder die zu bestrahlenden Stellen werden mit Psoralen-Lösungen (z. B. 0,15prozentig in Ethanol) vorbehandelt [142, 276]. In beiden Fällen beträgt der Abstand zwischen Medikamenteneinnahme bzw. Medikamentenauftragung und Bestrahlung 2 Stunden.

Psoralene (5-, bzw. 8-Methoxypsoralen, Trimethylpsoralen) verursachen phototoxische Reaktionen. Es bildet sich ein Komplex zwischen Desoxyribonukleinsäure und dem Psoralenderivat, der bei Bestrahlung mit Wellenlängen um 360 nm, also im UVA-Bereich, in ein Cyclobutanderivat übergeht. Die Cyclobutanverknüpfung zwischen den Pyrimidinbasen der Desoxyribonukleinsäuren und dem Psoralenderivat behindert die Reduplikation und damit die Zellteilung. Reagiert das Psoralen mit den Pyrimidinteilen zweier benachbarter DNA-Stränge, erfolgt eine Verknüpfung der beiden Einzelstränge (»Crosslinking«). Auch dies hemmt Zellteilungsprozesse. Ferner kann auch eine Reaktion zwischen Psoralenen und den basischen Gruppen der Aminosäure Lysin eintreten, was einerseits für die Katarakt-Bildung in der Augenlinse (grauer Star) und andererseits für verschiedene Enzymhemmungen verantwortlich ist [77]. Über diesen Mechanismus kann bei Photochemotherapie auch eine Beeinflussung des Systems der zyklischen Nukleotide erfolgen [185]. Im Prinzip handelt es sich bei der Photochemotherapie um die kontrollierte Auslösung phototoxischer Reaktionen mit therapeutisch nutzbaren Eigenschaften.

Bei den eigentlichen Psoralenen bilden die drei Ringe eine gerade Kette. Bei den Isopsoralenen (Beispiel: Angelicin = Isopsoralen) bilden die drei Ringe einen Winkel zum Aufbau der Psoralene (siehe Abb. 91).

Die »geraden« Psoralene (8-Methoxypsoralen, 5-Methoxypsoralen, 4,5′,8′-Trimethylpsoralen) führen alle zu einer Verriegelung von Nukleinsäureketten, während die nicht phototoxisch wirksamen Isopsoralene nur eine Ausbildung monofunktioneller Addukte bedingen. Diese Tatsachen sind für das Verständnis des Wirkprinzips der Photochemotherapie von Bedeutung (siehe Kap. 4.9).

Die üblichen Dosen betragen von 8-Methoxipsoralen 0,6 bis 0,8 mg pro kg Körpergewicht, von 5-Methoxypsoralen das Doppelte und von Trimethylpsoralen die Hälfte. Die Wirkung der drei Substanzen ist in etwa gleich, 5-Methoxypsoralen soll bei Vitiligo besser wirksam sein.

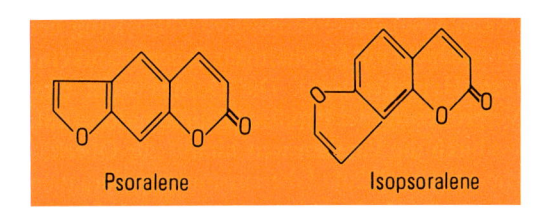

Abb. 91: Struktur der Psoralene und Isopsoralene

Verwendungszweck

Die erste Hauterkrankung, bei der Psoralene zusammen mit Bestrahlungen eingesetzt wurden, ist die *Vitiligo* (siehe Kap. 9.1). Auf den nicht pigmentierten Hautstellen entwickelte sich eine starke entzündliche Reaktion, die in manchen Fällen von einer Repigmentierung gefolgt war. In vielen Fällen aber setzt nur eine verstärkte Pigmentierung der umgebenden gesunden Haut ein, wodurch das vitiliginöse Areal deutlicher hervortritt. Der verstärkte Kontrasteffekt führt zu einer Verschlechterung des erscheinungsmedizinischen Bildes. Aus diesem Grund wird heute die Photochemotherapie bei Vitiligo nur mehr selten geübt.

Allgemein bekannt wurde die Photochemotherapie aber mit der Behandlung der Psoriasis vulgaris [12, 113, 198, 319, 329].

Die Primäreffloreszenz der Schuppenflechte besteht in einem roten Knötchen, welches sich bald nach seinem Auftreten mit einer silberweißen Schuppe bedeckt. Reißt man die Schuppe ab, so entwickelt sich bei der eintretenden Verletzung des unter der Schuppe liegenden dünnen Häutchens ein Blutpunkt (Auspitzsches Phänomen). Das Bild der *akuten Psoriasis*, bzw. der Psoriasis in Propagation zeigt sich in einem aus lauter einzelstehenden Psoriasisknötchen aufgebauten Exanthem. Bei den *chronischen* Psoriasisformen wachsen die Knötchen zu großen Platten aus, die von dicken silberweißen Schuppen bedeckt sind. Die chronische Psoriasis vulgaris zeigt münzenförmige Herde, aus denen bei teilweiser Abheilung Ring- und Schlangenformen entstehen können.

Bei feingeweblicher Untersuchung von Effloreszenzen der Schuppenflechte sieht man in der Epidermis eine Verbreiterung der Keimschicht (Akanthose) und eine massive Verdickung der Hornschicht mit kernhaltigen Zellen (Parakeratose, Hyperkeratose). Die Dermis weist eine Vergrößerung der Papillen (Papillomatose) auf, wodurch die Papillen weit hinauf zur Oberfläche reichen [220]. Übereinstimmend ergaben alle biochemischen Untersuchungen, daß praktisch sämtliche Stoffwechselvorgänge in psoriatischen Epidermiszellen gesteigert sind.

Bestimmte Stoffwechselwege erfahren aber eine besondere Aktivierung. So ist z. B. der Pentosephosphatzyklus auf das Vierfache der normalen Aktivität gesteigert, wie die Untersuchung des Leitenzyms, der Glucose-6-Phosphat-Dehydrogenase ergab.

Die Erfolge der PUVA, insbesondere bei systemischer Gabe von Psoralenen, waren zum Teil dramatisch und gingen durch Medizin- und Laien-Presse. Bei der Psoriasis liegt eine gesteigerte Zellteilung in der Epidermis vor, die Photochemotherapie vermag diesen Prozeß zu bremsen.

Das in der Regel sehr gute klinische Ansprechen der meisten chronischen Psoriasisherde auf die Photochemotherapie kann nicht darüber hinwegtäuschen, daß es sich auch hier nur um eine symptomatische, suppressive Therapieform handelt. Die Photochemotherapie muß also in länger werdenden Intervallen fortgeführt werden, was den Patienten an die bestrahlende Stelle (Arzt, Klinik) bindet. Die Strahlenstation kann aufgrund der limitierten Gerätezahlen und der limitierten Zahl von Pflegepersonen nur eine bestimmte Zahl von Psoriatikern der Photochemotherapie zuführen, selbst wenn die Geräte von 6 Uhr früh bis 22 Uhr abends in Betrieb sind. Ein Geräteausfall (Störung, Service) verlängert die Wartezeiten noch zusätzlich.

Die dritte Indikation für die Photochemotherapie ist die *Mykosis fungoides,* eine maligne Erkrankung des lymphoretikulären Systems, die sowohl im ersten Stadium der erythematösen oder psoriasiformen Veränderungen, als auch im zweiten Stadium der Infiltrationen und sogar noch im dritten Stadium der knotigen Tumore [321] auf PUVA anspricht. Also ist die Photochemotherapie sogar effektiv genug, um eine maligne Retikulose der Haut wesentlich zu bessern, bzw. deren Hautsymptome zu beeinflussen.

Beurteilung

Die Beurteilung der Photochemotherapie soll im folgenden nicht nach dem dermatologisch therapeutischen Behandlungswert erfolgen, sondern sich mit dem Therapieprinzip ganz allgemein auseinandersetzen. Bei exakt durchgeführter Behandlung (Patient mit Brille) besteht keine Gefahr für den Patienten. Die Vorteile der Photochemotherapie liegen in einer Hemmung der Zellteilung durch Gabe eines Photosensibilisators und anschließende Bestrahlung, bzw. in einer massiven Anregung der Pigmentbildung durch die phototoxische Reaktion. Die Nachteile der Photochemotherapie müssen nach der Applikationsweise des Photosensibilisators unterteilt werden:

– Lokale Anwendung von Psoralenen
  Hier sind überschießende phototoxische Reaktionen viel häufiger als bei systemischer Applikationsweise. Es kommt zu stark entzündlichen Reaktionen mit Blasenbildung. Auch fleckige Hyperpigmentierungen treten häufig ein.

– Orale Anwendung von Psoralenen
  Die wirksamen Spiegel sind nicht von vornherein genau festzulegen, da starke Unterschiede in den individuellen Faktoren vorliegen (intestinale Resorption, systemische Akkumulation, Auftreten subjektiver Beschwerden). Die Bestrahlungszeiten sind in der Regel länger als bei lokaler Anwendung von Psoralenen. Weiter ist zu bedenken, daß eine systemische Lichtempfindlichkeit geschaffen wird. Der Patient darf noch Stunden nach der Behandlung nicht in die Sonne gehen, da ansonsten generalisierte phototoxische Reaktionen an allen sonnenexponierten Partien auftreten können. Ferner besteht die Gefahr von Augenlinsenveränderungen (Katarakt, grauer Star).

– Lokale und orale Anwendung
  Bei beiden Applikationsformen der Psoralene führt die Photochemotherapie zu einer erhöhten Inzidenz von Hautkarzinomen, da Beeinflussungen der Nukleinsäuren vorliegen. Auf Karzinome der Skrotalhaut sei besonders verwiesen.

Viele Experimentatoren und klinische Untersucher halten die Photochemotherapie für potentiell kanzerogen [96, 142, 202]. In Tabelle 60 ist die Inzidenz von Hautkarzinomen bei Patienten nach Photochemotherapie zusammengestellt: In den vier Studien fanden sich 45 Karzinome bei insgesamt 2 806 Patienten, was einem Prozentsatz von 1,6 entspricht. Als besonders gefährdet werden Patienten unter Photochemotherapie und unter gleichzeitigen oder früheren ionisierenden Bestrahlungen angesehen. Zu betonen ist die Feststellung, daß Photochemotherapie mit reinem UVA als weit gefahrloser angesehen wird als mit Sonne (UVA und UVB). Heute ist die Photochemotherapie noch zu jung, um ihre Kanzerogenität sicher beurteilen zu können. Eine endgültige Wertung wird wahrscheinlich erst in 15 bis 20 Jahren möglich sein [37].

Hautkarzinome sind gut sichtbar und mittels Exzision leicht zu entfernen. Metastasen treten praktisch nie auf (siehe Kap. 4.8). Aber die Möglichkeit einer chronischen Lichtschädigung (»Frühalterung«) der Haut mit all ihren erscheinungsmedizinischen Veränderungen muß dem Patienten vor der Photochemotherapie mitgeteilt werden. Der Psoriatiker ebenso wie der Retikulose-Patient werden nicht zögern zuzustimmen und bei Vitiligo erreichen die Bestrahlungsdosen kaum die kritische Grenze. Ein weiterer, wahrscheinlich entscheidender Punkt ist die Tatsache, daß kaum jemals Bestrahlungsquellen verwendet werden, die ausschließlich UVA emittieren. Nach einer Marktübersicht beinhaltet das Spektrum der für Photochemotherapie eingesetzten Strahler zwischen 0,5 und 15 % UVB-Anteil. Durch UVB wird das Risiko für Hautschäden erhöht, wobei die Wirkung der UVB-Strahlen durch die reichlich vorhandenen UVA-Lichtanteile massiv verstärkt wird (zum Phänomen der Photoaugmentation siehe Kap. 4.7).

Die Furcht vor systemischen toxischen Effekten der Psoralenapplikation (Lebertoxizität, Nierentoxizität, Mutagenität) war nach den bisher vorliegenden Untersuchungen unbegründet. Nur wo auch Lichtquanten einwirken, also praktisch nur an der äußeren Haut, entfalten Psoralene ihre photodynamischen und degenerativen, bzw. karzinogenen Eigenschaften.

Tabelle 60: Inzidenz von Hautkarzinomen bei Patienten unter bzw. nach Photochemotherapie [zum Teil nach 37]

	Patientenzahl	Behandlungsdauer	Hautkarzinome
STERN et al., 1979	1373	2,1 a	30 (2,2%)
HÖNIGSMANN et al., 1980	418	6 a	4 (1 %)
ROENIGK et al., 1980	690	5 a	10 (1,5%)
LASSUS et al., 1981	325	2,1 a	1 (0,3%)
Gesamt	2806	3,4 a	45 (1,6%)

Noch nicht geklärt ist die Bedeutung der »PUVA-Lentigines«, der nach Photochemotherapie auftretenden Linsenflecke. Hierbei handelt es sich um kleine, braune bis schwarze, unregelmäßig konfigurierte Flecken, histologisch sieht man dichtliegende atypische Melanozyten. Bisher wurden noch in keinem einzigen Fall eine Melanomentstehung aus einer PUVA-Lentigo beobachtet. Regelmäßige Kontrollen werden bei allen betroffenen Patienten empfohlen [37, 172, 253].

Hautpflege bei Photochemotherapie

Egal ob systemische oder lokale Photochemotherapie angewendet wird, die eingestrahlte Energie bedingt Veränderungen der Haut. Alle Patienten klagen nach mehreren Bestrahlungen über Juckreiz, Brennen, Hautschmerz, Spannungsgefühl. Aus diesem Grund ist eine Nachbehandlung (Kompensation des Feuchtigkeitsverlustes) unbedingt nötig. Externe Präparationen von ähnlicher Zusammensetzung, wie nach einem Sonnenbad empfohlen (siehe Kap. 8.1), helfen und lindern die Beschwerden, ohne sie jedoch ganz unterdrücken zu können.

Photodynamische Therapie von Hauttumoren

Bestimmte Photosensibilisatoren zeigen die Eigenschaft, sich in Hauttumoren anzureichern. Eine nachfolgende UVA-Bestrahlung führt zu phototoxischen Effekten mit Zerstörung der Tumorzellen. Auf diesem Gebiet wird derzeit intensiv gearbeitet.

Als Photosensibilisatoren ließen sich Porphyrine (Hämatoporphyrin, Protoporphyrin, Porphyringemische = Photofrin II®) erfolgreich einsetzen, als Lichtquellen verwendete man Argonionen-gepumpte Farbstoff-Laser, Golddampf-Laser und andere billigere Lichtquellen, die auf Diaprojektoren basieren. Zunehmende Bedeutung erlangte in jüngster Zeit die δ-Aminolävulinsäure, aus der in den Tumorzellen das stark phototoxisch wirksame Protoporphyrin gebildet wird (siehe Hämstoffwechsel, Kapitel 4.11).

11. Photosensibilisatoren

11.1 Vorbemerkungen

Über pathologische Lichtreaktionen wurde schon an anderer Stelle gesprochen (siehe Kap. 4.10 bzw. 4.11). Hier soll nun noch auf entzündliche Reaktionen eingegangen werden, die durch die Anwesenheit phototoxischer Substanzen auf oder in der Haut bedingt sind. Nach der Art des Zustandekommens der Reaktion unterscheidet man *phototoxische* und photoallergische Stoffe. Allen *phototoxischen Substanzen* ist gemeinsam, daß sie die eingestrahlte Energie aufnehmen und durch Energieübertragung auf Hautzellen (Epidermiszellen, Bindegewebszellen, Gefäßendothelien) zu toxischen Reaktionen Anlaß geben. Klinisch relevante photodynamische Substanzen können im Organismus vorliegen, können in Pflanzen vorhanden sein und bei Kontakt mit der Haut und einer anschließenden geringen Sonnenexposition wirksam werden (z. B. Gräserdermatitis) oder sie werden im Rahmen medizinischer Therapien dem Patienten systemisch oder lokal verabreicht. Auch manche Inhaltsstoffe von kosmetischen Mitteln wirken phototoxisch. – Photoallergische Substanzen wandeln sich unter Photoneneinwirkungen zu einem neuen chemischen Körper *mit allergenen Eigenschaften* um.

Das bekannteste Beispiel für *endogene* Photosensibilisatoren sind die Porphyrine, die als Folge bestimmter Leberschädigungen oder bei genetisch bedingten Stoffwechselstörungen vermehrt in der Haut auftreten und nach Sonnenlichtexposition zu entzündlichen phototoxischen Veränderungen führen. Daß auch bestimmte Roborantien Porphyrine (z. B. 0,015 % Hämatoporphyrin) enthalten, ist wenig bekannt. Aber die Einnahme solcher Stärkungsmittel kann zu porphyrininduzierten, phototoxischen Reaktionen führen. An *exogenen* Photosensibilisatoren sind – systemisch – Arzneimittel und – lokal – Antimikrobika, Parfümöle, Farbstoffe und Inhaltsstoffe bestimmter Gräser anzuführen.

Wenig erfreulich für die Therapeuten und Patienten waren die in den letzten beiden Jahrzehnten immer häufigeren Beobachtungen von massiven, entzündlichen Reaktionen nach Aufbringung verschiedener Pharmaka auf die Haut oder nach parenteraler bzw. oraler Gabe von Medikamenten und anschließender Ultraviolettexposition. In einer Zeit, da eine gut gebräunte Haut als erstrebenswert gilt und durch überreichliche Exposition gegen natürliches oder künstliches Ultraviolett geschaffen und erhalten werden soll, müssen die medikamentös bedingten pathologischen Lichtreaktionen besonders beachtet werden. Auch die gut bräunenden, bei gesunder Haut und normaler Dosierung ansonsten harmlosen UVA-Bestrahlungen können bei Patienten, die unter bestimmten Medikamenten stehen, zu schweren entzündlichen Reaktionen Anlaß geben. Dies sollte jeder Kosmetikerin im Bräunungsstudio und jedem Strahlentherapeuten bekannt sein.

11.2 Phototoxische Reaktionen

Phototoxische Reaktionen entstehen als Folge der Aufnahme von Lichtquanten durch eine chemische Substanz auf oder in der Haut, wobei die Energie in weiterer Folge auf die Hautzellen und Hautstrukturen übertragen wird. Klinisch entwickelt sich eine eher monomorphe Reaktion nach Art eines Sonnenbrandes. Je nach Intensität der Schädigung tritt nur eine Rötung oder auch eine Rötung mit Blasenbildung ein, selten kommt es zur Nekrose. Im Fall starker Reaktionen nach Ganzkörperbestrahlung kann ein lebensbedrohlicher Zustand eintreten, wie er nach ausgedehnten Verbrennungen bekannt ist (Störungen des Elektrolythaushaltes, Störung des Wasserhaushalts, »Verbrennungskrankheit«). Aber in der Regel sind die medikamentös bedingten phototoxischen Reaktionen nur leicht und bestehen in unerklärlichen Rötungen lichtexponierter Areale (Gesicht, besonders die infraorbitalen Wangenpartien, Handrücken).

Phototoxische Reaktionen können durch lokale Aufbringung oder durch parenterale bzw. orale Aufnahme von Medikamenten ausgelöst werden. Nach dem klinischen Bild lassen sich bei den phototoxischen Reaktionen drei Typen unterscheiden:

– **Die Pigmentreaktion,** charakterisiert durch eine ganz diskrete, meist unbemerkte Entzündung mit *massiver Ankurbelung der Pigmentbildung* (Berloque-Dermatitis). Als Ursache stehen hier Furocumarin-haltige Parfümöle (Bergamotte-Öl) an erster Stelle [122].
– **Die bullöse Reaktion,** meist auch als Gräserdermatitis bezeichnet. Wie schon der Name sagt, entwickelt sich diese immer mit Blasenbildung einhergehende, stark entzündliche Reaktion an sonnenexponierten Stellen nach Kontakt mit bestimmten Pflanzen, die Psoralene enthalten [51]. Auch in unseren Breiten gibt es solche Pflanzen, die meist zur Gruppe der Umbelliferen gehören (siehe Tab. 61). Innerlich eingenommen können Extrakte derartiger Pflanzen (z. B. als Kräuterlikör) zu generalisierten phototoxischen Reaktionen führen. Die Intensität ist dabei jedoch weit geringer als nach lokalem Kontakt.
– **Der »pathologische« Sonnenbrand,** der eine Reaktion von der Art des üblichen Sonnenbrandes ist und bereits nach kurzdauernder Sonnenexposition eintritt. Diese dritte Reaktion weist auf einen systemischen Auslösemechanismus hin.

Tabelle 61: Furocumarin-haltige Pflanzen

Ackerwinde	Luzerne
Bergamotte	Meisterwurz
Buchweizen	Petersilie
Diptam	Pimpinella
Engelwurz	Schafgarbe
Götterbaum	Scharfer Hahnenfuß
Johanniskraut	Sellerie
Knorpelmöhre	Waldkerbel
Kreuzblättrige	Wein- und Gartenranke
Wolfsmilch	Wiesen-Bärenklau

Allen drei Reaktionstypen gemeinsam ist die exakte Begrenzung auf die lichtexponierten Stellen.

Für den Apotheker von nicht zu unterschätzender Bedeutung ist die Kenntnis der Ursachen entzündlicher Hautveränderungen nach Kontakt mit Pflanzen *(Phytodermatitis)*. Nach der Pathogenese lassen sich hier sieben Arten unterscheiden, zwei Arten gehen auf phototoxische Mechanismen zurück:

– Mechanische Phytodermatitis (durch Dornen, Nadeln, Stacheln).
– Pharmakologische Phytodermatitis (Kontakt mit Nesselhaaren und Einbringung von Histamin, Acetylcholin und 5-Hydroxytryptamin in die Haut).
– Primär toxische Phytodermatitis (Kontakt mit Substanzen, die zu einer toxischen Hautreizung führen wie Phorbol- und Diterpenester oder Calciumoxalat).
– Allergische Phytodermatitis, fast immer eine Kontaktallergie vom Spättyp (Giftefeu, Primeln, Orchideen, Tulpen); ganz selten sieht man auch urtikarielle allergische Kontaktreaktionen vom Soforttyp (Agave americana). Über *photoallergische* Reaktionen durch Pflanzen ist nichts bekannt.

- Pseudophytodermatitis (Hautreaktionen durch bestimmte, auf Pflanzen lebende Insekten oder durch Pflanzenschutzmittel).
- Phytophotodermatitis, z. B. durch Kontakt mit einer der über 200 Psoralenproduzierenden Pflanzen und anschließende Belichtung mit UVA.
- Pseudophytodermatitis z. B. durch Kontakt mit Sellerie, die an einer Pilzinfektion (mit Sclerotina sclerotiorum) erkrankt ist, und anschließende Exposition gegen UVA. Als phototoxisches Agens wirkt das von diesem Pilz produzierte 8-Methoxypsoralen.

11.3 Photoallergische Reaktionen

Photoallergische Reaktionen gehen auf die Bildung einer neuen, allergen wirksamen Verbindung aus dem Pharmakon zurück, wobei das Allergen unter der Einwirkung von Licht bestimmter Wellenlängen entsteht. Die Umlagerung zum Antigen erfolgt meist über oxidativ entstehende Zwischenstufen. Starke Oxidationsschutzmittel hindern die unter UVA oder UVB eintretende Antigenbildung, womit dann auch die Erfolgsreaktion unterbleibt. Beim Erstkontakt tritt die Sensibilisierung ein, jeder weitere Kontakt wird zur Auslösereaktion. Für jede Auslösereaktion sind Photonen notwendig, da sonst das Allergen nicht gebildet werden kann. Das klassische klinische Bild photoallergischer Reaktionen ist polymorph (Lichtekzem).

Auch photoallergische Reaktionen können durch äußerliche oder innerliche Anwendung von Medikamenten entstehen. Allerdings sind photoallergische Reaktionen durch Medikamente viel seltener als phototoxische.

Bei der Photoallergie muß zwischen Reaktionen vom Soforttyp und Reaktionen vom Spättyp unterschieden werden [123]. Bekanntlich gibt es auch bei den Kontaktallergien nicht nur Reaktionen vom Spättyp. Bei den photoallergischen Reaktionen vom Soforttyp finden sich an den lichtexponierten Stellen Quaddeln (Lichturtikaria) als Zeichen einer Histaminfreisetzung. Ursache ist die Einwirkung des Antigens im Hautbindegewebe auf die sessilen Antikörper der Mastzellwand. Nur ganz selten begegnet man einer Lichturtikaria als Folge einer Photoallergie vom Soforttyp (siehe Kap. 4.11).

Weit größere Bedeutung kommt den photoallergischen Reaktionen vom Spättyp zu, dem Lichtekzem. Lichtekzeme können durch systemische Gabe von Photoallergenen oder durch lokale Aufbringung von Photoallergenen ausgelöst werden. Die entstehende klinische Reaktion ist auf die lichtexponierten Stellen begrenzt, reicht aber ebenso wie bei vielen Kontaktallergien über diesen Bereich mitunter etwas hinaus. In gleicher Weise wie bei anderen Ekzemen können sich Streureaktionen entwickeln, die dann auch lichtgeschützte Hautpartien ergreifen [17].

Ergibt sich auf Grund des klinischen Bildes der Verdacht auf das Vorliegen photoallergischer, ekzematöser Hautreaktionen, so müssen entsprechende belichtete Epikutanproben durchgeführt werden. Läßt sich das Photoallergen durch die Anamnese nicht exakt eruieren, empfiehlt sich die Untersuchung mittels der Photoallergen-Testreihe [139]. Die Substanzen werden in den entsprechenden Konzentrationen aufgetragen; anschließend bestrahlt man mit sichtbarem Licht, UVA und UVB (siehe Tab. 62).

In die erweiterte Photopatch-Testserie großer dermatologischer Zentren wurden noch aufgenommen: Tolbutamid, Cyclamat, Saccharin; Hydrochlorothiazid, Chinidin, Buclosamid, die Lehrsubstanz der Photokontaktallergie; die Lichtschutzmittel p-Aminobenzoesäure und Benzophenon; Eugenol und Methylcumarin als Duftstoffe sowie Perubalsam und Chrysantheme [170].

Die drei in der Tabelle 62 an erster Stelle genannten Substanzen sind lokale Desinfizientien, die zumindest früher reichlich in Körperpflegemittel eingesetzt wurden. Die nächsten

Tabelle 62: Photoallergentestreihe

Bromsalicylchloranilid	2 %
Tribomsalicylanilid	1 %
Hexachlorophen	3 %
Chlorphenoxamin-HCl	1,5 %
Furosemid	1 %
Chlorpromazin-HCl	1 %
Promethazin-HCl	2,5 %
Alimemazintartrat	1 %
Bamipinum-HCl	2 %
Sulfanilamid	10 %
Musk ambrette	1 %

fünf Verbindungen sind Antihistaminika, die meist nur systemisch angewendet werden. Sulfanilamid ist ein klassisches Sulfonamid; Sulfonamide werden heute weniger als Chemotherapeutika als vielmehr als Diuretika, Antihypertonika und Antidiabetika verordnet. Furosemid ist ein häufig eingesetztes Diuretikum. Musk ambrette (synthetischer Moschus), chemisch ein Nitrobutyltoluol, ist ein häufig in Kosmetik und Toiletteartikeln (Rasierwässern) eingesetzter Duftstoff. Neben photoallergischen Ekzemen verursacht diese Substanz auch allergische Kontaktekzeme.

Bei der Photopatch-Testung geht man so vor, daß jeweils zwei Testfelder über 24 Stunden mit der Prüfsubstanz beschickt werden (kontralaterale Felder an der Hüfte); danach wird ein Testfeld mit Ultraviolett bestrahlt (UVA+UVB), wobei die Strahlendosis etwa 50 % der Erythemschwelle betragen soll.

Besteht der Verdacht auf eine photoallergische Reaktion durch systemisch verabreichte Pharmaka, so läßt man das entsprechende

Tabelle 63: Unterscheidung phototoxischer und photoallergischer Reaktionen und Arzneimittelreaktionen [219]

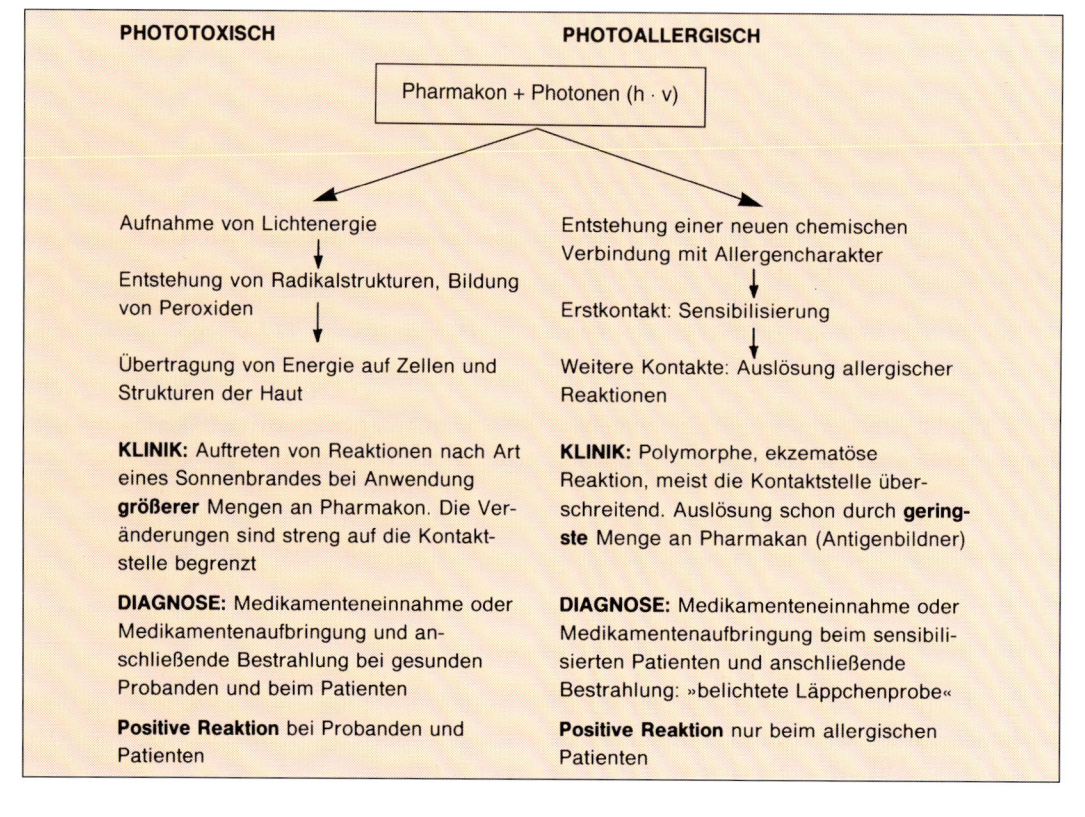

PHOTOTOXISCH	PHOTOALLERGISCH
Pharmakon + Photonen (h · v)	
Aufnahme von Lichtenergie ↓ Entstehung von Radikalstrukturen, Bildung von Peroxiden ↓ Übertragung von Energie auf Zellen und Strukturen der Haut	Entstehung einer neuen chemischen Verbindung mit Allergencharakter ↓ Erstkontakt: Sensibilisierung ↓ Weitere Kontakte: Auslösung allergischer Reaktionen
KLINIK: Auftreten von Reaktionen nach Art eines Sonnenbrandes bei Anwendung **größerer** Mengen an Pharmakon. Die Veränderungen sind streng auf die Kontaktstelle begrenzt	**KLINIK:** Polymorphe, ekzematöse Reaktion, meist die Kontaktstelle überschreitend. Auslösung schon durch **geringste** Menge an Pharmakan (Antigenbildner)
DIAGNOSE: Medikamenteneinnahme oder Medikamentenaufbringung und anschließende Bestrahlung bei gesunden Probanden und beim Patienten	**DIAGNOSE:** Medikamenteneinnahme oder Medikamentenaufbringung beim sensibilisierten Patienten und anschließende Bestrahlung: »belichtete Läppchenprobe«
Positive Reaktion bei Probanden und Patienten	**Positive Reaktion** nur beim allergischen Patienten

Arzneimittel einnehmen und bestrahlt nach 1–6 Stunden ein umgrenztes Testfeld. Das Intervall zwischen Einnahme und Bestrahlung richtet sich nach der Resorption der Substanz; man wartet auf den höchsten Serum- bzw. Gewebsspiegel.

11.4 Unterscheidung phototoxischer und photoallergischer Reaktionen

In Tabelle 63 sind die Charakteristika phototoxischer und photoallergischer Reaktionen vergleichend dargestellt. Die Diagnose erfolgt durch Lichtproben oder durch belichtete Läppchenproben [218]. Die Sicherung des Vorliegens photodynamischer Medikamenteneffekte gestaltet sich oft recht schwierig, worauf später noch näher eingegangen wird.

11.5 Pharmaka mit photodynamischer Wirkung

Allgemeines

Die zunehmende Häufigkeit und Bedeutung der unerwünschten photodynamisch bedingten Medikamentenreaktionen machen es notwendig, sich schon vor der Einführung einer neuen Substanz in die Humantherapie darüber zu informieren, ob hier mit der Möglichkeit phototoxischer oder photoallergischer Reaktionen gerechnet werden muß. Heute wird schon bei der Neuentwicklung von Pharmaka auf die Möglichkeit photodynamischer Reaktionen Bedacht genommen. Neue Substanzen werden entsprechenden Testungen unterworfen, zunächst in vitro, dann in vivo.

In-vitro-Methoden zum Screening photodynamischer Wirkungen

1. Bestrahlung der gelösten Substanz mit UVA und UVB und anschließende Bestimmung des Absorptionsspektrums. Finden sich gegenüber der unbestrahlten Substanz Veränderungen, spricht dies für die Möglichkeit photodynamischer Wirkungen, da molekulare Veränderungen unter Ultraviolett auftreten.
2. Oxydation von Glutathion oder Histidin in Anwesenheit der Prüfsubstanz und entsprechenden Bestrahlungen.
3. Mikrobiologischer Test: Auf Kulturplatten mit Ausstrichen von Candida albicans werden mit Testsubstanzen getränkte Filterplättchen aufgelegt. Dann wird bestrahlt, z. B. mit 15 J/cm^2 UVA. Das Auftreten eines Hemmhofes beweist das Vorliegen einer phototoxischen Aktivität (sofern es sich nicht um ein Antimyzetikum handelt!). Der Hemmhofdurchmesser ist direkt proportional zur Stärke der phototoxischen Aktivität, womit in diesem Modell eine einfache Vergleichbarkeit verschiedener Substanzen gegeben ist. Carprofen, ein bekannt phototoxisch wirksames Antirheumatikum, zeigt hier Hemmhofdurchmesser von 3 mm.
4. Lyse von Lysosomen, Zerstörung von Fibroblasten und Hämolyse in ähnlichen Versuchsansätzen wie unter Punkt 3 beschrieben (Einzelheiten siehe Kap. 6.3).

In-vivo-Methoden zum Screening photodynamischer Wirkungen

1. Tierversuche: Bestrahlung haarloser Mäuse oder Meerschweinchen nach Aufbringung der Testsubstanz und Beobachtung allfälliger sonnenbrandartiger Reaktionen. Experimentelle Sensibilisierung mit gleichzeitiger Bestrahlung beim Meerschweinchen [96].
2. Der Photomaximationstest beim Menschen: Auf unveränderte oder skarifizierte Haut werden verdünnte Testsubstanzen aufgebracht, anschließend wird bestrahlt (UVA oder UVB). Rötung und Quaddelbildung innerhalb von 10 Minuten oder ein nach 8–24 Stunden auftretendes Erythem beweisen das Vorliegen einer phototoxischen Aktivität der Prüfsubstanz [157].

Die Suche nach photodynamischen Wirkungen gehört heute schon zur routinemäßigen Arzneimittelprüfung. Positive Testergebnisse erfordern entsprechende Warnhinweise.

Ergibt sich klinisch der Verdacht auf das Vorliegen einer photodynamischen Aktivität eines lokal angewendeten Wirkstoffs, ist immer zu überlegen, ob diese Substanz nicht eine schälende und damit Hornschicht-verdünnende Wirkung hat. Ist dies der Fall, kommt es zu einer Verminderung der Lichtabwehr; Retinoide, Benzoylperoxid und Salicylsäure besitzen also nur »pseudophotodynamische« Aktivität.

Veränderungen im Zellgeschehen

Ganz bestimmte Medikamente besitzen die Fähigkeit, bei Einwirkung von UVA mit Kernsäuren zu koppeln (Bildung von Photoaddukten). Dies blockiert Zellteilungen bis zum Einsetzen der Repairmechanismen und induziert zahlreiche biochemische Prozesse. Durch Energieaufnahme und Energieübertragung kommt eine massive entzündliche Reaktion zustande.

Die klassischen Nukleinsäurereaktoren sind die Psoralene (8-Methoxypsoralen, 5-Methoxypsoralen, Trimethylpsoralen). In Anwesenheit solcher Psoralene bewirkt eine Ultraviolettbelichtung von Desoxyribonukleinsäuren z. B. eine Dimerisierung zweier gegenüberliegender Pyrimidinbasen. Damit erfolgt gewisserweise eine Verriegelung der Desoxyribonukleinsäure. Die Zelle bleibt zwar noch einige Zeit lebensfähig, ihr Metabolismus ist jedoch schwerst behindert, da keine Informationsabnahme durch die Messenger-Ribonukleinsäure mehr möglich ist. Auch die Vermehrungsfähigkeit ist blockiert, da der DNA-Doppelstrang nicht mehr öffnen kann. Wenn auch die Hauptwirkung von Psoralenen mit Ultraviolett die Kernsäuren betrifft, so muß doch auf die Möglichkeit der Reaktion mit Aminogruppen von Proteinen, z. B. am Lysinrest, hingewiesen werden, da die Kataraktbildung der menschlichen Augenlinse bei Photochemotherapie einem derartigen photochemischen Prozeß zugeschrieben wird.

Die medizinische Anwendung von Psoralenen, gefolgt von Ultraviolett A-Bestrahlungen, wird in der Photochemotherapie der Vitiligo, Psoriasis vulgaris und Mykosis fungoides ausgenutzt. Die Psoralene können lokal aufgepinselt werden, besser aber ist ihre orale Anwendung – jeweils zwei Stunden vor der Bestrahlung (Einzelheiten siehe Kap. 10.4).

Von diesen Medikamenten wird also die phototoxische Wirkung therapeutisch ausgenutzt.

Von vielen phototoxisch wirksamen Medikamenten wurden auch vereinzelt Photoallergien beschrieben. Nicht immer gelang eine exakte Differenzierung, weil gerade Empfindlichkeit und Überempfindlichkeit nach abgelaufenen photodynamischen Reaktionen schwer zu trennen sind [222].

Systemisch wirksame photodynamische Medikamente

Ihrer Bedeutung nach an erster Stelle sind die Antibiotika der Tetracyclingruppe anzuführen: Demethylchlortetracyclin und Doxycyclin zeigen hier die stärksten Effekte. Weitere photodynamisch wirksame Medikamente sind die Sulfonamide, die Nalidixinsäure, Ciproxin, die Sulfonylharnstoffderivate (Antidiabetika), die Benzothiadiazine, wie das Hydrochlorothiazid (Diuretikum), die Phenothiazine (Neuroleptika, Antihistaminika), das Diphenhydramin, das Protriptylin (Antidepressivum), das Chinidin und seine Derivate (Antiarrhythmika), Chinazolinderivate, Griseofulvin und künstliche Süßstoffe (Cyclamate, Saccharin, siehe Tab. 64). Photodynamische Reaktionen durch Estrogene sind vergleichsweise selten, berücksichtigt man die große Zahl verordneter Packungen an oralen Kontrazeptiva. In letzter Zeit häufen sich die Meldungen phototoxischer Reaktionen aus der Gruppe aromatisch, bzw. heteroaromatisch substituierter Essig- und Propionsäuren, die als Antirheumatika Verwendung finden, z. B. Benoxaprofen (inzwischen aus dem Handel gezogen) oder Carprofen. Auf Amiodaron sei speziell verwiesen, da es wohl das am stärksten phototoxisch wirksame Medikament ist.

Nochmals betont sei die Tatsache, daß jede *phototoxische Aktivität* als molekularpharmakologische Reaktion *dosisabhängig* ist. Von den meisten der oben angeführten Pharmaka und Genußmittel wird die kritische Konzentration in der Haut nur selten erreicht bzw. es gelangen keine für die Auslösung einer phototoxischen Reaktion suffiziente Mengen an Photonen mit einer entsprechenden Anzahl von Molekülen zur Reaktion.

Lokal angewendete Substanzen

Die größte Bedeutung als topische Photosensibilisatoren erlangten die als Antimikrobika eingesetzten halogenierten Salicylanilide (z. B. Bithionol, Fentichlor, Buclosamid, Bromchlorsalicylanilid). Heute werden derartige Verbindungen in erster Linie als antimikrobielle Zusätze in Seifen verwendet, finden sich aber auch in Antiseptika und bestimmten Kosmetika. An weiteren lokal angewendeten Antimikrobika mit photodynamischen Eigenschaften sind Hexachlorophen, Chlorhexidin und Substanzen der Irgasan-Reihe anzuführen.

5-Fluorourazil besitzt ebenfalls photodynamische Eigenschaften. p-Aminobenzoesäure und ihre Ester werden auf Grund ihrer absorptiven Wirkung im ultravioletten Bereich als Sonnenschutzmittel eingesetzt. Die gleiche Wirkung bedingt aber auch mitunter das Auftreten photodynamischer Effekte. Solche Wirkungen wurden übrigens auch von den als Oberflächenanästhetika eingesetzten Estern der p-Aminobenzoesäure bekannt. Auch von den als Sonnenschutzfilter häufig eingesetzten Benzophenonderivaten und Dibenzoylverbindungen wurden in letzter Zeit vermehrt photoallergische Reaktionen beobachtet [111, 260, 287].

Weit verbreitet, aber meist verkannt, sind die phototoxischen Reaktionen nach Anwendung verschiedener ätherischer Öle, die die bereits erwähnten Furocumarine (Psoralene) enthalten. Zahlreiche kosmetische Präparate, insbesondere Parfums, weisen ätherische Öle als Inhaltsstoffe auf. Auch hygienische Artikel wie Eau de Cologne oder Erfrischungstücher enthalten derartige Öle. Exponiert sich der Konsument kurze Zeit nach Anwendung des Parfums oder nach Abwischen seines Gesichtes mit einem Erfrischungstuch der Sonne, so entwickelt sich eine phototoxische Reaktion vom Typ der Dermatitis pigmentaria: Bei fast fehlenden Entzündungszeichen erfolgt eine massive Ankurbelung der Pigmentbildung. Die unschönen braunen Flecken (Berloque-Dermatitis) bleiben Monate bis Jahre bestehen (siehe Kap. 5.9). Oft erkennt man z. B. unter den Ohren oder im Bereich des Dekolletés die Abrinnspuren des aufgebrachten Parfums. Außer den Psoralenen in verschiedenen Parfümölen können auch künstliche Duftstoffe wie Musk ambrette (synthetischer Moschus) und Sandelholzöl zu photodynamischen Reaktionen führen. In Sonnenschutzprodukten haben solche Substanzen sicher nichts verloren.

In einigen Lichtschutzmitteln sind Photosensibilisatoren enthalten, um die Bräunung in der Sonne anzuregen. Für manche Patienten gestaltet sich jedoch die Anwesenheit derartiger Präparate als kosmetisch deletär. Schwere Entzündungen führen zu einer kaum zu beeinflussenden scheckigen Pigmentierung. Bei Daueranwendung sind überdies mutagene Effekte zu befürchten (s. Kap. 5.9). Auch Farbstoffe können zu photodynamischen Effekten führen (Riboflavin, Rivanol, Fluorescein, Eosin, Methylenblau).

Viele Inhaltsstoffe des Teers weisen photodynamische Aktivität auf.

Nicht ganz geklärt ist der zum *Persistent-Light-Reactor* führende Mechanismus. Nach abgelaufenen phototoxischen oder photoallergischen Reaktionen durch lokal aufgebrachte Substanzen bleibt eine Lichtempfindlichkeit besonders gegen Ultraviolett-B-Bestrahlungen zurück. Immer wieder treten nach Ultraviolett-Expositionen entzündliche Reaktionen auf, obzwar ein Kontakt mit photodynamischen Substanzen mit Sicherheit auszuschließen ist [251]. Hier wird vermutet, daß es die in Hautreinigungs- und Hautpflegemitteln vorhandenen Spuren an Desinfizientien sind, die nun immer wieder zu photodynamisch bedingten Entzündungen führen.

Tabelle 64 bringt eine Auflistung photodynamisch wirksamer Substanzen.

Tabelle 64: Chemische Substanzen, die photodynamische Reaktionen an der menschlichen Haut auslösen können (erweitert nach [201])

Substanz	Reaktion	Wellenlänge in nm	Anwendung
Hexachlorophen	phototoxisch	290–400	antibakterieller, antiseptischer Wirkstoff in Pudern und Cremes
Fentichlor	phototoxisch photoallergisch	320–400	lokales Antimykotikum
Buclosamid	phototoxisch photoallergisch	320–400	lokales Antimykotikum
Fluorouracil	phototoxisch Kombinationsschaden bei lokaler Anwendung	290–320	systemisch und lokal eingesetztes Chemotherapeutikum, Karzinombehandlung
p-Aminobenzoesäure (und deren Ester)	photoallergisch	290–320	Filtersubstanz in Sonnenschutzmitteln
Cadmiumsulfid	phototoxisch Erytheme	380–445	Farbstoff für Tätowierungen
Furocumarine: Psoralene (5- bzw. 8-Methoxypsoralen, Trimethylpsoralen)	phototoxisch, Erytheme, Blasen, Hyperpigmentierung nach Abheilung der Entzündung	320–380	Photochemotherapie (Psoriasis, Vitiligo)
Ätherische Öle: (Bergamotteöl, Cedernöl, Lindenöl, Citronenöl u. ä.)	phototoxisch, fleckige Hyperpigmentierung	290–380	Duftstoffe in Kosmetika; Parfums
Pflanzen: (Umbelliferen, Rutaceen; z. B. Petersilie, Karotten)	Blasen, Juckreiz, Hyperpigmentierung	320–400	Geschmacksstoffe, Gewürze, Kontakt bei Gartenarbeit
Farbstoffe: (z. B. Fluorescein, Eosin, Ethacridinlactat, Methylenblau, Toluidin)	phototoxisch, Erytheme, Blasen, Pigmentierung	420–750	Farbstoffe der dekorativen Kosmetik, Antiseptika
Teerprodukte: (Steinkohlenteer, Ichthyol, Anthracen, Phenanthren)	phototoxisch Erytheme, Urtikaria	340–430	äußerliche Anwendung zur Ekzembehandlung (gefährlich bei Straßenarbeitern, Möglichkeit für ausgedehnte »Sonnenbrände«
Sulfonamide: (Sulfanilamid, Sulfaguanidin, Sulfathiazol, Sulfisooxazol, Sulfapyridin)	phototoxisch photoallergisch	290–320	Chemotherapeutika
Co-Trimoxazol (Trimethoprim+Sulfamethoxazol)	phototoxisch		Chemotherapeutikum
Pyrimethamin+Sulfadoxin	phototoxisch		Malariaprophylaxe

Tabelle 64 (Fortsetzung)

Substanz	Reaktion	Wellenlänge in nm	Anwendung
Sulfafurazol	phototoxisch		bei topischer Anwendung Chemotherapeutikum
Trioxsalen	phototoxisch		bei topischer Anwendung
Barbitursäure und Derivate	phototoxisch		Neuroleptikum
Cumarinderivate	phototoxisch		
Minocyclin	phototoxisch		Antibiotikum
Amiodaron	phototoxisch		Antiarrhythmikum
Chinidin	phototoxisch		Antiarrhythmikum
Dacarbazin	phototoxisch		Zytostatikum
Mitomycin	phototoxisch		Zytostatikum
Vinblastin	phototoxisch		Zytostatikum
Amantadin-HCl	phototoxisch		Parkinsonmittel
Carprofen	phototoxisch		Antirheumatikum
Benoxaprofen**) (seit Aug. 82 vom Markt)	phototoxisch		Antirheumatikum
Azapropazon	phototoxisch		Antirheumatikum
Fenclofac	phototoxisch		Antirheumatikum
Fenbufen	phototoxisch		Antirheumatikum
Piroxicam	phototoxisch		Antirheumatikum
Ketoprofen	phototoxisch		Antirheumatikum
Naproxen*)	phototoxisch		Antirheumatikum
Sulfonylharnstoffe (Carbutamid, Tolbutamid, Chlorpropamid)	phototoxisch	290–320	Antidiabetika
Chlorothiazide (Hydrochlorothiazid, Quinethazon, Furosemid)	phototoxisch papulöse, ödematöse Hautausschläge	290–340	Diuretika, Saluretika, Antihypertonika
Phenothiazine (Chlorpromanzin, Promethazin, Promazin, Triflupromazin, Trimeprazin)	phototoxisch photoallergisch verstärkter Sonnenbrand, urticarielle Ausschläge	320–400	Neuroleptika
Diphenhydramin	phototoxisch (UVB)		Antihistaminika, Schlafmittel
Tetracycline (Demethylchlortetracyclin, Chlortetracyclin, Oxytetracyclin, Doxycyclin)	phototoxisch verstärkter Sonnenbrand	290–320	Breitspektrumantibiotikum

Tabelle 64 (Fortsetzung)

Substanz	Reaktion	Wellenlänge in nm	Anwendung
Griseofulvin	phototoxisch photoallergisch	290–320	Antimykotikum
Nalidixinsäure	phototoxisch Erytheme, Blasen	290–400	Chemotherapeutikum (Urologie!)
Pipemidsäure	phototoxisch	290–400	Chemotherapeutikum (Urologie!)
Ciproxin	phototoxisch		Antibiotikum (Gyrasehemmer)
Estrogen, Progesteron (Mestranol, Norethynodrel, Diethylstilbestrol)	phototoxisch, fleckige Hyperpigmentierung nach Art einer Schwangerschaftsmaske	290–380	orale Kontrazeptiva
Chlordiazepoxid	ekzematöse Hautausschläge	290–320	Tranquilizer Berufssubstanzen
Triacetyldiphenolisatin	Ekzeme	290–320	Laxativum
Cyclamate (Calciumcyclamat, Natriumcyclohexylsulfamat)	phototoxisch photoallergisch	290–360	Süßstoffe

*) Pseudoporphyrie mit Blasenbildung.
**) Oft als Lichturtikarien.

Tabelle 65: Lichtreaktionen durch Medikamente
Angaben zur Häufigkeit in einem Kollektiv [219]

Substanz	Packungen verordnet[1]	Zahl der Reaktionen[2]	Häufigkeit
Protriptylin	1,4 Mill.	52	$1:0,026 \times 10^6$
Nalidixinsäure	2,8 Mill.	43	$1:0,065 \times 10^6$
Demethylchlortetracyclin	5,6 Mill.	55	$1:0,101 \times 10^6$
Carbamazepin	0,7 Mill.	6	$1:0,117 \times 10^6$
Hydrochlorothiazid	7,0 Mill.	12	$1:0,583 \times 10^6$
Sulfamethoxazol (+TMP)	8,4 Mill.	11	$1:0,763 \times 10^6$
Chlorpromazin	10,5 Mill.	11	$1:0,955 \times 10^6$
Chlorpropamid	4,2 Mill.	3	$1:1,4 \times 10^6$
Imipramin	9,8 Mill.	4	$1:2,5 \times 10^6$
Prednison	12,6 Mill.	3	$1:4,2 \times 10^6$
Estrogene	?	44	?

1 Die hier angegebenen Zahlen ergeben sich aus der Annahme, daß die Gesamtverordnungen in den Jahren 1964 bis 1971 das Siebenfache der Verordnungen des Jahres 1970 in den USA betrugen.
2 Dem Committee on Safety of Medicines in den Jahren 1964 bis 1971 zur Kenntnis gebrachte Fälle von Lichtreaktionen durch das betreffende Arzneimittel.

11.6 Praktische Bedeutung der photodynamischen Arzneimittelwirkungen

Die Inzidenz photodynamisch bedingter Arzneimittelreaktionen wird von vielen Ärzten, Apothekern und Chemikern überschätzt. Einige spektakuläre Fallberichte führten zur Überbewertung des Problems. In Tabelle 65 sind die Zahlen aus einem Kollektiv zusammengestellt. Protriptylin, ein Antidepressivum, steht hier mit einer Inzidenz von 1:26000 an erster Stelle, gefolgt von dem Harndesinfiziens Nalidixinsäure mit *einer* Lichtreaktion auf 65000 verkaufte Packungen. Unter den Tetracyclinen weist in diesem Kollektiv Demethylchlortetracyclin mit einer Inzidenz von 1:101000 die stärkste photodynamische Aktivität auf. Oxytetracyclin hingegen führt bei 17 Millionen verkauften Packungen nur in einem Fall zu einer Lichtreaktion. Bedauerlicherweise konnte die Zahl der Estrogenverschreibungen in diesem Kollektiv nicht angegeben werden (siehe Tab. 65).

Der Arzt sollte im Zeitalter des Sonnenanbetertums bei der Verschreibung der stärker photodynamisch wirksamen Pharmaka vor exzessiven Sonnenbestrahlungen warnen. Künstliche Bräunungsbestrahlungen sind unter einer medikamentösen Therapie vorsichtshalber zu vermeiden. Entsprechende Hinweise sollten in keinem Bräunungsstudio fehlen.

12. Anhang

12.1 Urlaubsvorbereitungen bei Sonnenlichtempfindlichkeit (sog. »Sonnenlichtallergie«)

1. **Orale Karotinoideinnahme** *vier* Wochen vor Urlaubsantritt (zwei Wochen 3–4mal ein Dragee mit 15–25 mg β-Karotin, die restlichen zwei Wochen 2mal ein derartiges Dragee pro Tag).

2. **Vorbräunung mit reinem UVA**
   Durch vier Wochen hindurch bis zum Urlaubsantritt zwei Bestrahlungen mit einem Hochleistungsstrahler, der ausschließlich UVA emittiert. Bei solchen Geräten liegt die für solche Zwecke effektive Bestrahlungszeit bei etwa 30 Minuten.

Zu 1 und 2: Optimale Kombination wäre die Einnahme von Karotinoiden zusätzlich zur Maximalstimulierung der körpereigenen Melaninbildung.

3. **Einkauf von Lichtschutzpräparationen:** Zu empfehlen sind jeweils frische Lichtschutzpräparationen für die Saison. Generell sind Breitbandpräparate (UVA+UVB) mit Faktoren > 10 zu verwenden. Bei sog. Mallorca-Akne d. h. bei Unverträglichkeit der verwendeten Sonnenprodukte auf Sonnenlicht (UVA-Anteil): Entweder Hydrogele oder Schutzpräparate mit hochwirksamen UVA-Filtern.

12.2 Zehn goldene Regeln für das Sonnenbad

1. Bei bestimmten Krankheiten zu intensive Sonnenbestrahlung vermeiden. Z. B. Kreislaufschwäche, fieberhafte Erkrankungen, allgemeine Schwächezustände, Stoffwechselleiden, Hautkrankheiten.

2. Die ersten Urlaubstage mehr im Schatten aufhalten, besonders bei empfindlicher sonnenungewohnter Haut.
   Sonnenbrille, Kopfbedeckung nicht vergessen.

3. Lichtschutzfaktor nach persönlicher Empfindlichkeit und zu erwartender Sonnenintensität (Ort, Tages- und Jahreszeit) richtig wählen. Mit einem hohen Lichtschutzfaktor beginnen.

4. Vor dem Auftragen des Sonnenschutzmittels die Haut reinigen, das Lichtschutzpräparat mindestens 45 Minuten vor der Sonnenexposition gleichmäßig und ausreichend auf die Haut auftragen. Das Einreiben nach jedem Baden und Abtrocknen wiederholen.

5. Bestrahlungsdauer dem Lichtschutzfaktor und der Eigenschutzzeit anpassen und langsam steigern. Nach Ablauf der erlaubten Bestrahlungszeit an diesem Tag jede weitere Sonneneinstrahlung vermeiden.

6. Besonders empfindliche Körperstellen (z. B. Lippen, Nasenrücken) mit Totallichtschutz oder Lichtschutzmitteln mit hohem Faktor schützen.

7. Stark reflektierende Flächen (heller Sand, Schnee, Nebel) sind besonders gefährlich, höheren Faktor benutzen, auch im Schatten Lichtschutz verwenden.

8. Nach jedem Sonnenbad die Haut gut reinigen und mit feuchtigkeitsspendenden Cremes oder Lotionen pflegen.
Bei Sonnenbrand Präparate mit entzündungshemmenden Zusätzen verwenden, feuchte Umschläge, in der Frühphase Cremes oder Gele in schweren Fällen kurzfristig Glucocorticoide (verschreibungspflichtig).
Innerlich: Einnahme der üblichen Schmerzmittel (z. B. Acetylsalicylsäure).

9. Nicht in die Sonne bei innerlicher und äußerlicher Anwendung von Arzneimitteln. Vor dem Sonnenbad keine Parfüms verwenden (viele Substanzen sind Lichtsensibilisatoren). Dekorative Kosmetika vorher entfernen.

10. Körperliche Anstrengung bei hoher Sonnenintensität vermeiden. Flüssigkeitsverluste infolge starken Schwitzens durch Elektrolytzufuhr (Mineraltrinkpräparate) ausgleichen.

12.3 Möglichkeiten zur Erhaltung der Urlaubsbräune

Nach der Rückkehr aus dem Urlaub an der Sonne zur täglichen Arbeit vermindert sich die erworbene Bräune immer mehr und mehr, bis schließlich die jedem Hauttyp eigene Basispigmentierung – besser gesagt »Basisblässe« – erreicht ist. Die Winterpigmentierung des Mitteleuropäers entbehrt jeder sportlich anmutenden Attraktivität.

Mancher Urlaubsrückkehrer hat noch die Möglichkeit, an sonnigen Herbstwochenenden etwas »Nachbräune« zu erreichen; die überwiegende Mehrzahl der arbeitenden Bevölkerung muß sich aber mit dem Ende der Periode für sonneninduzierte Pigmentierung abfinden. Für den Bräunungsfan erhebt sich jetzt das Problem, seine schöne Hautfarbe durch künstliche Methoden möglichst lange zu erhalten. Wiederum stehen die bekannten drei Wege zur Auswahl: *Bräunung aus der Tube, Bräunung aus der Steckdose und Bräunung aus der Pillenschachtel.* Für das Problem »Erhaltung der Urlaubsbräune« ergeben sich einige spezielle Gesichtspunkte.

Bräunung aus der Tube

Die Bräunung aus der Tube besteht in einer Anfärbung der Hornschicht durch chemische Reaktionen mit Dihydroxyaceton und anderen Ketolen oder Aldolen. Der bekannte Nachteil dieser »Bräunung«, der mangelnde Sonnenschutz, fällt bei der Anwendung zur Erhaltung der Urlaubsbräune zwar weg, dafür tritt aber der zweite Nachteil, die ungleichmäßige Anfärbung, besonders stark hervor. Bekanntlich nehmen Hautstellen mit unterschiedlich dicker Hornschicht unterschiedliche Bräunungsintensität an. Nach einem Urlaub in Licht, Luft und Sonne liegt eine verstärkte Abschilferung der Hornschicht vor; insbesondere erfolgt eine Abstoßung der sog. Lichtschwiele, der Ultraviolett-induzierten Hornschichtverdickung. Jeder Urlauber weiß aus eigener Erfahrung, was für eine intensive Hautpflege nach einem Sonnenurlaub nötig ist, um der stetigen Schuppenabstoßung zu begegnen. Als Folge dieser vermehrten Hornschichtabstoßung liegen nebeneinander Areale mit ganz unterschiedlicher Hornschichtdicke vor; bei Anwendung von Dihydroxyaceton erfolgt eine unterschiedlich intensive Anfärbung, woraus eine scheckige, wenig attraktive Pigmentierung resultiert, selbst bei Personen, deren Haut sich für die Bräunung aus der Tube ansonsten gut eignet. Da nach einem Sonnenurlaub ungleich dicke Hornschichtareale nebeneinander vorliegen, läßt sich durch Anwendung von Dihydroxyaceton und ähnlichen Substanzen kein erscheinungsmedizinisch zufriedenstellendes Bild erzielen. Die Bräunung aus der Tube ist für Zwecke der Erhaltung von Urlaubsbräune nicht zu empfehlen.

Bräunung aus der Steckdose

Die Bräunung aus der Steckdose besteht in der Anwendung von Ultraviolett-A-emittierenden Strahlern. Zur Erhaltung der Urlaubsbräune sind zweimal wöchentliche Belichtungen mit reinem UVA durchaus zweckmäßig und zielführend. Da aber in der Regel solche aufwendigen Geräte nur in Sonnenstudios (Bräunungscenter) zur Verfügung stehen, erfordert diese Art der Erhaltung von Urlaubsbräune einen zeitlichen Aufwand, der gerade in der Zeit nach dem Urlaub nicht für jeden Unternehmer und Arbeitnehmer möglich ist. – Nicht so selten verspüren Personen nach einem ausgiebigen Sonnenurlaub eine gewisse Empfindlichkeit ihrer Körperdecke gegenüber jeder Form einer Energieeinstrahlung und fühlen sich unter den Bestrahlungslampen nicht so recht wohl. Solche Menschen mit einer »Strahlenmüdigkeit« lehnen weitere Bestrahlungen zur Erhaltung der Urlaubsbräune ab. – Ärztlicherseits wird auf die nicht auszuschließenden Spätfolgen langdauernder Bestrahlungen hingewiesen (selbst bei ausschließlicher Anwendung von UVA) und eine Erholungsphase für Oberhaut und Hautbindegewebe nach der Energiebelastung des Sonnenurlaubes empfohlen.

Bräunung aus der Pillenschachtel

Die Bräunung aus der Pillenschachtel besteht in der oralen Einnahme von Pigmentstoffen, die in der Haut abgelagert werden. β-Karotin bewirkt eine Anfärbung der Haut, die die schwache Urlaubsbräune verstärkt. Im Gegensatz zur oralen Einnahme von Karotinoiden zur Urlaubsvorbereitung ist hier zu berücksichtigen, daß β-Karotin aus erscheinungsmedizinischen Gründen und nicht zum Lichtschutz von innen eingenommen wird. Dies ermöglicht eine breitere Variation der Dosis.

Das allmähliche Verschwinden eines Großteils des körpereigenen Melanins nach dem Sonnenurlaub führt unter oraler Karotinoideinnahme zu einer Änderung des Farbtons der Haut. Unter Umständen wird es sich als günstig erweisen, durch in langen Intervallen (2 bis 3 Wochen) applizierte UVA-Bestrahlungen die Melaninsynthese der Haut zu stimulieren und den Farbton der »Urlaubsbräune« unter Karotinoideinnahme wiederherzustellen. Medizinische Bedenken gegen die Einnahme von Karotinoiden zur Erhaltung der Urlaubsbräune bestehen nicht.

Zur Erhaltung der Urlaubsbräune auf künstlichem Wege sind andere Gesichtspunkte zu berücksichtigen, als zur künstlichen Bräunung zur Urlaubsvorbereitung oder zur künstlichen Bräunung ganz allgemein. Von den meisten Menschen wird hier die orale Einnahme von Karotinoiden, unter Umständen kombiniert mit UVA-Bestrahlungen, bevorzugt.

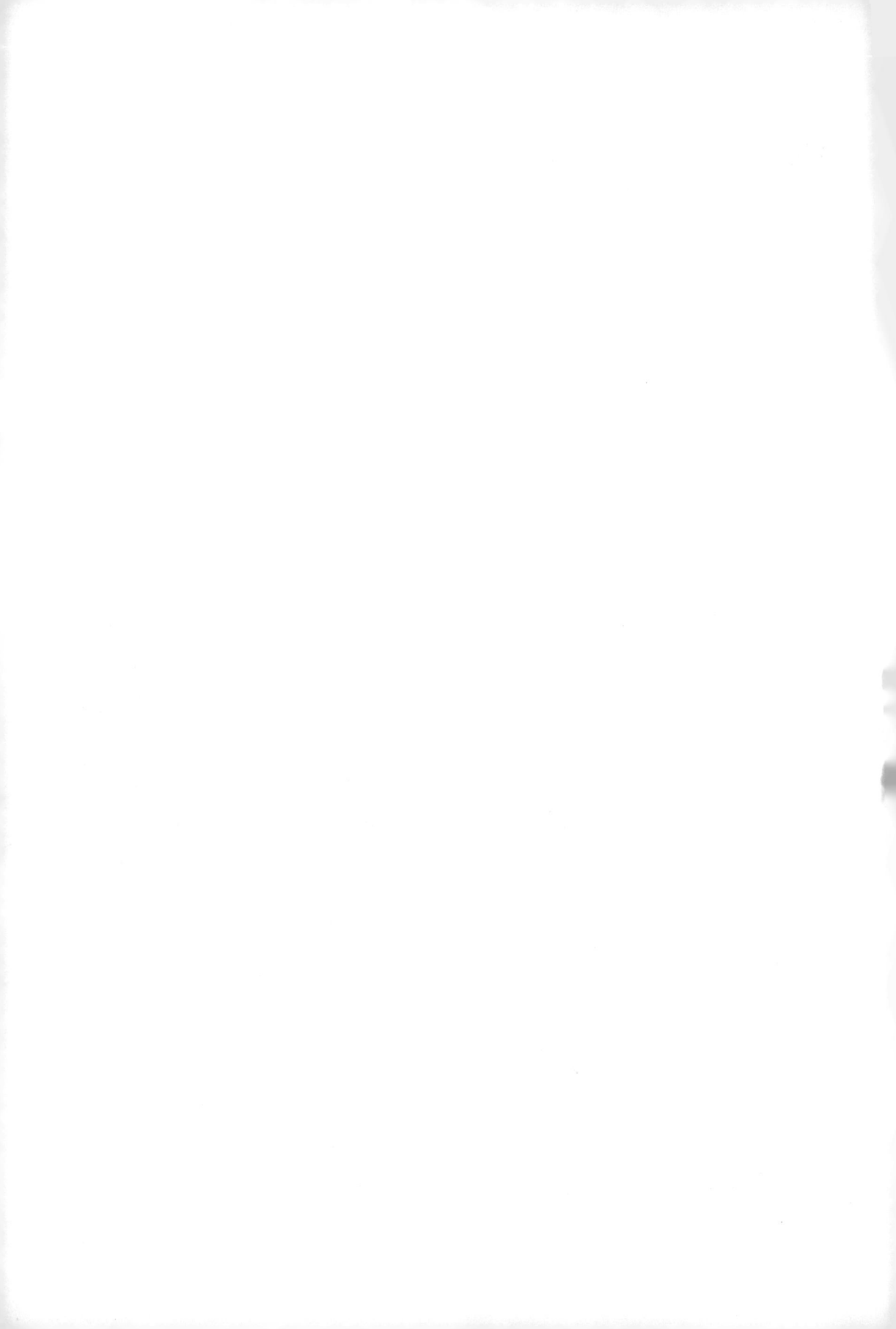

13. Literaturverzeichnis

1. *Ashwood Smith, M. J.*, et al., 5-Methoxypsoralen, an ingredient in several suntan preparations has lethal mutagenic and clastogenic properties, Nature **285,** 407 (1980).
2. *Anders, A., Knälmann, M.*, Spektrale Empfindlichkeitsmessung im UV, Ärztl. Kosmetologie **17**, 434 (1987).
3. *Ambach W., Blumenthaler M.*, Ozonschicht und Solare UV-Strahlung, Apotheker Journal **13**, (11), 90 (1991).
4. *Berger, H., Tsambaos, D., Kaase, H.*, Experimentelle aktinische Elastose durch chronische Exposition mit gefilterter UVA-Strahlung, Z. f. Hautkrankheiten **55**, 1510 (1980).
5. *Berger, H., Tsambaos, D.*, Vorzeitige Alterung und Karzinom der Haut durch chronische Einwirkung von UV-Strahlung. STH Berichte »Biologische Wirkungen des UV-Lichtes«, Heft 1, 1981, des Instituts für Strahlenhygiene des Bundesgesundheitsamtes, Dietrich Reimer Verlag, Berlin.
6. *Braun, R.*, Herpes labialis – wie gefährlich ist die Sonne? Apotheker Journal **10**, 7, 22 (1988).
7. *Berger, H.*, Das Altern des Hautbindegewebes unter Einfluß des Sonnenlichts, Akt. Dermat. **5**, 93 (1979).
8. *Bishop, S. C.*, DNA-repair activity in human skin exposed to the ultaviolett light used in PUVA-therapy, Clin. Res. **27**, 136 A (1979).
9. *Bilek, O. E.*, Pflanzliche Öle in der Kosmetik, Riechstoffe – Aromen – Kosmetika **8**, 253 (1981).
10. *Boffety, B., Puissant, A.*, Herpes simplex-Infektionen, Med. et Hyg. **40**, 1080 (1982). Kurzbericht in der Dtsch. Apoth. Ztg. **123**, 301 (1983).
11. *Borelli, S., Engst, R.*, Hochgebirgsklima, Apotheker Journal **1**, 26 (1982).
12. *Born, A., Born, W.*, Blacklight Meladinine Photochemotherapie, Aktuelle Dermatologie **1**, 187 (1975).
13. *Borris, M.*, Sunscreens at skin applications levels: direct spectrophotometric evaluation, J. Soc. Cosmet. Chemists **31**, 361 (1980).
14. *Boudreault, G., Cortin, P., Corriveau, L.-A., Rosseau, A. P., Tardif, Y., Malenfant, M.*, La rétinopathie à la canthaxanthine: 1. Etude clinique de 51 consommateurs. Canad. J. Ophthalmol **18**, 325 (1993).
15. *Boyle, J.* and *Kennedy, C. T. C.*, Hydroquinone concentrations in skin lightening creams, Brit. J. Dermat. **114**, 501 (1986).
16. *Braun, F. O., Illig, L., Korting, W.*, Antworten auf therapeutische Umfrage: Gibt es eine gesicherte kausalpathogenetische Verbindung von Sonnenlicht und Melanom?, Die Medizinische Welt **37**, 815 (1986).
17. *Breit, R.*, Phototoxische und Photoallergische Reaktionen der Haut, Münch. med. Wschr. **1**, 23 (1975).
18. *Brenner, W., Gschait, F.*, The value of topical sunscreens containing psoralens, Arch. Derm. Res. **267**, 189 (1980).
19. *Bruhn, W.*, Sonnenstrahlung, Sonnenschutz und die Bräunung der menschlichen Haut. Teil I: Dtsch. Apoth. Ztg. **117**, 1159 (1977); Teil II: Dtsch. Apoth. Ztg. **117**, 1362 (1977); Teil III: Dtsch. Apoth. Ztg. **117**, 1872 (1977).
20. Bundesgesetzblatt 1985, Teil I: Bekanntmachung der Neufassung der Kosmetikverordnung vom 19. 6. 1985, Anlage 7: Ultraviolettfilter für kosmetiche Mittel.
21. Bundesgesetzblatt **30**, Nr. 1, Januar 1987.
22. *Birrer, P.*, Freie Radikale: Leben oder Tod? Kosmetikmagazin **2**, 40 (1990).
23. *Barth, J.*, Welche positiven Wirkungen hat die UV-Strahlung auf den menschlichen Organismus?, TW Dermatologie 21, 412 (1991).
24. *Cartwright, L. E.*, and *Walter, J. F.*, Psoralen-containing sunscreen is tumorigenic in hairless mice. J. Invest. Dermat. **80**, 306 (1983).
25. C/E Publikation No. 20 (TC-2.2) 1972, Empfehlungen für die Gesamtbestrahlungsstärke und die spektrale Verteilung künstlicher Son-

Literaturverzeichnis

nenstrahlen für Prüfzwecke, Bureau centrale de la Cie, Paris.
26. *Charlet, E., Finkel, P.*, Die Haut – unser größtes Organ, Apotheker Journal **5**, 32 (1982).
27. *Charlet, E., Finkel, P.*, Feldversuche zur praktischen Erprobung von Sonnenschutzmitteln, Parfümerie und Kosmetik **60**, 199 (1979).
28. *Charlet, E., Finkel, P.*, Sonnenschutzmittel – Ein Vergleich von Bewertungsmethoden, Parfümerie und Kosmetik **59**, 46 (1978).
29. *Charlet, E.*, Mit Repellentien gegen Insekten, Apotheker Journal **4**, 63 (1981).
30. *Charlet, E., Finkel, P.*, Schön durch den Winter, Apotheker Journal **11**, 28 (1982).
31. *Charlet, E., Finkel, P.*, Braun ohne Sonne, Apotheker Journal **11**, 30 (1980).
32. *Charlet, E., Finkel, P., Strickmann, H.*, Konservierung – Warum und wie?, Apotheker Journal **7**, 21 (1983).
33. *Charlet, E., Finkel, P.*, Die Beeinflussung des Lichtschutzfaktors aus der Sicht des Kosmetikchemikers, Ärztl. Kosmetologie **7**, 56 (1977).
34. *Charlet, E., Finkel, P.*, Gesetzmäßigkeiten zum Einsatz von Lichtschutzsubstanzen in Emulsionsgrundlagen, Ärztl. Kosmetologie **7**, 169 (1977).
35. *Charlet, E., Finkel, P.*, Hauttypenwirksamkeit von Lichtschutzmitteln, Ärztl. Kosmetologie **8**, 160 (1978).
36. *Charlet, E., Finkel, P.*, Neue Aspekte für die Entwicklung von Lichtschutzmitteln, Ärztl. Kosmetologie **9**, 368 (1979).
37. *Christophers, E.*, Hautkrebs und PUVA-Therapie, Beiträge zur Dermatologie **11**, 116 (1985), Perimed, Erlangen.
38. *Cole, C. A.*, et al., An Action Spectrum for UV-Photocarcinogenesis. Photochem. Photobiol. **43**, 275 (1986).
39. *Cormane, R. H., Siddiqui, A. H., Westerhof, W., Schutgens, R. B. H.*, Phenylalanine and UVA light for the treatment of vitiligo. Arch. Derm. Res. **277**, 126 (1985).
40. *Crips, D. J.*, Natural and artificial photoprotection, J. Invest Derm. **76**, 154 (1981).
41. Derma Newsletter **1**, (4), 2 (1992), Informationsmedium der F. Hermal, Reinbek.
42. Dermatica III, Arbeitsunterlagen für den Fortbildungslehrgang, Mainz 1974. Arbeitsgemeinschaft für Pharmazeutische Verfahrenstechnik (A. P. V.) e. V. Mainz.
43. *Dieckmann* Arzneimittel, Bielefeld, Calcium-Therapie, wissenschaftliche Broschüre, 1979.
44. *DIN-Norm*, Normenausschuß Lichttechnik im Deutschen Institut für Normung, Entwurf DIN 5050, Nov. 1982, für nichttherapeutische UV-Bestrahlungsgeräte für den menschlichen Körper.
45. *DIN* 67501. Experimentelle dermatologische Bewertung des Erythemschutzes von externen Sonnenschutzmitteln für die menschliche Haut; Beuth-Verlag, Berlin, Dezember 1985.
46. *Doskoczil, S., Siladji, T., Bilek, F., Greiter, F.*, Verbrauchergewohnheiten bei der Applikation von Sonnenschutzmitteln und deren Einfluß auf die Schichtdicke, Parfümerie und Kosmetik **60**, 407 (1979).
47. *Doss, M.*, Pathobiochemie der Porphyrien Med. Klinik **72,** 1501 (1977).
48. *Dehne, K.*, Neue Berechnungen zur Klimatologie der Erythemwirksamen UV-Strahlung Analen der Meteorologie Nr. 20, 115 (1983).
49. *Eiden, F., Tittel, C.*, Zur Analyse von Sonnenschutzpräparaten. Teil III: Dtsch. Apoth. Ztg. **121**, 431 (1981); Teil IV: Dtsch. Apoth. Ztg. **121**, 2693 (1981).
50. *Engst, R.*, Therapieerfolge mit künstlichem UV-Licht, Mk. Ärztl. Fortb. **33**, 23 (1983).
51. *Engst, R.*, Welche Stoffe machen die Haut lichtempfindlich? Mk. Ärztl. Fortb. **33**, 13 (1983).
52. *Erlemann, G. A.*, Neue Erkenntnisse über die Wirksamkeit von Lichtschutzmitteln, Parfumerie und Kosmetik **54**, 263 (1973).
53. *Erlemann, G. A.*, Die kombinierte Schutzwirkung von kosmetischen Präparaten, Ärztl. Kosmetologie **16**, 413 (1986).
54. *Erlemann, G. A.*, Vitamine in der Kosmetik, Apotheker Journal **5**, 29 (1985).
55. Eusolex, UV-Strahlenfilter für Kosmetika, Prospekt der Firma E. Merck, Darmstadt.
56. *Erlemann, G., Merkle, R.*, Panthenol, Phytantriol, Vitamin E und Vitamin A in der Kosmetik, Seifen – Öle – Fette – Wachse **117**, (10) 379 (1991).
56a. *Fabo, E. C., Noonan, F. P.*, Urocanic Acid, Photoimmunology and Ozon Depletion: Human Health Implications Int. Congr. Photobiology, Atlantic City (1991).
57. *Fahr, E.*, Psoralene: Photobiologische und Dermatologische Wirkungen, Pharm. Ztg. **(127) 3**, 163 (1982).
58. *Fahr, E.*, Die molekularen Ursachen der durch UV-Strahlung ausgelösten biologischen Wirkungen, Pharm. Ztg. **124**, 2464 (1979).
59. *Fertek, O.*, Anwendungstechnische Prüfungen von Sonnenschutzmitteln, Kosmetik und Aerosole **51**, 545 (1978).
60. *Fiedler, H. P.*, Grundlagen und Rohstoffe, Ärztl. Kosmetologie **11**, 54 (1981).
61. *Fiedler, H. P.*, Neuere Grundstoffe in kosmetischen Zubereitungen, Schriftenreihe der Bundesapothekerkammer zur wissenschaftlichen

Fortbildung, Band VI gelbe Reihe, Meran 1978.
62. *Fitzpatrick, T. H.*, Manufact. Chemist Aerosol News 52, No. **6**, 13 (1981).
63. *Finkel, P., Siemer, E.*, Repellents zur dermalen Anwendung, Apotheker Journal **7**, 32 (1986).
64. *Fitzpatrick, T. H.*, UV induced melanin pigmentation. Photobiology Course Nr. **205**. American Academy of Dermatology, Las Vegas, Dec. 7.–8. (1985).
65. *Forlot, P.*, Verwendung von Bergamotteöl in Sonnenschutzmitteln, Vortrag Tunesien, 1980, Laboratoires Goupil, Paris.
65a. *Friedrich, H. C.*, Zur Behandlung von Hyperpigmentierungen Dermopharmazie, Suppl. in Pharm. Ztg. **137** (7) 7 (1992).
66. *Führer, G.*, Systematik der Dermatika, Acta Pharmaceutica Technologica **27**, 67 (1981).
67. *Führer, G.*, Polarisationsmikroskopie als Hilfsmittel für die Untersuchung kristalliner Strukturen in Salben und Cremes, Dermatica IV, Arbeitsunterlagen für den Fortbildungslehrgang, Mainz 1977, Arbeitsgemeinschaft für pharmazeutische Verfahrenstechnik (A. P. V.) e. V., Mainz.
68. *Fulton, J. F., Leyden, Papa, C.*, Behandlung der Vitiligo mit äußerlich angewendetem Methoxalen und Blacklight, Archives of Dermatology **100**, 224 (1969).
69. *FDA*, Sunscreen Drug Products for over the counter human drugs proposed rules Part. II, 38206 (1978).
70. *Forlot P.*, Les Accelarateurs de bronzage Bull. Ordre de Pharmaciens France **306**, 1128 (1987).
71. *Gange, R. W., Mendelsohn, R.*, Sunscreens block the induction of epidermal ornithine decarboxylase by ultraviolet B radiation: A new way of evaluating sunscreen efficacy in vivo, Birt. J. Dermat. **107**, 215 (1982).
71a. *Gers Barlag, H.*, Sonnenschutz aus der Apotheke: Neue Entwicklungen, Vortrag Dermopharmaziekongreß Bremen (1992).
71b. *Gers Barlag, H.*, UVA Schutz: Wann ist er wichtig? Dermopharmazie: Supplement in Pharm. Ztg. **137** (23) 14 (1992).
72. *Gerke, E.*, Wirkungen ultravioletter Strahlen auf das Auge, Apotheker Journal **6**, 38 (1980).
73. *Gilchrest, B. A.*, Relationship between actinic damage and chronologic aging in keratonocyte culture of human skin, J. Invest. Dermat. **72**, 219 (1979).
74. *Gloor, M.*, Pharmakologie dermatologischer Externa, Springer Verlag, Berlin – Heidelberg – New York (1982).

75. *Gloxhuber, Ch.*, Bewertung der allergologischen Eigenschaften von Cetyl- und Stearylalkohol, Ärztl. Kosmetologie **13**, 181 (1983).
76. *Gmeiner, B., Raab, W.*, Veränderungen von Enzymaktivitäten bei Photochemotherapie, Z. f. Hautkrankheiten **51**, 879 (1976).
77. *Gmeiner, B., Raab, W.*, The mechanisme of photochemoterapy, Dermatologica (Basel) **152**, 281 (1976).
78. *Goldemberg, R. L.*, Natural base sunscreen lotions, Cosmetics and Perfumery **89**, 35 (1974).
79. *Greiter, F.*, Spektralphotometrische Messungen zur Beurteilung von UV-Filtern für Sonnenschutzmittel, Fensterglas, Glas und Plastikmaterial für Sonnenschutzgläser sowie Suntex-Material für UV-durchlässige Badekleidung, Parfümerie und Kosmetik **56**, 129 (1975).
80. *Greiter, F., Bilek, P., Doskoczil, S.*, Doppelt hält besser? Zur Frage der Reapplikation von Sonnenschutzmitteln, Apotheker Journal, **6** (5), 44 (1984).
81. *Greiter, F.*, Methoden zur praxisgerechten Prüfung von Sonnenschutzmitteln, Kosmetika – Aerosole – Riechstoffe **54**, 95 (1981).
82. *Greiter, F., Doskoczil, S.*, Sonnenschutzfaktor: Problematik und neue Methoden zu seiner praxisgerechten Bestimmung, Parfümerie und Kosmetika **58**, 1 (1977).
83. *Greiter, F., Doskoczil, S., Bilek, P.*, Der Sonnenschutzfaktor und seine praktische Realisierung, Schweiz. Apoth. Ztg. **118**, 291 (1980).
84. *Greiter, F.*, Was bedeutet Lichtschutz?, Apotheker Journal **4**, 58 (1981).
85. *Greiter, F.*, Sonnenschutzfaktor – Entstehung und Methodik, Parfümerie und Kosmetik **55**, 70 (1974).
86. *Greiter, F.* und Mitarbeiterinnen, Neue Erkenntnisse zur Qualitätsbeurteilung von Sonnenschutzmitteln und zur Intensität von Ultraviolettstrahlung hinter Glas und Textilien, Poster auf der Tagung der Deutschen Dermatologischen Gesellschaft in Wien, 1982.
87. *Greiter, F., Bilek, P., Siladji, S. u. T.*, Neue Gesichtspunkte zur Bestimmung des Sonnenschutzfaktors, Parfümerie und Kosmetika **65**, 333 (1984).
88. *Greiter, F., Bilek, P., Siladji, S., u. T.*, Wie funktioniert der wasserfeste Breitbandschutz?, Kosmetika, Aerosole, Riechstoffe **58**, 231 (1985).
89. *Grove, G. L., Kaidbey, K. H.*, Sunscreens inhibit the formation of sunburn cells, Kurzreferat in Ärztl. Kosmetologie **12**, 2 (1982).
90. *Groves, G., Aginpoh, P., Sayre, R.*, In vitro and in vivo methods to define sunscreen protection,

Manuscript, Episol Literature Probe No. 11/1979.
91. *Guillot, B.*, Xeroderma pigmentosum. Un cas traité par l'association bêta-carotène-canthaxanthine et rétinoide aromatique, Ann. Derm. Vén. **111**, 65 (1984).
92. *Guttmann, G., Greiter, F.*, Mensch und Sonnenlicht, Parfümerie und Kosmetika **60**, 282 (1979).
93. *Groben, P.*, Liposomen: Chancen und Möglichkeiten n der Kosmetologie, Apotheker Journal **10** (9) 20 (1988).
94. *Greiter, F.*, Kälteschutz für Sport und Alltag, Apotheker Journal **8**, (1) 42 (1986).
95. *Hackenthal, E.*, Schwach wirksame Analgetika, DAZ Fortbildungsreihe, Dtsch. Apoth. Ztg. **121**, 2535 (1981).
96. *Harber, I. C., Bickers, D. R.*, Photosensitivity diseases. Saunders, Philadelphia – London – Toronto – Sidney (1981).
97. *Harm, W.*, Biological determination of the germicidal activity of sunlight, Radiation Research **40**, 63 (1969).
98. *Harsany, Z. P.*, Mutagenität von rotem Haarfarbstoff, Experentia **36**, 291 (1981). Kurzbericht im Kongreßmanuscript »Kosmetische Mittel zur Verbesserung des Aussehens der Haut« des Symposiums der Deutschen Gesellschaft der Kosmetikchemiker, Wiesbaden 1982.
99. *Heering, W.*, Gutachten des lichttechnischen Instituts der Universität Karlsruhe über das Filtermaterial Uvafol-Blue 3003, Juni 1982.
99a. *Heinrich U., Tronnier, H.*, Vorbeugung und Behandlung von polymorphen Lichtdermatosen und der Mallorca-Akne mit Astemizol. Der Deutsche Dermatologe **39** (7) 935 (1991).
100. *Henne, W.*, In vivo-Bestimmung des Lichtschutzes kosmetischer Präparate – Geschichte und heutiger Stand, Parfümerie und Kosmetika **64**, 415 (1983).
101. *Henne, W.*, Beurteilung von Lichtschutzmitteln, Ärztl. Kosmetologie **16**, 393 (1986).
102. *Hennekes, R., Weber U.*, und *Küchle, H. J.*, Über die Canthaxanthinschäden der Netzhaut, Z. Prakt. Augenheilk. **6**, 7 (1985).
103. *Herzberg, J. J.*, Funktionen der Melaninpigmente, Ärztl. Kosmetologie **7**, 26 (1977).
104. *Herzberg, J. J.*, Therapie melaninbedingter Pigmentanomalien, Hautarzt **36**, 635 (1985).
105. *Hill, Anglin J.*, Urocanin acid – a natural sunscreen, Cosmetics and Toiletries **91**, 47 (1976).
106. *Höhne, E.*, Vitamine, Mineralien, Spurenelemente, Teil 12: Apotheker Journal **3**, 45 (1983).

107. *Höhne, E.*, Vitamine, Mineralien, Spurenelemente, Teil 15: Apotheker Journal **6**, 56 (1983).
108. *Höhne, E.*, Vitamine, Mineralien, Spurenelemente, Teil 16: Apotheker Journal **7**, 52 (1983).
109. *Höhne, E.*, Calcium: Profil eines Stoffes von elementarer Bedeutung, Apotheker Journal **3**, 40 (1987).
110. *Höhne, E.*, Calcium: Profil eines Stoffes von elementarer Bedeutung, Teil 5, Apotheker Journal **1**, 21 (1987).
111. *Hölzle, E., Plewig, G.*, Photoallergische Kontaktdermatitis durch benzophenonhaltige Sonnenschutzpräparate, Der Hautarzt **33**, 391 (1982).
112. *Hönigsmann, H. E.*, et al., 5-Methoxypsoralen in photochemotherapie of psoriasis, Brit. J. Dermat. **101**, 369 (1979).
113. *Hoffmann, C., Plewig, G., Braun-Falco, O.*, Technische Erfahrungen mit der 8-Methoxypsoralen Therapie bei Akne vulgaris, Der Hautarzt **27**, 277 (1976).
114. *Hofstettler, H. U., Ippen, H.*, Die Reproduzierbarkeit der Messungen von Lichtschutzfaktoren, Ärztl. Kosmetologie **8**, 155 (1978).
115. *Holzner, G. W.*, Kosmetische Lichtschutzpräparate, Kapitel XXII, S. 782–900, in: »Die Kosmetischen Präparate«, von *Nowak, G. A.*, Ausgabe 1984, Verlag H. Ziolkowski, Augsburg.
116. *Hoppe, U., Kopplow, H. J., Wiskemann, A.*, Statistische Auswertung des Lichtschutzfaktors, Arzneimittelforschung **25**, 817 (1975).
117. *Hübner, U., Frühauf, A.* und *Barth, J.*, Zur Maculopathie en paillettes d'or durch Carotinoid-Therapie. Fleckförmige Retinopathie durch Carotinoid-Therapie. Derm. Mschr. **172**, 177 (1986).
118. *Holick, M. F., Raab, W.*, Vitamin-D-Mangel durch medizinisch indizierten Sonnenschutz. TW Dermatologie 20: 472 (1990).
119. *INTERAGRO*, Informationen der Interagro GmbH München, s. a. Rubrik »Kosmetik-Roh-Hilfsstoffe«, in Parfümerie und Kosmetik **61**, 1+3 (1980).
120. *Ippen, H., Wiskemann, A., Hoppe, U., Tronnier, H.*, Biologische Bewertung von Sonnenschutzmitteln – Empfehlungen zur Standardisierung, Ärztl. Kosmetologie **7**, 102 (1977).
121. *Ippen, H.*, Theorie und Praxis der Sonnenschutzmittel, Präparative Pharmazie **4**, 53 (1969).
122. *Ippen, H.*, Pathologische Lichtreaktionen der Haut, Med. Klin. **38**, 1299 (1978).
123. *Ippen, H.*, Photoallergie, Therapiewoche **27**, 4307 (1977).

124. *Ippen, H., Perschmann, U.,* Untersuchungen zur Lichtphysiologie der Haut, Arch. Klin. Exp. Derm. **236**, 207 (1970).
125. *Ippen, H.,* Zur Deklaration von Kosmetikbestandteilen, Ärztl. Kosmetologie **8**, 4 (1978).
126. *Ippen, H.,* Photochemie der Haut, Kapitel 6, in: Biochemie der Haut, *Herrmann, F., Ippen, H., Schaeter, H., Stüttgen, G.,* Georg Thieme Verlag, Stuttgart 1973.
127. *Ippen, H., Kölmel, K.,* Lichtschutz gegen Ultraviolett A, Ärztl. Kosmetologie **10**, 4 (1980).
128. *Ippen, H.,* Untersuchungen zur Lichtphysiologie der Haut. Teil III: Erythemschutz durch externe Anwendung von Pyrimidin- und Purinderivaten. Arch. Klin. Exp. Derm. **235**, 25 (1969).
129. *Itschev, K., Dogramadjew, J., Dourmischev, A. L.,* Elektronenmikroskopische Untersuchungen der menschlichen Haut nach UV-Bestrahlungen, Dermat. Monatsschrift **165**, 209 (1979).
130. *Janistyn, H.,* Handbuch der Kosmetika und Riechstoffe, Band 1, Alfred Hüthig Verlag, Heidelberg 1976.
131. *Jaworsky, C.,* et al., Efficacy of tan accelerators, J. Amer. Acad. Dermat. **16**, 769 (1987).
132. *Jellinek, S.,* Kosmetologie, Alfred Hüthig Verlag, Heidelberg 1976.
133. *Jung, E. G.,* Die chronischen Lichtschäden der Haut, Ärztl. Kosmetologie **7**, 97 (1977).
134. *Jung, E. G.,* Chronischen Wirkungen ultravioletter Strahlen einschließlich Karzinogenese, STH Berichte »Biologische Wirkungen des UV-Lichts«, Heft 1, 1981, des Instituts für Strahlenhygiene des Bundesgesundheitsamtes, Dietrich Reimer Verlag, Berlin.
135. *Jung, E. G., Anton-Lamprecht, J.,* Untersuchungen über Albinismus. Arch. Derm. Forsch. **240**, 123 (1971).
136. *Jung, E. G.,* Praxis der lokalen und oralen Photochemotherapie, Aktuelle Dermatologie **4**, 19 (1978).
137. *Jung, G. E.,* Licht und Hautkrebse, Sitzungsberichte der Heidelberger Akademie der Wissenschaften, 1982, Springer Verlag.
138. *Jung, G. E.,* Hautschutz beim Bergsteigen und Skifahren, Ärztl. Kosmetologie **12**, 226 (1982).
139. *Jung, E. G.,* Photoallergische Substanzen und ihre Epikutantestung, Ärztl. Kosmetologie **10**, 243 (1980).
140. *Jung, E.,* Neuere Aspekte zum Lichtschutz, Ärztl. Kosmetologie **16**, 403 (1986).
140a. *Junginger, E.,* u. a., Wirkungsmechanismen von Liposomen und Niosomen mit Zellmembranen, Pharm. Ztg. **136** (26), 1707 (1991).
141. *Kahn, H., Curry, C.,* Ultraviolett light protection by several new compounds, Arch. Dermat. **109**, 510 (1974).
142. *Kahn, J. R.* et al., Eruptive squamous cell carcinomata following psoralen – UVA-phototoxicity, Clin. Exp. Dermat. **11**, 398 (1986).
143. *Kaidbey, K. H., Kligmann, A. M.,* Further studies of photoaugmentation in human phototoxic reaction, J. Invest. Dermat. **65**, 462, (1975).
144. *Karlson, P.,* Kurzes Lehrbuch der Biochemie für Mediziner und Naturwissenschaftler, 11. Auflage 1980, George Thieme Verlag, Stuttgart.
145. *Kaye, J.,* et al., DNA repair in human cells containing photoadducts of 8-methoxypsoralen or angelicin, Cancer Res. **40**, 696 (1980).
146. *Keymer, R.,* Ein neuer Weg zu Sonnenschutz und Hautbräunung, Apotheker Journal **4**, 44 (1983).
147. *Kiefer, J.,* Ultraviolette Strahlen, Walter de Gruyter Verlag, Berlin – New York 1977.
148. *Kindl, G.,* Sonnenschutzmittel: Aufbau, Anwendung, Beratung, Pharm. Ztg. **132**, 1385 (1987).
149. *Kindl, G.,* Mineraldrinks – wie wichtig sind sie wirklich? Apotheker Journal **12** (11), 38 (1990).
150. *Kindl, G.,* Sonnenschutzmittel wie auswählen?, Apotheker Journal **10** (4), 40 (1988).
151. *Kindl, G.,* Sonnenschutz: Bewährtes, Neues und Wissenswertes für die Beratung, Pharm. Ztg. **136** (21), 1329 (1991).
152. *Kindl, G.,* Wintersport: Kälteschutz – Sonnenschutz – Lippenschutz, Apotheker Journal **11**, (1), 47 (1989).
153. *Kircher, W.,* Polyacrylat Gele – Eine moderne Arzneiform für die Apothekenrezeptur, Apotheker Journal, **5** (10), 13 (1983).
154. *Klaschka, F.,* Diskussionsbeitrag zum Thema: »Aktinische Einflüsse von UV-Strahlen«, Sonderbroschüre der Deutschen Gesellschaft der Kosmetikchemiker über das vierte Symposium »Zeitgemäße Präventivhautpflege« in Bad Kreuznach 1976.
154a. *Kligmann, L.,* Intensification of UV induced dermal damage by infrared radiation. Arch. Derm. Res. **272**, 229 (1982).
155. *Kligmann, A. M., Willis, J.,* A new formula for depigmenting human skin, Arch. Dermat. (Chikago) **111**, 40 (1979).
156. *Kligmann, L. H.,* et al., The contributions of UVA and UVB to connective tissue damage in hairless mice, Journal of Invest. Dermatol. **84**, 272 (1985).
157. *Kligman, A. M., Kaidbey, K. H.,* Human models for identification of photosensitizing

chemicals, J. Natl. Cancer Inst. **69**, 269 (1982).
158. *Kludas, M., Heise, D.*, Internationale Patentanmeldung A 61 K 7/48, vom 26. 6. 1981, Kosmetische Mittel mit DNS Repairkomplexen.
159. *Koche, E., Kligmann, A. M.*, Klinisch experimentelle Untersuchungen zur Charakteristik von Seifen und Syndets, Pharm. Ztg. **128**, 963 (1983).
160. *Kompa, H. E.* et al., Entwicklung eines Abrasivums als Aknetherapeutikum, Ärztl. Kosmetologie **13**, 193 (1983).
161. *Konrad, K.*, Das Melaninpigmentsystem der Haut, Verlag Wilhelm Maudrick, 1977, Wien – München – Bern.
162. *Konrad, K.*, Bräunung – was steckt dahinter?, Apotheker Journal **5**, 21 (1983).
163. *Konrad, G., Möller, H.*, Neue Lichtschutzsubstanzen für den UVA-Bereich, Parfümerie und Kosmetika **64**, 317 (1983).
164. *Konne, M. D., Black, H. S.*, A mode of action for butylated hydroxytoluene-mediated photoprotection, J. Invest. Dermat. **87**, 343, 1986.
165. *Kroyer, G., Washüttl, J., Bilek, P., Greiter, F.*, Untersuchungen über das Haftvermögen von UV-Filtersubstanzen auf der Schweinehaut, Ärztl. Kosmetologie **9**, 299 (1979).
166. *Kligmann, H. Lorraine, Sayre, M. Robert*, An Action Spectrum for UV Induced Elastosis in hairless mice. Photochemistry and Photobiology **53**, (2), 237 (1991).
167. *Kosmetik Jahrbuch 1991*, 15. Ausgabe, Verlag für chem. Ind. H. Ziolkowski KG, Augsburg.
168. *Kosmetik Jahrbuch 1989*, Trendprodukte in der Kosmetik, S. 45.
169. *Kölmel, F.*, Untersuchungen zur Pharmakokinetik von Lichtschutzsubstanzen durch photoakustische Spektroskopie, Hautarzt **39**, 731 (1988).
169a. *Lautenschläger, H.*, Liposomen und Niosomen in Dermatika, Plenarvortrag A. P. V. Jahreskongreß 1989, Straßburg.
170. *Lehmann, P., Hölzle, E., von Kries, R., Plewig, G.*, Lichtdiagnostische Verfahren bei Patienten mit Verdacht auf Photodermatosen, Zbl. Haut **152**, 667 (1986).
170a. *Landthaler M., Braun-Falco, O.*, Das maligne Melanom der Haut, TW Dermatologie **22**, (1) 50 (1992).
171. *Leonhardi, G., Neufahrt, A.*, Biochemie und Physiologie des Melaninstoffwechsels, Ärztl. Kosmetologie **7**, 9 (1977).
172. *Leun, J. C. van der*, UV-Carcinogenesis, Photochem. Photobiol. **39**, 861 (1984).

172a. *Leven, B.*, Sonnenkarten und Sonnenschutzmeßgeräte, Dermopharmazie, Pharm. Ztg. (Suppl.) **137** (23), 4 (1992).
173. *Lischka, G., Jung, E. G.*, Lichtkrankheiten der Haut, Perimed Fachbuch Verlagsges., Erlangen 1982.
174. *Lowe, N. J., Connor, M. J.*, Phototoxicity and ornithine decarboxylase induction with different psoralens and UVA, Clin. Res. **31**, 149 A (1983).
175. *Meichelbeck, H.*, Haarveränderungen durch Sonne und Wetter, Ärztl. Kosmetologie **12**, 380 (1982).
176. *Merian, E.*, Sollen Spraydosen, die Chlorfluormethan enthalten, verboten werden?, Chemische Rundschau **30**, 11 (1977).
177. *Meyer, J. J., Bermond, P., Pournaras, C., Zoganas, L.*, Canthaxanthin. Langzeiteinnahme und Sehfunktion bei Menschen, Deutsche Apotheker Zeitung **125**, 1053–1057 (1985).
178. *Mofty Abdel Monem*, Behandlung der Vitiligo, Castellania **2**, 65 (1974).
179. *Morhenn, V. B.*, et al., 8-Methoxypsoralen plus long wave ultraviolett light (PUVA) inhibits cell mediated immun responses, Clin. Res. **28**, 135 A (1980).
180. *Mutzhas, F. M., Hölzle, E., Hofmann, C., Plewig, G.*, A new apparatus with high radiation energy between 320–450 nm, Physical description and dermatological applications, J. Invest. Dermat. **76**, 42 (1981).
181. *Mutzhas, F. M.*, Persönliche Mitteilung zur Wirkung des Ultraviolettlichts auf den Menschen.
182. *Mutzhas, F. M.*, Solarien – Gefahr für unsere Haut?, Interview, Apotheker Journal **10**, 52 (1979).
183. *Mutzhas, F. M.*, A new plastic protection filter against undesired UVB radiation with UVA transmittance, Poster presented at the annual meeting at the American Society for Photobiology in Williamsburg, Virginia USA, June 14, 1981.
184. *Mutzhas, F. M.*, Sofortbräunung, Kosmetik International, Heft 9 (1979).
185. *Mutzhas, F. M.*, Photobiologische Bewertung der kosmetischen UV-Bestrahlung, Ärztl. Kosmetologie **8**, 363 (1978).
186. *Mutzhas, F. M.*, Pigmentierung, Licht, Heft 3 (1979).
187. *Mutzhas, F. M.*, Kosmetische Hautbräunung: Neuere Erkenntnisse zur Wirkung natürlicher und künstlich erzeugter UV-Strahlen auf die Haut; Vortrag auf der Cosmetics in München 1985, referiert im Apotheker Journal **7**, 24 (1985).

187a. *Mutzhas, F. M.*, Photobiologisch bewertete UVB-Nebenwirkungsrisiken bei 5 verschiedenen Phototherapieverfahren bei Neurodermitis Kosmetikmagazin **3**, (5), 2 (1992).

188. Neue Kosmetik- und Pharmawirkstoffe in der Patentliteratur, Seifen – Öle – Fette – Wachse **112**, 567 (1986).

189. *Nolting, S.*, Nutzen und Risiko des Sonnenlichtes auf die Haut, Pharmazie in unserer Zeit **11**, 33 (1982).

190. *Nowak, G. A.*, Die kosmetischen Präparate, Band 1, 3. Auflage 1982, Verlag für chemische Industrie, H. Ziolkowski KG, Augsburg.

191. *Nürnberg, E.*, Welche galenischen Grundlagen werden heute für die Hautbehandlung eingesetzt?, Der Hautarzt **29**, 61 (1978).

192. *Martin, R.*, Kann eine Hautbräunung durch 5-Methoxypsoralen die durch UV-Strahlen verursachten DNS-Schäden verhindern? Referat über eine Untersuchung von *R. Young*, persönliche Mitteilung.

193. *Maduro, R. A., Schauerhammer, R.*, Ozon – Das mißbrauchte Naturwunder, Dr. Böttger Verlags GmbH, Wiesbaden 1992.

194. *Möller, H.* et al., Wirkungen von Vitamin E auf die Haut bei topischer Anwendung, Cat. Sci. Technol. **91**, 295 (1989).

195. *Nürnberg, E.*, Liposomen – was bringen sie für Arzneimittel und Kosmetika?, Parfümerie und Kosmetik **73** (7), 461 (1992).

196. *Nürnberg, E., Kohl, P.*, Entwicklung und Eigenschaften ambiphiler Cremes unter Einbeziehung von Salicylsäure, Neomycinsulfat und Steroiden, Dtsch. Apoth. Ztg. **120**, 1649 (1980).

197. *Obata, M.*, Sonnenbrandzellen – Untersuchung des Zeitablaufes und der Verteilung in der epidermalen Proliferationseinheit, Kongreßreferat, Derm. u. Kosmetik **23**, 55 (1982).

198. *Oberste Lehn, H., Mortazawi, S. A. M.*, Therapeutische Ergebnisse bei der Anwendung von 8-Methoxypsoralen und UVA, Z. f. Hautkrankheiten **50**, 559 (1975).

198a. *Orth-Wagner, S.*, Lippenpflege, Apotheker Journal **10**, (5) 58 (1988).

199. *Pathak, A. M.*, Sunscreen: Topical and systemic approaches for protection of human skin against harmful effects of solar radiation, J. Amer. Dermat. **7**, 285 (1982).

200. *Pathak, A. M., Fitzpatrick, T., Frenk, E.*, Evaluation of topical agents that prevent sunburn. Superiority of paraaminobenzoic acid and its ester in ethyl alcohol, New England Journal of Medicine **280**, 1459 (1969), Deutsche Übersetzung: Stiefel Laboratorium, Offenbach.

201. *Pathak, A. M., Fitzpatrick, T.*, Lichtsensibilisierung durch Medikamente, Der Internist **14**, 339 (1973).

202. *Pathak, M. A., Joshi, P. C.*, The nature and molecular basis of cutaneous photosensitivity reactions to psoralens and coal tar, J. Invest. Dermat. **80**, 66s (1983).

203. *Petzold, D., Reich, A. L.*, Die orale Behandlung der Vitiligo mit 8-Methoxypsoralen und Triamcinolon, Der Hautarzt **25**, 191 (1974).

204. *Pilz, W.*, Riechstoffe, Ärztl Kosmetologie **11**, 66 (1981).

205. *Poh-Agin*, et al., Tyrosin does not enchance tanning, Bio Scene **33**, 516 (1983).

206. *Pool, P. L., Deutsch-Wenzel, R. P.*, Nachweis der mutagenen Wirkung von Bergapten, Ärztl. Kosmetologie **9**, 349 (1979).

207. *Proserpio, G.*, Natural sunscreens: Vegetable derivates as sunscreens and tanning agents, Cosmetics and toiletries **91**, 34 (1976).

208. *Pullmann, H., Zingsheim, M., Steigleder, G. K., Orfanos, C. E.*, PUVA und Anthralintherapie der Psoriasis. Ein klinischer, histologischer und autoradiographischer Vergleich, Z. f. Hautkrankheiten **51**, 861 (1976).

209. *Puschmann, M.*, Unterschiedliche Lichtschutzfaktorbestimmung von Lichtschutzpräparaten in Deutschland und USA?, Derm. u. Kosmet. **24**, 13 (1983).

210. *Piazena, H.*, Zur geographischen und zeitlichen Variabilität der erythemwirksamen Solaren UV-Strahlung an der Erdoberfläche, Z. Physiother. **42** (6), 357 (1990).

211. *Piazena, H.*, Zur Dosierung von UV-Sonnenbädern, Kosmetikmagazin **2**, 20 (1992).

212. *Puschmann, M.*, Ist die Angabe von Lichtschutzfaktorwerten in Sunblockpräparaten realistisch?, Ärztl. Kosmetologie **18**, 148 (1988).

212a. *Puschmann, M.*, Unterschiedliche Lichtschutzfaktorbestimmung von Lichtschutzpräparaten in Deutschland und USA. Derm. u. Kosmetik **24**, 13 (1983).

213. *Przybilla, B.*, et al., Preventive effect on a Colifiltrat (Colibiogen R) in polymorphons lights eruption, British Journal of Dermatology **121**, 219 (1989).

214. *Raab, W.*, Vitiligo – Nur ein kosmetisches Problem?, Apotheker Journal **12**, 54 (1981).

215. *Raab, W.*, Unerwünschte Pigmentierungen durch Arzneimittel, Apotheker Journal **5**, 40 (1982).

216. *Raab, W.*, Sommersprossen – niedlich, aber störend. Möglichkeiten zur Aufhellung unerwünschter melaninbedingter Pigmentierungen durch Hautbleichung, Apotheker Journal **7**, 26 (1983).

Literaturverzeichnis

217. *Raab, W.*, Klinische Biochemie des Schocks, Gustav-Fischer-Verlag, Stuttgart 1975.
218. *Raab, W., Kleinsorge, H.*, Diagnose von Arzneimittelallergien, Urban und Schwarzenberg, Berlin – München – Wien 1969.
219. *Raab, W.*, Phototoxizität und Photoallergie durch Pharmaka, Apotheker Journal **11**, 24 (1980).
220. *Raab, W.*, Psoriasis und Schuppenflechte, Apotheker Journal **6**, 24 (1981).
221. *Raab, W.*, Spezifische und unspezifische Immunstimulation bei Herpes simplex rezidivans, Z. f. Hautkrankheiten **52**, 565 (1977).
222. *Raab, W.*, Allergiefibel; Empfindlichkeit und Überempfindlichkeit, Gustav Fischer Verlag, 3. Auflage, Stuttgart 1991.
223. *Raab, W.*, Nicht nur die Sonne bräunt. Erscheinungsmedizinische und medizinische Anwendung von Canthaxanthin, Apotheker Journal **11**, 22 (1982).
224. *Raab, W.*, Dermatologie: Klinik und Praxis, Fischer Verlag, Stuttgart 1972.
225. *Raab, W.*, Hautveränderungen durch Arzneimittel, Apotheker Journal **11**, 55 (1982).
226. *Raab, W.*, Die Wirkungen von langwelligem Ultraviolettlicht und von mittelwelliger Ultraviolettstrahlung auf die menschliche Haut. Ein kritischer Vergleich, Z. f. Hautkrankheiten **55**, 497 (1980).
227. *Raab, W.*, Wirkungen von Ultraviolettbestrahlungen auf dermales Kollagen des Menschen in vitro, Arch. Klin. Exp. Dermat. **34**, 36 (1969).
228. *Raab, W.*, Die Bräune, die man essen kann, Apotheker Journal **6**, 34 (1981).
229. *Raab, W.*, Was leistet β-Karotin?, Apotheker Journal **12**, 62 (1981).
230. *Raab, W.*, Cyclic nucleotides and prostaglandines in psoriasis. Review and outlook, Int. J. Clin. Pharm. Ther. **18**, 212 (1980).
231. *Raab, W.*, Gesunde Bräune möglich?, Apotheker Journal **11**, 12 (1980).
232. *Raab, W.*, Zur antipsoriatischen Wirkung von Dithranol (Anthralin), Hautarzt **26**, 452 (1975); Influence of ultraviolett light, various temperatures, and zinc ions on anthralin (dithranol), Dermatologica (Basel) **150**, 267 (1975); Ingram method: the precursor of photochemotherapy, Brit. J. Dermat. **105**, Suppl. 20: 77 (1981); Pharmakologie und Wirkungsmechanismen von Anthralin, Ärztl. Kosmetologie **13**, 329–332 (1983).
233. *Raab, W.*, Medizinische und erscheinungsmedizinische Anwendung von β-Karotin und Canthaxanthin, Ärztl. Kosmetol. **13**, 93–131 (1983).
234. *Raab, W.*, Kann β-Karotin zur »Hypervitaminose A« führen?, Apotheker Journal, **6**, 34 (1984).
235. *Raab, W.*, Sind »Bräunungspillen« schädlich?, Apotheker Journal, **10**, 60 (1984).
236. *Raab, W.*, Lichtfibel – »Sonne – Bräunung – Pigmentstörungen«, Gustav Fischer Verlag, Stuttgart 2. Aufl. 1990.
237. *Raab, W.*, Altershaut: Reinigung, Pflege, Schutz, Apotheker Journal **12** (1987).
238. *Raab, W.*, Zur Reinigung gesunder und kranker Haut, Ärztl. Kosmetologie **17**, 354 (1987).
239. *Raab, W.*, Skin Cleansing, Skin Care and Skin Protection in aged persons, Cosmetic Dermatology, ed. Morganti und Montagna, Edieme, Rom (1986).
240. *Raab, W.*, Die Altershaut, TW Dermatologie **22** (3), 179 (1992).
241. *Raab, W.*, Pathologische Hautreaktionen bei Lichteinwirkung, Pharm. Ztg., **134** (17), 1005 (1989).
242. *Raab, W.*, Lichtkrankheiten der Haut: Photodermatosen, Pharm. Ztg. **134** (21), 1338 (1989).
243. *Raab, W.*, Vitamin-D-Mangel durch medizinisch induzierten Sonnenschutz, TW Dermatologie **20**, 472 (1990).
244. *Raab, W.*, Liposomen in Dermatologie und Kosmetik – Erwartungen und Realität, Pharm. Ztg. **136** (32), 2129 (1991).
245. *Raab, W., Kindl, U.*, Pflegekosmetik, Gustav Fischer Verlag, Stuttgart u. Govi-Verlag, Eschborn 1991.
246. *Raab, W.*, Liposomen – Eine neue Form dermatologischer Wirkstoffträger, Ärztl. Kosmetologie **19**, 54 (1989).
247. *Raab, W.*, Photoprotektive Wirkung von Betacarotin, TW Dermatologie **21**, 187 (1991).
248. *Raab, W.*, Nikotinamid und Folsäure oral zur Vorbeugung von Sonnenallergie und Sonnenbrand. Internist. Praxis **32**, 293 (1982)
249. *Raab, W.*, Hautalterungen und Lichtschädigung, Hautnah **4**, 48 (1991).
250. *Räder, K.*, Hautwäsche sanft und schonend, Apotheker Journal **8**, 23 (1979).
251. *Ramsay, C. A.*, Skin responses to ultraviolet radiation in contact photodermatitis due to fentichlor, J. Invest. Dermat. Dermat. **72**, 99 (1979).
252. *Reifenrath, W. G.*, Food, Cosmet, Toxicol **19**, 195 (1981), zitiert im Kongreßmanuscript des Symposiums »Kosmetische Mittel zur Verbesserung des Aussehens der Haut« der Deutschen Gesellschaft für Kosmetikchemiker in Wiesbaden, März 1982.

253. *Rhodes, A. R.*, et al., The PUVA induced pigment macule: A lentiginous proliferation of large, sometimes cytologically atypical melanocytes, J. Amer. Acad. Dermat. **9**, 47 (1983).
254. *Rosen, K. Swanbek, G.*., Mögliche Gefährdung in Solarien, Kongreßreferat, Ärztl. Kosmetologie **12**, 6 (1982), Originalarbeit in Acta dermatovener. **620**, 246 (1982).
255. *Saalmann, G.*, Das Photocarcinom, Der informierte Arzt **3**, 70 (1980).
256. *Sambucco, C. P.*, et al., Protective value of skin tanning induced by ultraviolett radiation plus a sunscreen containing bergamot oil, J. Soc. Cosm. Chem. **38**, 11 (1987).
257. *Sandhofer, A. P.*, Der Weizenkeim – Quelle für natürliche Kosmetik-Wirkstoffe. Seifen – Öle – Fette – Wachse **113**, 589 (1987).
257a. *Schadenböck, W.*, Seifen und Syndets – Wo liegen die Unterschiede?, Kosmetikmagazin **3**, (3), 4 (1992).
258. *Schaefer, H., Zesch, A.*, Das Problem der Hauternährung durch besondere Inhaltsstoffe in Salben und Cremes, Ärztl. Kosmetologie **4**, 159 (1975).
259. *Schauder, S., Ippen, H.*, Photoallergic and Allergic Contact Dermatitis from Dibenzoylmethanes, Photodermatology **3**, 140 (1986).
260. *Schauder, S.*, Sonnenschutzmittel (Göttinger Liste 1992), Deutscher Apotheker Verlag, Stuttgart.
261. *Schauder, S.*, Photosensitivität in Kap. V, 15, 1–13, *Fuchs, E.*, et al., Manuale allergologicum Dustrie, München Deisenhofen.
262. *Schauder, S.*, Bewertung von Lichtschutzmitteln Z. Hautk. **63**, (9), 764 (1988).
263. *Schauder, S.*, Photoallergisches und allergisches Kontaktekzem durch Dibenzoylmethanverbindungen und andere Lichtschutzfilter, Hautarzt **39**, 435 (1988).
264. *Schauder, S.*, Lichtfilterhaltige Hautpflegemittel in Deutschland 1991, Apotheker Journal **11**, 74 (1991).
265. *Schrader, K. H.*, Entwicklung und Prüfung von Lichtschutzsubstanzen, Vortrag DGK-Fachtagung, München 1989.
266. *Schrader, K. H.*, Grundlagen und Rezepturen der Kosmetika, Alfred Hüthig Verlag, Heidelberg 1979.
267. *Schieber, T. H.*, Morphologie der Haut, Therapiewoche **28**, 1266 (1978).
268. *Schneider, H. J.*, Über die Anwendung von Emulsionen und ihr Verhalten auf der Haut, Kosmetik und Aerosole **54**, 143 (1972).
269. *Schreiber, H.*, Überleben in der Hitze, Münch. Med. Wschr. **123**, 1113 (1981).
270. *Schulze, R.*, Einige Versuche und Bemerkungen zum Problem der handelsüblichen Lichtschutzmittel, Parfümerie Kosmetik **37**, 310 (1956).
271. *Schwab, A.*, Jojoba ein hochwertiges Pflanzenöl aus der Wüste, Ledermann Verlag, Bad Wörishofen 1981.
272. *Seeling, W., Ahnefeld, F. W., Mehrkens, H. H.*, Notfalldiagnostik und Notfalltherapie bei Hitzeschäden, Therapiewoche **33**, 2009 (1983).
273. *Siemer, E.*, Die empfindliche Haut. Vortrag auf dem Fortbildungskongreß der Bundesapothekerkammer in Berchtesgaden 1986.
274. *Spengler, M.*, Insektenrepellents, Ärztl. Kosmetologie **12**, 218 (1982).
275. *Spiegel, H., Plewig, G., Hofmann, C., Braun-Falco, O.*, Photoaugmentation – Ein photobiologisches Phänomen, Arch. Derm. Res. **261**, 189 (1978).
276. *Staab, H. A.*, Einführung in die theoretische, organische Chemie, 4. Aufl., 1970, Verlag Chemie, Weinheim.
277. *Ständer, M.*, Hautpflege nach UV-Bestrahlung, Ärztl. Kosmetologie **10**, 237 (1980).
278. *Ständer, M.*, Erfahrungen mit der Thermalsole – Phototherapie bei Psoriasis vulgaris, Der Hautarzt **29**, 328 (1978).
279. *Stadler, R., Orfanos, C. E.*, Führt längere künstliche Bräunung zu Folgeschäden an der gesunden menschlichen Haut?, Ärztl. Kosmetologie **12**, 329 (1982).
280. *Stahl, E., Ittel, I.*, Natürliche UV-Filter für Sonnenschutzmittel, Parfümerie und Kosmetik **62**, 97 (1981).
281. *Stüttgen, G.*, Therapeutische Anwendung von UV-Strahlung, STH Berichte »Biologische Wirkungen des UV-Lichtes« Heft 1, 1981, des Instituts für Strahlenhygiene des Bundesgesundheitsamtes, Dietrich Reimer Verlag, Berlin.
282. *Stüttgen, G., Schaefer, H.*, Funktionelle Dermatologie, Springer Verlag, 1974.
283. Symposium Deutsche Gesellschaft der Kosmetikchemiker, Kongreßmanuscript – »Kosmetische Mittel zur Verbesserung des Aussehens der Haut«, Wiesbaden 1982.
284. *Silcadji, S.*, UV-Lichtschutz: Allgemeine Grundlagen und Testmethoden, Parfumerie und Kosmetik **71**, 100 (1990).
285. *Schwarzenbach, R.*, Die Entwicklung von UV-Filtern. TW Dermatologie **20**, 381 (1990).
286. *Sperling-Viethmeier, K.*, UV-Filter für Haut- und Produktschutz in kosmetischen Formulierungen, Parfümerie und Kosmetik 71, 3 (1980).
287. *Schauder, S.*, Lichtdermatose: Diagnose und Differentialdiagnose, Apotheker Journal **13**, (4) 35 (1991).

288. *Stickl, M. A.*, UV-Spektrum des natürlichen Lichts und von Bräunungsgeräten, Fortschr. Med. **108**, (36), 691 (1990).
289. *Schulze, R.*, Strahlenklima der Erde, Dietrich Steinkopf Verlag, Darmstadt 1970.
290. *Thoma, K.*, Arzneimittelstabilität, Werbe- und Vertriebsgesellschaft Deutscher Apotheker, Frankfurt 1978.
291. *Thoma, K.*, Aerosole – Möglichkeiten und Probleme einer Darreichungsform, Werbe- und Vertriebsgesellschaft Deutscher Apotheker, Frankfurt 1979.
292. *Thoma, K.*, Dermatika, Ausgabe 1983, Werbe- und Vertriebsgesellschaft Deutscher Apotheker, Frankfurt.
293. *Tittel, C.*, Zur Analyse kosmetischer Sonnenschutzpräparate, Dissertation, Fachbereich Chemie und Pharmazie der Ludwig-Maximilians-Universität, München 1979.
294. *Tronier, H.*, Lichtschutz in Kosmetik und Therapie, Umweltmedizin, 194 (1973).
295. *Tronier, H., Löhning, R.*, Methoxysalen-UVA-Therapie in der Dermatologie, Diagnostik **10**, 392 (1975).
296. *Tronier, H.*, Die Photochemotherapie der Acne vulgaris und conglobata, Ärztl. Kosmetologie **11**, 356 (1981).
297. *Tronier, H.*, Hautbräunung durch Sonne, Solarien und Dihydroxyaceton, Ärztl. Kosmetologie **10**, 277 (1980).
298. *Tronier, H.*, Zur dermatologischen Prüfung und Beurteilung von kosmetischen Produkten ohne speziellen Wirkeffekt, Ärztl. Kosmetologie **6**, 81 (1976).
299. *Tronier, H., Heidbüchel, H.*, Zur Therapie der Psoriasis vulgaris mit ultravioletten Strahlen, Diagnostik **14**, 92 (1981).
300. *Tronier, H.*, Effekte kosmetischer Grundlagen, Ärztl. Kosmetologie **63**, 501 (1982).
301. *Tronier, H.*, Zur Praxis der Verträglichkeitsprüfungen und der Testung auf Lichtsensibilisierung beim Menschen, Ärztl. Kosmetologie **8**, 216 (1978).
302. *Tronier, H.*, Akute UV-Wirkungen an der Haut, STH Berichte, »Biologische Wirkungen des UV-Lichtes **1**, 34 (1981), Institut für Strahlenhygiene des Bundesgesundheitsamtes, Dietrich Reimer Verlag, Berlin.
303. *Tronier, H.*, Medizinische Aspekte der Solarien, Ärztl. Kosmetologie **14**, 222 (1984).
304. *Tronier, H.*, Lichtüberempfindlichkeit: Welche Faktoren spielen eine Rolle, Apotheker Journal **4**, 32 (1984).
305. *Tronier, H.*, Neuere Untersuchungsergebnisse zur Pathogenese der Mallorca-Akne, Pharm. Ztg. **6**, 329 (1985).
306. *Tronnier, H.*, Kosmetische und dermatologische Wirkungen und Nebenwirkungen von UV-Strahlen. Parfümerie und Kosmetik **68**, 619 (1987).
307. *Tronnier, H.*, Photobiologische Reaktionen, TW Dermatologie **21**, 6, August 1991.
308. *Tronnier, H.*, Probleme bei der Bestimmung des Lichtschutzfaktors, Kosmetik Magazin **2**, 24 (1992).
309. *Tronnier, H.*, Mallorca-Akne: Eine spezielle Untergruppe der polymorphen Lichtdermatose, Apotheker Journal **12**, (6) 28 (1990).
310. *Tronnier, H.*, Die Haut als Grenzorgan: Neue Erkenntnisse der Wechselwirkung zwischen UV und Haut, Seifen – Öle – Fette – Wachse, **144**, 253 (1988).
311. *Tichy, H. S.*, Titandioxid – ein inerter und unschädlicher Rohstoff für die pflegende und schützende Kosmetik, Seifen – Öle – Fette – Wachse **117**, (10) 389 (1991).
312. *Ullmann, E.*, Emulsionen, Hagers Handbuch der pharmazeutischen Praxis, Band VII, Teil A, Springer Verlag, 1971.
313. *Ullmann, E., Rupprecht, H.*, Treibmittelaerosole und die Aerosolverpackung, Vortrag auf dem Symposium Kosmetik und Pharmazie der Th. Goldschmidt, Essen 1974.
314. *Ullmann, E.*, Treibgasaerosole und ihre arzneiliche Bedeutung, Schriftenreihe der Bundesapothekerkammer zur wissenschaftlichen Fortbildung, Band II, Gelbe Reihe, Meran 1974.
314a. *Urbach, F.*, UVA transmission by modern sunscreens. Is there a significant risk? 20th Annual Meeting Amer. Soc. Photobiology 1992, Pergamon Press, Oxford, New York, Seoul, Tokyo 1992.
315. *Urbach, F.*, The biologic effects of UV radiation with emphasis on the skin, Pergamon Press, Oxford 1969.
316. *Urbach, F., Gange, R. W.*, The Biological Effects of UVA Radiation, Praeger Publishers, 521 Fifth Avenue, New York, NY 10175 USA (1986).
317. *UVAFOL 3003*, Prospekt der Mutzhas Firmengruppe, München.
318. *Vogt, H. J., Saal, R.*, Behandlung der Psoriasis, Der informierte Arzt **2**, 54 (1980).
319. *Wachtl, H.*, Blacklighttherapie bei verschiedenen Hautkrankheiten, Zeitschr. f. Hautkrankheiten **50**, 683 (1975).
320. *Wallhäuser, K. H.*, Diskussion über die aktinischen Einflüsse von UV-Strahlen, Sonderbroschüre der Deutschen Gesellschaft der Kosmetikchemiker über das IV. Symposium »Zeitgemäße Präventivhautpflege« in Bad Kreuznach 1976.

Literaturverzeichnis

321. *Weber, G.*, Photochemotherapie, Informationen für Arzt und Patient, Thieme Verlag, Stuttgart 1978.
322. *Weber, U.*, und *Goerz, G.*, Augenschäden durch Carotinoid-Einnahme, Dtsch. Ärzteblatt **82**, 181–182 (1985).
324. *Wallat, S.*, Natürlicher Lichtschutz durch Vitamin E., Kosmetik-Magazin **2**, 32 (1992).
325. *Wiskemann, A.*, Gesundheitsprophylaxe mit optischer Strahlung, STH-Berichte »Biologische Wirkung des UV-Lichtes«, Heft 1, 1981, herausgegeben vom Institut für Strahlenhygiene des Bundesgesundheitsamtes, Dietrich Reimer Verlag, Berlin.
326. *Wiskemann, A.*, Schaden und Nutzen durch UV-Bestrahlung, Betriebsärztliches Heft **1**, 1977.
327. *Wiskemann, A.*, Hyperpigmentierungen nach Einwirkung von Sonne und künstlichen Strahlen, Ärztl. Kosmetologie **7**, 34 (1977).
328. *Wiskemann, A.*, Lichtschutz und Steigerung der UV-Toleranz, Z. Hautkrankheiten **59**, 1454 (1983).
329. *Wolff, K., Hönigsmann, H., Gschnait, F., Konrad, K.*, Photochemotherapie bei Psoriasis, Dtsch. Med. Wschr. **100**, 247 (1975).
330. *Wolf, F.*, Besonnung heute, Kniebühlerdruck, Teningen 1984.
331. *Young, A. R.*, et al., A comparison of the phototumorigenic potential of 8-MOP and 5-MOP in hairless albino mice exposed to solar simulated radiation, Brit. J. Dermat. **108**, 507 (1983).
332. *Zensiek, A.*, Der »Sunscreening«-Effekt der Urocaininsäure, Parfümerie und Kosmetik **37**, 350 (1956).
333. *Zesch, A.*, Verträglichkeitsprüfungen der Kosmetika – Fragen zur Resorption bei Anwendung von Kosmetika, Ärztl. Kosmetologie **7**, 166 (1977).

Stichwortverzeichnis

A

Absorption 130
Absorptionsbereich 131
Absorptionsmaximum 132
Absorptionsspektren 135
Acetylsalicylsäure 256
Aciclovir 188
Adenin 100
adsorptive Reinigungsmittel 247
Aerosil 258
AIDS 306
Akanthose 310
Akne 194
Akne cosmetica 193
Akne rosacea 108
Aknebehandlung 195
Akridinfarbstoffe 275
aktinische Keratosen 84, 260
aktinisches Retikuloid 106
Albinismus 271, 288
Albino 97
Albinohaut 99
Alkalineutralisationsfähigkeit 40
Alkalineutralisationsvermögen 243
alkalische Seifen 261
Alkaliseifen 243
alkoholische Lösungen 170, 196
all-trans-Retinsäure 278
Allzweckcremes 250
Altersflecken 84, 265, 277, 301
Altershaut 47f., 261
Altersmitesser 84
Alterungsschutzfaktor 154
ambiphile Creme 178
δ-Aminolävulinsäure 312
Aminosäuren 64
Amiodaron 275
Amphotenside 245
Aniontenside 245

Antiarrhythmika 318
Antidiabetika 318
Antihistaminika 255
Antioxidantien 171
Applikationsart 168
Applikationsformen 170
Après-Sun-Präparate 254
Argyrose 275
Arsen 276
Ascorbinsäure 80
Astemizol 185f.
Atebrinikterus 275
Atomkern 61
Autoxidation 171

B

Basaliome 89
Basalzellkarzinome 56
Benzophenon 132
Benzoylperoxid 196
Beratungsbeispiele 165
Bergamotte-Öl 208
Bergapten 155, 204f., 209
Berloque-Dermatitis 205, 314, 319
Bestrahlungsstärke 57
Bienenwachs 175
Blacklights 292
Bleichmittel 277
Blockerpräparate 186
Blutfarbstoff 273
Blutgefäße 39
Bradykinin 75
Bräunungsbeschleuniger 202
Bräunungsfaktor 155
Breitbandfilter 138
Bunsen-Roscow 82
Butyl Methoxydibenzoylmethan 181
Butylhydroxyanisol 171

C

Calcämie-Faktor 69
Calciferol 64, 68, 304
Calcitriol 69, 214
Calcium 185
Calciumgaben 106
Camouflage 271, 283
Candida albicans 317
Canthaxanthin 223
Carbopol 940 180
Carboset 514 158
Carnaubawachs 175
Casalsches Halsband 108, 274
Cellulosederivate 180
Cetylpalmitat 174
Chinolinderivate 275
Chloasmen 274, 277
Chloroquin 114, 272
Cholecalciferol 68, 214
Chrysiasis 275
Clindamycin 196
Colecalciferol s. Cholecalciferol
Colour Additive 287
Creme 178
Creme, ambiphile 178
Crosslinking 309
CTFA 140
CTFA-Nomenklatur 32
Cutis rhomboidalis nuchae 84
Cyclamate 318
Cyclooxygenase 256
Cystein 94
Cytosin 100

D

dark repair 102
Dehydrocholesterolgehalt 64
Deklaration 32
Dermatitis vernalis aurium 115
Dermatoheliose 260
Dermis 267
Desoxyribonukleinsäure 63, 100, 205, 309, 318
Dexpanthenol 199
Dibenzoylmethan 132
Diethyltoluolamid 198
Dihydroxyaceton 199, 284, 326
Dimethylphthalat 198
DIN-Norm 149, 152
Dithranol 308
DNA 104

DNA-Doppelstrang 318
DNA-Molekül 88, 100
Dobson-Units 53
DOPA 93, 203, 278
Duftdrüsen 43
Duftstoffe 198

E

Eigenschutzzeit 161
Eisen 273
Ektoderm 33
elastische Fasern 38
Elastose 84f., 305
Elektrolyte 260
elektromagnetisches Spektrum 51
Elektronen 61
empfindliche Haut 47
Empfindlichkeit, individuelle 80, 158
Emulgatoren 176
Emulsionen 176
Endonuklease 102
Entzündungshemmer 199
Enzyminduktion 167
Epheliden 277
Epidermis 267
Erfrischungsmasken 250
Ergocalciferol 68, 214, 304
Erythem 76, 255, 291
Erythem-Dosis, minimale 126
Erythemauslösung 146
Erythemschwelle 76
Erythemschwellenzeit 162, 301
Erythemwirksamkeitskurve 77
Erythromycin 196
erythropoetische Protoporphyrie 234
Eumelanin 93
Eusolex® 232 137
Eusolex® 4360 138
Eusolex® 6300 136
Eusolex® 8020 137
Eusolex® 8021 139
Expositionszeit 169
Extinktion 136
Extinktion, spezifische 132
Exzisionsreparatur 102

F

Farbstoffe 282
Fasern, elastische 38

Fasern, kollagene 38
Fasern, retikuläre 38
Fast Broncer 203
FCKW 53
FDA 150
Fensterglas 210
Fette 171
Feuchthaltefaktoren 49
Feuchthaltemittel 180
Feuchthaltesubstanzen 191, 200
Fibroblasten 225
Fibrozyten 267
Fieber 72
Fieberbläschen 188
Filmmasken 251
Filtersubstanzen 130
Folsäure 117f.
freie Radikale 48
FSME 198
Furocumarine 319

G

Gänsehaut 39
Gasentladungsstrahler 290
Gelbsucht 273
Gele 180
Gerbstoff 199, 258
Gerbstofflösung 170
Gesichtspackungen 250
Glasbläserstar 74
Globalstrahlung 57, 299
Glucocorticoide 257, 270, 278f.
Glutathion 80, 317
Glycerol 200
Goldflitterphänomen 229
Golfspieler 190
Gräser-Dermatitis 206
Grauer Star 309
Guanin 100

H

Hämochromatose 274
Harnstoff 191, 200, 254
Hartnup-Syndrom 109
Haut, empfindliche 47
Hautalterung 83
Hautblutungen 276
Hautkarzinom 86, 312
Hautoberflächenfilm 34

Hautunreinheiten 193
Hautzustände 45
Heimsonnen 295
Herpes simplex solaris 108
Herpes-simplex-Virus 188
Histamin 65f., 74, 255
Histidin 66, 74, 104
Hitzekollaps 71
Hitzekrämpfe 70
Hitzschlag 71
HLB-Wert 176
Hornschicht 36, 272
Hyaluronsäure 262
Hydrargyrose 275
Hydroa vacciniformia 114
Hydrochinon 95, 278
Hydrodispersionsgele 181
Hydrogele 180, 192, 196
Hydrolipid-Emulsion 33
hydrophile Öle 247
Hydroxid-Radikal 308
Hydroxyl-Radikal 54, 62, 79
2-Hydroxy-4-methoxy-benzophenon 138
Hyperkarotinämie 229

I

Immediate pigment darkening 96
Immunsuppression 91
Immunsystem 306
individuelle Empfindlichkeit 80, 158
Indometacin 145
InfoSys Sonnenschutz 166
Infrarot 58
Infrarot-Strahlen 59, 153
Infrarotreflexion 58
Infrarotstrahlung 52
Ioddesoxyuridin 188
Ionisationspotential 61
IR-Schutz 153
Isopren 222
Isopropyldibenzoylmethan 135
4-Isopropyl-di-benzoylmethan 137
Isopropylmyristat 174
Isopsoralen 309
Isotretinoin 196

J

Jojobaöl 174
Juglon 199, 284, 286

K

Kakaobutter 172
Kälteschutzprodukt 191
Karbozinkpaste 188
β-Karotin 80, 110, 112, 185, 221, 223, 231, 237, 271, 281, 288, 325
Karotinoid-Dragees 288
Karzinoidsyndrom 118
Karzinomentstehungskurve 79
Katarakte 55
Keratinozyten 93
Keratitis 291
Keratosen, aktinische 84, 260
Kieselsäure, kolloidale 258
Kinine 75
Kleinkinder 189
Klimatherapie 67
Kollagen 49, 65, 85
kollagene Fasern 38
kolloidale Kieselsäure 258
Komplexemulgatoren 176
Konjunktivitis 291
Körpermilch 178
Kosmetikverordnung 140
Kunststoffolien 210
Kynurenin-Stoffwechselweg 118

L

Lactose 259
Lambert-Beer'sches-Gesetz 136
Langerhans-Zellen 91, 167
Lanolin 175
Laser 312
Laurate 259
Lawson 284
Leberfleck 89
Lederhaut 37, 275
Lentigo maligna 89, 277
Leukoderm 276
Licht, sichtbares 58
Licht-Köbner 107, 300
Lichtdermatose, polymorphe 114, 184, 235
Lichtgewöhnung 91
Lichtreaktionen, pathologische 184
Lichtschutz, primärer 124
Lichtschutz, sekundärer 124
Lichtschutzfaktor 147, 149, 162
Lichtschwiele 62, 99, 259
Lichturtikaria 115, 235, 315
Linsenflecken 277

Lipidfilm 254
Lipogele 180, 196
Liposome 134, 182
Lippenschutz 187
Lippenstift 187
Liquid make up 181
Lösungen, alkoholische 170, 196
Lotio 178
Lumisterol 214
Lupus erythematodes 108, 235
Lycopin 222
Lysin 134
Lysosome 317

M

Maillard-Reaktion 284, 286
Make-up 181
Mallorca-Akne 115, 185, 194, 301, 325
Malondialdehyd 172
Masken 250
Mastzellen 38
Mediatoren 74
Medikamente, photodynamische 318
Melanin 92, 98, 192
Melaninsynthese 92
Melanoide 284
Melanome 89
Melanosome 92, 263, 273
Melanozyten 93, 203, 263, 269, 276
Melatonin 95
Menthol 248
Mesoderm 33
Methoxypsoralen 63, 73, 270
5-Methoxypsoralen 155, 204, 309, 318
8-Methoxypsoralen 155, 204, 309
3-(4-Methylbenzyliden)-campher 136
Mevalonsäure 222
Mexoryl SX 141
Mikrobläschen 92
Mikroemulsionen 178
Mikropigmente 129
minimale Erythem-Dosis 126
Mitesser 46, 193f.
Mitoseaktivität 209
Morbus Addison 274
Morbus Cushing 273
Morbus Günther 111
Morbus Wilson 274
Mukopolysaccharide 38, 200
Muskelkrämpfe 71

Muskeln 39
Muttermale 90, 272
Mykosis fungoides 205, 310, 318

N

Nachtcremes 249
Naevi pigmentosi 273
Nährcremes 249
Natriumlactat 200, 254
Natriumpyrrolidoncarbonsäure 200
Naturvaselin 175
Nekrose 255
Neurodermitis 307
Neurofibromatosis Recklinghausen 273
Neutralisationsfähigkeit 34
Niacin 109, 117
Nickel 174
Nicotinamid 117
Nicotinsäureamid 274
Niederdrucklampen 290
NMF 200
Nukleinsäure 290

O

Octyltriazon 140
Öle 171
Öle, hydrophile 247
Oleogele 180
Ölsäureoleylester 174
Ornithin-Decarboxylase 202
Ornithin-Decarboxylase-Aktivität 167
Osram-Vitalux-Lampe 149
Osteomalazie 216
Ozon 54, 179
Ozongehalt 53
Ozonloch 56
Ozonschicht 52

P

p-Aminobenzoesäure 170
Papillomatose 310
Paraffin 174
Parathormon 68
pathologische Lichtreaktionen 184
Peeling 81
Peeling Maske 251
Pellagra 105, 108, 274
Pellagroid 118

Penetrationsvermögen 133
Peroxi-Radikal 62
Peroxid-Anion 308
Peroxidbildung 171
persistent light reactor 105 f., 319
Pflegekosmetik 240
Pflegen 248
Phäomelanine 94
Phenoloxidase 92
Phenylalanin 270
2-Phenylbenzimidazol-5-sulfonsäure 137
Phosphat-Diurese-Faktor 69
Phospholipase A 75
Phospholipide 134, 182
Photoaddition 62 f.
Photoallergen-Testreihe 315
Photoallergie 135
photoallergische Reaktionen 315
Photoaugmentation 79
Photochemotherapie 207
photodynamische Medikamente 318
Photohämolyse-Test 167
Photoisomerisation 62
Photokarzinogenese 146
Photokeratitis 73
Photolyse 62
Photopatch-Testung 316
Photopolymerisation 62
Photoreaktivierung 104
Photosensibilisatoren 313
Photostabilität 132
phototoxische Reaktionen 313
Phototoxizität 135
Phytodermatitis 314
Pigmentbildung 92, 270
Pigmente 282
Pigmentierungs-Typ 82, 160
Pigmentierungsschwellenzeit 306
Pigmentmale 273
Pityriasis versicolor 272
Plastibase 176
Plattenepithelkarzinome 56
Polyacrylsäure 180
Polymere 134
polymorphe Lichtdermatose 114, 184, 235
Polyvinylpyrrolidon 275
Porphyria cutanea tarda 113
Porphyria variegata 114
Porphyrie 111, 274
Porphyrin 312 f.
Pre Sun 203
Pre Tan 203

Pre-Tan-Produkte 285
Pregnenolonacetat 209
primärer Lichtschutz 124
Prostaglandine 75, 255 f.
Prostaglandinsynthesehemmer 72
Protoporphyrie 112, 234
Protoporphyrie, erythropoetische 234
Provitamin D_3 63
Psoralen 204, 309, 318
Psoriasis 276
Psoriasis vulgaris 205, 310, 318
Puder 258
Pufferkapazität 34
Purcellin-Öle 174
Pusteln 194
PUVA 307
PUVA-Erythem 155
PUVA-Lentigines 312
Pyrogene 72

Q

Quasi-Emulsionen 178
Quecksilberdampf-Hochleistungsstrahler 296
Quecksilberdampflampen 290

R

Rachitis 212, 304
Rachitisprophylaxe 69, 213
Radikale 62, 79, 171, 232
Radikale, freie 48
Radikalfänger 201
Rauhung 244
Reaktionen, photoallergische 315
Reaktionen, phototoxische 313
Reflexion 128
Regenerativcremes 249
Regenerativmasken 250
Reinigen 241
Reinigungscreme 247
Reinigungsmilch 246
Reinigungsmittel, adsorptive 247
Reinigungspräparate 246
Repairkomplexe 209, 254
Repairmechanismen 63, 85, 88, 100, 205
Repellentien 198
Rete Malpighi 36, 49, 61, 83
retikuläre Fasern 38
Retikuloid, aktinisches 106
Retinoide 196, 262

Retinol 196, 209, 222, 228
Retinolpalmitat 263
Retinsäure 262
Ribonukleinsäure 63
Rückfetter 244, 246

S

Saccharin 318
Salicylanilide 319
Säuremantel 33
Schaumpräparate 179
Schibutter 172
Schichtdicke 169
Schmetterlingsflechte 108
Schmierölakne 193
Schminken 281 f.
Schuppenflechte 310
Schutzgruppen 154
Schwangerschaft 274
Schwangerschaftsmaske 274, 277
Schwangerschaftsstreifen 40
Schweiß 43
Seifen, alkalische 261
sekundärer Lichtschutz 124
selbstbräunende Verbindungen 199
selbstbräunende Zubereitungen 284
Selbstbräuner 285
sichtbare Strahlung 52
sichtbares Licht 58
Singulett-Sauerstoff 62, 79
Singulett-Zustand 233, 308
Solarien 289
Sommersprossen 277, 301
Sonnenallergie 105, 116, 184
Sonnenbrand 77, 255, 314
Sonnenlichtallergie 325
Sonnenstich 72
Spektralphotometer 135
Spektrum, elektromagnetisches 51
spezifische Extinktion 132
Spinaliome 89
Spontanpigmentierung 96, 296
Spreitung 172
Squalen 175
Staphylococcus aureus 59
Staphylococcus epidermidis 59
Stärke 258
Stearate 259
Steinkohlenteer 308
Strahlenbereiche 51, 57

Strahlung, sichtbare 52
Stratosphäre 53
Stratum basale 36
Stratum compactum 36
Stratum corneum 36
Stratum disjunctum 36
Stratum glandulovasculare 37
Stratum granulosum 36
Stratum lucidum 36
Stratum papillare 37
Stratum spinosum 36
Stratum texticulare 37
Streustrahlung 83, 159
Streuung 128
Striae 39
Sumach-Pflanze 145
sun burn cells 76
Sunblocker 186
Sun-burn-Zellen 167
Sun-Fluter 292
sun mask 254
SUP-Phototherapie 307
Superoxid-Anion 62
Superoxiddismutasen 80
Supersterol 214
Syndets 244

T

T-Helfer-Lymphozyten 297
Tachysterol 214
Tagescremes 248
Talg 43
Talgdrüsen 43
Talkum 258
Tannin 254
Teleangiektasien 84
Tennis 190
Terfenadin 185f.
Tetracycline 196
Textilien 210
Thymin 100, 205
Thymuspeptide 209
Titandioxid 129, 258
α-Tocopherolacetat 171, 201
Tocopherole E 80
Ton 258
Tonisieren 248
Treibgas 179
Tretinoin 196, 262
Triglyceride 171

Trimethylpsoralen 205
Triplet 100
Tromantadin 188
Tropic-Produkte 172
Troposphäre 55
Tryptophan 65
Türkisch-Rotöle 245
Tyrosin 93, 203, 208, 278
Tyrosinase 92, 95, 272

U

Ultraviolett-A_1 58
Ultraviolett-A_2 58
Ultraviolett-B 58
Ultraviolettstrahlung 52
Umweltaltern 48
Urocaninsäure 104
UV-Blocker 186
UVA_1 121, 146
UVA_1-Strahlen 297
UVA_2 121, 146
UVA 47, 59, 63, 65, 76, 85, 146, 205, 294, 325
UVA SUN 297
UVA-Bräunung 305
UVA-Erytheme 77
UVA-Filter 132
UVA-Leuchtstofflampen 291
UVA-Schutz 146
UVA-Schutzfaktor 155
UVA-Strahlen 73, 79, 96, 185
Uvacryl 295
Uvarium 295
UVB 65, 76
UVB-Filter 132
UVB-Intensität 55, 159f.
UVB-Strahlen 73, 96
UVC-Erytheme 77
UVC-Strahlen 61, 73, 290

V

Vakuum-UV 61
Vaselin 175
Verbindungen, selbstbräunende 199
Verbrennung 259
Verdickung der Hornschicht 98
Vergilben 119
Vitamin A 196, 209, 222
Vitamin-A-Säure 263, 278
Vitamin D 64, 69

Vitamin-D-Mangel 212
Vitamin E 201
Vitiligo 82, 97, 269, 288, 310, 318

W

Wachse 175
Walnußschalenextrakt 199
Walrat 174
Waschcremes 246
Wasser-Lipid-Mantel 241
Wasserresistenzmethoden 157
Wasserschutz 156
Weizenkeimöl 172

Wintersport 190, 193
Wollwachs 175

X

Xenon-Hochdruck-Sonnensimulator 150
Xeroderma pigmentosum 103, 109, 236

Z

Zinkoxid 258
Zubereitungen, selbstbräunende 284

Curriculum vitae

Gerd Kindl

1944	geboren in München
1964–1966	Apothekerpraktikant, Kant-Apotheke, München
1968–1971	Studium der Pharmazie an der Ludwig-Maximilians-Universität in München
1975	Promotion zum Doktor rer. nat. bei Frau Prof. Dr. Elsa Ullmann am Institut für Pharmazie und Lebensmittelchemie der Universität München
1973–1979	Wissenschaftlicher Assistent am Institut für Pharmazie und Lebensmittelchemie der Universität München
seit 1979	Leiter der Post-Apotheke in Baldham bei München; Dozent bei den begleitenden Unterrichtsveranstaltungen im Dritten Ausbildungsabschnitt der Approbationsordnung der Apotheker; Mitglied der Prüfungskommission; Mitglied des wissenschaftlichen Beirats des Apotheker Journal, Otto Hoffmanns Verlag, München
seit 1983	Chefredakteur des Apotheker Journal
1990	Herausgeber des Lehrbuches »H. Gebler, G. Kindl: Pharmazie für die Praxis«, Govi Verlag Eschborn, Thieme Verlag, Stuttgart, 1990

Wolfgang Raab

1934	geboren in Wien
1952	Inskription an der medizinischen Fakultät der Universität in Wien
1958	Promotion zum Doktor der gesamten Heilkunde an der Universität Wien
1965	Facharztanerkennung für Dermatologie nach Ausbildungszeiten in Österreich, USA und Frankreich
1966	Sachverständiger für Dermatologie und kosmetische Medizin
1968	Habilitation für Dermatologie und Venerologie an der Universität Wien
1979	Ernennung zum Universitätsprofessor durch den Bundespräsidenten der Republik Österreich
seit 1965	niedergelassener Dermatologe in Wien
seit 1979	ärztlicher Direktor des Allergie-Ambulatoriums »Innere Stadt« in Wien

Wissenschaftliche Werke:

Über 450 wissenschaftliche Publikationen, zahlreiche Vorträge auf allen fünf Kontinenten. Mitglied in verschiedenen Forschungskollegien und Herausgebergremien wissenschaftlicher Zeitschriften. Autor von 11 Büchern, von denen 3 in andere Sprachen übersetzt wurden. Tragende Mitarbeit an weiteren 8 Monographien.

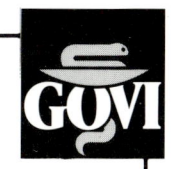

W. Raab, U. Kindl

Pflegekosmetik
Ein Leitfaden

Vornehmlich Menschen mit empfindlicher Haut oder Kosmetikanwender/Innen, die mit den herkömmlichen Kosmetika schlechte Erfahrungen gemacht haben, wenden sich Hautpflegeprodukten aus der Apotheke und speziell dem Apotheker als kompetenten Berater auf diesem Gebiet zu.

Für den Apotheker sind daher neben dem bereits vorhandenen Grundlagenwissen Informationen in Sachen Hautreinigung, Hautpflege und Hautschutz zur ständigen Optimierung seiner Beratung von Nutzen.

"Pflegekosmetik" dient in erster Linie zur Wissenserweiterung über die allgemeinen Probleme und pflegerischen Möglichkeiten der seriösen Kosmetik.

Als Autoren zeichnen eine Apothekerin und ein Dermatologe. Damit ist gewährleistet, daß die für die Kundenberatung wichtigen Probleme erörtert werden, basierend auf exakten Informationen über die menschliche Haut und ihre Gesunderhaltung.

Die Informationen erleichtern dem Leser, die Grenzen der Wissenschaftlichen Kosmetik zu erkennen und sinnvolle, für die vorgegebene Zielsetzung wirksame Produkte zu identifizieren.

1991. 320 Seiten, zahlreiche Abbildungen, Bestell-Nr. 001 1155

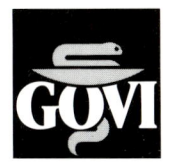

GOVI-VERLAG
Versandbuchhandlung
Ginnheimer Str. 20, 6236 Eschborn
Tag- und Nachtbestellservice,
Telefon 06196/7016-99 (nach 17.00 Uhr 7016-77), Telex 4 072 877 zld, Btx *50 555#, Telefax 06196/483057

PZ-Supplement
Dermopharmazie

Jeweils im März, Juni, September und Dezember erscheint dieses spezielle Heft als Beilage in der PHARMAZEUTISCHEN ZEITUNG.